1 MONTH OF
FREE
READING

at

www.ForgottenBooks.com

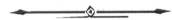

By purchasing this book you are eligible for one month membership to ForgottenBooks.com, giving you unlimited access to our entire collection of over 1,000,000 titles via our web site and mobile apps.

To claim your free month visit:

www.forgottenbooks.com/free999328

ISBN 978-0-260-99454-7
PIBN 10999328

This book is a reproduction of an important historical work. Forgotten Books uses
state-of-the-art technology to digitally reconstruct the work, preserving the original format
whilst repairing imperfections present in the aged copy. In rare cases, an imperfection in
the original, such as a blemish or missing page, may be replicated in our edition. We do,
however, repair the vast majority of imperfections successfully; any imperfections that
remain are intentionally left to preserve the state of such historical works.

For support please visit www.forgottenbooks.com

DER FORTSCHRITT

1888

LE PROGRÈS

DER

FORTSCHRITT

(LE PROGRÈS)

JOURNAL INTERNATIONAL DE PHARMACIE & DE THÉRAPIE

INTERNATIONALE ZEITSCHRIFT

für

PHARMACIE UND THERAPIE

REDACTOREN :

B. REBER, Apotheker **Dr A. WYSS, Arzt.**
in Genf.   in Genf.

VIERTER JAHRGANG

1888

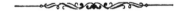

GENÈVE
BUCHDRUCKEREI RIVERA & DUBOIS, 5, QUAI DES MOULINS
—
1888

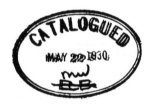

I. Alphabetisches Inhaltsverzeichniss.

II. Autorenverzeichniss.

DER FORTSCHRIT

LE PROGRÈS

RÉDACTEURS : **B. REBER**, PHARMACIEN, ET DR. MED. **A. WYSS**.

MAY 22 1

| N° 1. | GENF, 5. Januar 1888. | IV. Jahrgang. |

Inhaltsverzeichniss.

AVIS DE LA RÉDACTION

Avec le présent numéro du *Progrès* nous entrons dans la quatrième année de son existence, et un coup d'œil en arrière ne sera pas déplacé. Notre organe, une entreprise privée, ayant débuté dans des circonstances particulièrement difficiles, était naturellement destiné à traverser une certaine époque de lutte, et il s'est transformé peu à peu sans toucher cependant aux principes, qui ont pour base les idées modernes de notre science, et pour but le progrès, dans toute l'étendue du mot. Il est donc utile de comparer le présent au passé, tout en respectant les personnes et les faits historiques; cela nous guidera, nous ne dirons pas à la perfection, mais à l'amélioration, car celle-là n'existe guère parmi les choses humaines.

Si nos efforts durant ces trois années ont abouti à classer notre journal dans les publications utiles, nous sommes néanmoins encore loin du but que nous aimerions atteindre C'est avec sincérité que nous remercions tous ceux qui nous ont témoigné de la sympathie et de la bienveillance. Leurs encouragements nous récompensent de nos peines et raniment l'énergie du travail et l'intention de vouloir faire toujours mieux. Comme on va le voir, nous prenons à l'occasion de l'entrée dans la quatrième année une nouvelle impulsion pour atteindre la tâche que nous nous sommes imposée.

Pour augmenter l'intérêt scientifique de notre journal nous ne tiendrons pas seulement compte, comme c'était le cas jusqu'à présent, des découvertes, inventions et nouvelles théories, ainsi que de toutes les publications de quelque importance de l'étranger, mais aussi nous sommes décidés à faire des sacrifices pour multiplier les travaux originaux d'un mérite scientifique. Pour commencer nous fixerons les honoraires de la feuille

(16 pages) à fr. 50 et nous espérons que beaucoup de collègues et de médecins prendront notre offre en considération.

Le champ de la science pharmaceutique seul est déjà très vaste ; bien des branches des sciences naturelles en font partie. Il faut suivre de près les nouvelles recherches et théories telles que les maîtres les enseignent aux universités, les découvertes chimiques, les voyages et les nouvelles drogues, la fabrication des médicaments, la droguerie en général, l'examen et la préparation de tout ce qui sert en pharmacie et en thérapie.

Notre journal est lu par un grand nombre de médecins. En tenant compte de ce fait et en espérant un succès croissant, nous sommes heureux de pouvoir annoncer que M. le Docteur A. Wyss, notre excellent collaborateur et ami, bien connu de nos lecteurs par ses nombreux travaux, vient d'entrer dans la rédaction du *Progrès*, et que toute la partie médicale sera désormais dirigée par lui. A cette occasion nous avions d'abord pensé changer le titre de notre publication, mais, réflexion faite, et en considérant que le nom du journal a fait son chemin avec lui, nous trouvons qu'il serait même injuste de le varier, et nous ne changerons que le sous-titre.

Si d'un côté nous nous sommes occupés de donner une plus grande valeur scientifique à notre journal, nous sommes loin d'en perdre de vue l'utilité pratique. Il faut à ce point de vue aussi que nos abonnés soient satisfaits. Nous les prions de vouloir lire à la dernière page un avis relatif à ce que nous venons de dire.

Le journal est devenu notre propriété et se trouve donc dans l'indépendance la plus absolue. Aussi nous tiendrons-nous éloignés de toute polémique acrimonieuse et n'accepterons-nous plus que des communications neutres ou scientifiques. Sans parler de nos propres expériences, nous sommes convaincus que tous nos lecteurs nous sauront gré de notre tenue modérée et en dehors de toute question personnelle.

Dans la ferme intention de relever, autant qu'il dépendra de nos forces, l'estime et la considération que mérite notre art scientifique, nous espérons trouver des aides en nos collègues, qui voudront bien aussi nous seconder. Il ne faut pas oublier que l'union fait la force, et qu'à travers le courant sceptique de notre époque nous avons besoin plus que jamais de nous grouper autour de la bannière portant l'inscription : Science, Progrès, Honnêteté.

Sur ce : Bonne année à tous nos lecteurs !

B. REBER.

PHARMACIE UND CHEMIE

Cassia occidentalis L.

Von *B. Reber*.

Die HH. *Ed. Heckel* und *Schlagdenhauffen* haben diese Pflanze zum Gegenstand einer grössern, sehr vollständigen Arbeit [1]) gemacht, die wir unserer Zu-

[1]) Dr. Ed. Heckel et Dr. Schlagdenhauffen : *Sur le M.' Bentamaré ou Fedegosa (Cassia occidentalis L.).* Paris, Octave Doin, 1887.

sammenfassung besonders zu Grunde legen.

Einer zweiten Abhandlung [1]) entnehmen wir ebenfalls werthvolle Angaben Aber früher schon beschäftigten sich Gelehrte mit dieser Pflanze. So erwähnt *Dr. H. Hager* [2]) dass die Samen der Cassia occidentalis zum Verfälschen des gerösteten Kaffee's dienen, jedoch dadurch erkennbar seien, dass dieselben zum Unterschiede des Kaffee's, welcher im Wasser gleichwohl untersinkt, darauf schwimmen.

Ferner gibt Hager gleichzeitig eine Beschreibung der Samen der Cassia occidentalis, welche *J. Mœller* [3]) veröffentlichte.

Die Pflanze, ein Strauch oder nur eine Staude, mit geradem, etwas klebrigem Stämmchen, treibt von der Erde an zahlreiche Zweige. Die Blätter befinden sich bis zu 4 oder 5 Paaren auf einem Stiel, wobei die untersten kleiner bleiben als die obersten. Alle zeigen ovale lanzettliche Form, am Rande eine regelmässige Behaarung und oben dunkle, unten hellgrüne Farbe. Sie verbreiten einen starken, unangenehmen, an Urin erinnernden Geruch, welche Eigenschaft übrigens schon in dem portugisischen Namen der Pflanze, *Fedegosa,* angedeutet wird. Der Stengel und die Zweige riechen ebenfalls sehr übel. Noch mehr tritt der üble Geruch bei der Quetschung oder Verreibung der Pflanzentheile zu Tage.

Die in eine Traube vereinigten Blüthen stehen in den Blattwinkeln und an den Spitzen der Zweige.

---

[1]) Camille Sambuc, pharmacien : *Contribution à l'étude de la Flore et la matière médicale de la Sénégambie.* Montpellier, imprimerie Cristin, Serre et Ricome, 1887.

[2]) Dr. H. Hager : *Handbuch der pharmaceutischen Praxis.* Berlin, 1884.

[3]) In : *Dingler's Polyt. Journal,* 1880.

Der Kelch besteht aus fünf ungleichen, durchscheinenden, von den Nerven netzartig durchzogenen, stark convexen Lappen, welche einen Knoten bilden. Von den fünf schwefelgelben, ebenfalls stark durchaderten, ziemlich gleich grossen Blumenblättern, treten nur vier hervor, indem das fünfte im Kelchknoten eingehüllt bleibt. Von den zehn Staubfäden, welche ein mit drei Furchen versehenes Staubgefäss tragen, sind 5 auf den Kelch- und 5 an den Blumenblättern angewachsen. Von den erstern bilden die zwei befruchtungsfähigen einen sichelartigen Bogen. Das Ovarium sitzt auf einer kurzen Erhöhung und verlängert sich zwischen den zwei langen Staubfäden ebenfalls sichelförmig über die Blumenkrone hinaus. Die Frucht ist eine zähe, gebogene, 4—6 Cm. lange Schote mit einer grossen Anzahl kleiner, harten, flachen Samen, welche in besondern Vertiefungen liegen.

Diese einjährige, nach Welwitsch 2-3-jährige, in Amerika sehr verbreitete Pflanze, scheint auf der ganzen westlichen Küste Afrika's vor sehr langer, nicht mehr genau herauszufindender Zeit eingeführt worden zu sein. Andere Autoren halten sie auch in Afrika, z. B. Senegal, für einheimisch. Auch auf Java hat sie Burmeister getroffen. Die Eingeborenen auf dem grünen Cap nennen sie M'bentamare, jene der Umgebung von Saint-Louis Aldiana, welche Benennung arabischen Ursprungs zu sein scheint und « Himmel » bedeutet, wahrscheinlich aus Anerkennung der vorzüglichen Wirkungen des Gewächses.

In der That dienen die verschiedenen Theile der Cassia occidentalis L. an den verschiedensten Orten als sehr anerkannte Heilmittel. In Rio-de-Janeiro (Brasilien) braucht man die Rinde der Wurzel als Tonicum und Diureticum, täglich 4 Gramm als Infusum in 180 Gr.

Wasser. Im Königreich Dahomey, wo die Pflanze sehr verbreitet ist, werden alle Theile derselben sowohl von den Eingebornen als von den Europäern gleich hoch geschätzt. Gegen das Fieber werden 30 Gramm frische Blätter in 300 Gramm Wasser gekocht, auf 240 Gramm eingeengt und vom Kranken beim ersten Frost warm getrunken. Es folgt ein starker Schweiss und fast immer Heilung mit dem ersten Quantum. Diese Droge wird hier als eines der besten Fiebermittel betrachtet, das gleich nach dem Chinin kommt, aber den Vorzug hat, zugleich als tonisches Magenmittel zu wirken. Ebenso heissen die Samen « Negerkaffee, » weil sie geröstet einen Mokageschmack bekommen und, wie bei uns Cichorie, dem Kaffee beigemischt werden. Bei vielen Stämmen Afrika's werden alle Theile der Pflanze als Medikamente benützt, aber die Eigenschaft, das Fieber zu heilen, kommt überall in erster Linie in Betracht. Hierüber angestellte Versuche in Frankreich haben denn auch in der That bewiesen, dass besonders die Samen der Cassia occidentalis ein ausgezeichnetes Fiebermittel sind.

Des eaux minérales de la péninsule hellénique Methana

Par Anastase C. DAMBERGIS
professeur de chimie, à Athènes

Sur la côte orientale des rochers méridionaux du mont escarpé de Chéloné, élevé au milieu de la péninsule de Methana, à une heure de distance du côté oriental de la bourgade de Methana, et près du village de Vromolimni, situé dans un lieu couvert de plantations, on voit les remarquables eaux minérales sulfurées, distantes de trois milles de l'île de Poros et de ving-sept de la ville du Pirée.

Ces eaux sulfurées tièdes, s'écoulant de plusieurs fentes de rochers calcaires sur une longueur de 130 mètres de la côte et à quelques centimètres au-dessus ou même au-dessous du niveau de la mer, répandent aux environs l'odeur infecte qui caractérise l'hydrogène sulfuré qu'elles renferment.

Ces eaux s'élancent dans des bains de béton construits depuis deux ans sur la mer et de là elles se jettent dans un petit port peu profond, auquel elles communiquent leur odeur infecte, qui lui a fait donner le nom de Vromolimni (lac piquant).

Ces eaux, mêlées avec l'eau de mer de ce petit port, deviennent laiteuses par la séparation de la poussière fine de soufre que produit la décomposition de l'hydrogène sulfuré à l'air. Analysées à près de 50 mètres de leurs sources, on a trouvé que les eaux de Vromolimni contiennent à peu près le tiers de l'hydrogène sulfuré contenu dans l'eau des sources, et qu'à 200 mètres de distance, l'hydrogène sulfuré disparaît tout-à-fait tandis que l'autre élément des eaux gazeuses, l'acide carbonique, qui au milieu même du port forme la huitième partie de la quantité contenue dans les eaux, y reste.

Les fentes de rochers d'où jaillissent ces eaux sont nombreuses. Celles qui se distinguent facilement par le mouvement de l'eau sont au nombre de 24, subdivisées, d'après le plan donné pour la fondation des établissements de bains, en 4 groupes de sources. Cinq sources en forment le premier, quatre le deuxième, neuf le troisième et huit le quatrième.

Les eaux utilisées aujourd'hui pour les bains sont celles du deuxième et du troisième groupe, qui coulent dans les établissements et puis s'élancent dans le petit port de Vromolimni, où se jettent aussi les eaux du premier et du quatrième groupe des sources, qui ne sont pas encore employées.

Pendant les travaux faits pour la fondation dans l'étendue du premier groupe des sources, et à 6 mètres du bord de la mer, on a rencontré une caverne recouverte au dedans d'une épaisse efflorescence de gypse et de soufre. Des efflorescences pareilles ont été vues dans plusieurs autres fentes des rochers calcaires. Dans l'étendue du troisième groupe, et à 6 mètres du bord de la mer, on voit aussi une caverne où existe la source considérée comme la principale des sources du troisième groupe ; des fentes des rochers calcaires qui bordent cette source s'exhale périodiquement une quantité variable de gaz chauds qui sont principalement composés d'acide carbonique et d'hydrogène sulfuré. De même dans l'étendue du quatrième groupe, et à 6 mètres du bord de la mer, il y a une caverne où se trouve la source qu'on regarde comme la principale des sources relativement les plus froides de ce groupe. Des fentes des rochers calcaires qui bordent cette source s'exhalent aussi quelquefois des gaz, mais en quantité beaucoup moindre que celle qui émane de la source principale du quatrième groupe.

Au moment de leur écoulement, les eaux des sources sont transparentes, mais elles se troublent bientôt par la séparation de quelques flocons jaunesblancs et d'une poussière de soufre très fine. Elles ont un goût très salin et une faible odeur d'hydrogène sulfuré. Versées dans des verres, elles dégagent plusieurs bulles de gaz. Leur exhalaison des sources, c'est-à-dire celle des eaux et non des fentes, n'est pas relativement grande.

D'après les calculs des mesurages faits le 28, 29, 30 et 31 Août 1886, la quantité de l'eau qui s'écoule est de 0,97 mètre cube par seconde pour les 5 sources du premier groupe, de 0,22 m. c. pour les 4 sources du deuxième groupe, de 0,127 m. c. pour les 9 sources du troi-

sième groupe, et 0,54 m. c. pour les 8 sources du quatrième groupe, c'est-à-dire la quantité totale de l'eau qui s'écoule de toutes ces sources est de 0,3 m. c. par seconde, 18 m. c. par minute, 1080 m. c. par heure, et 25,920 m. c. dans l'espace de 24 heures.

D'après les observations thermométriques faites le 21, 22 et 25 Août 1886, la température des sources des quatre groupes varie de 26°4 à 31°, de sorte que celle des trois premiers groupes est ordinairement de 30°6 à 31°, c'est-à-dire que les sources de ces groupes sont relativement les plus chaudes, tandis que celles du quatrième groupe, ayant une température de 26°4 à 28°7, sont, par conséquent, les plus froides. La source la plus chaude se trouve dans le troisième groupe et la source la plus froide dans le quatrième.

On a trouvé que le poids spécifique des eaux des différents groupes est dans le premier groupe égal à 1,02869, dans le deuxième égal à 1,02868, dans le troisième égal à 1,02865 et dans le quatrième égal à 1,02882 (25°). Ces déterminations ont été données dans le laboratoire de l'Ecole militaire des Evelpides sur de l'eau recueillie exprès dans des bouteilles particulières.

L'examen microscopique des flocons contenus dans les eaux a prouvé qu'ils renferment les microbes de la Beggiatona nivea qu'on trouve ordinairement dans les eaux sulfureuses naturelles, et qui sont caractérisés par la rétention de grains de soufre faciles à distinguer dans le protoplasme. Les dosages faits sur chacune des sources tant au point de vue de l'hydrogène sulfuré, que du total de l'acide carbonique, des substances fixes, de leurs poids spécifiques trouvés les mêmes, leurs températures un peu variées, nous persuadent de la singularité des sources de ces eaux médicinales.

Ramifiées dans les couches supérieures, ces eaux s'écoulent par les différentes crevasses des rochers calcaires supérieurs; la plupart, parcourant la même distance jusqu'à leur arrivée aux embouchures de leur écoulement, conservent à peu près la même température, et par approximation, les mêmes quantités de leurs éléments les plus importants ; un petit nombre, surtout de celles qui jaillissent du quatrième groupe, parcourent plusieurs ramifications et, traversant des rochers remplis de crevasses, se refroidissent davantage et dégagent une partie de leurs gaz primitifs, ce qui fait que ces eaux se présentent à nous plus froides et plus pauvres en éléments gazeux.

L'analyse quantitative détaillée de l'eau de la principale source du troisième groupe qui paraît être la plus approchaute de la source primitive, alimentant toutes les autres, et qui, par conséquent, peut être regardée comme leur représentante, a prouvé qu'elle contient sur 10,000 grammes les substances suivantes :

Chlorure de sodium . . .	297.630 g.
» de potassium . .	6.960
» de magnésium . .	36.948
Bromure de magnésium . .	0.584
Sulfate de chaux	21.357
Sulfate de magnésie . . .	18.486
Carbonate de chaux . . .	4.600
Carbonate de magnésie . .	2.250
Oxyde de fer	0.038
Oxyde d'aluminium . . .	0.019
Silice	0.485
Substances organiques . .	0.042
Somme des substances fixes	389.399 g.
Acide carbonique des bi-carbonates	3.200 g.
Acide carbonique libre . .	7.218
Acide sulfhydrique. . . .	0.109
Somme totale . . .	399.926 g.

Ammoniaque, acide azotique, acide phosphorique, iode et fluor en traces.

Ueber Sozojodol.
(«Apoth.-Ztg.»)

In der dermatologischen Section der 60. Naturforscherversammlung in Wiesbaden machte Dr. O. *Lassar* eine vorläufige Mittheilung über das Sozojodol, die sich im Novemberheft der therapeutischen Monatshefte abgedruckt findet. Das Sozojodol, welcher Körper auf seinen therapeutischen Werth hin gegen Hautleiden einer umfassenden Versuchsreihe in Dr. Lassar's Klinik unterworfen ist und noch wird, steht, wie man nach dem Namen vermuthen könnte, in keiner Beziehung zum Jodol, dem Tetrajodpyrrol,

$$\begin{array}{ccc} JC & - & CJ \\ \| & & \| \\ JC & & CJ \end{array}$$
$$\diagdown \ N \ H \diagup$$

das als Ersatz für Jodoform vorgeschlagen und gebraucht wird.

Wohl aber ist es mit einem anderen, in neuerer Zeit empfohlenen Antisepticum, der Sozolsäure,. Orthophenolsulfosäure,

$$C_6H_4 \diagdown^{OH}_{SO_3H}$$

nahe verwandt. Sozojodol ist die Bezeichnung für die Parajodphenolsulfosäure, die Formel ist demgemäss :

$$C_6H_3 - S O_3 H \diagdown^{OH}_{J.}$$

Es leuchtet ein, dass ein Körper, der aus drei antiseptisch wirkenden Gliedern sich zusammensetzt, wohl einladet zu Versuchen hinsichtlich seiner Brauchbarkeit, ebenfalls als Antisepticum zu dienen, und dass wir wohl leicht in die Lage kommen werden, diesen Körper in die Reihe der neueren Arzneimittel zu stellen.

Erigeron canadense.

(« Pharm. Post. »)

Das *canadische Berufkraut*, *Erigeron canadense L.*, ist ein zur Familie der Compositen, oder Synanthereen gehöriges Sommergewächs, mit aufrechtem, oben ästigem, ruthenförmigem Stengel, welcher mit rauhen Haaren besetzt ist. Die Blätter der Pflanze sind schmal, lanzettförmig, zugespitzt und ganzrandig; die Blumen sind klein, weiss; die einzelnen Blüthchen kaum länger als die aus schmalen, abstehenden Schuppen gebildete Hülle. Der Geruch der Pflanze ist angenehm gewürzhaft, ihr Geschmack brennend scharf.

Die kleinen, weissen, eckigen Achenien der Pflanze sind mit feinen Pappushaaren versehen und begünsfigt durch diese leichtfliegenden Samen hat sich die Pflanze, deren eigentliche Heimath in Canada und den westlichen Districten der Vereinigten Staaten ist, ungemein verbreitet. Man findet dieselbe heute ebensowohl in Mexiko, Brasilien, Westindien, als auch in der gemässigten Zone Europa's, in Persien und in Nordafrika.

Die Geschichte des canadischen Berufkrautes führt uns gleichzeitig ein interessantes Bild der Pflanzenwanderung vor Augen. Gleich der *Galinsoga parvifl.*, der *Stenactis bellidiflora*, der *Oenanthera biennis* und anderen im Boden entkräftigenden und aussaugenden Unkräutern wurde auch Erigeron canadense in Europa eingeschleppt.

Bis zur Mitte des siebzehnten Jahrhunderts war es auf unserem Continent noch unbekannt. Um jene Zeit gelangten, wie man erzählt, die Samen von Erigeron canadense in dem Balge eines ausgestopften Vogels über den Ocean und von diesem Zeitpunkte an verbreitete sich die Pflanze mit ungeheurer Schnelligkeit. *Dyonisius Jonquet*, welcher im Jahre 1665 Vorsteher des Pariser « Jardin des Plantes » war, beschrieb das Berufkraut, welches damals auf den Pariser Ackerfeldern in ungeheurer Menge auftrat, unter dem Namen *Aster canadensis annuus*.

Der als Phytograph bekannte italienische Cistercienser Mönch *Paolo Boccone* führte in seinen Schriften anno 1675 die Pflanze als *Virga aurea virginiana* auf und wurde seine Behauptung, dass dieselbe amerikanischen Ursprunges sei, schon damals allgemein ungläubig aufgenommen. Daraus, dass die Pflanze schon ein Decennium nach ihrer Einschleppung für indigen gehalten wurde, erhellt am besten, wie rapid das Unkraut sich in Europa verbreitete.

In Amerika spielt Erigeron canadense L. seit Langem als Arzneimittel eine Rolle. Nach *Holmes* bedienen sich die Indianer im Gebiete der Hudsons-Bay des Krautes als Heilmittel bei Diarrhoe. Die Pflanze ist in den Vereinigten Staaten unter den Namen: *Fire Weed*, *Canada Fleabane*, *Colt's Tail* bekannt und gilt als Adstringens, Stypticum und Diureticum. Officinell ist auch das ätherische Oel, welches in Dosen von 2 bis 4 Tropfen als Elaeosaccharum oder mit Syrup. gumm. arabic. bei Menorrhagie, Dysmenorrhoe und Erkrankungen des Urogenital-Apparates, vornehmlich in der Frauenpraxis verabreicht wird.

Das ätherische Oel von Erigeron canadense L. ist wiederholt Gegenstand chemischer Untersuchungen gewesen.

Nach *F. Beilstein* und *E. Wiegand* besteht es aus einem Terpene $C_{10}H_{16}$, welches bei 176° siedet. Bei 18° ist das specifische Gewicht des Oeles 0,846. Es absorbirt zwei Molecüle H Cl und gibt Krystalle von der Zusammensetzung $C_{10}H_{16}$. 2 H Cl.

F. Power erhielt aus dem rohen Oele durch Rectification ein völlig farbloses, ätherisches Oel von angenehmen Geruch, welches sich gegen Lackmus neutral verhielt.

In Michigan tritt Erigeron canadense L. in den Pfeffermünzplantagen als ungebetener und gefürchteter Gast auf und ist daselbst schwer auszurotten. Wenn die Cultur der Pfeffermünze nicht sehr sorgfältig betrieben wird, so wird das Unkraut bei Erzeugung des Pfeffermünzöles mitdestillirt und wird derart eine minderwerthige Waare erhalten.

Henry Lafite.

PRAKTISCHE NOTIZEN UND BERICHTE

Ledum palustre L. — Die Formel des bereits bekannten Ledumcampher war bis jetzt nicht genau bekannt. B. Rizza («Journ. d. russ. phys.-chem. Ges.», I. 319—325) schreibt ihm die Formel $C_{15}H_{26}O$ zu.

Wenn man den Campher mit Essigsäureanhydrid im Rohr fünf Stunden lang bei 150° erwärmt, so bilden sich zwei Schichten, von denen sich die obere als ein Kohlenwasserstoff von der Zusammensetzung $C_{15}H_{24}$ zeigt. Es ist dies eine farblose Flüssigkeit von einem charakteristischen Geruch, die bei 264° siedet; sie stellt den Kohlenwasserstoff eines der Sesquiterpene vor. Die untere Schichte enthält Essigsäure. R. hält daher den Ledumcampher für ein Sesquiterpenhydrat.

Zur Gewinnung des Camphers sind ca. 440 Kilo junger Triebe der Pflanze (vor und während der Blüthezeit) mit Wasserdämpfen destillirt worden, wobei ein trübes Destillat erhalten wurde, in welchem sich die Krystalle des Camphers und ein Oel ausschieden. Letzteres schied beim Abkühlen eine neue Menge der Krystalle ab und destillirte zwischen 260—270°; es scheint mit dem Sesquiterpen identisch zu sein. («Jawein, Ber. d. d. chem. G.» XX Ref. p. 562).

*

Ueber Lichenin. Von *M. Hönig* und *St. Schubert.* Die Untersuchungen ergaben, dass die aus der *Cetraria islandica* erhaltenen heissen, wässerigen Auszüge zwei Kohlehydrate enthalten. Das in der Hauptmenge vorhandene, für welches die Verfasser die Bezeichnung Lichenin beibehalten, ist eine im kalten Wasser schwer lösliche Gallerte, die durch Jod nicht gebläut wird, kein Rotationsvermögen besitzt und in heissem Wasser zu opalisirenden Flüssigkeiten gelöst wird. Beim Kochen mit verdünnten Säuren liefert das Lichenin neben nicht rotirenden Dextrinen leicht krystallisirbaren Traubenzucker. Er verzuckert sich ungleich leichter als Cellulose und kann in dieser Hinsicht nur der Stärke an die Seite gestellt werden.

Das zweite Kohlehydrat, für welches die Bezeichnung Licheninstärke oder Flechtenstärke am passendsten erscheint, besitzt nur die Eigenschaften und das Verhalten einer löslichen Modification der gewöhnlichen Stärke. («Monatsh. f. Chem.», 8, 452; «Arch. der Pharm.» 1887, 929).

*

Naregamia alata, eine Meliacee von der Malabarküste, wird von den Eingeborenen als Brechmittel benützt.

Hooper untersuchte sie nach dem Ph. Journ. u. Rundschau auf ihre Bestandtheile und fand neben Stärke Cellulose, Farbstoff, Pektin, Eiweiss, Wachs, festem oxydirbaren Oel und wahrscheinlich Asparagin, ein nur in der Rinde der Wurzel und des Stämmchens vorkommend

Alkaloid, welches das wirksame Princip ist und vom Verf. *Naregamin* genannt wurde. Das Naregamin kann aus dem äther. Auszug der Rinde durch Schütteln mit verdünnter Schwefelsäure und unter Anwendung der gewöhnlichen Reagentien als ein amorpher, bröckeliger Körper gewonnen werden.

Untersuchungen über Papaverin. Von Dr. *Guido Goldschmiedt*. (« Pharm. Post ».) Nach einer modificirten Methode gelingt es Papaverin in der Weise zu oxydiren, dass unter den bereits bekannten Oxydationsproducten die Dimethoxylcinchoninsäure in etwas grössern Mengen sich bildet. Es wird deren Salzsäureverbindung und das Chloroplatinat beschrieben. Beim Erhitzen auf den Schmelzpunkt zersetzt sie sich in Kohlensäure und Dimethoxylchinolin. Jodwasserstoff spaltet die Methyle ab und es entsteht Dioxycinchoninsäure, die wie die α-Oxycinchoninsäure (Xantochinsäure) die Eigenschaft hat, gelbe Verbindungen zu liefern. Neben den früher beschriebenen Spaltungsprodukten des Papaverins wurde nun noch eine neue Verbindung von der Zusammensetzung $C_{10}H_9NO_4$ aufgefunden, die durch Kalilauge quantitativ in Hemipinsäure und Ammoniak zerlegt wird. Sie ist nicht identisch mit einer der von Liebermann entdeckten Substanzen gleicher Zusammensetzung, dem Opianoximsäureanhydrid oder dem Hemipinimid. Sie wird vorläufig Hemipinisoimid genannt und verdankt ihre Entstehung jedenfalls einem secundären Vorgange. Schliesslich werden Chlorhydrat, Pikrat und Chromat des Dimethoxylchinolins beschrieben.

THERAPIE UND MEDICINISCHE NOTIZEN

Rédacteur : Dr. med. WYSS

Une nouvelle méthode de traitement des maladies parasitaires de la peau, par le Dr *Reynolds, de Chicago*. Cette méthode repose sur la pénétration plus intime dans la peau de médicaments appliqués au pôle positif d'un courant continu.

L'éponge fixée au pôle positif est trampée dans une solution aqueuse, alcoolique ou éthérée du médicament que l'on veut employer. L'électrode reste sur place pendant plusieurs minutes. R. a ainsi rapidement guéri, au moyen d'une solution aqueuse de sublimé, un cas de favus et deux cas d'herpès tonsurans. («Monatshefte f. prakt. Dermathologie».)

*

Quinine dans le traitement de la **coqueluche**. Dans un travail publié dans les *Comptes Rendus* du VI⁰ Congrès de médecine interne tenu à Wiesbaden au mois d'Avril 1887, *Binz* recommande les sels de quinine, surtout le chlorhydrate pour le traitement de la coqueluche. Mais, pour obtenir un effet certain, il faut donner des doses journalières assez élevées, autant de décigr. que l'enfant compte d'années. Pour faire tolérer la quinine, on est souvent obligé de la donner dans des cachets médicamenteux, des pilules ou en lavements.

*

Le **curage** des **ulcérations tuberculeuses du larynx,** par le Dr *Heryng*, de Varsovie (Die Heilbarkeit der Larynxphtise, 1887). Le traitement à l'acide lactique préconisé par *Krause*, de Berlin, ne suffit pas toujours à amener la cicatrisation d'ulcérations profondes cratériformes. Le curage, au contraire, en enlevant toutes les parties infiltrées, permet d'obtenir un bourgeonnement normal de la plaie opératoire et une cicatrisation complète de la muqueuse malade.

Sur 14 cas de laryngite tuberculeuse, H. a obtenu 9 fois une cicatrisation complète. La durée de la cicatrisation variait de 3 à 16 mois.

Malheureusement, ces guérisons locales n'ont, dans aucun cas, été définitives. Par le fait de l'infiltration pulmonaire, à laquelle succombent tôt ou tard les malades, l'état général des malades va en empirant, et le plus souvent de nouvelles infiltrations dans les cicatrices mêmes viennent détruire le résultat favorable obtenu par la curette.

*

Ueber nicht-operative Behandlung des Carcinoms. *(Pulv. herb. Sabinae.--'Extract. Belladonn.— Avelozsaft.)*

Im Novemberheft der « Therapeutischen Monatshefte » publicirt *Lucae* einen Fall von primärem Carcinom des Gehörorgans, welcher durch Application eines aus

Pulv. herb. Sabinae } āā p. aeq.
und Alum. ust.

zusammengesetzten Pulvers vollständig geheilt wurde. Es handelte sich um ein vom äussern Gehörgang und vom Trommelfelle ausgehendes Cancroïd, welches nach jedem operativen Eingriff regelmässig zugenommen hatte. Der damit behaftete Kranke war 31 Jahre alt und wurde auf der von Prof. Lucae geleiteten Berliner Universitäts-Ohren-Poliklinik behandelt. Ein mit dem scharfen Löffel entferntes, bohnengrosses Stück wurde von dem leider zu früh verstorbenen Anatomo-Pathologen Friedlænder mikroskopisch untersucht mit folgendem Befund : Die untersuchten Gewebstückchen zeigen den Bau eines *Cancroïds* mit reichlichen, concentr. geschichteten Hornperlen.

Nach sorgfältiger Reinigung des Gehörganges mit Chlorwasserausspritzungen wurde das oben erwähnte Pulver dreimal wöchentlich eingeblasen. Diese während 10 Monaten mehr oder weniger regelmässig fortgesetzte Behandlung hat die Geschwulst vollständig zum Verschwinden gebracht.

Ueber die medicinische Behandlung des Krebses finden wir in der Oktober-Nummer 1886 des « Provincial Médical Journal » eine Mittheilung von Dr. *Braithwaite*. In drei Fällen von Brust-Carcinomen hat derselbe Stationärbleiben oder Verminderung der Geschwulst beobachtet, unter täglicher Anwendung von *Extractum Belladonnæ* mit ein wenig Glycerin verdünnt.

In dem Consularberichte der Vereinigten Staaten von 1884 wird aufmerksam gemacht auf den *Avelozsaft*, welcher in Pernambuco als Heilmittel gegen Krebs angewandt wird. Die Pflanze, welche diesen Saft liefert, gehört zu der Familie der Euphorbiaceae u. wurde von Martin (Flora Brasiliensis 1875) mit dem Namen *Euphorbia heterodoxa* belegt. Zur Aufbewahrung wird der Saft mit Salicylsäure vermischt. Mehrere in die Familie der Euphorbiaceaen gehörige Pflanzen enthalten einen scharfen Saft, der irritirende oder sogar escharotische Eigenschaften besitzt. Solche Eigenschaften scheint auch der Avelozsaft zu haben. Ausgezeichnete Resultate scheint damit Dr. *Janvrin* bei der Behandlung von Uterinalkrebsen erhalten zu haben, namentlich in frühen Stadien der Krankheit. Aber auch in vorgeschrittenen Fällen hat sich seine Anwendung als nützlich erwiesen, da sie die Schmerzen, sowie die Menge und Foetidität der Secretion beträchtlich vermindert.

(«The Therapeutic Gazette», Nov. 1887.)

*

Behandlung des Eczemas mit hypermangansaurem Kalium. —

(W. B. Laurence, « Journal of the

American medical Association », January
1887). Mit einer ein- bis zweiprocenti-
gen wässerigen Lösung des Mittels hat
L. drei hartnäckige Fälle von Eczema
sehr rasch geheilt.

*

**Ueber die Wirkung des Extrac
tum fluidum Quebracho bei lo-
kaler äusserer Applikation,** von
M. *Bourdeaux* («Archives méd. Belges»,
April 1887, und « Monatshefte für pract.
Dermatol. », Nr. 23, 1887).

Nach den Versuchen, die Verfasser in
den letzten Jahren angestellt hat, ist das
Extract. Quebracho ein die Vernarbung
energisch förderndes Mittel. Auf frische
glattrandige Wunden gepinselt, wirkt es
unter vorübergehender Erregung leichten Schmerzes in ähnlicher Weise, wie
das Kollodium und bedingt Heilung per
primam intentionem. In gleich günstiger Weise kann man es bei Verbrennungen und Erfrierungen anwenden,
wenn die ulcerirten Stellen ein gutes
rosiges Aussehen zeigen. Das aufgepin-
selte Extractum Quebracho verhärtet im
Laufe von einer Stunde, und bildet dann
eine braune, vertrocknetem Blute ähnliche Kruste, welche den Geweben fest
anhaftet und nur mit warmem Wasser
wieder entfernt werden kann. Die
Wundsecretion versiegt ; wenn die Kruste
abfällt, ist die Wunde geheilt, so dass
man hier von einer wahren Heilung unter dem Schorf reden kann. Ein grosser
Vortheil dieser Behanlung liegt darin,
dass sie alle Verbandstücke entbehrlich
macht.

*

**Empoisonnement par l'antipy-
rine.** Le Dr *Whitehouse* de Santiago, de
Cuba, publie le cas suivant : « Il y a
quelques jours, j'ai prescrit 7 ¹/₂ grains
d'antipyrine (0,45 gr.) dans une cuillerée
à café de sirop, chez une jeune fille ;
voici les symptômes alarmant que j'ai

observés: Deux minutes après avoir avalé
la dose ci-dessus, la jeune fille se plai-
gnait de vives douleurs à l'estomac qui,
au bout d'un moment, devenaient presque intolérables. Elle fut prise d'une
grande angoisse et se roulait par terre
comme un serpent. Au bout de 3 à 4
minutes, une éruption intense d'urticaire
recouvrait tout le corps avec de très
fortes démangeaisons. En même temps,
l'angoisse allait en augmentant et la malade finit par perdre conscience Une injection sous-cutanée d'un milligramme
(one sixtieth grain) d'atropine amena,
au bout quelques minutes, une disparition de tous ces symtômes.

*

Nitroglycerin, dessen Anwendung
immer mehr gewürdigt wird, erweitert
bekanntlich die Arterien, welche contrahirt waren und entlastet zugleich diejenigen Blutgefässe, welche mit Blut
überfüllt waren.

Nitroglycerin ist nützlich bei Angor
pectoris, bei Neuralgien. Ein längerer
Gebrauch ist ebenfalls von Werth bei
Bright'scher Krankheit, bei fettiger Ent-
artung des Herzens, sowie in allen denjenigen Fällen, welche mit unregelmässiger Vertheilung des Blutes einher-
gehen.

Im « Centralblatt für die gesammte
Therapie » sagt *Trussewitsch,* dass man
sich in der Abschätzung der Dosis am
Besten nach dem Pulse richtet. Je con-
trahirter die Radialarterie , um so
schneller wird sie sich infolge Einwirkung des Medicaments erweitern. Um so
voller der Puls, um so weniger Effect
ist vom Nitroglycerin zu erwarten.

Die Normaldosis ist *ein Tropfen einer
einprocentigen Lösung* = 0,0005 Gramm.
Oefters ist es jedoch vorzuziehen mit
noch kleineren Dosen zu beginnen. Bei
organischen Herzfehlern ist nach T. das
Nitroglycerin nicht contraindizirt. Bei

atheromatösen Arterien jedoch ist die grösste Vorsicht nöthig. In keinem Falle soll die Dosis von 2 Tropfen einer einprocentigen Lösung überstiegen werden. Wenn das Medicament länger gegeben werden soll, ist es am besten, seine Darreichung von Zeit zu Zeit zu unterbrechen. Das Mittel wird am besten so eingenommen, dass man einen Tropfen von der Lösung mittelst einer Pipette auf die Zunge fallen lässt, oder auf einem dünnen Chocolade-Plättchen herunterschluckt. Es ist nicht gerathen, dasselbe noch im Wassers verdünnt zu nehmen. Das Nitroglycerin ist nur wirksam, wenn es absolut rein ist.

✳

De la manière dont se comportent les microorganismes en présence de la lanoline, par le *Dr A. Gottstein*, à Berlin. (Tirage à part du « Berliner Klin. Wochenschr. », 1887, nº 48.)

C. Fränkel[1]) avait déjà trouvé que la lanoline était réfractaire au développement des germes organisés.

Tandis que les corps gras, à base de glycérine, donnent lieu, sous l'influence de l'air, à un développement d'acides gras, la lanoline reste absolument intacte.

Une série d'expériences entreprises par G., soit avec des graisses glycérinées, soit avec la lanoline provenant de la fabrique Jaffé et Darmstätter, ont démontré que les premières constituaient un terrain favorable au développement des germes anaérobes, et que la lanoline, au contraire, ne s'y prêtait pas.

En outre, en recouvrant, dans des verres à réactif, de la gélatine stérilisée d'une couche de graisse de porc également stérilisée, et en ajoutant, par des-

sus cette couche, des substances contenant des germes anaérobes, telles que de la terre végétale ou du vieux fromage bien râpé, il y eut constamment un développement de bactéries dans la gélatine située au fond du verre à réactif.

En remplaçant la couche de graisse de porc par une couche de lanoline, la gélatine du fond reste absolument claire, même après plusieurs semaines.

Ce qui revient à dire que la lanoline oppose une barrière infranchissable aux germes.

Ces résultats sont intéressants, tant au point de vue thérapeutique que biologique. Liebreich nous a fait voir que les graisses à base de cholestéarine qui forment une partie intégrante de l'épiderme animal, présente une composition chimique analogue à celle de la lanoline. Comme cette dernière, elles ne se laissent pas non plus ni décomposer ni traverser par des microorganismes. Elles enveloppent le corps humain et animal d'une couche protectrice qui s'oppose à la pénétration des germes organiques.

✳

Injections mercurielles intramusculaires dans le traitement de la syphilis, par le *Dr Rosenthal*, de Berlin. (Travaux lus dans la section dermatologique de la 60e session des naturalistes allemands à Wiesbaden, et publiés dans le « Vierteljahrsschr. f. Dermatol. u. Syphilis», 4e livraison, XIVe année, 1887). Suivant l'exemple du Prof. Neisser, R. employa pour ces injections l'émulsion suivante :

Hydrarg. oxydat. flav.. . 0.5
Ol. amygdal. s. Ol. oliv. . 15.0

On doit faire une injection tous les 8 jours. Le mieux est de se servir d'une seringue contenant deux grammes de la solution et munie d'une longue aiguille. Voici les conclusions qui terminent ces travaux.

[1]) « Centralblatt f. Bakter. u. Parasitenk. », Bd. I. Nr. 5.

1º Les injections mercurielles constituent une méthode rationnelle de traitement de la syphilis.

2º A côté d'une efficacité au moins égale, cette méthode est plus commode, moins coùteuse, plus propre, et d'un dosage plus exact qu'aucun autre traitement.

3º Les injections de sels de mercure solubles sont moins douloureuses, mais moins efficaces que les injections de sels insolubles, parce que ces derniers sont moins vite éliminés de l'organisme.

Néanmoins on ne connaît pas encore de préparation mercurielle qui empêche les *récidives*.

4º La région fessière est l'endroit de prédilection pour les injections.

5º Les injections intra-musculaires sont préférables aux injections sous-cutanées.

6º Dans le but d'une plus grande diffusion et d'une résorption plus rapide, il est utile de faire suivre les injections des sels insolubles d'un massage modéré.

7º Avec des précautions antiseptiques rigoureuses, ces injections ne donnent pas lieu à la formation d'abcès.

8º Cette méthode doit être employée de préférence à toute autre chez les hommes, moins souvent chez les femmes, qui supportent souvent mal les injections. Chez les enfants, elle n'est indiquée que lorsqu'il est impossible d'employer le calomel à l'intérieur ou lorsque des symptômes graves exigent un traitement rapide et énergique.

Praktische Receptformeln.
Formules pratiques.

Erysipèle :

Sulfoichthyolate d'ammoniaque $\Big\{ \overline{\text{aa}}\,10,0$
Ether sulfur. . . . : . . . .
Collodion 20,0

M.D.S. Usage externe. Badigeonnage.
(*Unna.*)

Saccharini 2,0
Natr. carbon. 2,2
S. in aq. destillat. . . . 200,0

D.S. A ajouter par cuilleree à café au café, thé, vin, bouillon, etc., chez les *diabétiques*.

Saccharini Fahlberg . . . 1,0
Natr. carbon. 1,1
S. in aq. destillat. 100,0
Solutioni subigantur terendo
Chinini sulfur. 1,0

M. D. S. A prendre par cuill. à café ou à soupe. (Pour cacher l'amertume de la chinine.) *(Stadelmann.)*

MISCELLEN

Die sog. Liqueur-Weine
Spaniens, Portugals und der Insel Madeira.
Produktion, Eigenschaften und Behandlung.
Von Alfred Zweifel, in Lenzburg.

(*Fortsetzung.*)

Sherry — Xeres — Jerez
ist ebenfalls ein Wein, der aus Andalusien stammt. Seine Heimat ist die Umgegend von Jerez de la Frontera in der Nähe von Cadix am atlantischen Meer und am gleichnamigen Busen. Im Gegensatz zum Malaga ist der Sherry ein trockener Wein, meist ganz hell und strohgelb mit stark ausgeprägtem Bouquet und Aroma. Ihren eigenthümlichen Charakter erhalten die Sherryweine hauptsächlich von der Bodenart, auf welcher sie wachsen. Die Gegend von Jerez ist ziemlich flach, höchstens wellenförmig zu nennen, so dass ein grosser Theil des Weines in der Ebene wächst.

Mit Ausnahme eines ganz kleinen Theiles rother Gewächse in der Gegend von Rota, wo der sogenannte Tintillo de Rota erzeugt wird, liefert das ganze Weingebiet von Jerez ausschliesslich weisse Trauben und kommen ausser den Produkten zunächst um die Stadt herum auch Weine von Chiclana, Huelva, Montilla, etc., unter dem Namen Sherry in den Handel, nachdem sie in Jerez die Behandlung der einheimischen Sorten erfahren. Da die Sherry-Weine trocken (d. h. nicht süss) sind, so ist deren Erzeugung sehr einfach. Die Trauben, in der gewöhnlichen Grünreife geschnitten, werden gepresst, der Most vergährt ganz und lässt im Wein keinen freien Zuckergehalt mehr zurück; es kommen die nöthigen Zusätze von Alkohol hinzu zur Erhaltung und Exportfähigkeit des Weines, zwei- bis dreimaliger Abzug und der Wein kann als fertig auf Lager gelegt werden. Er ist seiner Natur nach wie gesagt ganz hellgelb und trocken (pale dry Sherry); süssliche oder bräunlich gefärbte Sorten erhalten diese Eigenschaften durch Zusätze. Ganz süsse sogenannte Sherry, die man hie und da trifft, sind unvergohrene Weissweine aus dortiger Gegend, bei denen zum Zwecke des Süssbleibens die Gährung unterbrochen wurde.

Die duftigsten und aromareichsten Sherry sind der Montilla von der Stadt gleichen Namens, an der Eisenbahn Malaga-Cordova (dieser Sorte nahe kommende Qualitäten heissen Ammontillado), sowie der Manzanilla aus der Gegend von San Lucar de Barameda. Letztere Sorte hat das ausgesprochenste, vielen Leuten allzusehr hervorstechende Stroh-Bouquet, ist in der Jugend noch leicht angenehm zu trinken, im Ansehen leicht schleierig und bedarf, um exportfähig zu sein, eines Alters von mindestens sechs Jahren. Der Pajarete, vom Kloster dieses Namens, in der Nähe von Jerez, so benannt, ist ein süsser, dem Malaga ähnlicher Wein, und wird gleich dem letzteren sehr viel nachgeahmt. Einen guten Grundtypus vorausgesetzt, kann man vom Sherry wie von den übrigen Weinen dieses Genres sagen, dass sie mit zunehmendem Alter sich stets verbessern und eine unbegrenzte Haltbarkeit besitzen. Die Vorräthe, die man in der Stadt Jerez antrifft, sind auch enorm, ebenso die Preise, welche für die ältesten Qualitäten verlangt werden. Die Ausfuhrhäfen für den Sherry sind Cadix, Puerto Real und Puerto Santa Maria am Golf von Cadix. Nachgeahmt werden die Sherry-Weine oft mit gewöhnlichen anderen weissen Weinen in Spanien, oder in Cette und anderen Plätzen Südfrankreichs mit Weinen, die man längere Zeit der Sonne aussetzt, um ihnen durch Verdunsten einen Theil ihres Wassergehaltes zu entziehen und dadurch mehr Körper und einen trockenen Geschmack beizubringen. Letzterer ist aber stets etwas « blöde und unschuldig, » kann dem Nichtkenner ganz angenehm erscheinen, dem Kenner aber fällt er sofort auf durch den Mangel an Bouquet und den übrigen charakteristischen Eigenschaften, die den Sherry auszeichnen. Das Hauptkonsumland für Sherry ist England, und man kann seine dortige grosse Verbreitung auf die Periode zurückführen, als der Madeira-Wein zu mangeln anfing, der in frühern Zeiten des Engländers Liebling war. In den letzten Jahren ist zwar die Nachfrage nach Sherry, hauptsächlich nach den feinen, theuren Sorten, wieder etwas im Rückgang begriffen. Sein Alkoholgehalt ist 17 bis 20 Procent.

*

Auf die Gefährlichkeit gefärbter Kreide macht Prof. *Jungfleisch* aufmerksam. In vielen Schulen wendet man dieselbe an, um Zeichnungen an der Wandtafel durch verschiedene Farben verständlicher zu machen. Da die Farben aus Bleiglätte, Mennige, Chromgelb und sogar Quecksilbersulfid zusammengesetzt sind und nach dem Ziehen der Linien diese oft mit einem trockenen Schwamm abgewischt werden, so entsteht ein gefährlicher Staub, der Blei-, Chrom- oder Quecksilbervergiftungen verursachen kann. Die Fabrikanten sollten andere unschädliche Farben für diese Kreidestifte verwenden. (The Cinc. Lancet Clinic. XIX. 13/87 und deutsche Med. Ztg.)

CHRONIK

Examens médicaux suisses. —
Genève, 23 décembre 1887.
Ont reçu aujourd'hui le certificat de
diplôme fédéral pour l'exercice de la
médecine :
MM. Geinoz, Simon, Fribourg.
Hansen, Carl, Danemark.
Droz, Louis, Neuchâtel.
Mercier, Edmond, Vaud.
Mayor, Aloys, Vaud.
Bétrix, Albert, Vaud.

*

France. — Nos lecteurs apprendront
avec plaisir que l'Académie des Sciences
(Institut) a décerné le *prix Barbier* à
MM. *Ed. Heckel*, professeur à la faculté
des sciences et à l'Ecole de Médecine,
à Marseille, et *Fr. Schlagdenhauffen*,
professeur et directeur de l'Ecole supérieure de Pharmacie à Nancy, pour leurs
recherchés de botanique appliquée à
l'art de guérir. La même Académie a
accordé une part du *prix Montyon* (arts
insalubres) à M. le professeur *Ed. Heckel*
pour ses recherches sur la cure de la
morue rouge.
Les félicitations les plus sincères à nos
deux collaborateurs distingués.

*

Paris. — **M. Méhu (Camille-Jean-Marie)**,
pharmacien en chef de la Charité, docteur en médecine, membre de l'Académie de médecine, est mort à Paris, le
29 Novembre dernier.
Il laisse de nombreux travaux relatifs
à la chimie biologique dont il avait fait
l'objet de ses patientes recherches :
*Traité pratique et élémentaire de chimie
médicale appliquée aux recherches clinique* (1 vol.); *l'Urine normale et pathologique* (1 vol.) ; une traduction du *Manuel systématique d'analyse chimique
volumétrique* de Francis Sutton (1 vol.);
de la Foudre, de ses formes, de ses effets,
etc. (2 vol.) en collaboration avec M.
Sestier. Il avait continué l'*Annuaire
pharmaceutique* de Reveil, pendant les
années 1871 à 1874 et publié un *Annuaire de la pharmacie française et
étrangère* en 1875.

*

Russland. — Im Jahre 1883 wurde
nach einer Mittheilung der « D. Apoth.-
Ztg. », der Apothekergehilfe *Martins* von
der Strafkammer zu Inowrazlaw wegen
Verwechslung der Signaturen (flüssige
Carbolsäure und eine innerliche Arznei,
die in der Nacht angefertigt wurden) und
fahrlässiger Tödtung eines Kindes zu drei
Monaten Gefängniss verurtheilt. M. nahm
sich dann das Leben durch einen
Sprung ins Wasser, um der Schande der
Verhaftung zu entgehen. Jetzt, vor einigen Wochen, erklärt die Mutter des Kindes plötzlich, von Reue getrieben, dass
nicht der Apothekergehilfe M. die Signaturen verwechselt, sondern sie selbst
dem Kinde die Carbolsäure aus Versehen innerlich gegeben. Aus Furcht
vor Strafe habe sie selbst die Signaturen
umgebunden.

Literatur

Die Technik der Massage von Dr. *Reib-
mayr*. III. Auflage. 1888. Bündiges, klarge-
schriebenes und mit zahlreichen Illustrationen
versehenes Handbuch. 176 Seiten. Preis Fr. 35.
Dr. W.

**Die Krankheiten der Mundhöhle, des
Rachens und der Nase** von Dr. *Schech*. II.
Aufl. 1888. Interessant geschriebenes, seinem
praktischen Zweck gut angepasstes und auf eine
reichliche persönliche Erfahrung gestütztes
Werk, dem leider zu wenige Abbildungen bei-
gegeben sind. 324 Seiten. Preis Fr. 9. 35.
Dr. W.

lösliche, in Alkohol lösliche Substanz erhalten, während die Alkalisalze in Wasser löslich und in Alkoholäther unlöslich sind. Beim Entfetten des Mutterkorns durch Aether geht die Sphacelinsäure in die letztern über, wenn alles durch Aether leicht extrahirbare Fett dem Mutterkorn entzogen ist. Auf den Uterus wirkt die Sphacelinsäure sehr energisch ein. Sie ist diejenige von den wirksamen Bestandtheilen des Mutterkorns, welche Tetanus uteri erzeugt.

3. *Cornutin* ist basischer Natur. Das salzsaure, sowie das citronensaure Salz ist leicht löslich. In salzsaurer Lösung kann das Alkaloid ohne Zersetzung längere Zeit auf dem Wasserbade erwärmt werden. Beim Erhitzen in alkalischer Lösung büsst es (infolge von Zersetzung) sehr bald an Wirksamkeit ein. Beim Entfetten des Mutterkorns geht das Alkaloid zum Theil in das fette Oel mit über. Auch das Cornutin gehört zu den stark wirkenden Giften. An graviden Thieren ist das erste Organ, welches von der Wirkung des Alcaloides betroffen wird, die Gebärmutter, und zwar treten an dieser um so heftiger Wehen ein, je näher das Thier sich am Ende der Schwangerschaft befindet.

Sichtet man auf Grund dieser von Kobert erhaltenen Resultate die Angaben früherer Untersucher über die wirksamen Bestandtheile des Mutterkorns, so lassen sich nachstehende Thesen aufstellen :

a) Die *Sclerotinsäure* von Dragendorff und Podwyssotzki ist eine stark verunreinigte Ergotinsäure.

b) Sämmtliche *Ergotine des Handels* sind inkonstante Gemische der wirksamen Mutterkornbestandtheile, unter denen ausnahmlos die Ergotinsäure vorwiegt. Das Extr. Secal. cornut. Ph. G. II enthält fast nur Ergotinsäure

und ist daher das allerungeeignetste Präparat.

c) Das *Wenzell'sche Ecbolin* scheint ein sehr unreines Cornutin zu sein.

d) Das von *Tanret entdeckte Ergotinin,* ein neben dem Cornutin vorkommendes Alkaloid ist nicht giftig und besitzt keine Wirkung auf den Uterus.

Diese Gesichtspunkte veranlassten Kobert zur Darstellung eines für die Praxis bestimmten Präparates, des Extr. cornutino-sphacelinicum, welches Cornutin und Sphacelinsäure enthielt. Indessen war das Präparat wohl anfänglich sicher wirksam, im Verlaufe der Aufbewahrung vorlor es immer mehr an Wirksamkeit bis nach etwa einem Jahre die Wirksamkeit = Null war. Von diesem Uebelstande ist das feste Cornutin frei, welches sich Jahre lang ohne Aenderung seiner Wirksamkeit aufbewahren lässt. Doch stehen seiner allgemeinen Anwendung vorläufig noch gewichtige Bedenken entgegen.

Soviel geht aus dem Mitgetheilten hervor, dass allerdings das frische Mutterkorn ein sicher wirkendes Mittel ist, dass jedoch alle bisher aus diesem dargestellten Präparate unwirksam oder unzuverlässig wirkend sind. Andrerseits ist die Mutterkornfrage eine derjenigen, welche sich erfolgreich nur durch inniges Zusammenarbeiten von Medizinern und Pharmaceuten wird lösen lassen.

Cassia alata L.

Von *H. Helbing*, London.

(Zeitschr. d. a. ö. Apoth.-Ver.)

Cassia alata ist eine längstbekannte Leguminose Subord. Caesalpineae, die in Indien, Australien, Peru, Brasilien, Mauritius, Java u. s. w. vorkommt, deren Blätter neuerdings jedoch stark gegen

Herpes tonsurans(Ringwurm)empfohlen werden. Die Verwendung gegen diese Krankheit ist keine neue, wenigstens nicht in anderen Gegenden. *Rumpf*[1]) bildet Cassia alata schon in *Rumpf Amboinensis Actuarium* ab und beschreibt die Eigenschaften, Anwendung u. s. w.

Dr. *Clement Daruty* (« Bulletin de la Société médicale de l'ile Maurice », 1887, Aug. 27) theilt neuerdings ausführliche Krankengeschichten mit, die alle sehr für das Mittel sprechen. Man nennt das Mittel auf Mauritius *Dartria, Herbe à dartre* und *Casse de Java*, die Creolen geben ihm den Namen *Catépen*, was wahrscheinlich vom Ceylonischen *Calliping* stammt. Man verarbeitet die pulverisirten Blätter mit Wasser zu einer Paste, die man auf die inficirten Stellen aufträgt und tüchtig einreibt.

In Indien wird die Paste öfters mit Citronensaft bereitet und als Hauptmittel gegen Ringwurm hochgeschätzt. *Dymock* (« Materia Medica of Western India », pag. 266) theilt mit, dass Cassia alata aus Westindien aus nach zahlreichen Ländern zur Cultur übergeführt wurde, im Sanskrit werde die Pflanze *Dadrughna* genannt, d. h. « Heilung für Ringwurm ». Die Blätter werden aber auch wie Sennesblätter benützt, eine aus den Blättern bereitete Tinctur besitzt die abführende Wirkung wie Infusum Sen-

nae, das Extract soll so stark wie Extract Colocynthid. sein.

In Columbia ist die Pflanze auch viel gebraucht, dort heisst sie *Yerba playa.* Man wendet sie gegen syphilitische Leiden, speciell tertiärer Art an, und zwar äusserlich als warm feuchte Umschläge auf die syphilitischen Ulcerationen, innerlich werden die Blüthen der Pflanze als Decoct gegeben.

Die staudenartige Pflanze besitzt ausgebreitete Zweige und gelbe Blüthen, die Frucht ist eine lange Hülse, die durch vorstehende crenulirte Leisten geflügelt ist, daher der Name alata.

Durch die Güte des Herrn E. M. *Holmes* gelangte ich in Besitz einiger Blätter. Dieselben sind einfach paarig gefiedert, bis 3 dm. lang. Sie besitzen 8 bis 14 Paare Fiederblättchen, und zwar ist das erste Paar meist etwas kleiner und etwas weiter von den andern Paaren getrennt, die unter sich gleichweit abstehen. Die Fiederblättchen besitzen eine Länge von 5 bis 20 cm. Sie haben eine breitlanzettliche, ziemlich gleichbreite Gestalt, bei 1 dm. Länge ungefähr 4 cm. Breite. Sie laufen nach der Spitze etwas zu und tragen am Ende eine sehr kleine, aber sehr deutliche und ziemlich kräftige Dornspitze, das Ende des Blattmittelnerfs. Nach unten hin sind die Blätter schwach abgerundet, fast als sitzend zu bezeichnen, der den Blattstiel bildende fortgesetzte äusserst starke Mittelnerf ist nur 3 bis 5 mm. lang.

Die Blätter sind am Rande und der Oberfläche glatt, nur ganz kleine steife Härchen sind vereinzelt wahrzunehmen. Die Farbe der Blätter ist je nach dem Trocknen mehr oder weniger blaugrün oder dunkelgrün. An der untern Seite tritt der starke Mittelnerf mit hellerer Farbe ziemlich hervor, ebenso die Seitennerven, die sich nach dem Rand des Blattes hinziehen und an dem Blattrande

---

[1]) *Flückiger,* « Pharmakognosie, Anhang », pag. 1016 : Georg Eberhard *Rumpf* aus Hanau sammelte und zeichnete während seines Aufenthaltes in Amboina, wo er von 1654 an als Kaufmann und Mitglied des holländischen Rathes « erster Kaufmann » thätig war, Pflanzen und Thiere des Archipelagus und vervollständigte seine Arbeit mit amtlicher Hilfe bis 1669, wo *Rumphius* erblindete. Die Arbeiten *Rumpf's* wurden von *Johann Baumann,* Professor der Botanik in Amsterdam, ergänzt und erschienen in 6 Bänden 1741 bis 1755, und ebenso 1755 das « Herbarii amboinensis actuarium » mit 30 Tafeln.

entlang zusammenfliesen, aber auch durch feinere Blattadern netzartig untereinander verbunden sind.

Der Geschmack der Blätter ist ganz wie der der echten Sennesblätter, gleichzeitig jedoch etwas scharf aromatisch.

Die Blätter enthalten nach *M. A. Porte* Chrysophansäure und geben ein aromatisches, an Wachholder erinnerndes, brennend schmeckendes Destillat.

Tritt durch Lösung in Alkohol eine Spaltung des Salols ein ?

(Apotheker-Zeitung.)

Bei Gelegenheit einer pharmakologisch-experimentellen Untersuchung der Salole im pharmakol. Institut zu Dorpat, über die in « Chem.-Ztg. » Nr. 96 *G. Willenz* berichtet, hat letzterer auch die Zersetzbarkeit des Salols in Wasser und Alcohol studirt. Es wird dasselbe darnach schon theilweise beim Kochen mit Wasser zersetzt; die Färbung der alcoholischen Lösung durch Eisenchloridflüssigkeit ist nicht die Folge von Zersetzung des Salols in seine Componenten, sondern dem Salol selbst eigenthümlich.

Dass nicht freie Salicylsäure die Ursache der Färbung ist, beweist W. dadurch, dass

1) die Lösungen neutral reagiren;

2) bei wiederholtem Ausschütteln der Salole mit schwach alkalisch gemachtem Wasser keine Färbung bei Zusatz einiger Tropfen Eisenchloridlösung zum Filtrate nach vorheriger Neutralisation des alkalischen Auszugs eintrat;

3) die alcoholische Lösung des auf dem Filter gebliebenen Salols mit Eisenchloridlösung eine intensive Violettfärbung gab.

Da für uns das angeführte Verhalten des Salols sowohl als Identitätsreaction, wie bei der Prüfung auf Reinheit benutzt wird — mit Wasser geschüttelt darf nach Zusatz von einigen Tropfen Eisenchloridlösung keine Violettfärbung eintreten, sonst sind Salicylsäure oder Phenol oder Beide zugegen; in alcoholischer Lösung tritt nach Zusatz von einem Tropfen Eisenchlorid Violettfärbung ein: wenigstens ein Theil des Identitätsnachweises — so ist vielleicht eine Ergänzung der letzteren Beweisführung nicht unangebracht.

Alcoholische Lösung von reinem Salol wurde im Wasserbade zur Trockne verdämpft, der Rückstand mit Wasser verrieben und Eisenchloridlösung hinzugefügt : es entstand keine Violettfärbung, während die alcoholische Lösung natürlich dann Violettfärbung zeigte. Wenn also in der alcoholischen Lösung eine theilweise Spaltung stattgefunden hätte, so wäre beim Eindampfen wieder eine Verbindung erfolgt, und es musste dann möglich sein, Salol dadurch darzustellen, dass man eine alcoholische Lösung aequivalenter Mengen von Phenol und Salicylsäure abdampfte; ein dahingehender Versuch hatte ein negatives Resultat : der Rückstand war in Natriumbicarbonatlösung vollständig löslich, also Salol abwesend.

Es wird andererseits die Reaction mit Eisenchlorid aufgehoben durch Zusatz von viel Wasser; es scheidet sich das Salol aus und die Flüssigkeit zeigt nur noch schwache Röthung. Auch hiernach würde man schliessen müssen, dass, wenn die Reaction in alcoholischer Lösung eine Folge der Zersetzung wäre, dann durch Zusatz von Wasser zu einer alcoholischen Lösung aequivalenter Mengen von Phenol und Salicylsäure wenigstens theilweise Salol entstehen würde; ein Versuch hatte auch hier ein negatives Resultat, es ist also die Violettfärbung in der alcoholischen Lösung dem Salol selbst eigenthümlich, d. h. *es tritt durch* *Lösen in Alcohol keine Spaltung des Salols ein.*

PRAKTISCHE NOTIZEN UND BERICHTE

Gummigutt. Es kommen im Handel mehrere Sorten dieser Droge vor. Das officinelle Gummigutt stammt aus Ceylon und hat letzthin den HH. *Gust. Nivière* und *Ernst Liotard* Veranlassung zu einer genaueren Untersuchung gegeben. Es enthält dieses Gummiharz, wie schon diese Benennung ausdrückt, als wirksame Bestandtheile ein eigenthümliches Gummi und ein Harz, ersteres kann durch Wasser, letzteres durch Aether abgesondert werden. Der mit Aether behandelte Rest besteht aus dem Gummi und löst sich in Wasser farblos. Man erhält damit folgende Reactionen : Kein Niederschlag mit neutralem essigsaurem und essigsaurem Blei, Barythydrat, Kalkwasser, Eisenperchlorid, Tannin und salpetersaurem Silber. Die Fehling'sche Lösung reducirt diesen Körper nicht, dieses erfolgt erst bei Zusatz einer Säure. Zur Trockne verdunstet bleibt eine gummiartige Masse zurück, die sich mit Schwefelsäure in der Kälte nicht, in der Wärme aber braun färbt. Jodtinctur erzeugt damit keine Färbung. Ein Theil löst sich mit 50 Thl. Alcohol, eine directe Gährung tritt damit nie ein. Dieses Gummi unterscheidet sich also bedeutend von allen ähnlichen Körpern, wie Arabin, Cerasin, Inulin, Dextrin etc., es wurde daher *Hebradendrin* genannt, abgeleitet von *Hebradendron cambodgioides,* einer der Gummigutt liefernden Pflanzen.

Das im Aetherauszug gelöste Harz röthet Lackmuspapier. Es löst sich auch in Toluen, Schwefelkohlenstoff, Chloro-

form, Methyl- und Amylalcohol. Eine in absolutem Alcohol erzeute Lösung färbt sich mit trockenem Kaliumcarbonat dünkler als reines Harz. B. R.

*

Pinus canadensis. Das Oel dieses Nadelholzbaumes, welches vor einiger Zeit auch in Europa eingeführt und in medicinischen Kreisen beachtet wurde, soll gegen Brandwunden, wie die « Nouveaux Remèdes » berichten, ein vorzügliches Mittel bilden. Leichte wie schwere Verbrennungen verursachen bedeutende Schmerzen, welche aber bei der ersten Bepinselung mit dem erwähnten Oele augenblicklich aufhören. Sobald die Schmerzen sich wieder bemerkbar machen, wiederholt man die Behandlung, aber in überraschend kurzer Zeit seien die Wunden überhaupt geheilt.

In Amerika wird das Oel auch bei Uterus- und Scheidenentzündungen als Einspritzung mit grossem Erfolge angewendet.

Das Oel ist ein leichtflüssiges klares Destillat aus der Rinde und dem Harze von Pinnus canadensis. B. R.

*

Gossypium herbaceum L. Im « Fortschritt », 1887, S. 111, wurden gewisse Wirkungen des Wurzelrindenextractes dieser Pflanze erwähnt. Wie es scheint, hat man an dieser Droge noch neue Entdeckungen gemacht. Man empfiehlt neuestens die Wurzelrinde als vorzüglich wirkendes Haemostaticum, und zwar wendet man sie als Decoct im Verhältniss von 1 : 20 an. Die blutstillende Wirkung soll jedoch nur bei Anwendung *frisch* bereiteter Decocte eintreten. Das Mittel verhindert Uterusblutungen und stillt die Schmerzen. B. R.

*

Viburnum prunifolium. Schon 1885, S. 455, sprachen wir von der Eigenschaft des Extractes der Rinde von Vibur. prunifol. den Abortus zu verhüten. Auf die gleichen Eigenschaften wird von Neuem aufmerksam gemacht. Man gibt die Droge in Form einer alkoholischen Tinctur (1 : 5) oder als spirituöses trockenes Extract. Von letztem verordnet man 0,12 Gr. pro dosi, vom Fluidextract 3 bis 5 Gr. pro dosi. B. R.

*

Natrium silicio - fluoratum erscheint demnächst unter dem Namen Salufer als vielangepriesenes Antisepticum auf der Bildfläche. An der gesättigten wässerigen Lösung hat man ausgezeichnet antiseptische Eigenschaften entdeckt. Die antiseptische Wirkung derselben soll grösser sein als die einer $^1/_{10}$-procentigen Sublimatlösung. Auf Wunden verursacht sie keinen Reiz. Zum Conserviren von Nahrungsmitteln, Fleisch etc. hält man die Lösung des Natrium silicio-fluorat. für ausgezeichnet. Das Natrium silicio-fluoratum löst sich im Verhältniss 0,61 : 100 in Wasser. (« Apotheker-Ztg. »)

*

Salicylsaures Quecksilber. — (« Pharmaceut. Post. ») — Wird dargestellt durch Behandlung des salpetersauren Quecksilbers mit einem Alkalisalicylat. Man verdünnt das Nitrat im Wasser, worauf man allmälig das Salicylat zusetzt. Der Niederschlag wird gesammelt, zuerst mit destillirtem Wasser, dann mit einem schwach alkoholischen Wasser gewaschen, bei gelinder Wärme im Dunklen getrocknet.

Man erhält auf diese Weise ein weisslich - graues Product, das ungefähr die Hälfte seines Gewichtes Salicylsäure enthält.

Das salicylsaure Quecksilber ist leichter als die anderen Quecksilbersalze; es ist unlöslich in Wasser, löslich in Alkohol und in einer Mischung von gleichen Theilen Alkohol und Wasser.

Das salicylsaure Quecksilber könnte vielleicht zu hypodermatischen Injectionen verwendet werden, wenn nicht der Alkoholgehalt der Lösung ein Hinderniss bieten würde.

Man verwendet es in Lösungen und Salben, z. B. :

Unguentum.

Hydrarg. salicyl. . . 1,0
Vaselin 25,0

Lotio seu injectio.

Hydrarg. salicyl. . 0,20
Spirit. vini rectif. . 5,0
Aquae destillat.. . 95,0

(Für Waschungen und Einspritzungen in die Harnröhre und Scheide.)

Injectio hypodermica.

Hydrarg. salicylic. . 0,10
Spirit. vini rectificat. 4,0
Aquae destillat. . . 6,0

*

Comocladia integrifolia (Rundschau). Man nennt diesen Baum in Westindien Maiden Plum. Er hat unpaarig gefiederte Blätter und trüb purpurfarbene Blüthen. Das Holz des Baumes ist sehr schön, Mahagoni ähnlich; es soll auch den Termiten in Folge eines scharfen und ätzenden Saftes, das es enthält, Widerstand leisten. Das Holz wird in der Schreinerei und von Wagnern verwendet. Die Rinde kam vor drei Jahren nach London und schreibt man derselben hypnotische Eigenschaften zu. Es wurde auch eine wirksame Substanz isolirt, die *Giacosa* untersucht hat und die nach den physiologischen Eigenschaften werthvoll erscheint.

*

Tribulus lanuginosus. Die Früchte von Tribulus sollen gute Erfolge bei Incontinentia von Kindern, ferner bei Spermatorrhoe und Blasenkatarrh haben. Man gibt einen halben Liter eines frisch bereiteten Infusums der Frucht 1 : 20.

*

Listerine. In England und Amerika wird unter diesem Namen eine antiseptische Lösung gebraucht, die wie folgt zusammengesetzt ist :

Acid. benzoic.	8,0
Borax	8,0
Acid. boric.	16,0
Thymol	2,4
Eucalyptol.	gtts. X
Ol. Gaultheriae	» X
» menthae pip. . . . ,	» VI
» Thym.	» II
Spirit. Vini conc.	180,0
Aqua ad.	1000,0

*

Gehalt an metallischem Eisen der einzelnen officinellen oder häufig gangbaren Eisenpräparate, übersichtlich zusammengestellt in Zahlen, welche auf jodometrischem Wege zum grössten Theile von C. Schacht (Archiv d. Pharm. 1887, p. 906 und Pharm. Post) ermittelt wurden und hier nur eine theilweise Ergänzung erhalten:

	% Fe.
Ammon. chlorat. ferrat.	2,7 — 2,9
Chinin. ferro citric. .	12,0 —18,0
Extr. ferri pomat. . .	5,0 — 8,0
Ferrum albuminatum .	6,0 — 6,6
» album. liquid..	0,44— 0,47
» carb. sacch. Ph.	
Austr. . . .	18,0 —20,0

	% Fe.
Ferrum carb. sacch. Ph.	
Germ. . . .	10,0 — —
» citric. ammon.	15,3 —15,6
» citricum. oxyd.	20,7 —21,0
» dialysat. liquid.	
Ph. Austr. . .	3,0 — 3,5
» jodat. sacchar.	
Ph. Austr. . .	20,0 — — FeJ_2
» jodat. sacchar.	
Ph. Germ. . .	18,3 —18,4 FeJ_2
» lacticum . .	19,0 —19,4
» A. Natr. pyrophosph.	
Ph. Austr. . .	11,2 —13,0
» peptonatum .	6,2 — 6,5
» phosphoricum	
oxydul . .	33,9 —34,4
» pulveratum .	96,3 —98,7
» reductum (beste	
Präparate) . .	89,7 —97,5
» sesquichloratum cryst. . .	20,7 — —
» sesquichloratum liquid. Ph.	
Aust. . . .	10,35— —
» sesquichloratum liquid. Ph.	
Germ. . . .	10,0 — —
» sulfuric. oxydul.	20,14— —
Liquor. ferri acetici .	4,4 — —
» » oxychlorati Ph. Germ. .	3,7 — —
» ferri sulfurici	
oxyd. Ph. Germ.	10,1 —10,3
Spirit. ferri chlorat. aeth.	
Ph. Austr. . .	1,5 — 1,6
Tinct. fer. acetici aeth .	3,7 — 3,9
» chlorat. aeth. Ph.	
Germ. . . .	1,1 — 1,2
» ferri pomata Ph.	
Austr. . . .	0,83— 1,3
» ferri pomata Ph.	
Germ. . . .	1,3 — 1,5 (?)

*

Quercin ist ein neues Kohlenhydrat

benannt worden, welches *Vincent* und *Delachanal* neben Quercit in den Eicheln gefunden haben und rein gewannen, indem nach Abscheidung des auskrystallisirten Quercits die syrupartige Mutterlauge durch Zusatz von Schwefelsäure und Weingeist von den darin in grosser Menge vorhandenen Salzen und durch weitere Krystallisationen von noch vorhanden gewesenem und nunmehr wieder krystallisationsfähigem Quercit befreit wurde. Die letzten durch Einengen bei niederer Temperatur erzielten Krystallisationen zeigten eine kleine Menge von Krystallen, welche von denen des Quercits sehr verschieden waren und sich als durchscheinende hexagonale Säulen darstellten, die an der Luft rasch verwitterten und damit matt wurden. Dieses Quercin schmilzt bei 340° ohne

jede Veränderung, bräunt sich aber bei höherer Temperatur und zeigt weiterhin alle Charactere der Caramelbildung. Zur Lösung bedarf es etwa 60 Theile kaltes, weniger kochendes Wasser und ist unlöslich in kochendem Weingeist. Das Quercin ist optisch inactiv. Die Behandlung mit Essigsäureanhydrid liefert ein Hexacetylderivat, dessen Zusammensetzung für Quercin zu der Formel $C^8H^6(HO)^6$ führt. Das Quercin ist weder gährungsfähig, noch reducirt es Fehling'sche Lösung, noch färbt es sich beim Kochen mit verdünnter Natronlauge, reducirt aber ammoniakalische Silberlösung. Von dem ähnlichen Inosit unterscheidet sich das Quercin durch seinen viel höheren Schmelzpunkt, durch Krystallform und Löslichkeitsverhältnisse.

(« Archiv » und « Pharm. Post. »)

THERAPIE UND MEDICINISCHE NOTIZEN

Rédacteur : Dr. med. WYSS

Traitement de la bronchite chronique des vieillards.

Ce n'est pas sans raison que les gens âgés craignent les longs et froids mois de l'hiver. Les catarrhes bronchiques les retiennent très souvent dans leur chambre. Au médecin incombe la tâche souvent difficile de choisir et de varier la médication dans le but de leur procurer du soulagement, sinon la guérison.

Parmi les remèdes employés dans ces cas, nous citerons :

1° La *naphtaline*, $C_{10}H_8$, provient de la distillation du goudron de houille, dont elle conserve l'odeur pénétrante Elle forme des lamelles brillantes très peu solubles dans l'eau. L'alcool, l'éthre, le chloroforme et les huiles grasses la dissolvent, au contraire, facilement. Elle

présente quelques-unes des propriétés physiologiques du camphre. L'effet expectorant et stimulant est très prononcé.

On la prescrit le mieux sous forme de cachets médicamenteux : 0.10 gr. à 0.50 gr. trois fois par jour, ou bien sous forme d'inhalations, car elle se volatilise facilement sous l'action des vapeurs d'eau.

Son emploi exige cependant une surveillance attentive, à cause de ses effets irritatifs sur le tissu rénal et des curieuses modifications que son usage prolongé peut amener dans la nutrition de l'œil, et désignées par les oculistes *(Dor, Panas, Magnus)* sous les noms de cataracte et rétinite naphtaliniques.

Notons encore que *Magnus* a observé, chez les animaux qu'il a soumis à l'action prolongée de la naphtaline, un amaigrissement constant et même un arrêt dans le développement.

2º La *terpine* [1]), $C_{10}H_{16} . 2H_2O + aq.$ forme des cristaux rhomboïdiques d'un goût légèrement aromatique.

Son emploi comme expectorant a été fortement conseillé, comme on sait, par *Lépine*, de Lyon On le prescrit aux doses de 0.20 gr. à 1.0 gr. et plus.

Après un usage très prolongé, on a quelquefois observé des symptômes d'irritation gastro-intestinale.

Il est indiqué de prendre le médicament pendant ou après les repas, sous forme de pilules :

Terpin. hydrat. 3.0
Sacch. alb. . . . .   ⎰
Mucilag. gumm. arab. . . ⎱ q. s.
ut f. pilul. Nº 30.
S. Trois pilules par jour.

3º Le *terpinol* [2]), $C_{20}H_{16}O$, forme un liquide oléagineux, incolore, ayant un peu l'odeur des jacinthes. C'est une substance inoffensive, qui s'élimine principalement par les poumons en liquéfiant la secrétion bronchique.

On peut le donner en pilules ou capsules gélatineuses à la dose de 0.10 gr. = 0.5 gr. à 1.0 gr. par jour.

4º *Lippia mexicana* [3]) sous forme d'une teinture concentrée vient d'être chaudement recommandée par le Dr *France* (« The Medical Age, » Déc. 1887), qui place ce remède parmi les meilleures expectorants et calmants. Dans tous les cas d'irritation bronchique compliquée de violents accès de toux, la teinture de Lippia mexicana a montré une action uniforme et un rapide soulagement.

5º Le *menthol*, $C_{10}H_{20}O$, le camphre

[1]) Voir « Le Progrès », 1885, nº 11, et 1886 nºs 3 et 6.
[2]) Voir « Le Progrès », 1885, nº 11.
[3]) Voir le « Progrès » 1887, p. 203.

de la menthe, nous a donné, ces derniers temps, de très bons résultats comme expectorant. Nous le prescrivons ordinairement sous forme d'inhalations, qui non seulement facilitent et diminuent rapidement l'expectoration, mais encore calment les violents accès de toux qui épuisent les forces des malades.

Nous avons fait construire, pour les inhalations, un appareil ayant quelque ressemblance avec le « narghilé » turc [1]). Il est très simple, d'un emploi très facile et ne fatigue pas les malades. Nous nous proposons d'en donner la description détaillée dans un des prochains numéros. Grâce à lui, les vapeurs d'eau, chargées du médicament et tempérées par un courant d'air qui traverse tout l'appareil, arrivent réellement en contact avec la muqueuse bronchique, au lieu de dépasser à peine le larynx, comme cela est le cas des autres appareils inhalateurs.

Les résultats positifs que nous avons observés avec cet appareil nous autorisent à le recommander à l'attention de nos confrères.   Dr W.

*

Antiseptische Jodoformemulsion. (*Heryng*, die Heilbarkeit der Larynxphtise). Absolut reines Jodoform wird mit gleichen Theilen kristallinischem Kali sulfuricum in einem Porzellanmörser *während einiger Stunden* verrieben, bis die entnommene Probe subtil erscheint. Dann wird dasselbe mit wässeriger Sublimatlösung (1 : 1000) levigirt, die feine Jodoformpartikelchen enthaltende Flüssigkeit in ein besonderes Gefäss abgegossen, auf ein Filter gesammelt, nochmals mit Sublimatwasser (Reaction mit Barium) ausgewaschen, und schliesslich über Schwefelsäure unter der Glocke getrocknet.

[1]) Cet appareil est fabriqué par M. Penfold, à Genève, au prix de 5 francs.

Ein Theil des auf diese Weise erhaltenen Jodoforms wird mit 9 Theilen chemisch reinen Glycerins vermischt und stark geschüttelt.

Die so erhaltene Emulsion eignet sich vorzüglich zu subcutanen und submukösen Injectionen. Dieselben sind gewöhnlich schmerzlos, selten muss mit Cocaïn anæsthesirt werden. Sie rufen niemals Reizung der Gewebe hervor, natürlich muss die Spritze scharf, gut in fünfprocentiger Carbolsäurelösung desinfizirt sein und die Injectionen müssen vorsichtig, ein bis drei Theilstriche der Spritze jedesmal, gemacht werden. Wenn diffuse, entzündliche Schwellungen vorhanden sind, dann ist diese Methode contraindizirt, bis es gelingt, durch dreiste Einschnitte die Schwellung zu mindern. Nach der Injection muss die Spritze mit Aether, sodann mit fünfprocentiger Carbolsäure ausgewaschen, die Canüle gründlich ausgetrocknet, und um das Verrosten zu verhüten, ein Silberdrabt eingeführt werden.

*

De la désinfection des locaux habités, par *S.-E. Krupin*. (Zeitschrift f. Hygiene, vol. III, 2e livr. 1887.)

Des expériences très rigoureuses faites à l'Alexander-Barackenhospital de St-Pétersbourg ont conduit l'auteur de ce travail aux conclusions suivantes :

I. Le lavage et les pulvérisations au moyen de solutions de sublimé ou de solutions combinées de sublimé et d'acide phénique constituent la meilleure méthode de désinfection des locaux habités par des malades.

II. Pour une désinfection efficace, il faut employer des solutions de sublimé à 1⁰/₀₀ et d'acide phénique à 5%. Le mieux est de se servir d'un mélange des deux.

III. L'observation clinique prouve que les locaux ainsi désinfectés peuvent de nouveau être habités sans danger d'intoxication.

IV. Par son bon marché, son emploi facile et son efficacité, cette méthode de désinfection répond, dans l'état actuel de la science, à toutes les exigences pratiques.

*

Gebrauchszeit der Arzneimittel (*R. Christison*, Brit. med. Journ. und Deutsche med. Zeit.) :

Alkalien sollen vor der Mahlzeit genommen werden.

Jod und seine Präparate bei leerem Magen, da sie dann schnell ins Blut diffundirt werden; während der Verdauung werden sie durch Säure und Stärke alterirt und in ihrer Wirkung geschwächt.

Säuren sollen regelmässig zwischen den Verdauungsakten verabreicht werden, da sich dann die Schleimhaut des Magens im günstigen Zustande für die Diffusion der Säure ins Blut befindet, bei excessiver Bildung von Säuren des Magensaftes vor der Mahlzeit.

Reizende oder *gefährliche Agentien* sollen unmittelbar nach dem Essen in den Magen gelangen, wie z. B. Arsenik, Kupfer, Zink, Eisen, etc.

Argentum nitricum vor der Mahlzeit.

Metallische Salze, besonders Sublimat, auch *Tannin* und *Alcohol* werden bei Unthätigkeit des Magens genommen.

Malzextrakte, Leberthran, Phosphate, u. s. w., müssen während oder unmittelbar nach der Mahlzeit gegeben werden, damit sie mit den Verdauungsprodukten ins Blut gelangen.

*

Bei **Nephtritis chronica** hat uns die *Tct. ferri sesquichlorat. ætherea* ausgezeichnete Dienste geleistet. Wir verschreiben dieselbe gewöhnlich zu 5 bis 10 Tropfen auf ein Glas kaltes oder lauwarmes Wasser 3 bis 6 Mal per Tag.

Seit mehr als zwei Jahren haben wir diese Chloreisentinktur bei einer ziemlichen Anzahl an Bright'scher Krankheit leidenden Kranken verordnet und waren wir überrascht in mehr als der Hälfte der Fälle vollständiges Schwinden der Albuminurie, sowie aller andern Symptome zu constatiren. D^r W.

*

Pneumatic Differentiation s'appelle la « dernière » découverte américaine pour le traitement des affections pulmonaires. Le cabinet pneumatique à l'aide duquel cette méthode est appliquée est, à en croire les témoignages en sa faveur des Drs Williams, Dudson, Bowditch, Smitt et de M. Ketchum, un vrai cabinet magique. Nous croyons savoir que le cabinet fut inventé par M. Ketchum, nom qui convient très bien à un inventeur, si le but de son invention est de se procurer des clients, ou pour nous servir du mot propre, « de les attrapper » (to ketch em=catch them). Cecabinet est breveté et une « compagnie » s'est formée en Amérique dans le but de fournir ce nouvel appareil aux médecins. (« The Provincial Medical Journal ».)

Le Dr Tiegel, à New-York, qui est un des fervents adeptes de cette nouvelle (?) méthode, dit que le séjour dans le cabinet pneumatique augmente la pression artérielle d'où (pourquoi?) augmentation de l'appétit, de la secrétion urinaire et retour des menstrues supprimées. Ce cabinet, toujours d'après le Dr Tiegel, ouvre les voies respiratoires bouchées par la sécrétion. L'expérience aurait prouvé que, dans le cabinet pneumatique, chaque inspiration ferait entrer dans les voies respiratoires $1\frac{1}{2}$ à 2 litres d'air, tandis que, normalement, la quantité d'air inspiré ne dépasse guère 500 cc.

Dans le but d'augmenter l'effet chimique de ce traitement, on peut saturer l'air du cabinet pneumatique de différentes substances pulvérisées à l'aide d'un spray.

Le traitement par le cabinet pneumatique aurait à son actif des succès dans tous les états où il existe une hypérémie de la muqueuse bronchique, dans le catarrhe des petites bronches, dans l'asthme bronchique, dans la phtisie pulmonaire et dans les phénomènes de stase de la petite circulation (lésions valvulaires du cœur). (D'après le « Correspondenzblatt f. Schweiz. Aerzte.)

*

Thuyatinctur bei Epitheliom des Larynx und Pharynx (von Dr *Liégeois*, « Bulletin médical des Vosges » u. « Internation. Centralblatt f. Laryngologie»).

L. meint von diesem Mittel, zum Pinseln und innerlich gebraucht, gute Resultate gesehen zu haben. Innerlich gibt er 10 bis 50 Tropfen. Die Behandlung scheint nach Ansicht des Autors das Leben der Kranken zu verlängern.

*

Jhambul, ein neues Heilmittel für Diabetes[1]) (von Dr. *W. H. Morse*, « Maryland Med. Journ. » u. « The Therapeutic Gazette, » Dec. 1887).

Der Jhambul ist ein kleiner immergrüner Baum in Indien vorkommend, namentlich auf der Halbinsel von Malaga. M. hat ein Pulver aus der Rinde und den Samen in Dosen von 5 Gran (0,25 Gr.) dreimal per Tag angewandt. Nach seiner Ansicht regt das Medikament die vasomotorischen und reflectorischen Funktionen des Rückenmarkes zu gesteigerter Thätigkeit an. Der Blutdruck wird, namentlich in den Nierenarterien, erhöht. Hie und da beobachtet man Brechlust; die respir…orischen Bewegungen werden häufiger und tiefer sowie die peristalti-

---

[1]) Siehe « Fortschritt » 1887, S. 224 u. 359.

schen Bewegungen der Gedärme vermehrt.

Bei Diabetes vermindert es das specifische Gewicht und die Menge des Harns und des darin enthaltenen Zuckers. Zugleich bekämpft es den Durst sowie alle andern lästigen Symptome dieser Krankheit. Die Erklärung dieser Wirkung beruht nach Dr. Morse darauf, dass das Medikament die Umwandlung von Stärkemehl haltenden Substanzen in Zucker verhindert.

In letzer Zeit hat Professor Bufalini in Siena das *Thymol* ebenfalls zur Behandlung des Diabetes, in Verbindung mit ausschliesslicher Eiweissnahrung mit Erfolg angewandt. Es ist bekanntlich das beste intestinale Antisepticum. Da nun bei ausschliesslicher Eiweissdiät sehr leicht Verdauungsstörungen infolge von abnormen intestinalen Zersetzungsvorgängen (Bildung von Aceton) sich einstellen, so erweist sich der Gebrauch des Thymols nicht nur als nützlich, sondern sogar als nothwendig. Die verabreichten Dosen : 1,35 — 2,50 Gr (30 — 45 Gran) wurden von den Patienten gut vertragen.

*

Ueber Pneumotomie. (Dr. G. *Foubert*, Arch. génér. de Médecine et Medical Record, Oct. 1887.) Während der Schädel und namentlich die Bauchhöhle sehr häufig zum Schauplatz chirurgischer Operationen gemacht werden, sind für die Brusthöhle in dieser Beziehung noch keine grossen Fortschritte zu verzeichnen.

Dr. Foubert hat neuerdings alle publizirten Fälle von Pneumotomien gesammelt und aus deren Analyse einige instructive Resultate erhalten. Die Zahl derselben beläuft sich auf 80, mit 47 Heilungen und 33 tödtlichen Ausgängen.

1. In sieben Fällen von *tuberkulösen Höhlen* wurde der Thorax mit oder ohne Rippenresektion incidirt. In einem derselben, demjenigen von John Hastings, soll Heilung erfolgt sein ; in einem andern Falle lebte der Kranke noch eine Zeit lang ; in allen andern starben die Patienten.

2. Vierzehn operirte Fälle von *Lungenabscessen* mit 9 Heilungen und 5 Todesfällen. In zwei Fällen mit tödtlichem Ausgang konnte der Tod nicht der Operation zugeschrieben werden.

3. Vierunddreissig Fälle von *Lungen- und Brustfellhydatiden,* mit 29 Heilungen. Es ist bemerkenswerth, dass 25 derselben in Australien operirt wurden.

4. Achtzehn Fälle von *Lungengangrän* mit 9 Heilungen, 2 Besserungen und 7 Todesfällen.

5. Zwölf Fälle von *Bronchiektasien* mit 4 Heilungen.

Aus dieser Uebersicht ist zu ersehen, dass der Erfolg der Pneumotomie ein ziemlich guter war bei Lungengangrän, Abscessen und Hydatiden, dass degegen bei Lungentuberkulosen chirurgische Eingriffe von keinem Nutzen waren.

CHRONIQUE

Congrès pour l'étude de la Tuberculose humaine et animale. — Un Congrès de médecins et de vétérinaires, ayant pour objet l'etude scientifique de la tuberculose chez l'homme et chez les animaux, aura lieu à Paris, du 25 au 31 Juillet 1888, dans les locaux de la Faculté de médecine.

Ce Congrès est organisé par un comité composé de : MM. le professeur Chauveau, membre de l'Institut, *président ;* le professeur Villemin, membre de l'Académie de médecine, *vice-président ;* Butel, vétérinaire, à Meaux, vice-président de la Société de médecine vétérinaire pratique ; Leblanc, membre de l'Académie de médecine ; Nocart, directeur de l'école vétérinaire d'Alfort ; Rossignol, vétérinaire à Melun, secrétaire général de la Société de médecine vétérinaire pratique ; Cornil, Grancher, Lannelongue, Verneuil, professeurs à la Faculté de médecine de Paris, *membres du Comité ;* L.-H. Petit, bibliothécaire adjoint à la Faculté, *secrétaire général.*

Les questions traitées seront de deux ordres : les unes, proposées à l'avance par le Comité d'organisation ; les autres librement choisies, mais ayant également trait à la tuberculose.

Un jour sera destiné à des démonstrations anatomiques faites dans le laboratoire de M. Cornil, professeur d'anatomie pathologique à la Faculté.

Une autre journée sera consacrée à des examens et des autopsies d'animaux tuberculeux à l'Ecole d'Alfort.

Tous les médecins et vétérinaires français et étrangers pourront, en s'inscrivant en temps utile et en payant une cotisation de dix francs, devenir membres du Congrès et prendre part à ses travaux.

La cotisation donne droit au volume des *Comptes rendus du Congrès.*

Les séances du Congrès seront publiques. Toutes les communications et discussions se feront en français.

Des détails plus complets sur les statuts et le règlement du Congrès seront publiés ultérieurement.

Questions proposées par le Comité d'organisation.

I. — Des dangers auxquels expose l'usage de la viande et du lait des animaux tuberculeux. Moyens de les prévenir.

II. — Des races humaines, des espèces animales et des milieux organiques envisagés au point de vue de leur aptitude à la tuberculose.

III. — Voies d'introduction et de propagation du virus tuberculeux dans l'économie. Mesures prophylactiques.

IV. — Du diagnostic précoce de la tuberculose chez l'homme et chez les animaux.

Tout en laissant aux membres du Congrès la faculté de choisir un certain nombre de questions en dehors des précédentes, qui conserveront la priorité dans les ordres du jour, le Comité d'organisation désire attirer plus particulièrement l'attention sur les suivantes :

Hérédité de la tuberculose chez l'homme et dans les diverses espèces animales.

Contagiosité de l'homme à l'homme, des animaux entre eux, des animaux à l'homme et réciproquement.

Divers modes d'évolution de la tuberculose expérimentale suivant la qualité et la quantité du virus inoculé.

Différences des affections tuberculeuses dans les diverses espèces animales.

Moyens de distinguer les lésions causées par le bacille de Koch des granulations et inflammations dues à des microbes divers (zooglées, bactéries de la pneumonie contagieuse du porc, aspergilles, etc.), à des parasites animaux ou à des corps étrangers.

Des lésions tuberculeuses compliquées d'autres lésions microbiennes.

Mode de formation des cellules géantes et des îlots tuberculeux.

Evolution des tuberculoses locales.

Des agents destructeurs des bacilles de Koch.

Moyens locaux et généraux capables d'arrêter l'extension de la tuberculose expérimentale.

Valeur de la thérapeutique chirurgi-cale dans les affections tuberculeuses.

Adresser les cotisations à M.-G. MASSON, trésorier, 120, boulevard Saint-Germain, et tout ce qui concerne les communications relatives au Congrès à M. le docteur PETIT, secrétaire général, 11, rue Monge.

MISCELLEN

Die sog. Liqueur-Weine
Spaniens, Portugals und der Insel Madeira.
Produktion, Eigenschaften und Behandlung.
Von Alfred Zweifel, in Lenzburg.

(*Fortsetzung.*)
Oporto — Port — Portwein.

Wir kommen hier zu einem Wein, der in seinen Haupteigenschaften sich wesentlich von den schon besprochenen Sorten unterscheidet, sowohl in Farbe, Geschmack, als Gehalt. Die Heimat des ächten Oporto, oder wie ihn die Engländer nennen, « Port », ist die Umgegend der Stadt Oporto am Douro in Portugal. Hier, an den meist steilen kalkigen Ufern, wo die heissen Sonnenstrahlen sich fangen, unter der günstigen Einwirkung des dazwischenfliessenden Douro, von kalten Winden geschützt, gedeihen die berühmten Gewächse des Douro, denen der geschätzte Portwein seine Entstehung verdankt. Die weitaus grösste Menge des Oporto ist ein tiefrother, feuriger, starker Wein, ungemein reich an Geschmack, Salz und Aroma. Weisser Portwein, der von den weissen Trauben in gleicher Weise wie der rothe gewonnen wird, übertrifft den rothen in der Regel um 2 % Alkoholgehalt (rother 20 %, weisser 22 %) ; er ist im Allgemeinen nicht so bekannt, wie der rothe, ist nicht so reich an Geschmack und Salz, da ihm der Tanninreichthum abgeht ; daneben erinnert sein Bouquet ein wenig an bittere Mandeln. Er findet sein Hauptabsatzgebiet in den Ländern nördlicher Zone, Skan-dinavien, Russland, etc. Der Wein wird in den Weinbergen meist unter Aufsicht der Käufer gepresst und, wenn er ganz trocken werden soll, der gänzlichen Gährung überlassen. Will man ihm einen gewissen Gehalt an natürlicher Süssigkeit belassen, so wird die Gährung, nachdem sie den Zuckergehalt des Mostes bis auf 5 % (oder nach Bedürfniss mehr oder weniger) verarbeitet, durch Zusatz von Weinsprit unterbrochen. Hier im Innern erhält dann der Wein schon einen Theil seines nöthigen Alkoholzusatzes, arbeitet sich aus, scheidet auch bereits einen Theil seiner tiefdunkeln Farbe aus und gelangt dann in den ersten sechs Monaten seines Daseins in die Lager und Magazine der Stadt Oporto.

Sofern der Wein nicht zum Zwecke billigen Verkaufspreises auf Kosten seiner Qualität schnell reif gemacht werden soll, was durch künstliche Klärmittel, etc., geschieht, so gilt als Regel, dass der Oporto zwei Jahre im Lande liegen und die nöthige Pflege erhalten muss, bis man ihn zum Versandt reif betrachtet. Es muss, wie man in Portugal zu sagen pflegt, die Kälte des Winters und die Hitze des Sommers über ihn gehen. Das Klären des Weines geht auf natürliche Weise durch Ablagern vor sich ; bleibt derselbe stets im Fasse liegen, so verliert er beständig an seiner tiefrothen Farbe und wird bei hohem Alter schliesslich hellroth und zuletzt bernsteinfarben gelb. Dazu braucht er aber sehr langen Fasslagers. In der Flasche setzt er auch ab durch Anlagern einer festen Kruste am Glas ; ganz verliert er aber hiebei seine rothe Farbe nie, er wird blos lichter, jedoch nie gelb. Hellfarbiger Portwein wird zuweilen durch Mischen von rothem und weissem Wein hergestellt, allein er trägt dann nur für das Auge das Zeichen höhern Alters an sich, während Geschmack und Bouquet seine jüngere Geburt verrathen. In früheren Jahren war es Mode, den Oporto noch tiefer dunkel zu verlangen, als er von der Farbe der Traubenhäute allein es natürlich sein konnte. Dies wurde erreicht durch eine Beimengung von Hollunderbeeren, die mit den Trauben zusammengepresst wurden, und eine starkfärbende Materie « *Gerupiga* » ergaben, womit dann die nicht genügend farbreich erachteten Rothweine dunkler nüancirt wurden. Glücklicherweise ist man von diesem nicht rationellen System wieder abgekommen und wendet es höchstens noch an bei Weinen, die auf Billigkeit produzirt werden. Der reine Portwein, frei von Hollunderbeersaft, soll, wie man mir in Portugal versicherte, nicht gichterzeugend sein, welche schlimme Folge man sonst dem Portwein bei regelmässigem Genuss zur Last legte.

Ausser diesen ächten portugiesischen gibt es ferner eine Anzahl nachgeahmter Portweine, welche den Eigenschaften der obigen mehr oder weniger nahe kommen, vorab die sogenannten « Port d'Espagne ». Dieselben stammen meist aus Tarragona oder der Mancha in Spanien, sind schwere, stark tanninhaltige Rothweine, kommen aber der Qualität der ächten Oporto nicht nach. Im Fernern existiren dann die gänzlichen Falsifikate, welche unter der Bezeichnung Portwein die Welt beglücken und die einem Consumenten, welcher den wirklichen Typus der Oporto nicht kennt, eine höchst geringschätzige Meinung von dieser Weinklasse beibringen müssen. Es mag hier noch der merkwürdigen Gebrauches Erwähnung gethan werden, wonach die zum Versandt fertigen Gebinde mit rother Weindruse bemalt werden, wodurch sie eine dunkle, rothgraue Farbe erhalten.

Singuliers modes de communication de la syphilis. — Une véritable épidémie de syphilis s'est déclarée dans le district de Glakowski. Tous les maux d'yeux sont, dans cette région, attribués à la présence de corps étrangers, et des guérisseuses ont la spécialité de les traiter en léchant le bord conjonctival. Or, l'une d'elles, ayant des plaques muqueuses à la bouche, a communiqué par ce procédé la syphilis à plus d'un dixième de la population; les accidents débutent, en général, par un chancre induré de la paupière supérieure. *(Rev. d'Ophtalmologie.)*

D'autre part, M. Grenville E. Moffet donne, dans *Lancet* du 5 novembre, l'observation de trois cas où la maladie paraît avoir été communiquée par l'opération du tatouage. L'aiguille employée pour introduire l'encre aurait servi antérieurement à tatouer un sujet syphilitique. *(New-York Med. abstract et l'Union pharmac.)*

*

Vergiftung in einer Apotheke. Wie die »W. A. Ztg.« berichtet, wurden dieser Tage in Messina zwei junge, hübsche Mädchen in einer Apotheke vergiftet, wo sie Santoninkörner verlangten und gleich einnahmen. Während sie noch in der Apotheke waren und sich mit dem Verkäufer unterhielten, wurden sie von Uebligkeiten ergriffen und bald darauf von starken Krämpfen. Der bestürzte Verkäufer bemerkte erst jetzt zu seinem Entsetzen, dass er den Mädchen *Arsenikkörner* gegeben hatte, die beiden Mädchen sollen bald darauf unter fürchterlichen Schmerzen verschieden sein. Die Stadt war ob dieses Vorfalls in grosser Aufregung. Die Apotheke musste behördlich gesperrt werden.

(Pharm. Post).

LITERATUR

☞ **Um Einsendung von Separat-Abdrücken, Disser-
tationen, Broschüren und Werken aus den Gebieten der
Pharmacie und Therapie, Berichten aus Gesellschaften
und Vereinen etc., wird im Interesse schneller Berichterstattung ergebenst gebeten; die Besprechung der
eingegangenen Schriften erfolgt möglichst nach Reihenfolge des Eingangs.**

— **Real-Encyclopädie der gesammten
Pharmacie.** Handwörterbuch für Apotheker,
Aerzte und Medicinalbeamte. Unter Mitwirkung
einer grossen Anzahl von hervorragenden
Fachgelehrten, herausgegeben von Dr. *Ewald
Geissler*, Professor der Chemie und Redactor
der « Pharm. Centralhalle » in Dresden. und
Dr. *Joseph Mœller*, Professor der Pharmakologie
und Pharmakognosie an der Universität Inns-
bruck. Mit zahlreichen Illustrationen in Holz-
schnitt. Wien und Leipzig, 1887. *Urban und
Schwarzenberg.* Erscheint in circa 8 Bänden von
je 45 Druckbogen. — Die Ausgabe findet in
Heften à 3 Druckbogen statt. — Preis pro Heft
1 Mark gl. 60 kr. ö. W. Preis pro Band (15
Hefte) brochirt : 15 Mark gl. 9 fl. ö W.,
gebunden : 17 M. 50 Pf. gl. 10 fl. 50 kr. ö. W. —
Allmonatlich dürfen 2—3 Hefte erscheinen.

Elegante Einbanddecken zur « Real-Encyclopädie der gesammten Pharmacie » (Leinwanddecken mit Lederrücken) sind zum Preise von
1 Mark 70 Pf. 1 fl. ö. W. pro Decke zu beziehen.

Der vierte Band dieses gediegenen, dem Titel
in jeder Beziehung nachkommenden Werkes,
reicht in seinen 10 vorliegenden Lieferungen
von Emetin bis Gallium und enthält wieder eine
grosse Reihe zum Theil ganz hervorragender
Arbeiten. Wir wollen nur einige davon beispielsweise erwähnen. So finden wir darin von
Tschirch : Farbstoffe, Rhizoma Filicis, Euphor-
bium; — von *Lœbisch* : Entfettung, Enzyme,
Ernährung, Fäces, Fehling'sche Lösung, Fermente, Fleisch, Gährung, Galle; von *J. Mœller* :
Eucalyptus, Euphorbia, Feigenkaffee; — von
A. Schneider : Empfindlichkeit der Reactionen,
Exsiccator, Feuerlöschmittel; — von *Husemann* :
Emetica, Epispastica, Fischgift, Fleischgift; —
von *Hirsch* : Extracta; — von *Schlickum* : Eisenpräparate; — von *Holdermann* : Emulsio;
— von *Ganswindt* : Energie, Entstechungszu-
stand, Euphorbon; — von *Soyka* : Excremente,
Fäulniss; — von *Hartwich* : Gallen; — von
Elsner : Gallisiren; — von *Ehrenberg* : Explo-
sivstoffe, Flamme; — von *Jehn* : Essig, Essigsäure, Ester, Experiment; — von *Stricker* :

Entzündung; — von *Kobert* : Ergotinin, Ergo-
tinsäure; — von *Lewin* : Ergotismus; — von
Dippel : Färbemethoden; — von *G. Hofmann* :
Emplastra, Fleckmittel; — von *Pauly* : Erdal-
kalien, Erdmetalle; — von *Benedikt* · Färberei,
Farben, Farbhölzer, Firnisse, Fuchsin, u. s. w.
Viele vorzügliche Illustrationen begleiten den
Text. Druck und Papier sind ebenfalls vorzüg-
lich und bildet das Ganze auch in dieser Hinsicht
eine wirkliche Zierde jeder Bibliothek.

— **Die neuen Arzneimittel in ihrer Anwendung und Wirkung**, dargestellt von
Dr. W. F. Lœbisch, o. ö. Professor, Vorstand
des Laboratoriums für angew. Chemie an der
k. k. Universität Insbruck. Dritte gänzlich umgearbeitete und wesentlich vermehrte Auflage.
Wien und Leipzig, bei *Urban* u *Schwarzenberg*,
1888. Wir wollen heute auf dieses hochwichtige
Werk nur aufmerksam machen, ohne uns auf
den Inhalt im Einzelnen einzulassen, da wir
dieses nächstens eingehend zu thun gedenken.
Zu unserer Zeit, wo täglich neue Heilmittel auftauchen und sehr oft eine eingehende Beschreibung der Eigenschaften und Wirkungen fehlt,
ist dieses Buch den bekannten Verfassers Jedem
äusserst erwünscht. Nach einer Durchsicht des
vorhandenen Materials können wir sagen, dass
nichts vergessen wurde, was einige Bedeutung
hat und dass Aerzte und Apotheker reiche Belehrung darin finden werden. Nicht unerwähnt
dürfen wir auch die prächtige Ausstattung lassen, sowohl in Bezug des schönen übersichtlichen Druckes, als auch des soliden Papieres,
wird jeder Besitzer des Werkes der Buchhandlung Dank wissen.

— **Die Apotheker - Buchführung.** Ausführlich erläutert und durch das vollständige
Muster einer einjährigen Buchführung nach
einem der Wirklichkeit entnommenen Beispiel
praktisch dargestellt von *Dr. G. Hartmann*,
med. Assessor und Besitzer der Hof-Apotheke
zu Magdeburg.

Wien und Leipzig, bei *Urban & Schwarzenberg* 1888.

Eigentlich sagt hier der ausführliche Titel
des Buches alles, aber wir wollen unseren Collegen dieses verdienstliche Buch noch speciell
ans Herz legen. Allen denjenigen Apothekern,
welche bis jetzt aus Bequemlichkeit oder anderen Gründen in ihren Geschäften keine regelmässige Buchführung halten, möchten wir die
Lektüre der Vorrede dieses Buches, sowie des
Nachwortes wünschen, mancher würde vielleicht nachdenklich darob und besonders vor-
sichtiger, — er würde das Buch studiren und
praktisch verwenden.

AVIS

**Die auf Einbanddecken reflectirenden Herren Abon
nenten sind gebeten, uns dieses umgehend wissen zu
lassen, damit die Bestellung erfolgen kann.**

DER FORTSCHRITT

LE PROGRÈS

RÉDACTEURS : **B. REBER**, Pharmacien, et Dr. Med. **A. WYSS**.

N⁰ 3.　　　　GENF, 5. Februar 1888.　　　　IV. Jahrgang.

Inhaltsverzeichniss.

Wissenschaftliche Arbeiten werden mit Fr. 50 der Bogen (16 Seiten) honorirt.
Les travaux scientifiques seront rémunérés à raison de fr. 50 la feuille (16 pages).

PHARMACIE UND CHEMIE

Ueber ein lokales Anästhetikum

Hr. L. Lewin erhielt zu Anfang des vergangenen Jahres von der Firma Thomas Christy eine amorphe Masse, *Haya* genannt, deren Provenienz er nicht kannte und deren Zweck ihm nicht angezeigt war. Er wusste nur, dass sie aus Afrika stammte. Bei genauerer Untersuchung ergab sich, dass dieselbe aus zweierlei Stücken, ungeformten und geformten, bestand. Letztere waren aussen convex, innen glatt gerinnt, enthielten in den Rinnen Eisenoxyd und scheinen deswegen an Pfeilen gehaftet zu haben. Es zeigte sich weiter, dass beide Arten von Giftstücken sich in Wasser leicht lösten, die eine mit dunkelbrauner, die andere mit gelbbrauner Farbe. Die Lösungen opalescirten leicht, zeigten alkalische Reaction und gestatteten den Nachweis, dass mit einigen Alcaloidreagentien darin Niederschläge erzeugt wurden. Ferner ergab sich, dass neben dem darin enthaltenen Alcaloid ein Glycosid vorhanden sein musste. Alcohol löste wirksame Substanz auf.

In älteren Schriften hatte L. gelesen, dass in Afrika, besonders im Nordwesten, ein Gift vorhanden sei, welches nach seiner Einverleibung in den Körper den Menschen sinn- und empfindungslos macht, und ferner, dass ganz im Osten, am Nyassasee, ein Gift existire, welches, Menschen eingeführt, die Zunge starr macht. Dies war ihm in der Erinnerung geblieben. L. machte daher mit der ihm übergebenen Masse Versuche an Thieren, um zu sehen, ob sie vielleicht Anästhesie erzeuge und war nicht wenig erstaunt, zu sehen, dass die Lösung, in das Auge von Thieren gebracht, nach etwa 15 bis 20 Minuten eine vollständige Anästhesie

erzeugte, welche 10 bis 24 Stunden an-
hielt. Während dieser Zeit waren die
Thiere normal, die Cornea trübte sich
nicht, aber für jeden Insult war das
Auge absolut unempfindlich.

Bei weiterer Prüfung zeigte sich, dass
bei Fröschen nach subcutaner Injection
der Lösung eine Abnahme der Pulsfre-
quenz eintrat, derart, dass die Zahl der
Pulsationen z. B. von 30 auf 8 in der
Minute fiel, Später trat Lähmung ein
und bei den Warmblütern ein Zustand
der Schwäche, Dyspnoe, Herabsinken
des Kopfes auf den Boden, und von Zeit
zu Zeit lief über das Thier·eine Krampf-
welle, die vom Auge begann, über die
Bauchfläche sich fortsetzte und bis zur
Schwanzspitze auslief, die Extremitäten
aber nur passiv theilnehmen liess. Thiere
welche brechen können, z. B. Tauben, brechen fast unmittelbar nach der Einspritzung.

Es erinnerte dieses Gift an ein anderes
Pfeilgift, über welches L. in einem in
Deutschland fast gar nicht bekannten
Werke von Révoil gelesen hatte, welches
als *Ouabaïo* bezeichnet wurde, und diese
wiederum an eine Substanz, mit welcher
L. bereits vor 13 Jahren gearbeitet hatte,
an das *Erythrophlaeum judiciale,* welches
an der westafrikanischen Küste zum
Theil zum Gottesgericht, zum Theil als
Pfeilgift benutzt wurde. Es waren L. ferner, als er das Hayagift gelöst hatte,
einige winzige etwa halbstecknadelkopf-
grosse Rindenbestandtheile aufgefallen,
welche ihn an Erythrophlaeum erinner-
ten. Vergleiche mit Präparaten des hiesigen botanischen Museums und eigenen
Stücken seiner Sammlung führten ihn
alsbald zu der·Erkenntniss, dass diese
Stückchen wirklich von Erythrophlaeum
judiciale abstammten. So war eine Basis
für weitere Forschung gegeben. Erythrophlaeum judiciale, ein bis 100 Fuss hoher Baum, ist an der Westküste von

Afrika, in Senegambien, am oberen Lauf
des Niger und bis zur Kongomündung
und, wie L's Nachforschungen ergaben,
auch im mittleren und östlichen Afrika,
in Mozambique, und wahrscheinlich auch
im Somalilande verbreitet. Es wird schon
zu Anfang des Jahrhunderts als Gottes-
urtheilgift erwähnt. Dasselbe wird in der
Weise benutzt, dass die Rinde gepulvert
zu etwa 4 Esslöffeln dem Angeklagten
gegeben wird. Erfolgt Erbrechen so ist
derselbe unschuldig, zeigen sich Allge-
meinerscheinungen, so wird er bereits
vor Eintritt der letalen Wirkung gestei-
nigt oder auf andere Weise getödtet.

Die ersten Versuche, die L. mit der
Abkochung der Rinde und der ihm von
Merck übersandten wirksamen Substanz
der Rinde, dem *Erythrophlaeinum hy-
drochloricum* voller gespannter Erwar-
tung anstellte, ergaben, dass seine Schlussfolgerungen richtig gewesen waren, dass
die Wirkung des Erythrophlaein die gleiche am Auge war, wie die des Hayagiftes.
Es kam ferner, noch hinzu, dass eine
beim Hayagifte von L. entdeckte Reaktion
auch dem Erythrophlaein eigen war,
nämlich durch Erwärmen mit concentrirter Schwefelsäure rosenroth zu werden.

Das Erithtrophlaein ist ein Alcaloid,
von dem nur bekannt war, dass es neben
einer digitalinartigen noch krampfer-
zeugende Wirkung besass. Es bildet ein
pulverförmig darstellbares, in Wasser
leicht lösliches Salz. Diese Lösungen des
Erythrophlaeinum hydrochloric. trüben
sich ein wenig vom Vorhandensein eines
Zersetzungsproductes der Erythrophläin-
säure.

Hunde gehen nach Darreichung von
2 Cgrm. Erythrophlaein zu Grunde, von
1 Cgrm. dagegen nicht; Kaninchen bei
entsprechend kleineren Dosen.

Die durch die Lösung erzeugte Anästhesie ist eine solche, wie sie intensiver

nicht gedacht werden kann. Eine Lösung von 0,2 % des Erythrophläin hydrochl. ins Auge von Katzen, Kaninchen, etc., gebracht, bringt nach 15—20 Minuten eine Anästhesie hervor, welche 1—2 $1/2$ Tage anhält. Auch 0,1 % und 0,05 % Lösungen können dies herbeiführen. Bei concentrirten Lösungen, z. B. 2 %, tritt typisch eine Reizwirkung auf, die ganz enorm ist, so dass intensive Hornhauttrübungen entstehen.

Wenn man Fröschen, welche im stärksten Strychnintetanus sich befinden, diese Lösungen in ein Bein injicirt, so ist man nicht mehr im Stande, durch Berühren des Beines an der Injectionsstelle einen Ausfall auszulösen.

L. hat ferner bei Meerschweinchen nach Injection von $1/2$ bis 1 Mgrm. Erythrophlaein. hydrochl. in 0,1 % Lösung eine solche Unempfindlichkeit erzeugt, dass die Haut der betreffenden Stelle durchgeschnitten werden kann, ohne dass die Thiere eine Schmerzempfindung äusserten. Man kann den Thieren selbst die oberflächliche unter der Injectionsstelle gelegene Muskulatur durchschneiden, oder auf einen Pfriemen aufspiessen, sie rühren sich nicht. Sind die Dosen zu gross, so gehen die Thiere unter Krämpfen zu Grunde. (Deut. Med.-Ztg., 1888, S. 68.)

Guajacol.

Das Bestreben, möglichst nur chemisch-einheitliche Körper zum medicinischen Gebrauch zuzulassen, hat Dr. *H. Sahli* (Bern) veranlasst, an Stelle des Buchenholztheerkreosots den Hauptbestandtheil desselben, das Guajacol, als Arzneimittel vorzuschlagen. Diese Anregung hat insofern praktisches Interesse, als in allerneuester Zeit wieder die Kreosotbehandlung der Phtisis empfohlen wird.

Das Kreosot des Handels, auch das als « verum » von zuverlässigen Firmen bezogene, zeigt nicht unerhebliche Unterschiede in seiner Zusammensetzung, namentlich auch hinsichtlich des Gehaltes an Guajacol. Das Guajacol ist der Monomethyläther des Brenzcatechins

$$C_6H_4\big\langle {OCH_3 \atop OH} \ (1, 2),$$

also ein Derivat eines zweiwerthigen Phenols.

Es wird synthetisch durch Erhitzen von Kaliumhydroxyd mit Brenzcatechin und methylschwefelsaurem Kalium erhalten :

$$C_6H_4\big\langle {OH \atop OH} + SO_2\ {OK \atop OCH_3} + KOH$$
$$= C_6H_4\big\langle {OCH_3 \atop OH} + SO_2\ {OK \atop OK} + H_2O$$

Die Darstellung des Handelsartikels geschieht im Grossen aus dem Buchenholzkreosot durch wiederholte Fractionirung. Es bildet eine farblose Flüssigkeit, die bei 200 ⁰ siedet, das specifische Gewicht 1,117 hat, in Wasser wenig, leicht dagegen in Alkohol, Aether und Essigsäure löslich ist.

Die alkoholische Lösung gibt mit etwas Eisenchloridlösung eine smaragdgrüne Färbung. In alkoholischer Flüssigkeit wirkt Guajacol sowie das Pyrocatechin auf Gold-, Silber- und Kupfer-(oxyd)salze reduzirend. Die Löslichkeit des Guajacols in Alcalilaugen beruht auf der leichten Löslichkeit der gebildeten Alkaliverbindungen. Bei Bildung der letzteren wird in der Hydroxylgruppe das H durch Metall ersetzt :

$$C_6H_4\big\langle {OCH_3 \atop OH} + KOH$$
$$= C_6H_4\big\langle {OCH_3 \atop OK} + H_2O.$$

Diese, sowie auch die entsprechenden Verbindungen der Erdalkalien stellen in reinem Zustande krystallinische, salzartige Körper dar.

In Anwendung kommt das Guajacol nach *Sahli* gewöhnlich in folgender Form : Guajacoli puriss. 1,0 bis 2,0, Aquae 180,0, Spirit. vini 20,0 M. D. ad vitr. nigr. S. : zwei- bis dreimal täglich ein Kaffee- bis Esslöffel in einem Glas Wasser nach der Mahlzeit. In manchen Fällen gab es *Sahli* mit Fischthran gemischt, durch welch' letzteren der Geschmack des Guajacols fast vollständig verdeckt wird. (« Apoth.-Ztg. », « Corresp.-Bl. der schweiz. Aerzte », « Zeitschrift des a. ö. Apoth.-Ver. »)

Polysolve (Solvin).

Kobert widmet, wie wir der « Berliner Pharmac. Ztg. » und der « Rundschau » entnehmen, dieser zur medicinischen Verwendung empfohlenen Substanz in den « Therap. Monatsh. » eine sehr gut orientirende Abhandlung, welche wir nachstehend reproduziren :

Bei der Einwirkung von Schwefelsäure auf die triaciden (d. h. neutralen) Aether des Glycerins (die meisten Fette), z. B. Mandelöl, Rüböl, Rizinusöl, entstehen eigenthümliche, in Wasser lösliche Gemische, welche je nach den gewählten Bedingungen von wechselnder Zusammensetzung sind. Werden die Reactionsproducte mittelst Kochsalzlösungen von der überschüssigen Schwefelsäure befreit und alsdann mit Wasser behandelt, so bilden sich nach einiger Zeit der Ruhe zwei Schichten, von denen die untere spez. schwerere einen neuen, schwefelhaltigen Körper enthält, welcher sich durch Aussalzen mit conc. Kochsalzlösung gewinnen lässt. Das eigenthümliche Lösungsvermögen dieser Producte, welche in weniger reinem Zustande als *Türkischrothöl* oder *Tournantöl* in der Färbetechnik vielfach angewendet werden, veranlassten den Che-

miker *Müller-Jacobs* sich mit ihrer Reindarstellung zu beschäftigen und sie nach erfolgter Patentirung zum medicinischen Gebrauch vorzuschlagen. M.-J. nannte den von ihm aus Ricinusöl dargestellten Körper in seinen englischen Publicationen « Polysolve », in seinen deutschen dagegen « Solvin ». Der Patentinhaber für Deutschland nennt ihn « Polysolve » oder « Sulfoleïnat ».

Die Frage der chemischen Constitution dieser Präparate wurde von Müller-Jacobs dahin beantwortet, es seien dieselben Sulfoderivate der Oelsäure und zwar komme dem aus Oelsäure dargestellten die Formel

$$C_{17}H_{32}\diagdown\begin{matrix}SO_3H\\COOH\end{matrix}$$
Oelsäure-Solvin

zu, während das aus Rizinusöl dargestellte der Zusammensetzung

$$C_{17}H_{32}\diagdown\begin{matrix}OSO_3H\\COOH\end{matrix}$$
Rizinus-Solvin

entspreche. *Liechti* und *Suida* dagegen halten das Solvin für eine Glycerinverbindung, eine Ansicht, welche von *Müller-Jacobs* und *Ssabenejew* für unzutreffend erklärt wurde. Neuerdings haben *Benedikt* und *Ulzer* sich gleichfalls mit diesem Gegenstande beschäftigt. Sie geben an, dass Rizinusölsäure als Oxysäure sich unter Wasseraustritt zu einer Aetherschwefelsäure, der Rizinolätherschwefelsäure $C_{18}H_{33}O_2$. OSO_3H verbinde, welche bei späterer Zerlegung wieder Schwefelsäure und Rizinusölsäure zurückbilden muss, während die Oelsäure nach Art des Aethylens sich mit der Schwefelsäure additionell vereinigt und bei der Spaltung der Verbindung Oxystearinsäure liefert. Das Rizinussolvin enthält daher den sauren Schwefelsäureäther einer ungesättigten Säure, das Olivenölsolvin dagegen denjenigen einer gesättigten Säure. Für echte Sulfosäuren halten B. und U. die Säuren der Solvine nicht.

Nach *Kobert* ist der wirksame bez. wesentliche Bestandtheil des *Müller-Jacobs'*schen Solvins der mit Natron oder Ammoniak neutralisirte sauere Schwefelsäureester der Rizinolsäure. Derselbe ist in dem käuflichen Präparate zu 30 bis 40°/₀ enthalten neben Wasser, unverändertem Oel und rizinolsaurem Natrium, welche durch den vorhandenen Ester in Wasser löslich gemacht werden. Das Präparat gibt im Verhältniss von 1 : 2 mit Wasser gemischt noch eine klare Lösung, bei stärkerer Verdünnung wird die Lösung opalescent, schliesslich ganz aufgehoben. Unter gewöhnlichen Umständen aufbewahrt, hält es sich gut, in dünner Schicht der Luft ausgesetzt, wird es dick wie eintrocknendes Gummi arabicum, ohne seine Löslichkeit in Wasser einzubüssen. — Mit Aether, Chloroform, Schwefelkohlenstoff, Benzol, Terpentinöl und anderen ätherischen Oelen, mit Petroleum und anderen Kohlenwasserstoffen ist es zu klaren Flüssigkeiten mischbar, die sich in wenig Wasser klar lösen, in mehr Wasser emulsionsartig vertheilen. Jodoform, Naphthalin, Naphthol, Salicylsäure, Naphthalol, Salol, Anthracen, Alizarin, Chrysophansäure, Chrysarobin, Indigo, Kantharidin, Santonin, Aloïn,

Pikrotoxin, Digitalin, Digitoxin, Asa foetida, Kampher, etc., kurz die unlöslichsten organischen Körper werden beim Erwärmen bis zu einem gewissen Grade gelöst und bleiben auch nach dem Abkühlen meist in Lösung. Alkoholische Lösungen von Jod und Brom werden bis zu einem gewissen Grade entfärbt, unter Bildung von Additionsprodukten der Oelsäurereihe. Sämmtliche unlösliche Erdalkali- und Metallsalze des Rizinolschwefelsäureäthers sind in einem Ueberschuss von Solvin löslich, ebenso alle Metall-Oleate, z. B. Quecksilber-Oleat. Die Löslichkeit der Alkaloide im Solvin ist eine beträchtliche. Bezüglich der Benutzbarkeit und Imbibitionsfähigkeit steht Solvin den Seifen weit voran.

Die physiologischen Versuche zeigten indess, dass die Solvinpräparate nicht ohne Weiteres zu den harmlosen Arzneisubstanzen zu rechnen seien. Noch in einer Verdünnung von 1 : 2000 bis 5000 löste es die rothen Blutkörperchen in toto auf, eine Wirkung, als deren Träger die Rizinolätherschwefelsäure erkannt wurde. Das durch Solvin erzeugte Vergiftungsbild stand dem durch die Körper der Saponingruppe hervorgebrachten am nächsten. *Kobert* empfiehlt daher zunächst Vorsicht beim Gebrauche der Solvinpräparate.

PRAKTISCHE NOTIZEN UND BERICHTE

Atherosperma moschata, von uns früher schon als neue Droge kurz erwähnt. Die zwar schon längere Zeit bekannte Rinde dieser Pflanze wurde neuestens von Bosisto untersucht und als ein beruhigendes Mittel gegen Asthma und Bronchitis erklärt. Die braune, faserige, aussen mit hellen bis grauweissen korkartigen Warzen bedeckte Rinde kommt in starken Stücken vor. Das in derselben enthaltene ätherische Oel erinnert in seinem Geruche an Sassafrasöl, weshalb die Droge auch Australische Sassafras-Rinde genannt wird.

*

Aristolochia reticulata. — Nach

einer Angabe der « Pharm. Centralh. »
ist das von *Fergusson* zuerst aus dieser
Pflanze isolirte und von dem Autor *Ari-*
stolochin genannte Alkaloid wahrscheinlich identisch mit dem von *Chevallier*
aus der Serpentaria dargestellten Körper, welcher wie jener geruchlos ist und
sehr bitter schmeckt. A. reticulata enthält ein ätherisches Oel von campherartigem Geschmack.

*

Verfälschung von Fischthran.
— Die « Revue internationale des falsi-
fications des denrées alimentaires », S.
69, enthält die auffallende Angabe, dass
in Russland der Fischthran öfters mit
Petroleum verfälscht werde. Ein solches,
bei einem Drogisten in St. Petersburg
bezogenes Oel, das 50 % Mineralöl enthielt, und weder durch sein Aussehen,
noch den Geruch oder Geschmack etwas
von der Beimischung verrieth, wurde
erst durch den an Petroleum erinnernden
Geruch beim Aufstossen der betreffenden
Person als verdächtig erkannt. B. R.

*

Als Geschmackscorrigens von
Ricinusöl oder Leberthran wird neuestens angerathen, dieselben mit Bier zu
mischen, dadurch werde der schlechte
Geschmack derart verdeckt, dass selbst
Kinder die Arzneien ohne Widerstreben
nehmen. Das kann sein, man möge es
probiren. Ich selbst habe bemerkt, dass
ein wenig warmer schwarzer Kaffee, oder
ein Löffelchen voll Punschliqueur den
Geschmack total verdecken und zudem
sind diese zwei Wege sehr appetitlich
und eine Menge Leute werden sie dem
Biere vorziehen. Um Ricinusöl auf angenehme Weise einzunehmen, theilt
man eine Orange in zwei Hälften, drückt
die eine in ein Glas aus, giesst das Ricinusöl dann hinein und darauf den
Saft der anderen Hälfte der Orange, so
efindet sich das Oel, ohne am Glase zu
kleben, zwischen zwei Schichten von
Orangensaft und lässt sich vorzüglich
leicht einnehmen. B. R.

*

Gegen Migräne. Wie mir ein be-
freundeter Arzt berichtet, wird auf den
Antillen von jeher, sowohl von der Bevölkerung als auch von den Aerzten
gegen Migräne mehrmals täglich eine
Infusion von grünem Kaffee und zwar
mit sicherm Erfolge verordnet. B. R.

*

Krystallisirtes Colchicin. Wie
dem « Chem. and Drug. » aus Paris gemeldet wird, ist es *Houde* gelungen,
krystallisirtes Colchicin zu gewinnen.
Er erklärt dasselbe für kein Alcaloid.
Zur Darstellung verfuhr er folgendermassen : Gepulverte Colchicumsamen
wurden mit ihrem dreifachen Gewicht
96procentigem Alkohol perkolirt, der
Auszug im Vakuum bei niedriger Temperatur verdampft. Nach Entfernung
sämmtlichen Alkohols besteht der Rückstand aus zwei Schichten, einer wässrigen und einer öligen. Er wird im
Scheidetrichter wiederholt mit 5procen-
tiger Weinsäurelösung ausgeschüttelt,
um das Colchicin, das in grösster
Menge in dem ölartigen Theil enthalten
ist, diesem zu entziehen. Die saure Lösung wird zunächst mit alkoholfreiem
Aether geschüttelt zur Entfernung der
letzten Antheile von Fett (das Colchicin
ist unlöslich in Aether), dann mit
Chloroform, welches das Colchicin löst.
Man lässt die Lösung freiwillig verdunsten und versetzt mit Petroleum von
0,620 spez. Gewicht. Hierdurch werden
zunächst Farbstoffe und sonstige Verun-
reinigungen abgeschieden, sobald aber
die vorher braune Flüssigkeit eine stroh-
gelbe Farbe angenommen hat, muss mit
dem Zusatz aufgehört werden. Bei wei-
terem freiwilligen Verdunsten liefert die
Lösung Colchicin in farblosen Nadeln.

1000 Theile Samen liefern drei Theile. Der Gebrauch von Alkalien und Mineralsäure ist bei der Darstellung zu vermeiden, beide bewirken Umsetzung in *Colchicëin*. Das bis jetzt als Colchicin angesehene Präparat ist nach *Houde* ein Gemisch zweier Substanzen ; die intensiv apfelgrüne Färbung, welche dasselbe mit Eisenchlorid gibt, kommt dem Colchicëin zu und tritt bei reinem Colchicin nicht ein.

Bei toxilogischen Untersuchungen ermittelt man das Colchicin nach H. am besten in der Weise, dass man die bebreffenden Substanzen mit 90procent. Alkohol extrahirt, der mit etwas Weinsäure versetzt ist, im Vakuum abdestillirt und den Rückstand mit Chloroform schüttelt. Beim freiwilligen Verdunsten des letzteren hinterbleibt es als amorpher Rückstand, welcher die Colchicinreactionen gibt. (« Deutsch-Amerik. Apoth.-Ztg », VII, S. 283 ; vergl. auch « Fortschritt », 1887, S. 114.)

*

Pharbitis triloba Meig. Diese in Japan einheimische Convolvulacee, Áságaó oder Kengiushi genannt, wird dortselbst medicinisch verwendet (wahrscheinlich wie andere Pharbitis-Arten als purgans statt Jalappa). Die Früchte derselben untersuchte Doctor *R. Schützer* (Pharm. Centralh. XXVIII, p. 270 und Pharm. Post.)

Er fand darin ein braunes Harz vor, das, bei 100 Grad getrocknet, eine weissgelbliche amorphe Masse vorstellt, die zerrieben ein weisses Pulver lieferte; letzteres ist fast geruchlos, von saurem Charakter und wirkt auf die Schleimhäute reizend ein. Es besitzt einen Schmelzpunkt bei 140 Grad (incorr.), wird bei 148 bis 150 Grad helldurchsichtig und zersetzt sich bei noch höherer Temperatur.

Das Harz ist in Alcohol und in Essigsäure leicht löslich, ebenso in Alkalien, beim Erwärmen auch in Alkalicarbonaten und scheidet sich bei Zusatz von Säuren als ein weisser Niederschlag aus. In Wasser ist es sehr schwer löslich und vollständig unlöslich in Aether, Chloroform, Petroläther, Benzol und Schwefelkohlenstoff.

Mit concentrirter $H_2 SO_4$ wird das Harz an der Luft, schneller beim Erwärmen roth gefärbt. Es reducirt Fehling'sche Flüssigkeit gewöhnlich nicht, wohl aber, wenn man es zuvor mit einer 7 %/$_0$ H Cl gekocht hatte. Auf diese Weise behandelt spaltet sich — bei der Spaltung ist ein Geruch nach Furfurol wahrnehmbar — das Harz in zwei Körper : einen in Wasser löslichen, gährungsfähigen, und einen in Wasser unlöslichen, braun gefärbten, der in Petroläther, Aether, Chloroform, etc., löslich war. Das letztere Spaltungsproduct zeigt weisse, federige Krystalle in einer gelblichen Masse; es schmilzt bei 38 Grad und gibt mit concentrirter $H_2 SO_4$ beim Stehen eine schöne Rothfärbung; kocht man es mit überschüssiger KHO und zersetzt es dann mit Säuren, so entsteht — ebenso wie beim Harze selbst nach gleicher Behandlung — ein Geruch nach Buttersäure; mit rauchender Salpetersäure gekocht, resultirt eine weisse Säure (Sebacinsäure).

Die Elementaranalyse ergab für das Harz

C 54,32 bis 54,53 im C 54,43
H 7,78 » 7,78 Mittel H 7,78

und für das Spaltungsproduct C 65,39
H 10,63

eine Zusammensetzung also, welche der des Convolvulins und seines Spaltungsproductes entspricht.

Der Verfasser hält in der That das Harz für *Convolvulin*.

Neben dem Harze sind noch gefunden

worden : Ein amorpher Körper (wahrscheinlich ein Alcaloid), eine eisengrünende Gerbsäure, eine als Barytsalz in feinen Nadeln krystallisirende Säure, die einen schwachen Geruch nach Buttersäure besitzt; ferner einen gelben Farbstoff, einen in Wasser löslichen, braunen, schmierigen Körper mit kratzendem Geschmack, welche Fehling'sche Lösung reducirt, und ein fettes Oel.

*

Nylander's Lösung zur Feststellung des Zuckergehalts im Urin. — Nylander's Lösung besteht aus 2 Gr. Magist. Bismuthi, 4 Gr. Seignettesalz und 100 Gr. 8-procentige Natronlauge. Am besten erscheint die Reaction in zuckerhaltigem Urin, wenn die Lösung zu diesem im Verhältniss von 1 : 10 zugesetzt wird. Es gelingt damit noch, 0,025 Procent Zuckergehalt im Urin zu konstatiren. Verfasser räth, die Mischung 24 Stunden stehen zu lassen und den dann gebildeten Niederschlag durch Glaswolle zu filtriren. Dieselbe erhält sich so mehrere Jahre in unveränderter Stärke. In normalen Urinen hat Verfasser niemals beim Kochen mit der Lösung einen schwachen Niederschlag, der die Anwesenheit von Zucker beweist, beobachtet, wohl aber allerdings, wenn normaler Harn 24 Stunden nach dem Kochen mit der Flüssigkeit ruhig gestanden hatte. Urin mit einem Eiweiss-Gehalt von 1—2 Procent gibt ebenfalls beim Kochen mit der Lösung einen schwachen Niederschlag : aus Urin mit 0,45 Procent Eiweissgehalt wird 0,1 Procent Zucker durch Kochen mit der Flüssigkeit nicht mehr deutlich ersichtlich.

Bequeme Bereitung, lange Dauer der Gebrauchsfähigkeit bei grosser Sparsamkeit, sowie grosse Empfindlichkeit zeichnen das Nylander'sche Reagens vortheilhaft vor allen andern zur Untersuchung des Urins auf Zucker aus. (« Centralbl. für med. Wiss. », 1887, 25, und « Süddeutsche Apoth. Ztg. »)

THERAPIE UND MEDICINISCHE NOTIZEN

Rédacteur : Dr. med. WYSS

Ueber **Anaemia faecalis** hat neulich Sir Andrew Clark vor der London Medical Society (« The British Medical Journal », Nov. 19, 1887) einen Vortrag gehalten. Diese Form der Krankheit betrifft meist Mädchen und junge Frauen von 14 bis 24 Jahren. Während mehreren Jahren hat der Autor die Folgen der Zurückhaltung der Excremente und die Wirkung der Absorption der Zersetzungsprodukte derselben studiert. Die Krankheit findet sich in allen Gesellschaftsklassen. Als Erklärung davon sagt Clark, dass die jungen Mädchen im Pubertätsalter mehr auf ihre persönliche Erscheinung Bedacht nehmen. Sie geben sich weniger als vorher mit körperlichen Uebungen ab. Ihre Taillen werden mehr und mehr eingeschnürt und, in Folge eines gewissen Eigendünkels, wird den täglichen Bedürfnissen nur ungenügend Folge geleistet. Seine Beobachtungen führten ihn dazu, in den Gedärmen eine Absorption toxischer Alcaloide oder Ptomaïne anzunehmen, welche eine Allgemeinwirkung auf das Blut ausüben und den von Clark als Anaemia faecalis bezeichneten Krankheitszustand hervorbringen. Der Autor ist weit entfernt, alle Fälle von Anaemie und Chlorosis auf die gleiche Ursache zu beziehen. Indessen ist die von ihm vorgeschlagene Behandlung in vielen Fällen so erfolgreich, dass die Richtigkeit seiner Anschauungsweise zu einer grossen Wahrscheinlichkeit wird.

Dieselbe wird in folgender Weise ausgeführt: Am Morgen gleich nach dem Aufwachen soll die Kranke eine Viertelsflasche (ein Glas) kaltes Wasser hinunterschlürfen. Nach dem Aufstehen Abwaschung mit einem in lauwarmes Wasser getauchten Schwamm; gut abtrocknen und tüchtig mit einem Handtuche abreiben. Sich alsdann warm und nicht zu eng ankleiden. Der Körper oder die Extremitäten sollen nirgends beengt sein.

Des Tags über werden vier Mahlzeiten eingenommen nach folgender Anordnung :

Frühstück zwischen 8—9 Uhr : Gutgebackenes Brod mit Butter und ein oder zwei Eiern, oder etwas gebratenem Fisch, oder ein Flügel eines warmen Huhnes. Am Ende der Mahlzeit eine halbe Flasche von Milch und Thee zu gleichen Theilen vermischt.

Mittagessen zwischen 1—2 Uhr : Frisches gut gekochtes Fleisch, Brod, Erdäpfel, ein gut gekochtes grünes Gemüse und eine einfache Mehlspeise, gekochte Frucht, namentlich Aepfel. Dazu ein Glas Burgunderwein, pur oder mit einem Glas Wasser vermischt.

Thee zwischen 4—5 Uhr : Gut gebackenes Brod und Butter, mit einer Tasse Thee und Milch zu gleichen Theilen vermischt.

Nachtessen zwischen 7—8 Uhr : Aehnlich dem Frühstück, nur in weniger grossen Mengen.

Nach dieser Mahlzeit, sowie zwischen den verschiedenen Mahlzeiten wird nichts eingenommen.

Spaziergänge sollen wenigstens zwei täglich von je einer halben Stunde gemacht werden.

Dieselben werden um so mehr ausgedehnt als es die Kräfte der Kranken erlauben.

Um 10 Uhr geht die Kranke zu Bett nach vorheriger Waschung und Abreibung des Körpers.

Das Schlafzimmer soll frisch und gut ventilirt sein.

Im Allgemeinen soll eine einfache, regelmässige, beschäftigte, zweckentsprechende Lebensweise eingehalten werden und soll die Kranke so wenig als nur möglich ihren eigenen Ideen nachsinnen.

Daneben verordnet Clark eine eröffnende Behandlung, combinirt mit Eisenmitteln, z. B. :

Ferr. sulfur. . . .	1 gr. 50—2,00
Magnes. sulf. . . .	20 gr.
Acid. sulfuric. aromat.	4 gr.
Tinct. zingiberis . .	8 gr.
vel	
Syr. zingiberis . . .	20 gr.
Infus. gent. cort.	
vel	
Quassiae . . .	240 gr.

M. D. S. Den sechsten Theil zwei Mal täglich zu nehmen, um 11 Uhr Morgens und 6 Uhr Abends.

Gelegentlich wird diese Mixtur nicht gut vertragen ; dann wird folgende alkalinisch-kathartische Mixtur verschrieben:

Ferr. sulfur. . . .	1 gr. 50—2 gr.
Natr. bicarbonic. . .	8 gr.
Natr. sulfuric. . . .	20 gr.
Tinct. zingiberis . .	8 gr.
Spirit. Chloroform. .	4 gr.
Infus. Quassiae .	.240 gr.

M. D. S. Den sechsten Theil davon zweimal täglich einzunehmen, um 11 Uhr Morgens und 6 Uhr Abends.

✳

La **phloroglucine vanilline**, *nouveau réactif colorant pour découvrir la présence de l'acide chlorhydrique dans le suc gastrique.* Ce réactif, recommandé il y a deux mois environ par le Dr *Günz-burg,* vient d'être l'objet d'une communication très intéressante à l'Académie de médecine de la part du professeur *G. Sée.*

Deux grammes de *phloroglucine* et un gramme de *vanilline* donnent avec 30 grammes d'alcool absolu, une solution d'un brun jaune.

Une goutte de cette solution, en présence d'une trace d'un acide minéral concentré, se colore aussitôt en rouge vif, en même temps qu'il se dépose des cristaux d'un beau rouge organique. Les acides lactique ou acétique n'ont aucune influence sur la coloration ; il en est de même des chlorures.

Pour recueillir le suc gastrique, M. Sée se sert de l'appareil aspirateur Potain ; il suffit de deux ou trois coups de pompe pour recueillir quelques centimètres cubes de suc gastrique.

Pour obtenir la réaction, on procède ainsi : Quelques gouttes du liquide filtré et autant du liquide phloroglucine-vanillé sont évaporées ensemble avec précaution, ce qui donne un vernis rougeâtre. A l'aide de ce procédé, il suffit pour obtenir les cristaux rouges, de $^1/_{10}$ pour 1000 d'acide chlorhydrique. — (Communication résumée d'après le « Progrès Médical » et la « Tribune médicale ».)

* * *

Gestützt auf bacteriologische Studien hat *Bouchard* in letzter Zeit (The Medical Record, Dec. 1887) das β **Naphtol als intestinales Antisepticum** verabreicht. Nach dem französischen Forscher soll dasselbe in ziemlich grossen Dosen ohne toxische Nebenwirkungen vertragen werden. Eine Tagesdosis von 2,50 Gr. genügt zur vollständigen intestinalen Antisepsis, während toxische Wirkungen erst bei einer Dosis von über 26 Gr. hervorgebracht werden.

* * *

Herpes tonsurans der behaarten Kopfhaut, sowie der allgemeinen Körperdecke, wird sehr schnell durch tägliche Einreibungen folgender Lösungen geheilt :

Acid. salicylic. . .	10,0
Alcool absolut. . .	100,0

In mehreren Fällen haben wir bei dieser Behandlung in 8 bis 14 Tagen vollständige und dauernde Heilung erzielt. Die alcoholische Salicylsäure-Lösung dringt viel schneller in die Epidermisporen, sowie in die Haarscheiden ein, als irgend welche medicamentöse Pomade.   Dr. W.

* * *

Acide lactique dans le *traitement de la diarrhée verte des nouveau-nés.* M. *Hayem* (Société médicale des Hôpitaux, d'après la « Tribune médicale ») complète la communication faite à l'Académie de Médecine avec M. Lesage, en disant qu'il a indiqué des doses trop faibles. Il y a lieu d'administrer aux enfants dans les 24 heures 15 à 20 cuillerées à café d'une solution à 2 % au lieu de 5 à 6, comme il l'avait dit. Chez les adultes, le même médicament agit très bien dans les diarrhées rebelles à diverses médications.

A ce propos, *Sevestre* dit que dans les diarrhées bilieuses, il faut employer le bicarbonate jusqu'à 1,25 gr. par kilogramme de poids pour les 24 heures. Dans ces cas les selles sont, en effet, d'après *Hayem,* très acides, tandis qu'elles le sont peu ou pas dans la diarrhée verte. Les adultes supportent des doses de 30 à 40 grammes de bicarbonate par jour.

* * *

Ueber die bei Kalkbehandlung der Lokaltuberkulose (fungöse Gelenkentzündung, kalter Abcess) zur Verwendung gelangenden Lösungen. (E. Freund, « Wien. med. Presse », 1887, Nr. 24 ; « Central-

blatt f. Chirurg. », 1888, Nr. 1. Refer.
Hadlich.

Die von *Kolischer* gebrauchten Lösungen waren nach F.'s Angaben angefertigt.

I. Saure phosphorsaure Kalklösung von ca. 6,5 % mit einem Gehalt von 1 %₀₀ freier Phosphorsäure (zu Injektionen, sterilisirt).

R. Calc. phosphor. neutr. . 5,0
    Aqu. destillat. 50,0
Dein sensim adde :
    Acid. phosphor. q. s. ad solut. perfect., filtra, adde
    Acid. phosphor. dilut. . . 0,6
    Aq. destill. q. s. ad. . . 100,0
S. Für Injektion.

II. Saure phosphorsaure Kalklösung von ca. 6,5 % mit 1 % freier Phosphorsäure zur Imprägnirung der Gaze (mit 2 % für besonders torpide Processe).

R. Calc. phosphor. neutr. . 50,0
    Aqu. destill. 500,0
Dein sensim adde
    Acid. phosphor. q. s. ad solut. perfect., filtra, adde
    Acid. phosphor. dilut. 60,0 (120,0)
    Aq. destillat. q. s. ad. 1000,0.

Die Injektionslösungen werden sterilisirt. Da beim Kochen das saure phosphorsaure Calcium in Phosphorsäure und in sekundäres Calciumphosphat, welches sich abscheidet, zerfällt, so setzt sich aus der Lösung I ein starker Niederschlag ab, der aber nach mehrstündigem Stehen bei Zimmertemperatur sich wieder löst. In den andern Lösungen wird durch den vermehrten Phosphorsäuregehalt das Herausfallen verhindert.

*

Laparotomie bei acuter suppurativer, sowie tuberkulöser Peritonitis. (« The Medical Record », Nov. 26, 1887, und Jan. 7, 1888.) Ueber diese operative Behandlung fand in der London Clinical Society eine sehr lehr-

reiche Discussion statt. Dr. Barwell theilte einen Fall von traumatischer suppurativer Peritonitis bei einem 42jährigen Manne mit. Er vollzog bei dem Kranken die Laparotomie ; eine grosse Menge Eiter wurde entleert, die Bauchhöhle mit warmem destillirtem Wasser ausgewaschen und die Wunde ohne Drain zugenäht. Es erfolgte vollständige Heilung. Dr. Lawford Knaggs und Dr. Kilner Clarke behandelten auf gleiche Weise zwei Fälle von tuberkulöser Peritonitis bei einem 13- resp. 16jährigen Mädchen.

Nach einem auf dem letzten deutschen Chirurgen-Congress gehaltenen Vortrag zu urtheilen, wird diese Behandlung mit Erfolg auch in Deutschland angewandt. In Folge der Operation wird der tuberkulöse Prozess nicht nur zum Stillstand gebracht und geheilt, sondern auch gleichzeitig existirende Lungenaffektionen werden wesentlich gebessert.

*

A propos de la **Terpine** nous avons reçu la communication suivante :

Monsieur le Rédacteur,

La *Terpine,* que vous signalez dans le dernier numéro du « Progrès » comme un précieux médicament dans la bronchite sénile, a été employée par moi dans un certain nombre de cas de cette affection. Or voici que, chez un homme âgé de 75 ans, auquel j'avais ordonné ce remède à la dose journalière de 0,50 gr., je vois survenir, au bout de quelques jours, une augmentation considérable de la sécrétion de toutes les glandes salivaires, tandis que la sécrétion bronchitique était absolument tarie. Cette salivation fut telle qu'elle m'obligea à suspendre l'usage du médicament. J'ai tenu à signaler ce fait qui n'a été mentionné nulle part que je sache, aux lecteurs de votre honorable journal.

Genève, 25 Janvier 1888.   Dr. X.

MISCELLEN

Die sog. Liqueur-Weine
Spaniens, Portugals und der Insel Madeira.

Produktion, Eigenschaften und Behandlung.

Von Alfred Zweifel, in Lenzburg.

(Fortsetzung.)

Madeira

Um zur Besprechung dieses Weines überzugehen, muss der geneigte Leser das Festland Europa's verlassen und mir über die grünen Meeresfluthen folgen, nach dem lieblichen kleinen Eiland draussen im atlantischen Ozean. Die Insel Madeira, zu Portugal gehörend, liegt 300 Seemeilen westlich von der afrikanischen Küste und 625 Meilen von Gibraltar entfernt, unter 32° nördlicher Breite; sie ist nur etwa zehn Stunden lang und vier Stunden breit und hat auf dieser kleinen Ausdehnung dennoch Gebirge von über 6000 Fuss Höhe. Hieraus folgt, dass die ganze Insel aus Nichts als Berg und Thal besteht; steil, zerrissen und wild entsteigen ihre Basaltfelsen den blauen Fluthen des Meeres, und während eines grossen Theils des Jahres sind ihre oberen Parthien in Wolken und Nebel gehüllt. Das Ganze aber, mit seiner farbenreichen Vegetation, aus welcher die schmucken Häuser und Villen von den Abhängen winken, bildet einen sehr schönen und reizenden Anblick. Die Berühmtheit des Madeiraweines reicht in frühe Jahrhunderte zurück: jedoch sind die glücklichen Zeiten vorbei, von denen der Engländer Atkins aus dem Jahre 1720 berichtet, dass er eine Pipe Madeira für sechs Perrücken erstanden habe. Im Jahre 1852 erhielt die Production Madeira's einen verderblichen Stoss durch die Ausbreitung des Oïdium's, welches fast sämmtliche Weinberge zerstörte. Nachdem später neue Pflanzungen angelegt, trat im Jahre 1873 die Phylloxera auf und drohte neuerdings den Weinbergen mit vollständigem Ruin. Die verwüsteten Gebiete wurden nun mit Zuckerrohr bepflanzt; da aber der hier erzeugte Zucker trotz hoher Eingangszölle mit dem importirten kaum oder nicht zu concurriren vermag, so nahm man seine Zuflucht neuerdings zum Weinstock unter Verwendung amerikanischer Stecklinge. Diese scheinen nun gut zu gedeihen, wodurch das Weinerträgniss der Insel wieder von Jahr zu Jahr im Steigen begriffen ist.

Der Charakter des ächten Madeiraweines erwächst aus verschiedenen Factoren: Erstens aus dem vulkanischen Basaltterrain, den hier vorherrschenden Gewächsen und vorzugsweise aus der ganz besondern Behandlungsweise, die er hier erfährt. Spezielle Gewächse wie Malvazia, Sercial, Bual, etc., kommen für uns weniger in Betracht; hier zu Lande kennt man fast ausschliesslich den Verdelho oder schlechtweg Madeira genannt. Der beste kommt von der Südseite der Insel (Funchal, San Roque, Cama do Lobes, Campanario), die geringeren Sorten von der Nordseite, sowie von der benachbarten Insel Porto Santo. Die Desertas-Inseln erzeugen Nichts. Die zur Weinbereitung verwendeten Trauben sind kleinbeerig; ihre erste Behandlung ist die nämliche, wie anderwärts, indem sie in der sogenannten Grünreife gepresst werden; der Most wird ganz vergohren und arbeitet dabei den gesammten Zuckergehalt in Alcohol um. Natürlich süsse Weine, durch Edelreife der Trauben erlangt (wie in Malaga), gibt es hier nicht. Nachdem der vergohrene Wein von den Hefen befreit, abgezogen und geklärt ist, erhält er nach und nach den erforderlichen Alcoholzusatz behufs seiner Haltbarkeit und Exportfähigkeit (17 bis 18 % Gesammtalcoholstärke) und kann sodann durch Lagern zu seiner vollen Entwickelung herangereift werden. Um die Reife desselben zu beschleunigen und ihm den Körper, den vollen runden Geschmack und das entwickelte Bouquet zu verleihen, befolgte man in früheren Zeiten das System, den Madeira per Segelschiff in heisse Zonen zu schicken und wieder zurückkommen zu lassen. Nach Passirung solcher Reisen in den Schiffsräumen bis jenseits des Aequators hiess er:

« Madeira, twice passed the line » (zweimal den Aequator passirt) etc., wodurch
nicht nur seine Güte, sondern in gleichem Maasse auch sein Preis bedeutend
gehoben wurden. Dieses kostspielige und
umständliche Verfahren musste aber in
der neueren Zeit einer einfacheren Behandlungsweise weichen, wodurch derselbe Zweck auf bequemere Art erreicht
wird. Der Wein wird, nachdem er vergohren, in den Fässern in grosse warme
Räume gebracht, wo er längere Zeit liegen bleibt, um hier seine längere Entwicklung zu erfahren. Diese Räume,
« Estufas » genannt, sind von Stein, entweder mit Glasdach, um durch die Sonne
erwärmt zu werden (was jedoch ungleiche
Temperaturgrade ergibt, da Nachts und
bei bedecktem Himmel der Wärme spen-
dende Factor fehlt), oder aber, was meist
der Fall, diese Räume werden durch
Oefen mit Steinkohle geheizt. In den
Sonnen-Estufas bleiben die Weine ein
Jahr liegen; in den künstlich geheizten
drei bis sechs Monate bei einem Wärme-
grad von 40 bis 60° Celsius, je nach der
Qualität des Weines. Dabei werden im
Weine erstens alle Pilze und Keime er-
stickt, welche eine weitere Gährung veranlassen können; sein Flüssigkeitsgehalt
reduzirt sich um 10 bis 16 % und dadurch wird die Qualität gealtert, körper-
reicher und weicher, d. h. sie bekommt
den characteristischen Geschmack, den
man am Madeira kennt.

Beinahe alle von der Insel exportirten
Madeira machen dieses Prozedere durch.
Weine, die vermittelst gewöhnlichen
Lagerns allein altern, wozu sie bedeutend
längerer Zeit bedürfen, etwas frischer,
aber weniger moëlleux werden, heissen
Canteiro- (d. h. Lager-) Weine. Auch
die Estufa-Weine kommen vor dem
zweiten Jahre nicht zum Versandt. Wie
oben bemerkt, ist der Madeira ursprünglich trocken, süssliche Qualitäten werden
erst beim fertigen Weine durch Zusatz
süsser (unvergohrener) Weine hergestellt,
wobei merkwüdiger Weise häufig auch
Rohrzucker verwendet wird. Die Farbe
des Madeira kann von hellgelb bis röthlich variiren, da beim Pressen auch die
wenigen blauen Trauben, welche auf der
Insel vorkommen, mitgenommen werden.

Erwähnt mag hier noch werden, dass
der neue Madeira-Wein, bevor er durch
die Estuva geht oder gelagert ist, einen
ziemlich rauhen oder strengen Geschmack
hat, aus welchem man noch nicht die
edlen, weichen Eigenschaften herauszufinden vermöchte, welche er später entwickelt. Um ein billiges Getränk für die
Arbeiter herzustellen, werden die Trester
mit Wasser nochmals gepresst, was das
sogenannte « Agua pé » ergibt, das natürlich nie in's Ausland gelangt.

Die Nachahmungen von Madeirawein
sind zahlreich; erstens kommen solche
aus Südfrankreich, wo sie in ähnlicher
Weise wie die nachgeahmten Sherry erzeugt werden, oder aus verschiedenen
Gegenden Spaniens. Wenn bei denselben
aber auch bis auf einen gewissen Punkt
eine Aehnlichkeit mit dem ächten Madeira
erreicht werden kann, so fehlt doch das
charakteristische Bouquet, welches der
vulkanische Boden Madeira's seinem
Weine verleiht; und was ihm hauptsächlich abgeht, ist die sammtene Weichheit
und der volle runde Geschmack, welchen
die Estufa erzeugt. Die meisten Nachahmungen sind armselige, blöde Producte
mit spitzem Geschmack, die dem wirklichen Madeira- und Estufa-Wein höchstens ein schlechtes Renommée machen
können. Zum Kochen dienen, abgesehen
vom Preise, jüngere kräftige Madeira
besser als alte, feine Qualitäten, indem
letztere durch Verdampfen des Aroma's
mehr an ihrer Wirkung verlieren als
erstere.

Allgemeine Bemerkungen. Alle die
genannten Weine werden in der Regel nicht mit Bezeichnung der Jahrgänge in den Handel gebracht. Da das
Klima in diesen Himmelsstrichen sehr
gleichmässig ist, weichen die Ernten
und Qualitäten von einem Jahr zum
anderen nicht so von einander ab, wie
man es in nördlicheren Ländern gewohnt
ist. Man classifirt und bezeichnet somit
die Weine nach gewissen Typen, an denen man alsdann festhält, so dass, ohne
Rücksicht auf Jahrgänge, unter einer
bestimmten Marke oder Benennung
stets ein Wein derselben Classe und
desselben Entwickelungsgrades in den
Handel kommt.

Entsprechend dem warmen Klima
ihrer südlichen Heimat verlangen diese

Weine zu ihrer weiteren Entwickelung nicht eine kühle Kellertemperatur, sondern wo möglich ein mässig warmes Lager ; bei ihrem ziemlich hohen Alkoholgehalt ist für die Haltbarkeit keine Gefahr vorhanden, auch wenn die Fässer nicht voll sind.

Es ist sehr zu empfehlen, genannte Weine, sofern sie noch nicht in Flaschen kommen, in ihren Originalfässern liegen zu lassen. Letztere werden Monate lang durch Wässern, Ausdampfen, Gefülltlassen mit ähnlichen Weinen, Ausspülen mit Alkohol, etc., für die Aufnahme ihres feinen Inhaltes hergerichtet und geschmackrein gemacht. In ihnen kann somit der Wein, unbeschadet der Qualität, jede beliebige Zeit gelagert werden. In andere Gebinde übergefüllt aber, die vorher gewöhnliche Weine enthalten haben, nimmt ein solcher Wein leicht einen rauhern Geschmack an und verliert an Feinheit, Aroma und an seinem ganzen Charakter.

Abgesehen von den verschiedenen Typen, welche schon von Anfang an bedeutende Unterschiede in Qualität und Güte bedingen, verbessern sich diese Weine ganz besonders durch das Altern, und zwar mehr im Fass bei günstiger Temperatur und sorgfältiger Pflege als in Flaschen. Im erstern Falle gelangen sie mit der Zeit zu einer solchen Milde und Weichheit und zu einem so vollendeten runden vollen Geschmack, wie es nie geschieht, wenn sie zu früh in die Flasche kommen, weil das Glas den Contact mit der Luft gänzlich verhindert und die Entwickelung gerade in Folge des Einwirkens der Luft durch das Holz der Fässer begünstigt wird. Die mit obigen Weinen gefüllten Flaschen können stehend aufbewahrt werden, und zwar in jeder beliebigen Räumlichkeit mit mässiger Temperatur. Die Flaschen brauchen nicht gesiegelt zu werden.

*

Principes composants de l'Oberbrunnen à Salzbrunn. (Analyse par le prof. *Fresenius.*) — *Les sels car-*boniques compris en *Carbonates simples, et tous les sels sans eau de cristal.*

Parties intégrantes en quantité pondérable dans 1000 Gr. d'eau :

Natron carbonicum . .	1,521213
Lithion » . .	0,008180
Ammon » . .	0,000458
Natrium sulfuricum . .	0.459389
Kalium » . .	0,052829
Natrium nitricum . . .	0,006000
» phosphoricum .	0,000064
» chloratum . .	0,176658
» bromatum . .	0,000782
» jodatum . . .	0,000005
Calcium carbonicum . .	0,304345
Strontium » . .	0,003405
Magnesia carbonica . .	0,311065
Ferrum carbonicum . .	0,004137
Manganum » . .	0,000619
Acidum silicicum . . .	0,030750
Total . .	2,879899
Acide carbon. allié à demi	0,935715
» » tout-à-fait libre	1,876571
Total . .	5,692185

Acide boracique (allié au natron) trace, Baryte (allié à l'acide carb.) petite trace, Alliages de terres argileuses ; des traces.

*

Pepsin Ph. G. II. « Byk. » Die Pharm. Zeitung schreibt (Nr. 89 vom 5. October 1887) darüber :

« Ein neues Pepsin Ph. G. II. wird von Dr. Heinrich Byk, Berlin, fabricirt. Dasselbe bildet ein fast rein weisses Pulver, welches sich durch besonders leichte und vollständige Auflöslichkeit in reinem, sowie mit Salzsäure angesäuertem Wasser vortheilhaft auszeichnet. Wir haben dessen verdauende Kraft in mehreren Versuchen bestimmt und gefunden, dass das Präparat nicht blos den an ein sogen. 100 procentiges Pepsin zu stellenden Anforderungen der Ph. G. II. genügt, dass die verdauende Kraft vielmehr eine grössere und das Pepsin als ein etwa 150—160procentiges zu bezeichnen ist. » (Man möge die heutige Beilage beachten.)

CHRONIK

Weltausstellung 1889 in Paris.
(Mitgetheilt vom schweizerischen Generalcommissariat in Zürich). Nachdem die h. Bundesversammlung die officielle Betheiligung der Schweiz an der im Jahre 1889 in Paris stattfindenden Weltausstellung beschlossen hat, werden hiemit alle Interessenten eingeladen, sich bis zum *15. März 1888 bei dem schweizerischen Generalcommissariat in Zürich* anzumelden. Letzteres versendet zu diesem Zwecke an die Gesuchsteller ein an alle in Frage kommenden Kreise gerichtetes Einladungsschreiben zur Betheiligung, das allein gültige Anmeldformular, sowie die übrigen nothwendigen Drucksachen. Es wird bei dieser Gelegenheit bemerkt, dass die Ausstellungscorrespondenz im Inlande Portofreiheit geniesst.

Alle Diejenigen, welche Ende vergangenen Jahres sich beim Vorort des schweizerischen Handels- und Industrievereins provisorisch angemeldet haben, werden darauf aufmerksam gemacht, dass sie dem Generalcommissariat dennoch eine definitive Betheiligungserklärung einreichen müssen, sofern sie wirklich auszustellen gedenken.

✱

Deutschland. *Strassburg.* Hier ist der berühmte Botaniker *Heinr. Anton De Bary,* erst 57 Jahre alt gestorben. Geboren den 26. Januar 1831 in Frankfurt a. M. studirte er zuerst die Medicin, bald aber widmete er sich ganz dem botanischen Studium, wurde 1855 Professor der Botanik in Freiburg, 1867 in Halle und 1872 an die neue Kaiser Wilhelms-Universität nach Strassburg berufen. Seine hauptsächlichsten Werke sind : « Ueber Brandpilze » (1853); « Ueber die Konjugaten » (1858); « Die Mycetozoen » (2. Auflage 1864); « Kartoffelkrankheit » (1861); « Beiträge zur Morphologie und Physiologie der Pilze » (1864-70); « Morphologie u. Physiologie der Pilze, Flechten und Myxomyceten » (1866); « Anatomie der Vegetationsorgane » (1877); etc. Nebstdem redigirte er die botanische Zeitung. Auch auf dem Gebiete der Medicin haben seine wissenschaftlichen Forschungen in der Biologie der Schmarotzerpilze bahnbrechend gewirkt und die Bacteriologie verdankt ihm theilweise ihre schönsten Erfolge.

—Wegen der sich immer mehr häufenden Verwechslungen der äusserlichen u. innerlichen Medizinen, wobei, besonders bei Carbolsäure oft die schlimmsten Folgen eintreten, wird nun vorgeschlagen den Flaschen für äusserliche Medicamente eine ganz bestimmte, z. B. dreieckige Form zu geben, damit dieselben sogar in der Dunkelheit sofort erkannt würden. Es ist dieser Vorschlag sehr praktisch und überall zu unterstützen.

✱

Oesterreich *Wien.* Bei der Vorlesung über medicinische Chemie zog sich Hr. *Prof.* *Ludwig* eine sehr bedenkliche Brandwunde zu. Er wollte seinen Schülern das Leuchten des Phosphors im Dunkeln vorweisen und begann bei verdunkeltem Hörsaal mit einem Stück Phosphor den Namen des glühenden Körpers auf die schwarze Tafel zu schreiben. Allein bei dem ersten Zuge entzündete sich das Schreibmaterial, der Unterricht musste unterbrochen werden und der Professor, dem übrigens in seiner Jugend schon ein gleicher Unfall begegnete, musste in ärztliche Behandlung treten.

✱

Belgien. — *Brüssel.* Dem « Aerztl. Prakt. » wird von hier geschrieben : In der letzten Zeit hat sich die Zahl der *Studentinnen* an den belgischen Universitäten auffallend vermehrt. Die Brüsseler Universität hat allein jetzt 20 Studentinnen. Das Studium der Heilkunde und des Rechts findet nur vereinzelte Anhängerinnen ; mehr Anklang findet das Studium der Naturwissenschaften, dem sich zahlreiche junge Mädchen widmen, weil diejenigen, welche sich für das höhere Lehrfach bestimmen und Universitätsstudien gemacht haben, die schnellste Beförderung erhalten. Der allergrösste Theil der Studentinnen *widmet sich aber den pharmaceutischen Studien;* sie wollen Apothekerinnen werden. Dieses Studium ist, da es nur drei Jahre in Anspruch nimmt, das kürzeste, auch billigste. Junge Mädchen, welche die pharmaceutischen Prüfungen bestanden haben, finden zudem bald einen Landarzt als Gatten ; der Arzt verordnet, seine Frau verfertigt die Heilmittel, und so ist der Gewinn ein doppelter.(«Apoth.-Ztg.»)

*

Holland. — In *Rosendaal* wurden um das Neujahr herum eine grosse Anzahl Kinder zum Theil sehr gefährlich krank. Es stellte sich heraus, dass das Zuckergebäck der Läden mit Arsenik enthaltenden Farben gefärbt war, worauf die Polizei mit Confiscation einschritt.

In *Tilburg* fiel ein 11 Jahre altes Kind, das grüne Handschuhe trug, auf der Strasse und verletzte sich an der Hand. Diese sowie der Arm schwollen sofort sehr stark an und trotz ärztlicher Hülfe starb das Kind nach zwei Tagen an Blutvergiftung.

Literatur

Contribution à l'étude de la bronchite fibrineuse, par le Dr *Paul Regard, de Genève.* Thèse inaugurale présentée à la Faculté de Médecine de Berne en 1878.

Dans ce travail consciencieux fait sous la direction de M. le Dr Wyss, l'auteur soumet d'abord à une analyse critique tous les cas publiés jusqu'à ce jour. Ensuite il fait l'étude clinique détaillée de trois nouveaux cas, dont deux ont été observés dans le service de M. le Prof. Lichtheim, à Berne, et le troisième à la clinique de M. le Dr Wyss, à Genève.

La thèse de M. Regard sera lue avec frui tpar tous ceux qu'intéresse cette maladie peut-être moins rare qu'on ne le croit généralement.

— **Wolf's medicinisches Vademecum :** Alphabetisch-systematische Zusammenstellung der literarischen Erscheinungen auf dem Gebiete der Heilwissenschaft und Thierheilkunde.

Diese handlichen Vademecum's-Bände enthalten eine ziemlich vollständige Zusammenstellung der betreffenden Literatur bis zum Jahre 1887. Durch immer vollständigere und sehr übersichtliche Catalogirung aller wissenschaftlichen Arbeiten, sowie der Fachzeitschriften, bestrebt sich die Redaction und Verlagshandlung dieses Werk zu einem für Bibliotheken und Fachgenossen unentbehrlichen zu gestalten.

— **Die Pathogenese der epidemischen Diphtherie** nach ihrer histologischen Begründung mit Atlas von 16 chromolithographischen Tafeln, von Prof. Dr. *M. J. Oertel in München.* Dieses Prachtwerk, auf persönlichen Arbeiten des bekannten Münchner Forschers basirend, hat wohl keine weitere Empfehlung nöthig. Mit vieler Ausdauer hat Verfasser die einzelnen erkrankten Körpertheile und Gewebe einer exacten histologischen Untersuchung unterworfen und dann noch speciell die Veränderungen der Zellen und des Kerns unter den Einflüssen der diphteritischen Erkrankung zum Gegenstande seiner Investigationen gemacht.

Die vorliegende Arbeit bildet einen wichtigen Beitrag zu Virchow's Lehre von der Cellularpathologie ; sie bietet uns neue Stützpunkte für die Erklärung des Kampfes zwischen den Zellen einerseits und den Microorganismen und ihren toxischen Absonderungsproducten anderseits. Die verdienstvolle Publication wird wohl bald in allen medicinischen und namentlich klinischen Bibliotheken zu finden sein.   Dr. W.

Eingegangene Abonnementsbeträge

Für 1887 : HH. R. A., Berlin ; F. B., Ramleh-Bacos (Egypten), J. B., Dübendorf; C. B. & Cie. Leipzig; A. B., Stockholm; A. D., Strassburg; L. D., Stuttgart ; H. F., Aarau; C. F., Moskau ; A. de G., Görz ; G., Corabia; P. H., Colmar; J. J., Bojan (Bukowina) ; M. K., Roman (Rumänien); G. K., Dresden ; G. K., Berlin ; F. L., Melk a. D.; L. M., Woronesch (Russl.); S. M., Wien I ; C. O. Bogen a. D.; Dr. L. R , Roman (Rum.); S. F. & Cie, Bern ; H. S., Donaueschingen ; Th. S., Ebersberg; E. W., Aigle ; Z. & Cie, Hannover.

Für 1888 : HH. N. A., Spalato; E. B., Neuenahr; J. N. B., Augsburg ; J. B., Léva (Ungarn); A. B. Stockholm; H. B , Hamburg ; J. B., Dübendorf; B. H. & Cie, Basel ; Dr. C., Genève; G. C., Venezia ; A. C., Bukarest; L. D., Stuttgart; A. D., Strassburg; C. F., Moskau ; Dr. F., Zürich ; F., pharm., Westhofen (Elsass) ; G. & Cie, Dresden; J. G., Essek (Slavonien) ; P. G., Genève; G., ph., Corabia (Rum.) ; P. H., Steckborn ; C. F. N. H., Königsberg ; J. H., Wädensweil ; F. H., Luxemburg; R. J., Elberfeld ; G. J., Cernay (Els.) ; A. J., Szt. Hubert (Ung.); J. & D., Martinikenfelde; J. J., Bojan (Bukowina), F. K., Alger ; M. K., Roman (Rum.), G. K., Dresden; K. & H., Zeist (Holland); Dr. K., Berlin ; H. M., Langnau ; A. M., Olmütz ; Dr. M. Hohenfeld-Hamburg; M., Woronesch (Russl.), J., Jassy (Rum.), L. M., Nancy ; E. M., Lausanne; J. N., Luxemburg; M. N., Czestochowie ; Dr. F. P., Apolda; L. P., Chaux-de-Fonds ; E. P., Piatra N. (Rum.); H. R., Rotterdam ; Dr. L. R., Roman (Rum) S., pharm., Bulle ; G. Sch., Strassburg; Gebr. St., München-M.; Prof. Dr. S., Stuttgart; H. S., Warmbrunn ; H. S., Mons (Belg.); C. F. Sch., Strassburg; W. T., Markt Bohrau; V. Th., Bukarest; E. E. Th., Colmar; T. & Cie, Leipzig ; R. V., Tiel (Holland) ; V. V , Botosani (Rum.); Dr. W., Genève ; Dr. Z., Möhlin ; E. Z., Jassy (Rum.); N. O. Husi (Rum.).

Für 1889 : HH. C. F., Moskau ; Dr. Z., Möhlin

DER FORTSCHRITT

LE PROGRÈS

Rédacteurs : **B. REBER**, Pharmacien, et Dʳ Med. **A. WYSS**.

N° 4. GENF, 20. Februar 1888. IV. Jahrgang.

Inhaltsverzeichniss.

Wissenschaftliche Arbeiten werden mit Fr. 50 der Bogen (16 Seiten) honorirt.
Les travaux scientifiques seront rémunérés à raison de Fr. 50 la feuille (16 pages).

PHARMACIE UND CHEMIE

Contribution à l'étude des Feuilles de Catha.

par le professeur Flückiger et J. E. Gerock [1].

(Traduit de l'anglais et résumé par le Dr Wyss.)

Catha edulis est un arbuste glabre très répandu dans l'intérieur de l'Afrique orientale, depuis l'Abyssinie jusqu'à Port-Natal. La première notice scientifique sur le catha est due au botaniste suédois Pierre *Forskal* qui mourut en Arabie en 1768.

Botta[2], en 1837, trouva le catha très répandu dans les régions montagneuses de l'Yemen. Il assure que les feuilles, en les mâchant, produisent une action excitante et agréable qui « engage à passer la nuit à faire une conversation tranquille plutôt qu'à dormir ». La description qu'il donne des propriétés du « kât » rappelle celles des feuilles de coca. Dans l'Yemen le kât restaure les forces des voyageurs dans leurs longs voyages tout comme le coca dans les Cordillères.

Ferret et *Galinier*[1] décrivent le catha sous le nom de *Celastrus Tsaad :* « Grand arbrisseau appelé Tschaad et cultivé à Abbagarina et dans le Chiré. Les Mahométans, comme à Moka, mangent les feuilles crues, ce qui les enivre légèrement. Les feuilles, préparées à la manière du thé donnent une infusion assez agréable à boire ».

Les feuilles de kât sont vendues en assez grande quantité sur les marchés d'Aden et de Berbera, sur la côte des Somalis. On y compare leur action à celle de l'opium ou du thé vert de Chine.

[1] Contributions to the Knowledge of Catha leaves by Prof. Flückiger and J. E. Gerock. Voir le *Progrès*, 1887, p. 340.

[2] *Relation d'un voyage dans l'Yemen, entrepris en 1837.* Paris, 1841.

[1] *Voyage en Abyssinie*, 1847.

D'après M. *Escher*, de Zurich, on attribue encore au catha des propriétés antiaphrodisiaques.

Depuis quelque temps le catha est cultivé dans les serres européennes. L'arbrisseau croit et fleurit dans un certain nombre de jardins botaniques (Bâle, Lisbonne, La Mortola près Menton, etc.) Il paraît que le climat des bords de la Méditerranée lui convient bien. A la Mortola, il forme des buissons élancés hauts de 6 mètres. La tige la plus grosse a 0,21 m. de circonférence à 0,10 m. audessus du sol. Il y prospère et fleurit depuis une vingtaine d'années.

Les *feuilles* de Catha sont coriaces, d'un brillant vert sombre à leur surface supérieure, plus pâle en dessous, entièrement glabres et traversées par une nervure médiane rougeâtre. Celle-ci soutient un système de veines qui se dirigent sans aucune particularité vers les bords et le sommet. La structure de la feuille ressemble à celle de beaucoup d'autres feuilles, à cette différence près qu'audessous de la couche épidermique se trouve une double rangée de cellules en « palissade ».

La littérature ne nous fournit aucune indication sur l'usage du catha dans l'antiquité. Un auteur arabe du XVIᵐᵉ siècle, *Abdalkàdir*, mentionne que dans l'Yemen on employait le kafta (boisson du kàt) longtemps avant de s'adonner au café.

Les propriétés stimulantes du catha étaient d'abord attribuées à la caféine que les feuilles étaient censées contenir ; mais *Flückiger* et *Paul* ont prouvé que le catha ne contenait pas de caféine. Le professeur *Schorlemmer* qui a également publié une intéressante notice sur les feuilles du café, thé et catha, n'a pas non plus réussi à en découvrir ni dans les feuilles fraîches ｜ ‧ desséchées. Il y a trouv ｜ 1e ｜ tité de mannite.

Grâce au professeur *Schär*, de Zürich, *Flückiger* a pu examiner quelques paquets de branches de kàt de la meilleure qualité qui se vend à Aden. Il en a extrait un alcaloïde, mais en si petite quantité qu'il ne lui a pas été possible de l'obtenir dans un état de pureté absolue. Cette substance se dissout facilement dans l'eau. La solution aqueuse rougit du papier imprégné de phénolphtaléine. Cette coloration rouge du papier à réactif disparaît rapidement, grâce probablement à l'évaporation de l'alcaloïde. Traité par l'acide acétique dilué, cet alcaloïde, que l'on peut appeler « Katine », laisse un résidu insignifiant qui est insoluble. Le liquide filtré est clair et, soigneusement évaporé sur de l'acide sulfurique concentré, donne lieu à la formation de cristaux d'*acétate de katine* dont la solution aqueuse n'est précipitée ni par l'acide tannique ou picrique ni par le chlorure de platine.

Flückiger assure qu'il n'y a pas trace de caféine dans la « katine » pure qui se présente sous la forme d'un corps liquide.

Beiträge zur Kenntniss der Bukublætter.

Von Dr Y. Shimoyama, z. Z. in Tokio (Japan).

Mitteilung aus dem pharmaceutischen Institut der Universität Strassburg.
(Besonderer Abdruck a. d. Arch. d. Pharm. 26. Bd. Heft. 2. 1888).

Die Bukublätter, welche sich in früheren Zeiten eines gewissen medizinischen Ansehens erfreuten[1] und noch heute in England und Amerika Anwendung finden,[2] stammen von mehreren Arten des Genus Barosma und von dem nahe verwandten *Empleurum serrulatum*. Die genannten südafrikanischen, besonders im Kaplande einheimischen Sträucher

[1] *Flückiger and Hanbury*, Pharmacographia, London 1879, 108.

[2] In Deutschland 1825 durch *Jobst* zuerst eingeführt. F. A. F.

gehören zu der Unterfamilie Diosmeae und zeichnen sich durch das eigentümliche Verhalten der Frucht aus. Ihr Endokarp nämlich löst sich bei der Reife elastisch vom Epikarp ab, was bei den übrigen Gruppen der Rutaceae nicht der Fall ist. Die gewöhnlich im Handel vorkommende Droge besteht besonders aus den Blättern der *Barosma betulina*, Bartl., *B. crenulata*, Hook., *B. crenata*, Kze., und *B. serratifolia*, Wild.[1], weniger häufig auch aus den Blättern des *Empleurum serrulatum*, Ait. Die Blätter der drei ersteren Sträucher stellen die breite, diejenigen der zwei letzteren die schmale Sorte vor. Sie unterscheiden sich äusserlich etwa folgendermassen:

a) *Barosma betulina*, Bartl. Diese Blätter sind bis 1,4 cm lang, 0,8 bis 1,2 cm breit, meist kurz gestielt, verkehrt eiförmig, an der Spitze gestutzt, mehr oder weniger zurückgerollt, am Rande unregelmässig doppelt gesägt.

b) *B. crenulata*, Hook. Bis 2,5 cm lang und bis 1 cm breit, kurz gestielt, ei-lanzettförmig, fein gesägt.

c) *B. crenata*, Kze. Oval eiförmig, kurz gestielt, bis 1,8 cm lang, 0,5 cm breit, stumpf, fein gekerbt.

d) *B. serratifolia*, Wild. Blätter bis 1,5 cm lang und bis 0,4 cm breit, lanzettlich, kurz gestielt, stumpflich und am Rande gesägt.

e) *Empleurum serrulatum*, Ait. Diese Blätter unterscheiden sich namentlich durch ihre beträchtliche Länge und durch hellere Färbung von den übrigen. Sie sind bis 4 cm lang und bis 4 mm breit, schmal lanzettlich, gespitzt und am Rande fein entfernt gesägt.

Alle diese Blätter zeigen auf der un-

[1] Seltener (nach *Holmes*) von *B. ericoides*, F. A. F.

teren Fläche in der Einbuchtung der Zähne je einen grösseren Oelraum und im Gewebe der Blattspreite selbst zahlreiche, unregelmässig verteilte Oelräume, welche im durchfallenden Lichte sehr leicht kenntlich sind.

Der Bau der Bukublätter ist von *Flückiger* (Schweiz. Wochenschrift für Pharmacie, Dezember 1873, p. 435) untersucht worden.[1] Auf dessen Wunsch unternahm ich ein erneutes Studium dieser Blätter, dessen Ergebnis in folgendem mitgeteilt werden möge.

Unter der aus tafelförmigen Zellen bestehenden und auf der Aussenseite mit Cuticula bekleideten Epidermis liegen schleimgebende Zellen, welche im Alkohol beobachtet eine farblose, homogene Schicht bilden, von deren Ursprung unten die Rede sein wird. Nach innen folgen alsdann zwei Lagen Palissaden, von denen die obere aus längeren, dicht gedrängten, die untere aus kürzeren und locker neben einander gereihten Zellen besteht. Die unteren Palissadenzellen stossen mit ihrem rundlichen Ende an wenig verzweigte, chlorophyllärmere Schwammparenchymzellen.

Innerhalb der mit Spaltöffnungen ausgestatteten Epidermis der Rückseite (Unterseite) der Bukublätter findet sich ebenfalls eine Schicht lose verbundener Palissadenzellen. Doch scheint das Auftreten der Palissadenschichten auf den beiden Blattseiten nicht konstant zu sein da ich bei manchen Blättern der gleichen Sorte nur auf der Oberseite eine einschichtige Palissadenschicht beobachtete; möglich, dass die Blätter letzterer Art von einer anderen Species herrühren. Da, wo Spaltöffnungen vorhanden sind, zeigt die Palissadenschicht gewöhnlich ansehnliche

[1] *Oudemans*, Aanteekeningen, Rotterdam 1854-1856, p. 548, hat bereits die Schleimschicht der Bukublätter kurz erwähnt. F. A. F.

Intercellularräume (Atmungshöhlen) und steht ihrerseits mit dem Schwammparenchym im Zusammenhang. Dicht innerhalb der Epidermis der Blattunterseite sind lysigene Oelräume eingebettet [1].

Sowohl in den Palissadenzellen wie im Schwammparenchym sind Drusen von Calciumoxalat eingestreut.

Unter der Epidermis der Blattoberseite, in der Hauptrippenregion, liegt die eben erwähnte schleimgebende Schicht gefolgt von einer Palissadenschicht. Auf der Blattunterseite befindet sich in der gleichen Region unter der Epidermis Hypoderma [2] welches aus ziemlich dickwandigen, unregelmässig rundlichen Zellen besteht. Die Mitte nimmt ein Fibrovasalstrang ein, welcher aus einem scharf begrenzten, radial angeordneten Xylemteile und aus einem wenig ausgeprägten Phloëmteile gebildet wird. Dieses Gefässbündelsystem ist auf der oberen und unteren Seite von unverholzten Sklerenchymfasern gestützt. Auf der oberen Seite ist diese Scheide 4—5 Zellen mächtig, während auf die untere nur 2—3 Zellenreihen kommen. Die Blattrippen der zweiten Ordnung sind gleich beschaffen, doch sind ihre einzelnen Elemente auf eine geringere Anzahl herabgesetzt.

Bemerkenswert ist die Ablagerung von Krystallen in den Epidermiszellen. Bringt man Blätter von Barosma betulina in Alkohol und beobachtet nach einigen Tagen die blossgelegte Epidermis, so sieht man in den unregelmässig vieleckigen, dicht anschliessenden Zellen teils federartig, teils kugelförmig angeordnete Krystalle, welche einigermassen an die Sphärokrystalle des Inulins erinnern und sich als Hesperidin erwiesen. Sie sind unlöslich in Wasser und Alkohol, leicht löslich

[1] Vergl. Flückiger und Tschirch, Grundlagen der Pharmakognosie, Berlin 1885, 219.

[2] Flückiger und Tschirch, l. c. 154.

in Essigsäure und Kalilauge, in letzterer mit gelblicher Farbe.

Hesperidinkrystalle findet man auch in den Schleimzellen eingelagert. Lässt man einem Querschnitte eines Blattes von B. betulina unter Alkohol vorsichtig Wasser zufliessen, so quellen die Schleimzellen auf und richten sich senkrecht zur Blattfläche empor, wobei die darin enthaltenen Gruppen des Hesperidins fadenartig auseinanderrücken. Weniger auffallend sind die Ablagerungen des Hesperidins in der Mittelschicht des Blattes; hier zeigen sie sich dem Chlorophyll ähnlich gefärbt. Es kam mir vor, als seien die Blätter von Barosma crenata und Empleurum serrulatum weniger reich an Hesperidin als die Blätter der anderen oben genannten Arten Barosma.

An den lebenden Blättern von B. alba vermisste ich die Hesperidinkrystalle gänzlich.

Zur Untersuchung der Schleimschicht dienten mir frische Blätter von Barosma alba, die Herr Professor de Bary gütigst zur Verfügung stellte.

Diese Blatter sind höchstens 1,5 cm lang und 1,5 mm breit, spitz lanzettförmig, am Rande fein gesägt.

Betrachtet man einen Querschnitt durch die Basis (den jüngsten Teil) eines jungen Blattes, so zeigt sich unter der einzelligen Epidermis keine quellbare, schleimgebende Schicht. Bei der weiteren Entwickelung des Blattes strecken sich die Epidermiszellen radial, und in jeder Epidermiszelle tritt eine Cellulosescheidewand auf, so dass aus einer Epidermiszelle zwei Zellen entstehen, von denen die der Peripherie zugewendete die Funktion der Epidermiszelle übernimmt. Diese Zellbildung findet aber nicht im Sinne der Zellteilung statt; wenigstens waren in den oberen Zellen keine Zellkerne aufzufinden. Später erfolgt innerhalb der Scheidewand Schleimablagerung successiv von unten nach oben und nun geht die obere Zelle in eine Schleimzelle über. Im jüngeren Zustande wird die Membran der Schleimzelle durch Chlorzinkjodlösung blau gefärbt (Cellulosereaktion); später ist dieses nicht mehr der Fall.

Obwohl ich nicht Gelegenheit hatte, die Entstehung der Schleimzellen in anderen Barosmablättern zu verfolgen, so darf doch wohl angenommen werden, dass der geschilderte Vorgang auch für letztere gilt. In diesen sehen die Schleimzellen gleich aus wie in Barosma alba.

Radlkofer will nicht eine schleimgebende Schicht der Bukublätter anerkennen, sondern erklärt die stark verdickte innere Wandung der Epidermiszellen als Herd der Schleimbildung. (Monographie der Sapindaceen-Gattung Serjania, München 1875, p. 105). Im Gegensatze hierzu muss ich den bezüglichen Anschauungen und Abbildungen *Flückiger's* im Wesentlichen beipflichten.

Die übrigen oben angeführten Bukublätter sind im Ganzen anatomisch gleich gebaut, zeigen aber doch von Art zu Art gewisse Eigentümlichkeiten.

Innerhalb der obern Blattfläche fehlen die Schleimzellen nirgends, wohl aber bisweilen ganz oder stellenweise in den Geweben der Rückseite (Unterseite) des Blattes. So z. B. besitzen die Blätter von Barosma alba auf der Unterseite Schleimzellen, jedoch sind sie da, wo gewöhnlich Oelräume auftreten, nur wenig entwickelt. Bei Empleurum serrulatum wie bei Barosma crenata sind Schleimzellen in der untern Blattseite zu beiden Seiten der Hauptrippenregion, allerdings in geringer Entwickelung, vorhanden. Ebenso verhält es sich auch mit den Palissadenzellen. Barosma alba besitzt dergleichen beiderseits; die Unterseite zeigt sogar zwei oder drei Palissadenschichten an der Hauptrippenregion, doch fehlen sie ganz an den Stellen, wo gewöhnlich Oelräume

vorhanden sind. Ferner sieht man bei Empleurum serrulatum im Gewebe der beiden Blattseiten einschichtige Palissadenzellen.

Der Hauptblattrippenregion fehlt ausnahmsweise in Barosma alba das Hypoderma; es ist hier durch jene Palissadenschichten vertreten. Ferner ist das Gefässbündelsystem der Hauptrippe, welches sonst gleich beschaffen ist wie bei den anderen Barosma-Blättern, von einem einschichtigen Ring aus ziemlich stark verdickten Zellen umschlossen, welche einen bräunlichen, in Kali löslichen Inhalt führen.

Caractères de la nitroglycérine

Par M Mathieu HAY,

professeur de matière médicale à l'Université d'Edimbourg.

(*Moniteur scientifique.*)

Il existe un grand nombre d'assertions contradictoires touchant les caractères physiques ordinaires de la nitroglycérine. Quelques auteurs la décrivent comme incolore, d'autres la représentent comme une huile d'un jaune pâle, et cela même dans les ouvrages de chimie moderne les plus autorisés. Or la nitroglycérine, lorsqu'elle est pure, est parfaitement incolore. Quand on l'obtient de la dynamite, elle est certainement jaune, mais la couleur est due à la décomposition survenue, qui est, je crois, peu ou très peu spontanée, mais qui provient de la présence d'une petite partie de la soude faible qu'on emploie invariablement dans la fabrication de la nitroglycérine pour enlever les traces des acides. La soude neutralise les acides, mais, en même temps, elle décompose la nitroglycérine et lui donne la couleur qu'on lui assigne communément comme lui étant propre. La nitroglycérine lavée avec de l'eau distillée qui est en ma possession, ne s'est jamais colorée, quoique gardée pendant deux mois dans une capsule ouverte et exposée à l'air libre, mais à l'abri de la poussière. Mise dans des flacons bouchés, elle n'a montré pendant sept mois aucun signe perceptible de décomposition. Même en solution dans l'eau ou dans l'alcool, elle se conserve presque également bien.

Plus d'un auteur prétend qu'elle rougit et se décompose, lorsqu'on la chauffe sur un bain-marie; j'ai chauffé de la nitroglycérine pure à la température la plus haute possible sur le bain-marie pendant quatre heures, et je n'ai jamais observé le développement de la plus légère coloration ou décomposition. Lorsqu'elle se décompose dans ces circonstances, c'est qu'elle contient probablement de l'acide libre ou de l'alcali. D'autre part, Railton constate que, lorsqu'elle est placée dans la cloche d'une pompe à air, elle subit une décomposition rapide. Dans le cours de mes recherches avec M. Masson, nous avons gardé de la nitroglycérine pendant douze jours dans le *vide*, sans qu'elle ait montré le moindre signe d'altération. On doit attribuer la décomposition du produit préparé par Railton à son impureté.

La nitroglycérine froide n'a pas d'odeur, mais elle en émet une piquante lorsqu'elle est chauffée. Quoique inodore à froid, elle semble toutefois subir une légère volatilisation, car après avoir opéré avec elle peu de temps et sans la toucher directement avec les doigts, j'ai généralement éprouvé à un faible degré son effet physiologique. Son goût est doux, assez semblable à celui de la glycérine, mais plus piquant.

Quant à sa solubilité, 1 gramme se dissout dans environ 800 centimètres cubes d'eau; avec difficulté, dans 3 centimètres cubes d'alcool absolu; facilement, dans 4 centimètres cubes; dans 10.5 centimètres cubes d'esprit rectifié (poids spécifique, 0.830); dans 18 centimètres cubes d'alcool méthylique (poids

spécifique, 0.814); dans 4 centimètres cubes d'esprit méthylé (poids spécifique, 0.830); dans 18 centimètres cubes d'alcool amylique; en toute proportion dans l'éther; de même dans le chloroforme, dans l'acide acétique glacial et dans l'acide phénique; dans moins de 1 centimètre cube de benzol; dans 120 centimètres cubes de bisulfure de carbone, et dans une proportion très limitée, si même pas du tout, dans la glycérine.

Méthode d'examen de la nitroglycérine. — Dans les cas où l'on ne peut estimer la nitroglycérine gravimétriquement après extraction avec un de ses dissolvants, on adoptera sûrement une méthode basée sur la constance évidente de la quantité d'acide nitreux produit dans sa décomposition avec la potasse. J'ai employé cette méthode pour vérifier le degré de sa solubilité dans l'eau et pour d'autres estimations quantitatives, dans le cours de ces recherches, et elle n'est pas difficile à appliquer. Les matériaux nécessaires sont une solution de nitrite pur de sodium (titré avec permanganate) de la force 1 pour 1,000,000, une solution bien bouillie d'amidon et d'iodure de potassium, de l'acide sulfurique dilué et de la potasse pure, reconnue exempte d'acide nitreux. Chauffer le fluide contenant la nitroglycérine avec excès de potasse, étendu avec de l'eau jusqu'à ce que, comparé avec la solution type de nitrite de sodium, il donne une couleur bleue avec le mélange d'amidon et d'acide sulfurique ayant précisément la même nuance. On peut facilement calculer la proportion d'anhydride nitreux qui existe d'après le degré de dilution exigé, et celle-ci multipliée par $\frac{100}{33,48}$ (33,48 étant le percentage de l'anhydride nitreux fourni par la nitroglycérine) donnera la quantité de nitroglycérine.

PRAKTISCHE NOTIZEN UND BERICHTE

Dextrin in den pharmaceuti·schen Extracten. *(Pharmac. Post.)*
Die Verfälschung von Extracten mit Dextrin, welche öfter vorkommt, alsman glaubt, lässt sich nach *A. Pannetier (Journ. Pharm. Chim.*1887, 58 und *Chem. Zeit.)* wie folgt ermitteln: Man löst unter Reiben 2 gr. Extract in 50 gr. kalten Wassers und versetzt die Lösung mit 5 gr. flüssigem Bleisubacetat, wodurch reichlich Gerbstoffe, Gummi, Alkaloïde und Farbstoffe gefällt werden. Sodann wird filtrirt, der Rückstand mit kaltem Wasser gewaschen und aus dem Filtrat das überschüssige Blei durch Schwefelsäure oder besser durch Einleiten von H²S entfernt. Nachdem filtrirt und ausgewaschen ist, verdampft man auf ungefähr den fünften Theil des Volums (event. weniger) und setzt zu der verbleibenden Flüssigkeit ihr gleiches Volum Alkohol von 96 Grad. War das Extract normal, so bleibt die Flüssigkeit klar; enthielt es Dextrin, so wird letzteres zugleich mit einer geringen Menge in Alkohol unlöslicher Alkalisalze gefällt. Letztere beeinflussen nicht wesentlich die Bestimmung des Dextrins durch directe Wägung nach erfolgtem Trocknen, indess kann man, um den kleinen Fehler zu vermeiden, das Dextrin in Glucose umwandeln und letztere bestimmen.

Als Geschmackscorrigens für Ricinusöl (vergl. *Fortschritt* 1888, S. 38) wird im *Courrier médical* vollkommen reines Caseïn unter Zusatz von etwas doppeltkohlensaurem Natron und gepulvertem Zucker vorgeschlagen und als praktische Formel angegeben:

Ol. ricini 15,0
Aq. lauro-cer. 5,0
Aq. destillat. 100,0
Caseïni saccharat. q. s. ad emuls.

Dadurch soll der schlechte Geschmack verdeckt werden, ohne die Wirkung irgendwie zu beeinträchtigen.

Strophanthus-Samen [1]. Diese beanspruchen ein Hauptinteresse, weil sie sich in kurzer Zeit eine verhältnissmässig sichere Position unter den Arzneimitteln eroberten.

Die vielfachen, fast durchwegs günstig lautenden Berichte lassen den Strophanthus-Samen als einen wirklich guten Ersatz der Digitalis erscheinen, ja in vielen Fällen verdient derselbe wohl den Vorzug

Die Tinctur ist bis jetzt der wichtigste Repräsentant der Strohanthuspraeparate, während das Strophanthin nur ganz vereinzelte Nachfrage findet.

Die Tinctura Strophant. wird in meinem Laboratorium nach dem englischen Verfahren im Verhältniss von 1 : 20 bereitet. Es wird jedoch darauf Rücksicht genommen, dass das Strophanthin nicht ganz unlöslich in Aether ist und dass daher ein zu weit gehendes Behandeln mit Aether auf die Güte der Tinctur nicht ohne Einfluss bleibt. Man erhält eine schwach gelbgrün gefärbte Tinctur wie sie auch von englischer Seite beschrieben worden ist.

Von den Eisenpraeparaten erfreute sich namentlich der **Liquor Ferri albuminati** [1] einer besonderen Aufmerksamkeit. Zahllos waren die Vorschriften, welche ein dem Drees'schen Liquor gleichwerthiges Produkt geben sollten, bis endlich Dietrich und Reissmann gleichzeitig ein wirklich gutes Verfahren zur Kenntniss brachten. Es wurde bei mir eine nahezu ähnliche Methode befolgt, welche aber jetzt der besseren

[1] Aus dem C. Haaf'schen Quartalberichte.

Reissmann'schen weichen muss. Immerhin wäre noch anzustreben, das unnöthig vorhandene Kochsalz aus dem Liquor zu entfernen.

* * *

Einen gleichwerthigen Fortschritt in der Darstellung hat das **Ferrum oxydat. sacch. solub.**[1] erfahren, welches ich jetzt mit Hülfe des Traub'schen Verfahrens in einer vorzüglichen Qualität von constanter Zusammensetzung zu liefern vermag. Die von Dietrich et Barthel gegebene Vorschrift mit Eisenoxydchlorid kann wegen des hohen Gehaltes an Natriumhydroxyd, ferner wegen seines Chlorgehaltes doch nur als Nothbehelf betrachtet werden, praktisch ist sie nur für denjenigen, der sich den Liquor Ferri oxychlorati nicht selbst bereitet.

* * *

Auch das **Ferrum carbonic. sacch.**[1] hat in seinem Aeussern, wie auch in seiner Zusammensetzung durch einige kleine Modificationen beim Fällen

[1] Aus dem C. Haaf'schen Quartalberichte.

des Carbonates, sowie durch Anwendung des Vacuums beim Austrocknen desselben wesentliche Verbesserungen erfahren. Bei raschem Arbeiten gelingt es dem Vacuumtrockenapparat, ein fast weisses Carbonat zu entnehmen, welches sich leider in einigen Tagen durch den Einfluss der Luft grau färbt.

Immerhin ist der Gehalt an Ferrocarbonat ein bedeutend grösserer, als derjenige des nach der Pharmacopoevorschrift bereiteten, in offener Schaale ausgetrockneten Praeparates.

* * *

Salol gegen Syphilis, u s. w. Laut seiner vorläufigen Mittheilung im *Giornale ital. delle Mal. ven. e. della pelle*, 1887, pag. 233, hat *Prof. Barduzzi* an der von ihm geleiteten Klinik zu Siena, sowie in seiner Privatpraxis das Salol zu zahlreichen therapeutischen Versuchen bei verschiedenen Hautaffectionen benutzt und ist von den erzielten Wirkungen höchst befriedigt, zumal bei *Hautgeschwüren, syphilitischen Ulcerationen*, etc.

THERAPIE UND MEDICINISCHE NOTIZEN
Rédacteur : Dr Med. WYSS.

Contribution à l'histoire du traitement de la pleurésie purulente, par le Dr *Wyss*, de Genève. Depuis une trentaine d'années, le traitement de la pleurésie purulente a fait de remarquables progrès, et nous sommes loin du temps où le docteur Herpin, de Carouge[1], conseillait, faute de mieux, les exutoires comme un des traitements les plus rationnels de la pleurésie chronique, conjointement avec un régime très sévère. « Quant à l'empyème », dit

[1] Herpin. Thèse de Paris, 1823, *Essai sur la pleurésie chronique.*

Herpin, « les exemples de guérisons sont si rares qu'on n'ose presque proposer ce moyen que comme palliatif. »

La méthode antiseptique de Lister, appliquée à la pleurésie purulente dès 1870, en a modifié encore le traitement opératoire et les soins consécutifs. Cette maladie ressort aujourd'hui du domaine de la chirurgie plutôt que de celui de la médecine.

L'invention de la seringue de Pravaz a seule permis de faire un diagnostic précoce et certain de la pleurésie purulente. Les nombreux symptômes révélés par l'examen physique du thorax pouvaient bien faire conclure à un épanchement, mais il était impossible de deviner sa nature histologique. Ce qui n'empêche pas que des ponctions furent faites longtemps avant. Voici, par exemple, un cas traité au moyen de ponctions répétées en 1833 par le D⁁ Woolley [1] :

« Garçon de 5 ¹/₂ ans, d'une bonne santé antérieure, avait eu, à la fin de l'année dernière (1832) une encéphalite (?) et qui peu après fut pris d'une pleurésie du côté gauche dont il ne s'est pas bien remis. W. le trouve très amaigri, atteint de fièvre hectique, accusant des points du côté gauche, une dispnée violente, une toux sèche et rude, une soif continue, de l'inappétence, le sommeil troublé par des délires nocturnes. Le côté gauche de la poitrine était plus large que le côté droit, les espaces intercostaux effacés ; le cœur battait à droite du sternum ; matité à la base droite, absence de murmure respiratoire en avant et latéralement. Râles muqueux le long de la colonne vertébrale. D'où il concluait à un épanchement purulent dans la plèvre gauche comprimant le poumon et refoulant le cœur vers le côté droit de la poitrine. Il fallait faire la thoracentèse le plus tôt possible. Pendant que l'enfant se trouvait sur les genoux de sa mère, un trocart aplati et fin fut enfoncé dans le septième espace intercostal, là où les digitations du grand dentelé et du grand oblique s'entrecroisent. Par la canule s'écoula beaucoup de pus de bonne nature, en tout certainement trois bouteilles pleines. L'agitation de l'enfant fit que l'air pénétra dans la cavité pleurale et provoqua un fort accès de toux, de sorte que la canule dut être retirée avant l'évacuation complète du pus. La plaie fut

fermée avec du sparadrap. — L'enfant se sentit immédiatement très soulagé, mangea et but avec appétit, et après avoir pris un opiat, dormit d'un sommeil calme pendant trois heures de temps. Le lendemain, tous les symptômes fébriles ainsi que la toux et les douleurs avaient disparu, mais le cœur battait toujours du côté droit, le bruit respiratoire ne revenait pas, la percussion montrait que la plèvre s'emplissait à nouveau. Les autres symptômes s'aggravaient beaucoup les jours suivants. Le treizième jour après la première opération, on fit une nouvelle ponction avec le trocart, mais cette fois dans le neuvième espace intercostal et de deux pouces plus en arrière. Après l'écoulement de 1200 grammes de pus l'ouverture fut fermée. L'enfant dormit très bien sans opiat ; tous les symptômes de maladie avaient disparu sans revenir. Quelques jours après, le cœur battait sous le sternum et deux à trois semaines plus tard à sa place normale. La faiblesse disparut vite et l'enfant guérit sans autres médicaments qu'un purgatif. W. croit devoir faire remarquer que la guérison rapide doit être attribuée à l'occlusion faite immédiatement après l'opération, et à la cicatrisation de la plaie.

Il était cependant d'une pratique admise généralement de laisser les collections purulentes de la plèvre s'ouvrir spontanément soit dans les bronches soit à travers la paroi thoracique. Ce n'est qu'au moment où la collection purulente commence à se montrer au dehors sous forme d'une tumeur fluctuante que l'on se décide enfin à ouvrir la pointe de l'abcès.

Vu le peu de précision dans le diagnostic de la purulence de l'épanchement, il n'est pas étonnant que, de temps à autre, on ait trouvé, à l'ouverture de la paroi thoracique, un épanchement séreux

[1] Londres, *Medical Gazette*, déc. 1833 (Vol. I, nov. 23).

au lieu d'un épanchement purulent, comme le prouve le cas suivant [1] :

Homme de 26 ans, atteint de pleurésie droite aiguë depuis quelques jours. Dyspnée intense faisant craindre la mort dans les 24 heures. Opération le 8 décembre 1834, le dixième jour de la maladie ; incision couche par couche dans le sixième espace. Pansement à la charpie. On laisse couler le liquide séreux les jours suivants ; six jours après l'opération, le liquide devient purulent. Guérison complète au bout de six semaines.

(A suivre.)

Ueber eine spezifische Behandlung des Anthrax, der Anthracæmie und des Carbunkels,

von Dr E. B. *Muskett (The Lancet*, Februar 11, 1888).

Das vom Autor angewandte Mittel ist nichts anderes als *Ipecacuanha*. Es wird mit Wasser bis zu Crême-Consistenz vermischt äusserlich applizirt, und zu gleicher Zeit auch innerlich verabreicht. In ungefähr 50 Fällen, welche M. während einer Periode von 15 Jahren zu behandeln hatte, hat dieses Mittel niemals fehlgeschlagen. Gestützt auf eine so sichere und beständige Wirkung glaubt M. das Ipecacuanha als ein wirkliches Specificum dieser Krankheit betrachten zu dürfen.

Ueber das Methylchlorür als lokales Anæstheticum

hat *Vidal* in der Sitzung vom 31. Januar 1888 der Académie de médecine in Paris bei Anlass einer von Dr Bailly eingesandten Arbeit Bericht erstattet. Seither hat Bailly sein Verfahren noch vereinfacht; anstatt den Gasstrahl auf einen Watebausch zut richten, wird letzterer in liquifizirtes Methylchlorür getaucht. Während ungefähr 3 Stunden kann man dieses in flüssigem

Zustande erhalten, dadurch, dass man es in einem besondern Gefäss, einem Thermoisolator, aufbewahrt. Mit einem Pinsel kann man so auf einer sehr kleinen Stelle Anaesthesie erzeugen. Je nach der Zeit der Anwendung kann man verschiedene Effekte erzielen, von einfacher Röthung bis zur Bildung eines Brandschorfes. Der mit Methylchlorür getränkte Wattebausch wurde mit Erfolg zur Linderung von Schmerzen und bei kleinern Operationen angewandt. *Bouchard* findet die Bailly'sche Methode sehr praktisch. Es ist ihm gelungen, damit die Schmerzen bei Uterinalkrebsen zum Verschwinden zu bringen. Um dieses Mittel auch auf Schleimhäute appliziren zu können, empfiehlt *Besnier* die zu anaesthesirende Stelle vorher mit einem Baudruche-Häutchen zu bedecken.

Nach einer spätern Discussion über die Frage muss noch beigefügt werden, dass schon im Jahre 1864 *Hénoque* und *Frédet* ein Verfahren anwandten, das heute so ziemlich in Vergessenheit gerathen zu sein scheint. Durch *Aetherzerstäubung* um die Gehörgangsöffnung herum haben dieselben eine Anæsthesie der facialen Trigeminuszweige erzeugt welche genügte, Zähne ohne Schmerzen auszuziehen. Dieses Verfahren ist leicht anwendbar und ganz gefahrlos (Nach dem *Progrès médical*).

Ulexin *(The Lancet*, Februar 4, 1888*).*

Aus dem gemeinen Stechgnist (Ulex europæus L.) hat Gerrard dieses Alkaloïd erhalten. Dasselbe wurde von J. R. Bradford experimentell geprüft. Ulexin hat eine allgemeine Wirkung auf die Gewebe und eine specielle auf die Athmung. Bei Frosch und Aal paralysirt Ulexin den Vagus und die motorischen Nerven, *in ähnlicher Weise wie Curare*. Auf die Athmung des Frosches ist jedoch seine Wirkung different von derjenigen von

---

[1] *Schmidt's Jahrbücher*, 1835, vol. VI, n° 77

Curare; Dosen welche blos eine leichte und vorübergehende Lähmung der willkürlichen Bewegung hervorrufen, haben schon eine tiefgreifende Wirkung auf die Athmung.Auch für die Vertebraten ist Ulexin ein mächtiges Athmungsgift. Es wirkt zuerst als Stimulans und dann als Depressivum auf den Athmungsmechanismus. In grössern Dosen lähmt es die motorischen Nerven. Es erhöht den Blutdruck sowohl in curarisirten als in nicht curarisirten Thieren, und zwar auch dann noch, wenn das Rückenmark von der Medulla oblong. getrennt wurde. Grosse Dosen lähmen auch das Herz. Ulexin hat eine bedeutende Wirkung auf die Nierenfunktion, welche zuerst vermindert und dann für kurze Zeit sehr vermehrt wird. Seine physiologischen Effekte wiesen auf eine diuretische Wirkung hin. Und wirklich ist in University College Hospital das Ulexin mit Erfolg in Fällen °von mit Anasarca complizirten Herzkrankheiten als *Diureticum* angewandt worden.

* *

L'iode trichloruré (I Cl₃) **comme désinfectant et antiseptique.** (*The Therapeutic Gazette*, January, 16, 1888.)

C'est une substance cristalline très volatile, d'une odeur très pénétrante et dont l'inhalation provoque un écoulement de larmes et des accès de toux. Elle se dissout facilement dans l'eau. La solution a une couleur acajou et se conserve assez bien dans des flacons jaunes, à l'abri de la lumière. Au contact de l'air, et surtout en présence de corps organiques, deux atomes de chlore sont mis en liberté et il reste de l'iode monochloré. Celui-ci se décompose à son tour pour donner naissance à l'acide chlorhydrique et iodhydrique.

Pour l'usage chirurgical, on emploie une solution de 1 : 1000 ou 1500. Cette solution, sans effets nuisibles même lorsqu'on l'emploie dans la cavité abdominale, correspond à une solution d'acide phénique au 4 °/₀ ou à une solution de sublimé à 1 ou ¹/₂ °/₀₀.

Pour la dispensation, une solution dans de l'eau distillée à 10 °/₀ est conservée dans des flacons jaunes.

Le Dʳ Riedel, de Berlin, dit que pour la désinfection des plaies opératoires il se sert de cette substance à l'exclusion de l'acide phénique ou du sublimé.

Des expériences sur des lapins ont démontré à M. Riedel que cette substance peut être injectée sans inconvénient sous la peau ou dans la cavité péritonéale à des doses 30 fois plus considérables que le sublimé.

La désinfection à l'iode trichloruré a été appliquée avec des résultats très satisfaisants dans des centaines de cas de grandes opérations, telles que laparotomies, anus artificiel, etc.

L'iode trichloruré n'est pas un composé chimique très compliqué, mais une combinaison assez lâche de deux éléments volatiles. C'est un désinfectant énergique mais non toxique ni caustique.

Quant à l'usage interne, une cuillerée de la solution à 1 °/₀₀ prise environ toutes les deux heures, améliore rapidement les *troubles dyspeptiques* dus à une action bactéridienne. Dans la *blennorrhagie*, la même solution est employée avec succès sous forme d'injections. Employé en frictions sur la peau, ce médicament se montre efficace dans certaines *affections cutanées*, le psoriasis, par exemple.

* *

Oxypropylendiisoamylamin, ein neues künstliches Alkaloïd (Dʳ *E. Louise, Lancet*, November 26, 1887 und *The Therap. Gazette*, Januar 16, 1888.)

Dasselbe entsteht in Folge Einwirkung von Propylhydrochlorid auf Diisoamylamine und bildet eine ölige farblose Flüssigkeit, in Alcohol, Aether und Fettkörpern gut, in Wasser sehr wenig löslich. Seine Salze jedoch sind in Wasser leicht löslich. Louïse hat die physiologischen und therapeutischen Eigenschaften dieses Körpers studirt. Die toxische Dosis für einen Hund ist 2 decigramm, für einen 65 Kilo schweren Menschen 13 Gramm.

Auf das Nervensystem wirkt diese Substanz wie *Atropin* ein, ihre Hauptwirkung besteht jedoch in der Erzeugung von epileptischen Krämpfen.

In gemässigten Dosen scheint dieses Alkaloïd ein mächtiges Herztonicum zu sein sowie ein energisches Stimulans der Circulation und der cerebro-spinalen Centren. Seine Herzwirkung ist ähnlich derjenigen des Atropins; es paralysirt die inhibitorischen Apparate und erhöht die Action der acceleratorischen Nerven. Es ist ohne Einfluss auf den Herzmuskel und das intracardiale Nervensystem. Wahrscheinlich erregt es die medullären Verlangsamungscentren des Herzens. Die cortikalen Verbindungen der Vaguscentren werden ebenfalls beeinflusst. Diese doppelte Wirkung erklärt uns die bemerkenswerthe Erhöhung des intravasculären Druckes sowie die Temperaturerhöhung des Körpers in Fällen von akuter Vergiftung mit dieser Substanz.

Guebracho bei der Behandlung der Dyspnoë.

In einem in der *Therapeutic Gazette* (Januar 16, 1888) erschienenen Artikel empfiehlt Dr *Ellis* aus Livermore neuerdings dieses Mittel. Je heftiger die Dyspnoë und je stärker die Cyanose war, um so schneller und um so sicherer zeigte sich Guebracho in seiner Wirkung.

Bei 7 Kranken hat E. das Mittel auf seine Wirkung untersucht: bei einem mit Dyspnoë verbundener Ascites, zwei chronischen Bronchitiden mit Lungenemphysem, und vier Tuberkulosen der Lunge.

Zur Erklärung der Guebrachowirkung dient E. die Penzoldt'sche Theorie, nach welcher dieses Mittel eine direkte Wirkung auf das Blut ausübt in der Weise dass dasselbe eine grössere Sauerstoffmenge als gewöhnlich zu absorbiren vermag.

Toxische Wirkungen kleiner Dosen Kali. chlorat.

Dr Fuchs schreibt dem *Medical Record* (Januar 28, 1888): Einem kräftigen Mann von 48 Jahren wurde eine Lösung von Kali. chlorat. 1 : 20 aq. als Gurgelwasser verschrieben. Drei mal in 24 Stunden sollte er davon einen ganz kleinen « Schluck » zum Gurgeln verwenden. Nach der vierten Gurgelung bemerkte der Kranke dass sein Harn stark roth gefärbt war. Die Gurgelungen mit Kal. chlorat. wurden unterbrochen und 36 Stunden nachher war der Harn wieder von normaler Beschaffenheit. Der rothe Harn enthielt nach der mikroskopischen Untersuchung Blut. Nach Dr Fuchs kann diese vorübergehende Hämaturie nur der toxischen Wirkung des Medikamentes zugeschrieben werden.

Praktische Receptformeln.
Formules pratiques.

Agaricini 0,50
Pulv. Dower 7,50
Gumm. arab. . . . . . } aa 4,0
Pulvis altheae. . . . . }
M. f. pilul. N° 100.
S. Une à deux pilules par jour.
(Sueurs des phthisiques.)

. MISCELLEN

Die sog. Liqueur-Weine

Von Alfred Zweifel, in Lenzburg.

(Fortsetzung.)

Cognac.

Cognac ist bekanntlich ein aus Wein durch Destillation erhaltenes Produkt, das nach dem Centralplatz dieser Industrie, der Stadt Cognac in der Charente im südlichen Frankreich, seinen Namen erhalten hat. Cognac ist somit ein allgemeiner Begriff geworden für Spirituosen, welche aus vergohrenem Wein gebrannt werden, obschon einzig und allein die Destillate aus der Charente den charakteristischen Geschmack und das feine, reiche Aroma besitzen, welches eine guten Cognac auszeichnet. Weindestillate aus anderen Gegenden und Ländern können ganz gute und geschmackreine Weinsprit (eau de vie de vin) abgeben, Cognac im eigentlichen Sinne aber sind und werden sie niemals; denn wie jede bestimmte Sorte Wein ihren besonderen Charakter erhält von der Traubenart, der Lage und Bodennatur, aus welcher sie stammt, so geben auch das Terrain und die Rebsorten der Charente dem hier erzeugten Wein und in Folge dessen dem Destillate einen ebenso besondern und eigenthümlich ausgeprägten Charakter, welchen keine andern Weindestillate ausser denjenigen dieser Gegend aufweisen können. Die übrigen südfranzösischen Weinsprit, die sogenannten ³/₄ bon goût, die spanischen Aguardiente, die ungarischen Destillate etc. etc. sind einfache « Weingeiste » im eigentlichen und ursprünglichen Sinne, welche sich von Kartoffelsprit wohl durch reinen, saubern Geschmack, Freiheit von Fuselölen etc. unterscheiden; aber gerade was den Cognac ausmacht, das fehlt ihnen, nämlich das feine Aroma, nebst all' den edlen Eigenschaften, die sich bei Letzterem besonders im Alter in so hohem Maasse entwickeln.

Es ist ein grosser Irrthum zu glauben, beim Destilliren gehen die Eigenschaften des Weines gänzlich verloren und die Destillate aller Weine müssen daher einfache und sich gleich bleibende reine Alkohole ergeben; gerade in der grossen Verschiedenheit, welche durch den verwendeten Wein bedingt wird, liegt der Hauptschwerpunkt der Cognacfabrication, und führe ich als Beispiel des Gesagten nur einen Fall an, wie ich ihn nebst vielen ähnlichen beim Studium dieser Angelegenheit erfahren habe. Eine Gegend Mittelspaniens produzirt Wein mit ungemein starkem Bei- und Erdgeschmack, und die Destillate hievon tragen diesen Geschmack und Geruch ebenfalls in so hervortretendem Maasse, dass sie zu jedem feinern Gebrauch unverwendbar sind.

Ausser den wirklichen Cognac der Charente und ihren nachgeahmten Namensvettern anderer Länder finden wir dann freilich noch, als Hohn auf das Aechte und als Repräsentant der Verfälschung diejenigen verwerflichen und oft widerwärtigen Gebräue, fälschlich mit dem Namen Cognac belegt, die aus nichts als deutschem Sprit mit Zucker und Essenzen dargestellt sind, und die ausser ihrem geschmackverwirrenden Einfluss höchstens dazu dienen können, mit einer Tasse Cichorienwassers, ebenfalls fälschlich Kaffee benannt, in ein sich gegenseitig verschlechterndes Mischungsverhältniss zu treten.

Die Behauptung, die Charente produzire gar keinen Cognac mehr und alles unter diesem Namen Verkaufte sei Nachahmung, ist eine grobe Entstellung, und zum mindesten auf grosser Unkenntniss beruhend. Wer sich an eine ehrenhafte Quelle wendet, kann jetzt so gut wie vor Jahren einen reinen, unverfälschten Cognac bekommen, nur muss er den in der Natur der Verhältnisse liegenden höheren Preis dafür bezahlen. Viele Bauern der Charente sollen ihr ganzes Vermögen in nach und nach aufgespeicherten Cognac-Vorräthen angelegt haben, für welche sie consequent, so lange sie nicht gezwungen waren, jedes Angebot abschlugen und ihren Kindern als Hochzeitsaussteuer den Vermögensantheil in Cognac verabreichten, diesen überlassend, denselben dann nach Gutdünken zu verwerthen. So wurde unbewusst für die schlimmen Jahre des Mangels vorgesorgt.

Wie bekannt, kommt der Cognac unter verschiedenen Specialnamen in den Handel, so z. B. Grande Champagne, Fine Champagne, fin bois, Aigrefeuille, Surgères etc., und findet sich meist der Glaube vor, diese Bezeichnungen beziehen sich auf die mehr oder minder vorgeschrittene Entwicklung der Cognac, so zwar, dass z. B. eine jüngere Qualität « bois ord. » heisse, dann wenn sie länger im Fass (Holz) gelagert, « fin bois » genannt werde, bei noch höherem Alter aber zu dem Titel Fine Champagne und Grande Champagne vorrücke.

Diese Annahmen beruhen auf Irrthum, indem sich die Bezeichnung « bois » nicht auf das Holz der Fässer bezieht, sondern auf die « Gehölze, » mit welchen die Rebgelände in der Charente durchsäet sind. Alle die genannten Namen bezeichnen besondere Districte : *Grande Champagne* heisst die nächste Umgegend der Stadt Cognac, wo die besten Lagen und feinsten Gewächse vorkommen. Der hier produzirte Cognac ist vom ersten Tag an Grande Champagne und hat seine eigenen Abstufungen in Bezug auf das Alter. Ein weiterer District wird die *Fine Champagne* genannt, welchen Namen auch das hier erzeugte Produkt trägt; ein anderer Rayon ergibt die *premiers bois*, und die übrigen Districte reihen sich unter dem Collectivnamen der *bois. ordinaires* ein. *Surgères* und *Aigrefeuille* sind eigene Ortschaften, welche ihren Produkten den Namen verleihen.

Zur eigentlichen Darstellung der Cognac übergehend, wird in der Charente der Wein gepresst und vergohren wie anderwärts. Nach beendigter Gährung, und ohne dass das Hellwerden abgewartet zu werden braucht, gelangt der Wein in die Destillerie. Je eher der junge Wein gebrannt wird, um so feiner wird das Produkt, aber auch um so kleiner das quantitative Ergebniss, während später nach vollständiger Alkoholumsetzung das Ergebniss reichlicher, aber etwas weniger fein erscheint. Da nur der kleinste Theil im ersten Stadium bewältigt werden kann, so zieht sich in guten Jahren die Destillation weit in's andere Jahr hinaus. Aus dem Brennapparat fliesst der Cognac

vollständig wasserhell ab in einer Stärke von etwas über 80°; für den Consum wird er mit destillirtem Wasser auf einen Gehalt von 56—48° reduzirt, in welcher Form er in den Handel kommt. Die nachherige Farbe des Cognac, sofern er dieselbe einzig nur durch das Lagern in eichenen Fässern erhält, also vollständige Natürlichkeit besitzt, ist gelblich, je nach Alter etwas heller oder nuancirter, jedoch niemals roth oder braun. Treffen wir ihn dunkler, so ist dies ein Zeichen, dass man ihm Farbe künstlich zugesetzt hat, was oft schon bei der Produktion geschieht durch Zusatz von Zucker-Caramel, der mit Alkohol angesetzt und sodann gealtert wird, damit er im Cognac kein Dépôt verursachen kann. Der Anfangs etwas scharfe Geschmack wird vielfach durch Zusatz eines ebenfalls speziell dafür präparirten Zucker-Syrup gemildert, und wird natürlich vom Nichtkenner der vom Zucker herrührende milde Geschmack und die künstlich erzeugte dunklere Farbe als ein Zeichen höheren Alters angesehen. Wie vielfach dies geschieht, braucht wohl nicht besonders betont zu werden, doch trägt der Käufer selbst einen Theil der Schuld an dieser freilich ziemlich harmlosen Täuschung, wenn er unter Missachtung der Verhältnisse zu einem billigen Preis durchaus einen Cognac haben will, der die Anzeichen eines höheren Alters an sich trägt, als es der Preis naturgemäss ermöglichen kann.

Dass auch in der Charente vielfach deutscher Sprit verarbeitet wird, ist bekannt; doch gehen diese nur auf Wohlfeilheit abzielenden Produkte meist nach den Colonien und überseeischen Ländern, wo der Geschmack weniger ausgebildet ist, und Spirituosen in grösserer Menge zu möglichst billigem Preis verlangt werden. Wo letzteres auch in unserm Lande zutrifft, liegt eben die Schuld auf beiden Seiten, sowohl am Producenten wie am Käufer, indem sich beide in ihren Geschäften auf einer Basis bewegen, welche für mehr Produkte unmöglich ist. Dass übrigens die Schnapsbrenner anderer Länder erschreckend viele, oft haarsträubende Spritpräparate unter dem angenommenen Namen Cognac unter das Publikum zu bringen wissen, ist bekannt, jedoch findet sich der Kenner gleich zurecht, ob ihm versüsster deutscher Sprit mit etwas zugesetztem Bouquet oder ächter Cognac vorgesetzt wird.

Es mag hier noch über die Aufbewahrungsart und das natürliche Altern der Cognac ein Wort Platz finden. Wie bei südlichen, alkoholreichen Weinen, den sog. Liqueur-Weinen (Malaga, Madeira, Marsala), so ist auch bei Spirituosen nicht der Keller der richtige Aufbewahrungsort, sondern ein mässig warmer, trockener Raum, worin der Cognac ohne starke Zugluft in Fässern liegen kann. In Flaschen, wo der Luftzutritt ganz abgeschlossen ist, findet kaum noch eine weitere Entwicklung statt, wogegen im Fass sich am Cognac durch das Lagern eine bedeutende Verfeinerung im Bouquet und Aroma und mildem Geschmack bemerkbar macht. Dabei geht freilich mit der Zeit an Alkoholgehalt, sowie an Quantum etwas verloren, doch wird dies reichlich aufgewogen durch die veredelnde Entwicklung, welche der Cognac dabei erfährt.

CORRESPONDENZ UND CHRONICK

Schweiz — **Interlaken.** Hier ist Samstag den 4 Februar Apotheker *Johann Seewer*, ein reges Mitglied unseres Standes, an einer Lungenentzündung erst 54 Jahre verschieden.

Neuenburg. — Eine weitere Trauerkunde berichtet uns den am 17. d. M. erfolgten Hinscheid des Herrn *Stephan Jordan*, langjährigen, aber sich seit kurzer Zeit in den Ruhestand zurück gezogenen Apothekers in Neuenburg. Er erfreute sich des Rufes eines tüchtigen und geschätzten Berufsgenossen und bedauern wir, dass ihm, nach so vielen Jahren angestrengten Wirkens das Schicksal nicht den wohlverdienten Genuss der Früchte seiner Arbeit für etwas länger vergönnte. Er erreichte das Alter von 69 Jahren.

Friede der Asche dieser beiden Schweizercollegen.

Italien. — **Mailand.** Nach unserer Erkundigung ist die Nachricht einiger Fachschriften, dass für dieses Jahr festgesetzte VII (nicht VI, wie daselbst irrthümlich geschrieben wurde) internationale pharmaceutische Congress voraussichtlich verschoben werde, verfrüht. Wenn bis jetzt über die Vorkehrungen auch noch wenig in die Oeffentlichkeit gelangte, so ist das keines wegs, wie man uns von competenter Seite berichtet, ein Beweis, das nichts in der Angelegenheit geschieht. Wir wollen zwar auch unserseits nicht verhehlen, dass wir gerne bald etwas Fassbareres darüber erfahren möchten.

England. — **Salfort.** Hier blieb letzthin eines Tages die grösste Apotheke geschlossen. Bei der sofort veranstalteten obrigkeitlichen Oeffnung fand man den Apotheker, seine Frau nebst sechs Kindern im Alter von 2-13 Jahren alle todt in ihren Betten. Die Eltern hatten diesen Familienmord wegen zerrütteten Vermögensverhältnissen beschlossen und mit Cyankalium ausgeführt.

— Ein Journal der Irrthümer und falschen Diagnosen von Aerzten beabsichtigt M. Garraway zu gründen. Von der Veröffentlichung ausgeschlossen sind alle Fälle, welche in Genesung endigten. Da Aerzte im Allgemeinen ihre Irrthümer nicht gern eingestehen, so dürfte die Zahl der Mitarbeiter gering sein. (*The Weekl. Med. Rev.* XVI, 23 : 87. *Deutsch. Med. Zeitung.*)

Amerika. - Dr *Asa Gray*, Professor an der Universität Harward und wohl der berühmteste Botaniker von ganz Amerika ist am 28 Jan. d. J. im 78. Lebensjahr gestorben. Geboren den 18. Nov. 1810 zu Paris (Oneida County) studirte er in New-York zuerst Medicin. Sehr bald gab er seine ärztliche Praxis auf, um sich ganz dem Studium der Botanik zu widmen. Im Jahre 1842 wurde er zum Professor der Naturwissenschaften in Harward, 1878 zum Mitgliede der Pariser Gesellschaft der Wissenschaften ernannt. 1836 gab er sein erstes grösseres Werk: *Elemente der Botanik* heraus, 1838 begann er mit Dr Torrey die *Flora von Nord-Amerika* und 1884 erschien *Synoptische Flora von Nord-Amerika*.

Die **Georgia Medical Society** verlangt eine von allen medizinischen Gesellschaften zu unterschreibende Petition an den Congress der Vereinigten Staaten um *Aufhebung des Eingangszolls* aller zu medizinischen oder chirurgischen Zwecken dienenden Substanzen, Instrumente und Apparate, und zwar aus Gründen der Humanität.

Turquie. — **Constantinople.** Depuis le nouvel an il paraît, sous le titre de *Revue médico - pharmaceutique*, un nouveau journal de notre branche, dirigé par un Comité de rédaction. D'éminents médecins et pharmaciens ont promis leur concours. Cette revue de l'Orient a pour but de faire connaître en Europe les travaux et observations des médecins et pharmaciens de ces pays et tenir ceux-ci au courant des découvertes des savants étrangers dans le domaine des sciences médicales.

Nous souhaitons à notre confrère la bienvenue et une grande prospérité.

* *

Wir erhalten Copie eines Schreibens von unserem Collegen Sauter an die Redaction der *Pharm. Zeitung* in Berlin mit dem Ersuchen dasselbe zu veröffentlichen. Da wir uns von der vollkommenen Richtigkeit seiner Angaben überzeugt haben, geben wir dasselbe nachstehend wieder.

Herrn Dr Böttger,
Redactor der *Pharm. Zeitung*, Berlin.

Soeben lese ich in No 14 Ihrer Zeitung unter der Aufschrift « *Der internationale Wettstreit in Brüssel 1888* » folgenden Passus:

« Als von speciellem Interesse für Theilnehmer
« an der Ausstellung und am Wettstreit mögen
« hier einige Winke und Rathschläge Platz fin-
« den, welche in kurzen Worten die Ansichten
« und Erfahrungen eines *chemischen Grossin-*
« *dustriellen Belgiens, eines in Folge wieder-*
« *holter persönlicher Betheiligung in orga-*
« *nisatorischer Thätigkeit in Ausstellungs-*
« *angelegenheiten äusserst routinirten Fach-*
« *mannes wiedergeben* ».

Sodann folgt zu meinem grossen Erstaunen eine Colonne Winke, welche *ich* in meinem *Fortschritt* Jahrgang 1887 veröffentlicht habe und wenn die Reproduction nicht ganz wörtlich der Form nach geschieht, so erklärt sich das durch die Uebertragung in's Französische und Wiederübersetzung in's Deutsche-, der Inhalt ist absolut der gleiche, wie Sie sich aus der Ihnen übersandten betreffenden Nummer des *Fortschritt* selbst überzeugen können.

Gewiss haben Sie mir diesmal Complimente gemacht ohne es zu wollen, an die ich auch keineswegs von Ihrer Seite gewöhnt bin und ist Ihnen daher die Pointe betr. die Wiener pharm. Ausstellung entgangen, welche meine Ausstellung dank dem Einfluss deutscher Jurymitglieder von diesen nicht einmal besichtigt wurde, währenddem man wirklichen Schund mit Medaillen be-

dachte. Ich hatte damals nicht reclamirt, weil ich wohl wusste, dass das fachmännische Publicum ein anderes Urtheil gab als die Jury, was auch das geschäftliche Resultat in der Folge bewiesen hat.

Ich darf Sie wohl um Reproduction meines Schreibens bitten und genehmigen Sie die Versicherung meiner Hochachtung.

A. SAUTER, Apotheker.

Genf, 20 Februar 1888.

Fragekasten und Sprechsaal.

Oesterreich. — Wir müssen die œsterreichischen Herren Abonnenten darauf aufmerksam machen, dass der Gulden nicht Fr. **2.50**, sondern nur Fr. **2.**— gilt. Daher ersuchen wir, um den an und für sich schon äusserst geringen Preis von Fr. 5.— zu erreichen, um eine Sendung von Florin 2.50.

3) College H. W., in Ch.-St.-D. In der Schweiz besteht eine Staniolcapselfabrik in Zürich, deren genauer Name aber im Augenblicke nicht angeben werden kann Eine zweite Fabrik heisst: D. Nicola, in Burgdorf, deren heutige Annonce genaueren Aufschluss gibt.

4) College J. G. in St. Es ist allerdings sonderbar, dass das Vermittlungsbüreau des deutschen Pharmaceutenvereins, in der Schweiz Ihrem Gehilfen wiederholt Stellenofferten zusendet, oder dass derselbe den Wunsch hiezu äussert oder überhaupt daran denkt, seine Stelle zu ändern. Man sollte beinahe glauben, dass es sich nur darum handelt, die Placirungsgebühr so oft als möglich einzukassiren, unbekümmert darum, ob ein häufiger Wechsel für den Gehülfen sowohl als für den Prinzipal profitabel sei oder nicht. Reklamiren Sie doch beim Vorstand des Pharmazeutenvereins, und wenn die Reklamation erfolglos, so wäre zu wünschen, dass die schweiz. Kollegen ein Mittel fänden, sich von jenem Büreau vollkommen zu emanzipiren d. h. dessen Vermittlung zum Voraus ablehnten.

5) Herrn Dr S. L., Redactor in Christiania. Wir halten sehr auf Ihre Publication, deshalb wird uns eine regelmässige Zusendung freuen. Besten Dank für die Nachrichten und Sendung.

6) Herrn V. U., Redactor in Christiania. Werden Ihnen für einen regelmässigen Austausch mit uns verbunden sein und danken für die Nachrichten und Sendung.

7) M. le prof. G., à l'Ecole sup. de Pharm. de N. Nous continuerons avec le plus grand plaisir l'envoi régulier de notre journal; nous sommes heureux de savoir qu'il vous intéresse. Si un jour vous voulez bien nous envoyer un travail, nous l'accepterons avec grande reconnaissance. Espérons que bientôt le temps vous le permettra.

8) M. le prof. F. H., à la Faculté de médecine de M. C'est bien fâcheux que les deux colonnes vous empêchent de nous donner de temps à autre un petit travail. Cela nous aurait fait un très grand plaisir. Mais, que le travail soit grand ou petit, nous fournissons toujours, sur désir, des tirages à part. Quant aux deux colonnes c'est trop pratique pour tout le monde, pour qu'il nous soit permis de les changer.

Quant au Salol, j'ai réclamé de nouveau à la personne en question.

DER FORTSCHRITT

LE PROGRÈS

RÉDACTEURS : **B. REBER**, PHARMACIEN, ET Dr MED. **A. WYSS**.

N° 5. GENF, 5. März 1888. IV. Jahrgang.

Inhaltsverzeichniss.

Wissenschaftliche Arbeiten werden mit Fr. 50 der Bogen (16 Seiten) honorirt.
Les travaux scientifiques seront rémunérés à raison de Fr. 50 la feuille (16 pages).

PHARMACIE UND CHEMIE

Das Benzaldehyd und Chloralcyanhydrin
von M. C. Traub, Bern.

Dr *O. Linde*[1] hat vor einigen Monaten in der pharmaceutischen Centralhalle die Resultate seiner Untersuchungen über die Zusammensetzung des Bittermandelwassers veröffentlicht, welche der Hauptsache nach die von *Feldhaus* nachgewiesene Thatsache bestätigen, dass die gute Beschaffenheit des Bittermandelwassers nicht allein auf dem richtigen Blausäuregehalt beruht, sondern wesentlich dadurch beeinflusst wird, in welcher Form die Blausäure in dem genannten Wasser vorhanden ist. Nicht die freie Blausäure ist das besänftigend wirkende Agens des Wassers, im Gegentheil wirkt die Blausäure selbst in starker Verdünnung reizend, sondern der mit dem Benzaldehyd verbundene Cyanwasserstoff ist für die günstige Wirkung der Aqua amygdalarum massgebend.

Es muss daher der Gehalt des Bittermandelwassers an freier Blausäure möglichst eingeschränkt, der an Benzaldehydcyanhydrin möglichst begünstigt werden.

Diese Verhältnisse[1] sind nun auch für die bei uns fast ausschliesslich verwendete Aqua Laurocerasi zutreffend. Auch hier findet sich freie Blausäure neben dem Cyanhydrin des Benzaldehydes ; die Verhältnisse aber, nach welchem hier direct durch Silbernitrat fällbare und gebundene Blausäure vorhanden sind, zeigen, dass die Aqua Laurocerasi in der Regel der Aqua amygdalarum vorzuziehen ist.

So findet *Linde* in einer Anzahl verschiedener Bittermandelwasser im Maximum 30°/₀ des vorhandenen Cyanwasser-

---

[1] *Pharm. Centralhalle*, 1887, 354.

[1] Siehe auch Schmidt, *Pharm. Chemie.*

stoffes ungebunden, also direct fällbar; er schreibt aber diesen hohen Gehalt an freier Blausäure der mangelhaften, oder unter ungünstigen Umständen erfolgten Bereitung zu. Höchstens 20 %, des gesammten Cyanwasserstoffes dürften seiner Ansicht nach als solcher in einem guten Bittermandelwasser enthalten sein. Ich hatte nun im vergangenen Herbste bei einer grösseren Anzahl von Destillationen von Folia Laurocerasi Gelegenheit, die Zusammensetzung des erhaltenen Destillates mit den Resultaten *Linde's* zu vergleichen. Die angestellten Versuche führen mich dahin, der Aqua Laurocerasi den Vorzug vor der Aqua amygdalarum zu geben, denn nicht 20 %, finden sich in ihr im freien Zustande, sondern in den ungünstigsten Fällen 10—11 %.

Das Kirschlorbeerwasser ist somit unbedingt dem Bittermandelwasser vorzuziehen und darf nicht durch letzteres ersetzt werden.

Ausserdem bieten diese Verhältnisse auch eine Handhabe zur Unterscheidung beider Destillate für denjenigen, der nicht schon sinnlich diese von einander zu trennen vermag. Das Oleum Laurocerasi[1] weist eigenthümlicher weise einen bedeutend niedrigeren Blausäuregehalt auf als das Oleum amygdalar. amar. Für ersteres finde ich für einige selbst gesammelte Oele im Durchschnitt 3,5 % Cyanwasserstoff, während die mir durch den Handel zugänglichen Bittermandelöle nie über 6 - 6,5 % Blausäuregehalt sich erheben.

Linde[2] geht nun in Anbetracht des Umstandes, dass freie Blausäure immer eine Schwächung des Wassers, infolge ihrer Vereinigung mit Wasser zu Amoniumformiat, verursachen wird, in seinen Wünschen weiter; er verlangt ein Wasser, welches frei von ungebundenem Cyan-

[1] Siehe auch *Schimmels Berichte* von 1887.
[2] *Pharmac. Centralhalle* 1887, 392.

wasserstoff ist. Da sich nun dies bei dem durch Destillation erhaltenen Product nicht erreichen lässt, will er einfach eine Lösung von Benzaldehydcyanhydrin in Wasser an Stelle der Aqua amygd. amar. destill. setzen. Er giebt für sein Präparat folgende Vorschrift : « 3 Theile Benzaldehyd. und 5 Theile Benzaldehydcyanhydrin sollen in einem Gemisch von 1 Theil Spiritus und 4 Theilen Wasser gelöst werden, so dass das Gewicht der fertigen Lösung 1000 Theile betrage.

Die Darstellung des Benzaldehydcyanhydrins bietet nun gar keine grossen Schwierigkeiten, sofern man nicht das Arbeiten mit gasförmiger Blausäure scheut. Und dies ist wieder nicht so schlimm, wie Linde meint. Man hat nur nöthig, sich durch gut schliessende Apparate und richtige Ableitung der allenfalls vom Benzaldehyd unangegriffenen Blausäure vor der schädlichen Wirkung des Gases zu sichern. Und wenn auch durch irgend einen Zufall das giftige Gas sich im Arbeitsraume verbreitet, so wird wohl Jeder vor der wirklich unangenehmen Wirkung desselben auf die Athmungsorgane schleunigst die Flucht in's Freie ergreifen.

Zur Darstellung des Cyanhydrins verwende ich den hier abgebildeten Apparat. Im Kolben *A*, welcher sich in einem allmählig auf 100° zu erwärmenden Oelbade befindet, befindet sich das Gemisch von Ferrocyankalium und Schwefelsäure. Seine Menge berechnet sich nach derjenigen des zu verarbeitenden Benzaldehydes. Dieser Entwickler ist durch ein wenigstens 50 cm langes, möglichst enges Rohr mit dem Kolben *B* verbunden, welcher den Benzaldehyd enthält. Das im Kolben *A* langsam entwickelte Cyanwasserstoffgas wird durch das Gasleitungsrohr *a* dem Benzaldehyd zugeführt. Bei richtiger Leitung der Gasentwicklung wird der mitgerissene Wasser▉▉ vollständig in dem senkrecht aufsteigenden Theil des Rohres abgekühlt und fliesst wieder zurück. Der an den Kolben B sich anschliessende Rückflusskühler verhindert Verluste an Benzaldehyd und Blausäure; das obere Ende wird mit einer Waschflasche, verdünnte Lauge enthaltend, verbunden, von hier aus führt man die Leitung in's Freie. Bei ruhigem Gange der Entwicklung tritt nur wenig Cyanwasserstoffgas in die Waschflasche ein, man hat nur nöthig, am Ende der Operation dafür zu sorgen, dass beim allmähligen Abkühlen des Apparates das Zurück-

quantitativ zu bestimmen. Zu diesem Zwecke verdünnt man 8 Gr. des Aldehydes mit einer Mischung von 1 Theil Spiritus und 4 Theilen Wasser auf einen Liter und titrirt unter Zusatz von Magnesiumhydroxyd und Kaliumchromat mit $^1/_{10}$ Normalsilberlösung.

Absolutes, also 20,3 $^0/_0$ haltendes Cyanhydrin darzustellen, ist durchaus nicht nöthig. Linde lässt ja dasselbe mit Benzaldehyd im Verhältniss von 5 : 3 vermischen. Ein solches Gemenge enthält 12,5 $^0/_0$ Cyanwasserstoff; ich verdünne daher, habe ich den Blausäuregehalt durch

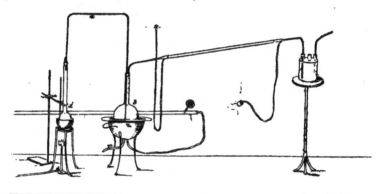

steigen der Lauge und des Benzaldehydes verhindert wird.

Ist alles Blausäuregas aus dem Entwickler ausgetrieben, so entfernt man den Benzaldehydkolben und lässt ihn ruhig einige Tage stehen. Durch wiederholtes Auswaschen mit Wasser lässt sich die ungebundene Blausäure leicht entfernen, so dass schliesslich der ölige Rückstand mit Silbernitrat direct keine bemerkenswerthe Reaction mehr giebt. Das noch anhängende Wasser nimmt man durch einen Zusatz von reinem oxydfreien Chlorcalcium weg und erhält so endlich ein vollkommen klares Präparat.

Es bleibt nur noch über, die Blausäure

die Analyse festgestellt, mit blausäurefreiem Oel auf 12,5 $^0/_0$ CyH gehalt. 8 Gr. dieser Mischung enthalten 1 Gr. CNH, sind also auf 1 Liter Wasser zu verdünnen.

Ist nun dieses Präparat besser haltbar und Linde hat mit einem acht Monate alten Wasser die günstigsten Erfahrungen gemacht, so sollte uns Nichts abhalten dasselbe zu verwenden. Es hat dann entschiedene Vorzüge vor der destillirten Aqua amygdal., welche ja verhältnissmässig schnell ihren Blausäuregehalt ändert. So habe ich eine Aqua amygd. seit 2 Jahren aufbewahrt, um die Veränderungen des Titres zu verfolgen. Von

1 °/₀₀ ist derselbe heute auf 0,54 gesunken.

Immerhin möchte ich ein dermassen hergestelltes Präparat nicht als Aqua amygd. bezeichnen, sondern lieber als Solutio Benzaldehyd. cyanhydr.

Gegen die Linde'schen Vorschläge hat nun in letzter Zeit Feldhaus[1] verschiedene Einwendungen gemacht, welche, wie er sagt, das Bittermandelwasser retten sollen. Er konnte aber doch nicht die Thatsache leugnen, dass der Gehalt des destillirten Wassers an direct fällbarem Cyanwasserstoff Schwankungen unterliegt, welche eben nicht zu beseitigen sind, so lange wir nicht auf kaltem Wege zu destilliren gelernt haben. Und diese Schwankungen sind es eben, gegen welche der moderne Pharmaceut bei Darstellung seiner Präparate ankämpfen soll.

Wie Benzaldehyd und wie überhaupt alle Aldehyde, vereinigt sich auch das Chloral mit Cyanwasserstoff zu einem sehr beständigen Cyanhydrin. Linde erwähnt dasselbe schon in seiner Publication als wahrscheinlich bestes Ersatzmittel des Bittermandelwassers. Und wirklich wurde auch dieses Präparat, ohne dass Linde davon Kenntniss hatte, schon von O. Hermes[1] auf Liebreichs Veranlassung hin, auf seine physiologische Wirkung geprüft. Hermes ist sehr befriedigt von dem guten Erfolge, sowohl dem Effecte nach, als der Beständigkeit des Präparates und seiner genauen Dosirung wegen.

Seine Darstellung ist eine sehr einfache. Es gelingt hier sehr leicht ein absolutes Cyanhydrin zu erhalten, wenn man Chloralhydrat, in seinem gleichen Gewichte Wasser gelöst, wie Benzaldehyd behandelt, einzig mit dem Unterschiede, dass die Chloralhydratlösung während der Einwirkung der Blausäure auf 60—70° erwärmt werden muss.

[1] Pharmac. Centralhalle, 1888, S. 36.

In Zeit von fünf Stunden ist das Chloralhydrat vollständig in das Cyanhydrin übergeführt.

Man dampft das Reactionsproduct im Wasserbade einfach so lange ein, bis eine entnommene Probe beim Erkalten erstarrt, sich zu einem trockenen crystallinischen Pulver verreiben lässt.

Die Bestimmung der Schmelztemperatur (61°) sowie die Blausäurebestimmung, genau so ausgeführt, wie diejenige des Benzaldehydcyanhydrins, ergeben die Reinheit des Präparates. Zu berücksichtigen bleibt nur noch die qualitative Prüfung auf freie Blausäure.

Die wässrige Lösung darf durch Silbernitrat nicht verändert werden.

Ob nun dieses Cyanhydrin vor demjenigen des Benzaldehydes einen bestimmten Vorzug besitzt, könnte man bei den geringen Mengen, in welchen es zur Verwendung gelangen kann (6,46 Gr. enthalten 1 Gr. Blausäure), füglich bezweifeln; dagegen bietet eine feste, beständige Cyanverbindung immerhin gewisse Vorzüge vor Präparaten, welche nur als Lösung vorräthig gehalten werden können.

—————

La Lipanine.

Un succédané de l'huile de foie de morue.

Par le Prof. v. Mering, à Strasbourg.

(Therapeut. Monatshefte, Febr. 1888.)

Les recherches de *Buchheim* ont démontré que l'huile de foie de morue se distingue des autres huiles grasses par sa grande richesse en acides gras libres. Elle en contient en moyenne 5 °/₀. Ces acides gras libres, d'après l'opinion des principaux pharmacologistes (*Schmiedeberg, Binz, Harnack* et autres) augmenteraient la faculté de résorption de l'huile de foie de morue et par suite sa valeur

[1] *Therap. Monatshefte*, 1887, 279.

thérapeutique. L'huile de foie de morue blonde tant vantée aujourd'hui dans l'intérêt d'une certaine spéculation ne contient, d'après *Hager*, que peu ou point d'acides gras libres, tandis que l'huile de foie de morue brune ou foncée en contient de 3 à 6 %. C'est donc à l'huile de foie de morue brune qu'il faut donner la préférence si l'on veut réellement voir se manifester ses effets thérapeutiques. Malheureusement son goût très désagréable fait que très souvent elle n'est pas supportée ou que les malades refusent tout bonnement de la prendre.

C'est pour cette raison que v. Mering a cherché à la remplacer par une substance ne présentant pas cet inconvénient. La maison Kahlbaum de Berlin a réussi à préparer, sur ses indications, une huile d'olive fine contenant 6 % d'acide oléique d'un goût agréable, très facile à émulsionner et qui est bien résorbée.

Cette huile d'olive ainsi préparée est vendue dans le commerce sous le nom de *lipanine*. Elle peut être prise à de fortes doses pendant des semaines et des mois, sans provoquer des troubles digestifs et sans s'éliminer par les selles.

Aux enfants, Mering la prescrit à la dose de 1 à 4 cuill. à dessert, aux adultes (phthisiques, diabétiques, anémiques, convalescents, etc.) 2 à 6 cuill. à soupe par jour.

Depuis 6 mois, l'auteur a fait prendre la lipanine, dont le goût rappelle l'huile d'olive, à une quarantaine de malades qui tous l'ont très bien supportée. Le prof. *Kohts* l'a également administrée avec des résultats très satisfaisants à un certain nombre d'enfants de la Clinique pédiatrique de Strasbourg.

Nul doute que, placée sous le patronage de pareilles autorités médicales, la lipanine ne tarde à faire une rude concurrence à sa sœur aînée, l'huile de foie de morue et à la dépouiller peut-être de son antique réputation.   D^r W.

Pyridin, C$_5$ H$_5$ N. [1].

Ausgehend von der Annahme, dass das wirksame Agens vieler von altersher gebräuchlicher und in Dampfform wirkender Asthmamittel — namentlich des Salpeterpapiers, der Stramonium-Cigaretten, des Tabakrauches, die Pyridinbasen, welche in den Producten der trockenen Destillation stickstofhaltiger organischer Körper in erheblicher Menge vorkommen, versuchte *Germain Sée* (1885) das erste Glied der homologen Pyridinbasen, das Pyridin, isolirt gegen Asthma verschiedenen Ursprungs therapeutisch zu verwenden. Es ergaben nämlich frühere Untersuchungen von *M. Kendrick* und *Dewar* (1874) ferner Harnack und Meyer (1880), dass sämmtliche Pyridinbasen auf den Organismus qualitativ gleichartig wirken, jedoch um so intensiver, je höher ihr Siedepunkt liegt. Demgemäss war das Pyridin als erstes Glied der Reihe mit dem niedrigsten Siedepunkte für den therapeutischen Versuch am besten geeignet.

Die wichtige chemische Rolle des Pyridins, dass es gleichsam den Kern vieler giftiger Pflanzenalkaloide bildet, ist durch zahlreiche Versuche festgestellt. So erhält man z. B. durch die Oxydation des Nicotins eine Säure, die Nicotinsäure C$_5$H$_4$N.COOH, welche, wie die nebenstehende Formel andeutet, eine Pyridincarbonsäure ist ; aus derselben erhält man durch Destilliren mit Kalk Pyridin. Ferner erhält man durch Reduction des

[1] Entnommen aus dem von uns auf S. 32 d. J. schon warm empfohlenen Werke : Die neueren Arzneimittel in ihrer Anwendung und Wirkung Dargestellt von Dr *W. F. Lœbisch*, o. ö. Professor der angew. medic. Chemie an der k. k. Universität Innsbruck. Wien und Leipzig, *Urban und Schwarzenberg*. 1888.

Pyridins in alkoholischer Lösung mit Natriumamalgam, indem dasselbe sechs Atome Wasserstoff aufnimmt, einen Körper von der Zusammensetzung $C_5H_{11}N$. Dieser Körper ist das Piperidin, ein Spaltungsproduct des in verschiedenen Pfeffersorten vorkommenden Piperins. Das erste Alkaloid, welches künstlich dargestellt wurde, ist das im Schierling vorkommende Coniin, welches nach der von *Ladenburg* ausgeführten Synthese ein Propylpiperidin ist, d. h. ein Piperidin, in welchem ein H-Atom durch Propyl C_3H_7 ersetzt ist.

Das Pyridin ist überdies ein Körper von grossem theoretischem Interesse. Nach neueren Untersuchungen bildet es die Muttersubstanz vieler giftiger Alkaloide, ferner entsteht durch eine Verschmelzung des Pyridins mit dem Benzol das Chinolin, ein Spaltungsproduct des Chinins, welches in den letzten Jahren als Ausgangspunkt für die künstliche Darstellung antipyretisch wirkender Basen benützt wurde.

Das Pyridin ist das erste Glied einer homologen Reihe von Basen der allgemeinen Formel $C_nH_{2n-5}N$, der sogenannten Pyridinbasen, welche sämmtlich in den Producten der trockenen Destillation stickstoffhaltiger organischer Körper, namentlich im *Dippel*'schen Thieröl (Oleum animal. aether.), vorkommen. Das Pyridin ist auch längst im Tabakrauche nachgewiesen und wurde selbst im käuflichen Ammoniak aufgefunden. Nach seiner chemischen Constitution leitet man das Pyridin von einem Benzol her, in welchem eine der dreiwerthigen CH-Gruppen durch den dreiwerthigen N ersetzt wird.

Die chemische Constitution des Pyridins ist durch zahlreiche Synthesen desselben, betreffs welcher wir auf die Lehrbücher der Chemie verweisen müssen, festgestellt.

Benzol.   Pyridin.

Die homologe Reihe des Pyridins entsteht in gleicher Weise wie die des Sumpfgases und des Benzols. Demnach haben wir

Pyridin, C_5H_5N		Sdp. 117° C.
Picolin, C_6H_7N (Monomethylpyridin)	»	135° C.
Lutidin, C_7H_9N (Dimethylpyridin)	»	154° C.
Collidin, $C_8H_{11}N$ (Trimethylpyridin)	»	179° C.

Man gewinnt das Pyridin im Grossen aus den Destillationsproducten stickstoffhaltiger organischer Substanzen, namentlich von Knochen, es ist aber auch in denen von Steinkohlen, bituminösem Schiefer und Torf enthalten. Behufs Darstellung wird zunächst der bei der trockenen Destillation der Knochen erhaltene Theer (Knochentheer) mit verdünnter Schwefelsäure erwärmt. Dabei gehen alle im Theer vorkommenden basischen Verbindungen als schwefelsaure Salze in wässerige Lösung. Diese werden durch Absetzenlassen und Filtriren von den theerartigen Rückständen getrennt, hierauf mit einem Ueberschuss von Natronlauge versetzt, wodurch die vorhandenen Basen als ölartige Massen abgeschieden werden. Dieses Oel, welches ein Gemisch von Pyridinbasen, Anilin und dessen Homologen bildet, wird fractionirt und das Destillat, um die gleichzeitig mit übergegangenen Anilinbasen zu entfernen, mit Oxydationsmitteln, Chromsäure, Salpetersäure behandelt, welche die Anilinbasen zerstören, hingegen die Pyridinbasen nicht angreifen. Aus dem resultirenden sauren Reactionsgemisch werden nun die Pyridinbasen mit Natronlauge abgeschieden, gesammelt und hierauf durch sorgfältig fractionirte Destillation von einander getrennt. Man erhält der Hauptmenge nach Pyridin und daneben die obengenannten Homologen desselben.

Das Pyridin stellt eine farblose Flüssigkeit von eigenthümlich penetrantem brenzlichen Geruch und scharfem Geschmack dar, vom spec. Gew. bei $0^\circ = 0{\cdot}9858$, mit dem Siedepunkt 117°C. Es ist mit Wasser, Weingeist, Aether, Benzin, fetten Oelen in jedem Verhältniss leicht mischbar, und die wässerige Lösung reagirt stark alkalisch, jedoch wegen der Flüchtigkeit der Base, nur vorübergehend. Es ist eine kräftige einsäurige, flüchtige Base, deren Lösung in den Lösungen der meisten Metallsalze Fällungen erzeugt und welche sich mit Säuren zu gut krystallisirenden Salzen verbindet. Die salzsaure Lösung des Pyridins gibt mit Jodlösung einen braunen, mit Bromwasser einen orangegelben, mit Platinchlorid einen gelben krystallinischen Niederschlag.

Man prüft das Pyridin auf seine Reinheit durch Bestimmung des Siedepunktes und specifischen Gewichtes. Das reine Pyridin ist sehr hygroskopisch ; durch die Aufnahme von Wasser wird das specifische Gewicht etwas erhöht und der Siedepunkt erniedrigt. Das Pyridin darf sich am Lichte nicht verändern ; es soll frei von Ammoniak sein (die 10 %ige Lösung werde durch Phenolphtalein nicht geröthet) ; auch sei es frei von leicht oxydirbaren organischen Verbindungen (5 Cubikcentimeter derselben mit 2 Tropfen der volumetrischen Kaliumpermanganatlösung versetzt, müssen die rothe Färbung mindestens eine Stunde bewahren).

Ueber die physiologische Wirkung des Pyridins lehrten die Versuche von *See* und *Bochefontaine*, dass bei Fröschen und Kaninchen der Einverleibung des Pyridins eine deutliche Herabsetzung der Reflexthätigkeit des Rückenmarks und des respiratorischen Centrums folgt. Beim Hunde wurde nach mehrmaliger Injection von je 1 Gramm Pyridinnitrat allmäliges Sinken der arteriellen Spannung beobachtet. Wurden nun die Enden des Nervus vagosympathicus centripetal gereizt, so blieb der Blutdruck unverändert, was damit erklärt wird, dass die graue Substanz des Nervus vagus mit Pyridin imprägnirt, ihr Reflexvermögen eingebüsst hat.

Nach Einathmung des Mittels in medicamentösen Dosen. beim Menschen wird wohl Neigung zum Schlaf bewirkt, der jedoch niemals abnorm tief, auch nicht mit Verlust des Bewusstseins und der Empfindung verbunden ist. Es kann daher das Pyridin nicht als Anästheticum im Sinne des Chloroforms oder des Aethers aufgefasst werden. Das Mittel bewirkt weder paralytische, noch convulsivische Erscheinungen. Hingegen ist eine Relaxation der Muskeln und eine Abnahme ihrer Reflexthätigkeit wahrnehmbar, wie sie im gleichen Grade weder beim Nicotin, noch beim Atropin beobachtet wird.

His brachte Hunden Pyridin als essigsaures Salz in wässeriger 5 %iger Lösung mittelst Schlundsonde in den Magen. Sie vertrugen Wochen hindurch 1 Gramm täglich. Im Harne war die freie Base nicht mehr aufzufinden, hingegen eine neue Base, die als Methyl-Pyridilammoniumoxyd aufzufassen ist. Die Synthese mit Methyl ist sehr auffallend, da bisher Aehnliches bei der Ausscheidung aromatischer Substanzen im Harne noch nicht beobachtet wurde.

Als Anwendungsform des Pyridins ist die subcutane Injection wegen der leichten Zersetzlichkeit der Pyridinsalze unzweckmässig ; auch die Inhalation des reinen Pyridins ist zu widerrathen, weil dabei nervöse Störungen auftreten. Als beste Form zur Einverleibung des Pyridins empfiehlt sich 4—5 Gramm davon auf einen Teller zu giessen und in einem geschlossenen, etwa 25 Cubikmeter Luft enthaltenden Raum vom Patienten einathmen zu lassen. Die Atmosphäre ist sehr bald mit dem flüchtigen Pyridin geschwängert, dieses tritt in die Blutbahn über und kann sofort im Urin nachgewiesen werden. Die Einathmungen sollen 20—30 Minuten andauern und dreimal des Tages wiederholt werden.

See versuchte das Mittel in Fällen von nervösem Asthma, von catarrhalischem Asthma mit Emphysem, bei schwerer putrider Bronchitis mit Dilatation der Bronchien, in einem Falle von permanentem, seit der Kindheit datirendem Asthma, in mehreren Fällen von Asthma cardiale, sämmtlich mit Oedem und Albuminerie einhergehend. Bei diesen war in einigen Fällen Hypertrophie des rechten Herzens, bei anderen Insufficienz der Aortenklappen vorhanden. Je nach dem Krankheitszustande war die Wirkung des Mittels eine mehr oder weniger rasche und anhaltende. Von allen Kranken wurde sofort eine deutliche Abnahme der Oppressionserscheinungen empfunden. Die Athmung wurde freier, der Lufthunger nahm ab, der Herzschlag wurde ruhiger und regelmässiger, der Puls kräftiger. Am Ende der Sitzung oder eine halbe Stunde später stellt sich bei vielen Patienten eine unwiderstehliche Neigung zum Schlaf ein. In allen Fällen wurde die Athemnoth rasch verringert. Bei nervösem Asthma verschwanden die Anfälle nach 8—14tägiger Behandlung vollkommen. In den Fällen von putrider Bronchitis nahmen nach zwei, drei Sitzungen die lauten Rasselgeräusche ab, die Expectoration ging leichter vor sich, der flüssige Auswurf verlor seinen eitrigen Character. Auf das Allgemeinbefinden äusserten die Einathmungen von Pyridin keinen nachtheiligen Einfluss. Nur in einem Falle musste die Behandlung wegen Schwindel und Brechneigung ausgesetzt werden.

Lublinski, welcher die Angaben von *See* an einem grossen Krankenmateriale nachprüfte, bestätigt dieselben im Wesentlichen. Bei fast allen Kranken wurde nach Beginn der Inhalationen die Abnahme des Oppressionsgefühles angegeben. Objectiv wurde bei Emphysematikern eine Abnahme der Zahl der Athenzüge constatirt, auch der Puls zeigte nicht selten eine mässige Verringerung seiner Schläge, ohne dass sich jedoch die Qualität desselben wesentlich veränderte. *Lublinski* berichtet ebenfalls von der grossen Neigung zum Schlaf, welche sich am Ende besonders länger dauernder Sitzungen einstellt.

In einigen seiner Fälle dauerte die Erschlaffung der Muskulatur längere Zeit an. Auch traten einige Symptome auf, welche nicht ganz ungefährlich scheinen und darauf hinweisen, dass auch bei Anwendung dieses Mittels, insbesondere bei gewissen Krankheitszuständen, die Vorsicht nicht ausser Acht zu lassen ist. In einem Falle trat heftiges Gliederzittern und Uebelkeit auf, in einem anderen kam es zu starkem Erbrechen, Schwindel und Kopfschmerz, ein Kranker fühlte sich wie gelähmt, konnte kaum von der Stelle und musste wiederholt erbrechen, um ein lästiges Gefühl im Magen und in der Brust los zu werden. In dieser Weise reagirten auf die Einathmung des Pyridins besonders schwächliche Individuen, welche wegen Jahre lang andauernden Emphysems an Herzschwäche mit Stauungserscheinungen litten. Kranke mit Herzklappenfehlern und cardialem Asthma bei sehr kleinem und unregelmässigem Puls sollen das Pyridin nur mit Vorsicht gebrauchen. Das unendliche Gefühl der Müdigkeit nach der Einathmung stellte sich besonders bei jüngeren Individuen mit nervösem Asthma ein.

Kelemen, ferner *Kovacs* bestätigen gleichfalls die antidyspnoetische Wirkung des Pyridins, zumal dass es beim Asthma nervosum wirksamer, ist wie beim Asthma der Herzkranken.

In *Kelemen's* Fällen wurden dyspnoetische Anfälle bei Emphysem unterbrochen, die Wirkung dauerte 8—9 Stunden lang an. Bei durch Schwellung der Nasenschleimhaut bedingter asthmatischer Aura kamen die Anfälle gar nicht zu Stande. *Kovacs* liess 5-20 Tropfen in 40 Gr. Wasser gelöst mittelst des Inhalationsapparates aufnehmen.

Die vorsichtige Anwendung des Pyridins hatte auch in den Fällen von *Kovacs* nur geringe üble Zufälle zur Folge. Nur in einem Falle stellten sich andauernder Schwindel, Erbrechen und Durchfall ein.

Das Pyridin würde wegen seiner relativ geringen und ziemlich indifferenten Einwirkung auf den Gesammtorganismus, den stärker eingreifenden antiasthmatischen Mitteln — Nitroglycerin, Amylnitrit — in jenen Fällen, wo man damit ausreicht, vorzuziehen sein ; ein Hinderniss für die grössere Verbreitung des Mittels, namentlich in der Privatpraxis, bildet der für Viele höchst widerwärtige Geruch desselben, der wegen der Flüchtigkeit des Pyridins auch die Räume des Hauses durchdringt. Ueberdies treten bei schwächlichen Individuen oder nach dem Gebrauch grösserer Dosen auch bei kräftigen Leuten Erscheinungen auf, welche ähnlich denen nach übermässigem Rauchen sind : Herzklopfen, Nausea und selbst Besinnungslosigkeit.

Literatur : Der Fortschritt 1885, S. 406 ; id. 1886, S. 86 und 88 ; id. 1887, S. 6.

THERAPIE UND MEDICINISCHE NOTIZEN

*Rédacteur : D*r* Med WYSS.*

Wirkung des Erythrophlæins auf die Nasenschleimhaut, von

Dr *A. Wyss* in Genf. In der Sitzung der Berlin. mediz. Gesellschaft vom 15. Febr. 1888 hat *Kareswski* seine Erfahrungen über Erythrophläinanästhesie dahin resumirt, dass letztere für operative Eingriffe wegen der langen Dauer der Zeit, bis zu der sie eintritt, der Unsicherheit ob sie überhaupt ohne Blutleere in allen Fällen erzielt werden kann, und vor allem der intensiven Nebenerscheinungen wegen eine sehr beschränkte ist, dass aber das Erythrophläin wert ist, des Weitern an einem grossen Krankenmaterial in seiner Wirksamkeit zur Beseitigung neuralgischer Beschwerden geprüft zu werden.

Mit einem durch Vermittlung von Herrn Apotheker *Wolber* in hier von *Merck* bezogenen Präparate haben wir eine Reihe Versuche angestellt, um die Wirkung des Erythrophläins auf die Nasenschleimhaut zu studiren. Obschon diese Versuche noch nicht abgeschlossen sind, glauben wir doch einige Leser durch Veröffentlichung einiger kurzer Beobachtungen interessiren zu dürfen. Bei allen Kranken wurde eine $^1/_2$ $^0/_0$ige wässerige Lösung auf die untern Muscheln eingepinselt.

1° *K. Clément*, 21 Jahre alt ; akuter Schnupfen. Die beiden untern Muscheln sind lebhaft geröthet, sehr geschwellt, so dass sie die beiden Nasenhöhlen vollständig verstopfen. Die Berührung derselben mit dem Knopfe einer Silbersonde ist sehr empfindlich. Auf die linke Muschel wird eine 5 $^0/_0$ige Cocainlösung aufgepinselt. In kaum zwei Minuten ist vollständige Anästhesie erzielt und die Muschel zusammengeschrumpft.

Die rechte Muschel wird mit der E. Lösung eingepinselt. Nach einigen Minuten ist dieselbe ebenfalls anästhetisch und zusammengeschrumpft. Am folgenden Morgen, ungefähr 15 Stunden später, ist diese Muschel noch im gleichen Zustande, während die Cocaïnmuschel von neuem ziemlich empfindlich und geschwellt ist.

2° *D. Henri*, 15 jährig; Hypertrophie der rechten Nasenmuscheln, welche seit ungefähr 6 Monaten den rechten Nasengang verstopfen.

Die E. Lösung wird in die rechte Nasenhöhle eingepinselt, eine 5 °/₀ige Cocainlösung in die linke.

In einigen Minuten ist die Anästhesie auf der rechten Seite wenigstens ebenso ausgesprochen als auf der linken. Zwei Tage nachher wird bei demselben Kranken eine E. Lösung in die beiden Nasenhöhlen eingepinselt. Nach ungefähr einer Minute erfolgt ziemlich heftiger Niesskrampf sowie eine abundante Sekretion flüssigen Nasenschleimes. Nach zwölf Minuten hört das Niessen auf. Eine darauffolgende Bepinselung mit Chromsäure ist links leicht und vorübergehend empfunden, gar nicht rechts.

Frottirung mit der Silbersoude vor der Bepinselung mit E. rief kein Niessen hervor.

3° *R. Anton*, 27 jährig; Schwellung der Nasenmuscheln. Links Pinselung mit der E. Lösung. Zwei Minuten nachher starker Niesskrampf der ungefähr 10 Minuten anhält, und zu gleicher Zeit Nasenfluss auf der gleichen Seite. Nach 10 Minuten wird Reibung der Muschel auf dieser Seite mit der Silbersoude nicht mehr verspürt, während vorher diese Manipulation sehr empfindlich gewesen war. Die mit E. behandelte Muschel ist etwas mehr geröthet als auf der rechten Seite und Bepinselung derselben mit Chromsäure wird wenigstens ebenso schmerzlich empfunden als auf der nicht anästhesirten Seite.

4° *D. Edmond*, 13 Jahre alt. Leichte Schwellung der untern Nasenmuscheln.

Mittelmässige Empfindlichkeit. Bepinselung beider Seiten mit E. Lösung. Nach ungefähr 10 Minuten und nach ziemlich häufigem mit Nasenfluss verbundenem Niessen wird die Reibung mit der Silbersonde nicht mehr verspürt. Die Muscheln sind noch geröthet aber zusammengeschrumpft, so dass der Kranke mit grosser Leichtigkeit durch die Nase athmet, was vorher gar nicht der Fall war. Eine nachfolgende Application von Chromsäure verursacht noch empfindlichen aber rasch vorübergehenden Schmerz. Aufsetzen des galvanocaustischen Brenners verursacht ziemlich heftigen Schmerz.

Diese aus einer Zahl von 30 Fällen herausgenommenen Beispiele zeigen deutlich die Hauptwirkungen des Erythrophläins auf die Nasenschleimhaut :

1° *Niesskrampf* und *Nasenfluss* in den ersten 10 bis 15 Minuten nach der Einpinselung, ungefähr zwei Minuten nach derselben beginnend.

2° *Schrumpfung* der Nasenschleimhaut ohne Erblassen wie beim Cocain.

3° *Herabsetzen* gefolgt von vollständigem *Verschwinden* der *Tastempfindlichkeit*, ungefähr 8 bis 15 Minuten nach der Applikation, mit einer Dauer von 15 bis 24 Stunden.

4° Zu gleicher Zeit *Herabsetzung*, aber nicht *vollständiges Verschwinden* der *Schmerzempfindlichkeit*.

5° Allgemeine oder üble Nebenwirkungen mit Ausnahme eines *vorübergehenden Brennens* wurden bei dieser Anwendungsweise nicht beobachtet.

• • •

Contribution à l'histoire du traitement de la pleurésie purulente, par le Dr *Wyss*, de Genève. (Suite.) En 1834, le Dr Allan, de Middlebourg, Vermont, Amérique, a publié une note sur quelques cas d'empyèmes avec observations pratiques. Sur dix cas, trois sont morts non opérés. Dans cinq, le pus s'écoulait au dehors et l'air pénétra dans la cavité pleurale. Aucun de ces cinq cas ne s'est terminé par la mort. Dans quatre autres cas des injections irritantes ont produit de bons effets. Si l'opération avait pu être faite dans les trois cas malheureux, le succès en aurait été assuré. Les conclusions de l'auteur, très avancées pour son époque, sont les suivantes :

1° La mortalité de l'empyème reconnaît pour cause le traitement incomplet et négligé plutôt que la gravité du mal.

2° L'empyème doit être traité de la même manière que n'importe quel abcès profond.

3° Il est faux de croire que l'introduction de l'air dans la cavité pleurale soit dangereuse dans les cas d'empyème.

4° La percussion et l'auscultation sont de la plus grande importance dans le diagnostic de l'empyème.

5° Une collection de pus ou de liquide séro-purulent exige toujours la paracentèse, ainsi qu'Hippocrate l'avait déjà indiqué. Si le pus est de bonne nature, il n'y a pas autre chose à faire.

6° Si le liquide est aqueux et abondant, il faut faire des injections avec de l'eau de chaux ou avec une solution faible de sulfate de zinc. Après la guérison de tout empyème les côtes s'enfoncent par suite de leur rapprochement dû à la production du tissu granuleux. Il ne faut fermer la plaie extérieure qu'après avoir obtenu l'accolement des feuillets pleuraux (règle de van Swieten).

7° Le traitement général sera différent suivant les malades. Des toniques et aromatiques sont indiqués, de même que les altérants et des narcotiques.

En France ce fut *Trousseau* qui, vers 1850, vulgarisa la thoracocenthèse ; en Allemagne elle fut propagée par *Heister* et *Morand*. Plusieurs méthodes ou procédés se disputèrent successivement le terrain, tels que ceux de *Reibard*, de *Skoda*, de *Schuh*, de *Stransky*, de *Sédillot*, de *Vidal* et d'autres. On proposait de faire l'opération en un ou plusieurs temps ou bien d'inciser jusqu'à la plèvre et de laisser le pus perforer cette dernière membrane.

Pour éviter l'entrée de l'air dans la plèvre, *Billroth* proposa d'opérer sous l'eau en mettant le malade dans un bain chaud [1].

En 1856, *Chassaignac* appliqua pour la première fois au traitement de la pleurésie purulente sa méthode du drainage qui avait sur tous les autres procédés connus jusqu'alors le grand avantage de réaliser un écoulement continu du pus. Sa méthode se vulgarisa rapidement en Angleterre, mais ne trouva guère le même accueil en France. « L'opération de l'empyème par instrument tranchant », dit Chassaignac [2], est l'une des plus désastreuse de la Chirurgie. Le drainage remplace ave une grande supériorité une foule de pratiques plus ou moins étranges : perforation de côtes, canules d'argent, sondes rigides, etc. Il faut accepter franchement l'introduction de l'air qu'il est si difficile, pour ainsi dire impossible d'éviter et se préoccuper exclusivement d'empêcher la stagnation du pus et sa décomposition ; le drainage offre sans contredit le moyen le plus sûr d'arriver à ce but ».

Et, en effet, les résultats obtenus antérieurement avaient failli amener l'abandon complet de l'opération de l'empyème. *Roux* ne vit survivre, pendant plusieurs années qu'un seul de ses opérés, *Faure* un sur sept ; *A. Cooper* trouva l'opération toujours mortelle. *Dupuytren* ne vit que quatre guérisons sur cinquante opérés, de sorte qu' « il ne faut pas lui en vouloir », dit *Wagner*, lorsque malade lui-même

[1] Neudörfer, *Handbuch der Kriegschirurgie und der Operationslehre*, 1871.

[2] *Des épanchements purulents de la poitrine traités par le drainage chirurgical*, par Chassaignac, Paris, 1872.

d'un empyème, il refusa l'opération en disant qu'il préférait mourir de la main de Dieu plutôt que de la main des hommes ».

Le premier qui eut une série de résultats heureux fut le célèbre *Dieffenbach* qui vit guérir les °/, sur 36 opérés.

Vers 1870, *Dieulafoy* et *Potain* appliquèrent aux pleurésies purulentes, leur méthode de l'aspiration par le vide préalable. Et cette méthode, grâce à la simplicité du manuel opératoire fut rapidement acceptée par les médecins français. *Behier* fut, à cette époque, presque seul à défendre les larges incisions intercostales. Ces dernières ne furent reprises que lors de l'apparition de la méthode antiseptique.

Roser a des mérites considérables pour le traitement de l'empyème, en insistant énergiquement sur la nécessité d'un écoulement libre et continu par des moyens mécaniques : Position des malades, résection costale, injection d'air, etc.

On a souvent employé des injections de liquides de différente nature soit pour éliminer le pus stagnant, soit pour exercer une irritation sur la plèvre, surtout depuis que les liquides désinfectants furent plus connus. *Trousseau* et *Quincke* employaient des solutions iodo-iodurées, *Lyell*, *Lichtheim* et *Huguenin* du permanganate de potasse, *Kussmaul* de l'hyposulfite de soude, *Langenbeck* de la teinture d'iode diluée. L'acide phénique fut employé par *Kœnig*, *Hueter*, *Wagner*, *Göschel*, *Workmann*, et *Swift*, l'acide salicylique par *Scheede* et *Wagner*, le thymol par *Scherde*, *Kuster* et *Bidder*, le chlorure de zinc par *Wagner* et *Kœnig*, l'acide borique par *Starke*. *Wagner* recommande aussi l'emploi de l'acétate d'aluminium. *(A suivre.)*

Behandlung der harnsauren Diathese (Gicht). von Burney Yeo (British Medic. J. ... Jan. 1888).

Als Basis des ... ... Han-

delns muss nach dem Autor angenommen werden, dass die harnsaure Diathese (goutte) mit unvollständigen Stoffwechselprozessen und unvollständiger Ausscheidung der regressiven Stoffwechselprodukte, speciell der Eiweisssubstanzen, einhergeht. Bei der Behandlung ist die Frage nach der Diät und Lebensweise wichtiger als diejenige der anzuwendenden Medikamente. Dabei muss jeder Kranke, namentlich auf seine Verdauungsbesonderheiten, individuell untersucht werden. Die Diät soll so zusammengesetzt sein, dass schnelle Verdauung, keine übermässige Acidität oder Gährung im Verdauungstractus stattfindet. Weibliche Kranke wenigstens sollten alkoholische Getränke vollständig vermeiden. Aus Malz bereitete Getränke und schlechte Weine sind bei dieser Diathese sehr nachtheilig. Die allgemein angenommene Behauptung, dass gewöhnlicher Rothwein unschädlich sei, ist ein schwerer Irrthum ; diese gewöhnlichen Weine sind schädlicher als guter Champagner oder Burgunder. Kein Mittel ist werthvoller und wichtiger als der regelmässige Genuss einer beträchtlichen Menge reinen und am besten warmen Wassers.

Was therapeutische Mittel anbelangt, betrachtet Dr *Yeo* das *Colchicum*, wenn mit Verständniss dargereicht, als eines der wirksamsten für die meisten morbiden Manifestationen dieser Krankheit. *Salicylsaure Salze*, *Natrium* und *Lithium benzoicum*, letztere von *Garrod* empfohlen, sind jedenfalls von geringerer, wenn nicht zweifelhafter Wirksamkeit. In gleicher Weise hat *Garrod Guaiacum* für chronische Gliedersucht mit grossem Nutzen gegeben, aber seine Empfehlung hat bisher wenig Anklang gefunden. Der Werth des *Kalium jodatum* ist noch zu unvollständig erwiesen. Bei chronischen arthritischen Affektionen hat es gute Erfolge zu verzeichnen, aber noch viel wichtiger ist seine Anwendung in den viel schwieriger zu erkennenden degenerativen Vorgängen, die von dieser Diathese abhängen. In ziemlich grossen Dosen lange Zeit hindurch gebraucht verlangsamt dieses Medikament in bemerkenswerther Weise die im Circulationsgebiete vor sich gehenden und von der arthritischen Diathese abhängigen degenerativen Stoffwechselvorgänge. Der Gebrauch der verschiedenen *Alkalien* ist allgemein anerkannt, D' *Yeo* vermag aber in den *Lithiumverbindungen* keinen Vortheil gegenüber denen des *Kalium* und *Natrium* zu erblicken und betrachtet er die diuretische Wirkung des *Kalium bicarbon.*, namentlich in warmem Wasser verabreicht, als weit nützlicher als den Effekt irgend eines andern Medikamentes. In enger Beziehung zu dem Gebrauch der Alkalien steht die Anwendung der verschiedenen *Mineralwässer. Purgativa* sind nur in soweit nützlich, als sie die Wegräumung

der exermentitiellen Substanzen befördern. Ein Fehler ist es, auch noch das Blutserum durch *Drastica* aus dem Körper herauszusaugen, wenn einmal die Gedärme ihres Inhaltes vollständig entleert worden sind. Folgendes ist die zuverlässigste Handlungsweise : Abends wird eine Pille eingenommen, enthaltend 0. Gr. 025 extract. colchic. und 0. Gr. 10 extract. aq. aloët., und am folgenden Morgen ein Theelöffel voll Carlsbader Salz in einem grossen Glas warmen Wasser. *Dinretica* und *Diaphoretica* sind als sekretionsbefördernde Mittel nützlich und in manchen Fällen ist ein sehr warmes *Kleienbad* von sehr günstiger Wirkung. *Opium* sollte möglichst vermieden werden, weil es im Allgemeinen auf die Ausscheidung der Sekretionsprodukte einen hemmenden Einfluss ausübt. (Nach dem Referate des D' *Neale* in *The London Medical Recorder*, Feb. 20, 1888, übersetzt.)

MISCELLEN

Die sog. Liqueur-Weine
Von Alfred Zweifel in Lenzburg.

(*Schluss.*)

Rioja Clarete
(Spanischer Médoc)

Bei Gelegenheit einer meiner Reisen nach Andalusien passirte ich die schönen Baskischen Provinzen, wo ich bei der Station Miranda den hier noch kleinen und bescheiden dahinfliessenden Ebro überschritt, der sich mir an der Ostküste bei seiner Mündung als ein gewaltiger Strom in der herrlichsten südlichen Landschaft gezeigt hatte. Ich erinnerte mich dabei eines vorzüglichen, würzigen Weines, den ich dort am entfernten Ende des schönen Ebro getrunken hatte, und hier machte sich neuerdings die Fruchtbarkeit seiner Ufer geltend, indem mir ganze mit Wein beladene Eisenbahnzüge begegneten, die, wie ich erfuhr, nach Bordeaux unterwegs waren. Da mich das Studium

der Weine nach Spanien geführt hatte, so sagte ich mir, wenn die oberen Ebro-Weine speziell für den Bordeaux-Markt gesucht werden, so müssen sie in einem besonders verwandtschaftlichen Verhältniss zu denjenigen des Médoc stehen, und diese Ansicht wurde mir nicht nur auf Erkundigungen hin bestätigt, sondern ich überzeugte mich durch Probiren der Weine selbst von deren frappanter Aehnlichkeit mit gutem Bordeaux. Ich beschloss daher bei meiner nächsten Reise nach Spanien dem vielbesungenen Ebro in seinem oberen Flussgebiete, wo er in selbstbewusstem Stolze ohne grosses Aufsehen zu machen, einen köstlichen Weindistrikt, einen eigentlichen « Médoc Spanien's » beherbergt, einen besonderen Besuch abzustatten, um diese Verhältnisse genauer kennen zu lernen. Eine direkte Einladung, welche ich aus der Gegend selbst zu diesem Zwecke erhielt, sowie die gleichzeitige Zusendung eines Berichtes über die Rioja-Weine vom Chef-

Redaktor der Londoner *Wine Trade Review* gaben meinem Vorhaben eine feste Gestalt, und führten zu dessen Ausführung.

Der genaue Name der betreffenden Landschaft heisst Rioja, was eine Zusammenziehung ist von Rio Oja, eines Zuflusses des Ebro, und womit nun der ganze District, dessen Mittelpunkt die alte Stadt Haro ist, belegt wird. Die Rioja-Weine hatten schon vor der Epoche, in welcher sie vom Auslande gesucht wurden, in Spanien einen Ruf für ihre Güte, und dem genannten englischen Blatt zufolge bahnten die Verwüstungen der Phylloxera im Bordelais hauptsächlich ihnen den Weg über die Landesgrenze, wobei sie, freilich unter Abstreifung des eigenen heimatlichen Namens, mit fremden Bezeichnungen den Weg in die Welt einzuschlagen hatten.

Es ist unbestrittene Thatsache, dass die klassirten edlen Gewächse des Médoc an den richtigen Quellen jetzt noch so gut wie früher in ihrer vollen Reinheit erhältlich sind (ein entsprechender Preis muss selbstverständlich bezahlt werden), doch machen nicht diese Sorten die Hauptmasse des Bordeaux-Handels aus, sondern die mittleren und ordinären Qualitäten, welche dem grossen Publikum vermöge ihres niedrigen Preises zugänglich sind. Wie nun in Folge der Phylloxera die eigene Production des Bordelais nicht mehr ausreichend war, so sah man sich nach einem passenden Ersatzwein um, der möglichst die nämlichen Eigenschaften der Bordeaux-Weine habe, und fand seine Anforderungen am besten verwirklicht in den rothen Gewächsen der Rioja.

Jung sind die Rioja-Weine etwas rauh und streng, entwickeln aber mit dem Lager feine Körperfülle und Aroma. Der Boden, steinig und kalkig, ist für die Weinkultur von grosser Güte und zur Erzeugung eines edlen Weines sehr geeignet; freilich kommen auch bisweilen Frühjahrsfröste vor, welche dem Jahresergebniss bedeutenden Eintrag thun, doch sind die Fehljahre in Folge von anhaltendem Regen und Nässe, wie im Médoc, hier unbekannt.

Ausser meinen durch eigene Anschauung erhaltenen Eindrücken und Erfahrungen kann ich mich in der allgemeinen Berichterstattung den Angaben der englischen *Wine Trade Review* anlehnen, da dieselben mit den persönlich erhaltenen Daten übereinstimmen. Danach wird ein Mitteljahresertrag der Rioja auf circa 1.200,000 Hektoliter angegeben, wovon weitaus die Hauptmasse rothes Gewächs ist. Weisse Weine werden in der Gegend wenig produzirt, auch kommen dieselben in der Qualität den rothen bei Weitem nicht nach, obschon sie in anderer Beziehung Eigenschaften besitzen, durch welche sie die Aufmerksamkeit französischer Schaumweinfabrikanten auf sich gezogen haben. Die Erfahrung zeigt allgemein, dass ein und dasselbe Terrain sich stets nur zur Erzeugung eines Genres Wein, roth oder weiss, vornehmlich eignet, was wir sowohl in Bordelais finden (wo alle ersten Gewächse der besten weissen Bordeaux auf einem kleinen Fleck beisammen vorkommen), als auch am Rhein, etc., und Schreiber dies hat den nämlichen Fall auch in Frankreichs neuestem Weingebiet, in Algerien gefunden, dessen Weinen aber im Allgemeinen bei hohem Alkoholgehalt und grosser Heftigkeit nach meiner Ansicht entsprechender Leib und Salz fehlt.

Die rothen Gewächse der Rioja sind zum Theil die nämlichen, wie im Médoc, doch werden dieselben mehr in der Art und Weise angebaut, wie dies in der Charente üblich ist, da es den hiesigen Bodenverhältnissen besser entsprechen soll. Glücklicherweise hat die verderbliche Phylloxera in diesen Gebieten ihren Einzug noch nicht gehalten, und kann somit die weinbauende Bevölkerung noch mit ungebrochener Kraft der weiteren Einführung ihrer Produkte in den Welthandel obliegen.

Wie nun nach und nach die französischen Käufer von Bordeaux mit stets wachsender Rührigkeit sich um die Erlangung dieser Rioja-Weine bemühten, welch' letztere dann unter andern Bezeichnungen und wohl nicht ohne wesentliche Preisveränderungen die Gironde verliessen, so vereinigten sich vor einer Anzahl Jahre einige der grössten Weinbergbesitzer des Landes, um im Verein mit mehreren französischen Kapitalisten diesen Weinen unter eigenem Namen auf dem Weltmarkt Eingang und die ihnen gebührende Geltung zu verschaffen.

Dass dieser Plan nicht auf unrichtigen Voraussetzungen beruhte, geht wohl am besten daraus hervor, dass die Rioja-Weine überall, wo sie hinkamen, sich schnell grösster Beliebtheit erfreuten, und besonders rasch brachen sie sich, schon der leichten Zugänglichkeit halber, in England Bahn, wo der Rioja-Bordeaux, oder wie er sich jetzt schon selbstbewusst nennt, der Rioja-Clarete, bereits eine beliebte Marke geworden ist. Bei uns ist der Name freilich noch ziemlich neu, allein die Kenner und Liebhaber eines feinen, mit den charakteristischen Eigenschaften eines Bordeaux begabten Weines spenden diesem naturwüchsigen Tropfen « Rioja Clarete » ihr ungetheiltes Lob.

Die Magazine der genannten Gesellschaft befinden sich mitten in der Produktionsgegend, und sind genau in derselben Weise eingerichtet, wie die Kellereien von Bordeaux. Damit die Weine nicht durch irrationelle Behandlung, wie bei vielen spanischen Bauern üblich, verdorben werden, liess sich die Gesellschaft ihre Arbeiter und Küfer aus dem Médoc kommen, presst und keltert die Weine selbst und behandelt und pflegt sie nach den neuesten rationellen Grundsätzen. Wie im Médoc werden die Weine in den ca. 225 Liter haltenden Bordelaises in den Magazinen aufbewahrt und gealtert, im ersten Jahr viermal abgezogen, allwöchentlich jedes Fass spundvoll aufgefüllt und in jeder Beziehung auf's Sorgfältigste gepflegt. Wenn man die langen Reihen aufgeschichteter Fässer mit den verschiedenen Jahrgängen durchgeht und kostet, so kann man nicht anders, als dem erreichten Erfolg seinen Beifall zollen und muss sich eingestehen, dass ein Wein mit so vorzüglichen Eigenschaften, als Reinheit des Geschmacks, prachtvoller Farbe und reichem Bouquet zu gut wäre, um nur unter fremder Flagge in die Welt hinaus zu kommen und dazu zu dienen, andern Weinen ihren Namen begründen und behalten zu helfen. Der hier gebotene Rioja Clarete ist nicht gegypst, er stammt ferner nur aus dem ersten leichten Abdruck, während der durch die Presse erhaltene Saft, welcher von den Trebern eine gewisse Herbe erhält, nicht

hinzu genommen, sondern für eigenen Gebrauch verwendet wird. Der Wein hat einen natürlichen Alkoholgehalt von $11-11\,^1/_2\,^0/_0$ und bis $21\,^0/_{00}$ Extractiv-Stoffe, seine Haltbarkeit ist bei normaler Behandlung eine unbedingte und entwickelt er sich besonders in der Flasche zu ungemeiner Feinheit. Er wird überhaupt nicht versendet, bis er flaschenreif ist und kann somit 2—3 Wochen nach Ankunft gleich auf Flaschen gezogen werden. Der Weg, den der Rioja-Bordeaux, oder, wie er nun heisst, der Rioja-Clarete, in der Welt bereits gemacht, sichert ihm eine bleibende Zukunft, denn wer den Wein prüft und sich nicht daran stösst, dass die Flasche nicht das Bild irgend eines Schlösschens an der Gironde trägt, wird ihm seinen Beifall nicht versagen können.

Hier zu Lande sowohl wie anderwärts steht der Rioja Clarete als feiner, tanninhaltiger Rothwein hauptsächlich bei den Aerzten in hoher Gnade und sagen z. B. die *Blätter für Gesundheitspflege* (Nr. 23, vom 14. November 1884) : « Wir haben schon früher in unsern Blättern der rothgoldenen Malaga's, die Herr Zweifel in Lenzburg hauptsächlich in reiner Form eingeführt zu haben das Verdienst hat, gedacht, und glauben bestätigen zu können, dass durch diese That der *Malaga* als Krankenwein wieder zu Ehren gekommen ist. Gewiss wird Niemand, der diese Sorte kennt, mehr auf die früher ausschliesslich zu habende, schwarzbraune, brenzlich und bitter schmeckende Sorte zurückgreifen. » « In neuester Zeit hat Herr Zweifel es sich angelegen sein lassen, einen andern Wein, nämlich den « Rioja », bei uns einzuführen, einen Wein, der dem so viel gebrauchten und für gewisse Kranke bis jetzt kaum durch andern Wein ersetzbaren « Bordeaux » sehr ähnlich ist, und der verdient, 'als milder, säurefreier Wein dem immer theurer werdenden Bordeaux vorgezogen zu werden. » Auch aus ferneren Fachkreisen wird seine Güte sehr gelobt, indem er dem Veltliner als gleichstehend, oder sogar überlegen erklärt und besonders seines verhältnissmässig billigen Preises wegen sehr empfohlen wird.

CHRONIK

Schweiz. — Basel. Hier verschied erst 46 Jahre alt der Redaktor des Korrespondenzblattes für Schweizer Aerzte, Dr Med. Arnold Baader. Es wird dem Manne eine ungemein aufopfernde und allseitige Thätigkeit sowie ein edler, menschenfreundlicher Charakter nachgerühmt. Friede seiner Asche!

Belgien. — Brüssel. Hier rüstet man sich sehr eifrig auf die dieses Jahr noch stattfindende internationale Ausstellung, oder Wettstreit für Wissenschaft und Gewerbe. Die pharmaceutische Abtheilung, an deren Spitze die Apotheker Lud. Créteur, E. Ramlot, und Victor Reding stehen, wird mit der grössten Sorgfalt und Umsicht ausgeführt. Da der Anmeldungstermin bald abläuft, so mögen diese Zeilen als letzter Aufruf zur Betheiligung gelten.

France. — Nancy est le siège d'une Ecole supérieure de Pharmacie et par cela non seulement capitale, mais aussi centre pharmaceutique du département. Il nous vient la bonne nouvelle qu'un nouveau Journal pharmaceutique paraîtra avec la collaboration des professeurs de l'Ecole de Pharmacie et de Médecine et sous les auspices de la Société de Pharmacie de Lorraine. Nous avons le premier numéro sous les yeux, il fait une très bonne impression, tant par ses travaux originaux que par le récit sur l'activité de l'Ecole de pharmacie et la chronique. Ce journal sera donc la véritable image de la vie scientifique et professionnelle de nos voisins, nous lui souhaitons la bienvenue et félicitons sincèrement les collègues qui en ont pris l'initiative.

Italien. — Bologna. Die hiesige Universität ist die älteste in Europa und wird am nächsten 12. Juni ihren 800 jährigen Stiftungstag feierlich begehen, zu welchem Feste Vertreter aller andern Universitäten eingeladen werden sollen.

LITERATUR

Real - Encyclopädie der gesammten Pharmacie. Handwörterbuch für Apotheker, Aerzte und Medicinalbeamte. Unter Mitwirkung einer grossen Anzahl Fachgelehrter herausgeben von Dr *Ewald Geissler*, Prof. der Chemie und Redakteur der « Pharm. Centralhalle » in Dresden und Dr *Joseph Moeller*, Prof. der Pharmakologie und Pharmakognosie an der Universität Innsbruck Mit zahlreichen Illustrationen in Holzschnitt. Wien und Leipzig 1888. *Urban und Schwarzenberg* Erscheint in Bänden von je 45 Druckbogen. Die Ausgabe findet in Heften à 3 Druckbogen statt Preis pro Heft 1 Mark = 60 kr ö. W. Preis pro Band (15 Hefte) broschirt : 15 Mark = 9 fl. ö. W., elegant gebunden 17 M. 50 Pf. = 10 fl. 50 kr. ö W. Allmonatlich dürften 2—3 Hefte erscheinen. Elegante Einbanddecken zur *Real-Encyclopädie der gesammten Pharmacie* (Leinwanddecken mit Lederrücken) sind zum Preise von 1 Mark 70 Pf. = 1 fl. ö. W. pro Decke zu beziehen

Die vorliegenden 4 neuen Lieferungen (56—59) bilden den Schluss des vierten Bandes dieses hervorragenden Werk s, das wirklich in seinem Titel nichts verspricht, ohne es im vollsten Sinne des Wortes zu halten. Wir haben schon oft die Gelegenheit ergriffen, dieses Gesammtwerk der pharmaceut.-medicini-chen Wissenschaft warm zu empfehlen, was übrigens die ganze pharmaceutische Presse einstimmig ebenfalls gethan hat. Von dem reichen Inhalte heben wir heute nur einige grössere Kapitel hervor, so : Galvanismus. Galvanoplastik Geheimmittel, Urerzeugung. Genussmittel, Gerbematerialien, Gerbsäure, Gerichtliche Chemie, Gewebeprüfung, Gift, Giftpflanzen, Giftschlangen, Glas, Glyceride, Glycose, Gold und seine Verbindungen. Ein Werk von so kostbarer Belehrung und angenehmer Unterhaltung sollte sich in der Bibliothek jedes Fachgenossen finden. Wir empfehlen ebenso die geschmackvollen mit pharmaceutischen Emblemen geschmückten Einbanddecken, wodurch jede Büchersammlung schon äusserlich einer Zierde reicher wird.

Dr Lt Bourget : Recherches clinique des acides de l'estomac. Extrait de la Revue médicale de la Suisse romande, no 2, 20 fév. 1888.

L'auteur préconise le papier de phloroglucine pour la recherche de l'acide chlorhydrique dans les liquides stomacaux (voir à ce sujet l'article de M. le Dr Wyss dans notre journal 1888, p. 41).

Fragekasten und Sprechsaal.

9) Kann uns Jemand ein Handbuch über Kultur von Medicinalpflanzen des gemässigten Klimas angeben?

10) College M. N. in Czestochowa. Vorzügliche Werke über die medizinischen Pflanzen gibt es mehrere, mit colorirten und uncolorirten Abbildungen, z. B. Köhler's Medicinal-Pflanzen ; dann G Pabst und Dr F Elsner, die officinellen Pflanzen. Ein spezielles Werk über die Kultur dieser Pflanzen kenne ich aber nicht Wegen Samen wenden Sie sich am besten an das Haus Christy in London. Ich selbst kann Ihnen mit einigen Samen aus dem Senegalgebiet dienen, wenn Sie es wünschen. Die fehlende Nummer werden Sie schon erhalten haben.

11) Freund und College P. Th. in W. Warum bekomme ich auf meinen Brief vom 24. Nov. 1887 keine weitern Nachrichten ? Besten Gruss.

12) College E. M. K. in Roman. Haben bei der Redaction von *Le Monde de la Science* reclamirt. Das Blatt soll Ihnen nun regelmässig zugesandt werden.

DER FORTSCHRITT

LE PROGRÈS

Rédacteurs : **B. REBER**, Pharmacien, et Dr Med. **A. WYSS**.

N° 6.   GENF, 20. März 1888.   IV. Jahrgang.

Inhaltsverzeichniss.

Wissenschaftliche Arbeiten werden mit Fr. 50 der Bogen (16 Seiten) honorirt.
Les travaux scientifiques seront rémunérés à raison de Fr. 50 la feuille (16 pages).

PHARMACIE UND CHEMIE

Ueber das Verhalten und den quantitativen Nachweis des Quecksilberchlorids in Verbandstoffen.

von Dr *Kassner.*
(Pharmaceutische Post.)

In neuerer Zeit, in der man nicht gerade an wirksamen Antisepticis Mangel leidet und in der fast täglich neue Producte der Steinkohlen- und Holzdestillation oder deren Derivate mit vielen Lobpreisungen ihrer unfehlbaren Wirkung auf den Markt kommen, hat man sich doch genöthigt gesehen, in vielen Fällen zu einem alten Bekannten zurückzukehren. Dieser ist das Sublimat oder Quecksilberchlorid, welches namentlich in der Weinbehandlung jetzt wieder eine grosse Rolle spielt und als Bestandtheil von Verband- und Spülwässern sowie als Imprägnirmittel von Verbandstoffen eine ausgedehnte Anwendung findet.

Der Grund für die theilweise Verdrängung, welche dadurch die Carbolsäure und ihre homologen Producte erfahren, mag wohl darin liegen, dass das Quecksilbersalz selbst in minimalen Mengen unfehlbar pilz- und bacterientödtend wirkt, während von Carbolsäure und ähnlichen Körpern schon grössere Dosen für dieselbe Wirkung erfordert werden. Ausserdem zeigt sich das Sublimat in seinen Lösungen ohne hervortretenden Geruch und wird aus diesem Grunde sicher von vielen Personen besser vertragen als die Carbolsäure. Freilich ist bei dem Quecksilberchlorid die Gefahr einer Intoxication eben so gut, wenn nicht eher möglich als bei dem Phenol.

Die vorzüglichen pilzwidrigen Wirkungen des Quecksilbersalzes sind indessen nur an die bestimmte Form desselben gebunden, an das Quecksilberbichlorid Hg Cl$_2$, welches in Wasser leicht löslich ist.

Das Quecksilberchlorür oder Calomel dagegen, der Körper von der Formel $Hg\,Cl$ oder $Hg_2\,Cl_2$, besitzt diese Eigenschaft nicht oder nur in höchstschwachem Grade, u. zw. aus dem einfachen Grunde, weil er in Wasser völlig unlöslich ist.

Es ist nun aber der Fall und eine wohl jedem Collegen bekannte Thatsache, dass sich Lösungen von Sublimat, zumal am Licht, noch mehr aber Mischungen dieses Körpers mit organischen oder oxydirbaren Stoffen leicht zersetzen, wobei das wirksame Sublimat meist in das antiseptisch unwirksame Calomel übergeht.

Daraus folgt, dass man sublimathaltige Medicamente, in unserem Falle Verbandmittel, immer nur frisch bereiten sollte, oder aber, wenn ein Vorräthighalten derselben nicht zu umgehen ist, von Zeit zu Zeit auf ihren wahren Quecksilberchlorid-Gehalt zu prüfen hat. Es hat sich z. B. gezeigt, dass Päckchen von Verbandwatte, welche im Frühjahr vorigen Jahres mit Sublimat imprägnirt worden waren, bereits im Dezember dermassen im Gehalt zurückgegangen waren, dass kaum 10 Prozent desselben an wasserlöslichem Salz darin waren. Der Rest von 90 Prozent war in der That als Calomel in der Watte enthalten, welcher durch heisses Wasser nicht ausgelaugt werden konnte, sondern nur durch Behandlung der so extrahirten Verbandwatte mit Königswasser in Lösung gebracht wurde, worauf wir es mit Schwefelwasserstoff als Schwefelquecksilber abschieden.

So komme ich denn zum zweiten Theile meiner heutigen Mittheilungen.

Wenn es, wie oben gezeigt, die Pflicht aller Derer ist, welche mit der Bereitung und dem Vertrieb von Verbandmitteln zu thun haben, in erster Linie unserer Fachgenossen, den wahren Sublimatgehalt dieser Stoffe festzustellen, respective zu controliren, muss es auch Mittel und Wege geben, diese Aufgabe in möglichst kurzer Zeit und sicher lösen zu können. Obwohl das beste Verfahren zur Bestimmung des Sublimats immer die quantitative Analyse sein wird, nach welcher das aus den Verbandstoffen mit Wasser oder Chlornatriumlösung (Beckurts) ausgezogene Quecksilbersalz entweder mit Schwefelwasserstoff als Schwefelquecksilber oder mit phosphoriger Säure als Calomel gefällt und gewogen wird, so ist sie doch wegen der hiebei erforderlichen Zeit nicht gut angebracht. Für die Praxis bedarf man kürzerer und nicht umständlicher Methoden und diese kann wohl nur die Maas-Analyse gewähren.

In der That existirt auch bereits eine recht brauchbare volumetrische Methode zur Bestimmung von Quecksilberchlorid. Mohr erwähnt z. B. dieselbe in seinem Lehrbuch über Titrirmethoden und gibt für sie besondere Belegzahlen an. Ihr Prinzip ist folgendes: Eine genau abgewogene Menge Eisenoxydulammonsulfat (Mohr's Salz) wird mit der fraglichen Quecksilberlösung zusammengebracht und mit Kali versetzt. In dem dadurch entstandenen Niederschlage von Eisenoxydul und Quecksilberoxyd tritt eine Reduction des Letzteren und eine Oxydation des Ersteren ein; es bilden sich Quecksilberoxydul und Eisenoxyd. Diese Umwandlung erfolgt fast momentan in der alkalischen Flüssigkeit, so dass bei dem darauffolgenden Zusatz von verdünnter Schwefelsäure sich ein Niederschlag von Calomel bildet, während alles Uebrige, das gebildete Eisenoxyd, sowie das unverbrauchte Eisenoxydul, sich wieder auflöst. Der Einfachheit wegen schreiben wir folgende Gleichung, in der an Stelle des Eisenoxydulammon*sulfats* das äquivalente Eisen*chlorür* gesetzt sein mag :

$$2\,Hg\,Cl_2 + 2\,Fe\,Cl_2 = 2\,Hg\,Cl + Fe_2\,Cl_6.$$

Es besteht nun die Aufgabe de Analytikers darin, die Menge des unoxydirt gebliebenen Eisensalzes zu bestimmen oder aus ihr diejenige des Quecksilberchlorids zu berechnen.

Zum Zurückmessen des Eisenoxydules bedient man sich in der sauren und vom gebildeten Calomel abfiltrirten Lösung, wie in allen ähnlichen Fällen, bekanntlich der Chamaleonlösung, deren Titer auf Eisen eingestellt und am besten auf Sublimat umgerechnet wird. Dieses hier skizzirte Mohr'sche Verfahren liefert in allen den Fällen ganz ausgezeichnete Resultate, wo es sich um reines Sublimat oder Lösungen handelt, in denen keinerlei oxydirende Substanzen enthalten sind. Diese Bedingung ist aber bei dem wässerigen Auszuge aus Verbandstoffen nicht zu erfüllen, denn abgesehen von der Schlichte und Appretur, welche man in vielen Gazen und Geweben findet, hindert die Anwesenheit von Glycerin, welches in den meisten Imprägnir-Vorschriften von sublimathaltigen Verbandmitteln enthalten und kaum zu umgehen ist, den glatten Verlauf der Zurücktitrirung. Bei Versuchen, welche ich anstellte, um den Einfluss desselben zu erfahren, verbrauchte ich stets einige Cubikcentimeter Chamäleonlösung mehr bei Anwesenheit von Glycerin, als für die gleichgrosse Menge Eisenoxydulsalz, deren Lösung kein Glycerin zugesetzt wurde. Daraus ergibt sich aber die Unmöglichkeit, in dem mässigen Auszug aus Verbandstoffen den Sublimatgehalt genauer feststellen zu können. Hierzu kommt auch noch, dass das Mohr'sche Verfahren ziemliche Vorsichtsmassregeln erfordert, wenn es das gewünschte Resultat ergeben soll. Wegen der leichten Oxydirbarkeit der sauren alkalischen Eisenoxydulflüssigkeit an der Luft ist es durchaus nothwendig, beim Arbeiten rasch zu verfahren und das Kölbchen, in welchem die Umsetzung erfolgt, vor dem Filtriren bis zum Hals gefüllt und wohlverstopft zu halten.

Alle diese Umstände lassen die Mohr'sche Methode der Sublimatbestimmung für Verbandstoffe nicht verwendbar erscheinen.

Es galt daher eine neue, möglichst rasch ausführbare und auch sichere Methode aufzufinden. In der Meinung, dass es gelingen müsse, mittelst eines Ueberschusses normaler Kalilauge eine Zersetzung des Quecksilberchlorids herbeizuführen, nach der Gleichung

$$HgCl_2 + 2KOH = 2KCl + HgO + H_2O$$

und im Filtrat die unverbrauchte Menge Kalilauge genau wieder zu finden, führte ich eine Reihe dahin zielender Versuche aus.

Zu dem Zwecke wurden 0·5 gr. Sublimat in etwa 10 ccm. Wasser gelöst und in einem Masskölbchen von 100 ccm. Inhalt mit 10 ccm. Normalkalilauge oder in einer Reihe anderer Versuche mit 20 ccm. $^1/_4$ Normalkali vermischt. Das Ganze wurde darauf bis zur Marke mit Wasser angefüllt und vom Filtrat 50 und 25 ccm. mit Normal-, beziehungsweise Viertelnormalsäure zurücktitrirt.

Aber alle in dieser Weise ausgeführten Versuche ergaben ungenügende Resultate, und zwar nur etwa 92 bis 95 Prozent der angewandten Sublimatmenge. Der Grund hiefür kann wohl nur in der Entstehung von Quecksilberoxychlorid gesucht werden, durch welches ein Theil des Salzes der Einwirkung der Kalilauge entzogen und unlöslich gemacht wird.

Von der Vermuthung ausgehend, dass die Bildung von basischen Quecksilberchloriden in einer alkoholischen Lösung von Kalilauge möglicherweise unterdrückt werden könne, wie es ja auch bekannt ist, dass eine derartige Kalilauge weit energischere Wirkungen auf viele Stoffe ausübt, stellte ich jetzt die Titrirversuche in entsprechender Modification an.

Es wurden ebenfalls wieder 0·5 gr.

Sublimat in Wasser gelöst und zu einer Mischung von genau 20 ccm. $^1/_4$ normal. Kali und etwa 40 Wasser sammt 30 ccm. 96 Prozent Alkohol zugegeben. Das Ganze wurde hier mit Alkohol bis zur Marke aufgefüllt.

Vom Filtrat wurden ebenfalls wieder jedesmal 50 und 25 ccm. zurückfiltrirt. Hier erhielt ich nun fast in allen Ausführungen übereinstimmende Resultate. Es wurden in der Mehrzahl der Fälle 14.8 ccm. $^1/_4$ norm. KOH auf 0·5 gr. Hg Cl$_2$ verbraucht, was einer Menge von 0·5009 Hg Cl$_2$ = 100·18 Prozent entspricht.

Als der Versuch in dieser Weise auch mit einem Zusatz von 10 Tropfen oder in anderen Fällen mit 22 Tropfen Glycerin ausgeführt wurde, ergaben sich nur höchst geringe Abweichungen von den hier erwähnten Zahlen.

Man sieht in der That, dass Glycerin der Bestimmungsweise des Sublimats mit alkoholischer Kalilauge nicht hinderlich ist und dass die Methode selbst auch in der Praxis rasch ausführbar ist und genügende Sicherheit bietet.

Die Versuche werden übrigens noch fortgesetzt, um auch die Menge bez. Stärke des Alkohols zu bestimmen, welche für obige Umsetzung mindestens erforderlich ist.

Bezüglich der Ausführung ist noch zu bemerken, dass ich mich mit Vortheil des Methylorange als Indicator bediente und zwar aus mehreren Gründen. Einmal ist derselbe gegen Kohlensäure nicht empfindlich, man kann bei seiner Gegenwart daher ruhig in der Kälte zurücktitriren. Die Kohlensäure kann nämlich leicht beim Umschütteln, Auffüllen und Filtriren der kalihaltigen Flüssigkeit in die Mischung kommen. Andererseits bietet das Methylorange den Vortheil, dass es durch Quecksilberchlorid, entgegen dem Lackmusfarbstoff, nicht verändert wird und man sich von vornherein überzeugen

kann, ob etwa die aus dem Verbandstoff gewonnene Sublimatlösung oder der angewandte Alkohol freie Säure besitzt, was natürlich nicht der Fall sein darf. Die Farben-Uebergänge bei genanntem Indikator sind bekanntlich bei freier Säure « rosa », bei Ueberschuss von Alkali « gelborange ». Es ist nur darauf zu halten, immer nur sehr wenig von diesem Indikator anzuwenden, weil man sonst Mühe hat, den Farbenwechsel genau zu verfolgen.

Hypophosphis Ferri.
(Deutsch-Am. Apoth.-Ztg.)

Die Angaben über dieses Präparat sind von widersprechendster Art, und zwar ist einmal das Oxydulsalz und einmal das Oxydsalz des Eisens gemeint. Der Wortlaut der Ver. Staaten Pharmakopöe lässt keinen Zweifel, dass sie als Hypophosphis Ferri das Oxydsalz dispensirt wissen will, indem sie selbst die Formel Fe$_2$ (H$_2$PO$_2$)$_6$ angibt. Der Entwurf zu einem « National Formulary » gibt eine Vorschrift an, nach welcher Calciumhypophosphit mit der officiellen Eisenchloridlösung (Liquor Ferri Chloridi) ausgefällt werden soll, wobei selbstverständlich auch nur das Oxydsalz entstehen kann. Remington führt in seiner « Practice of Pharmacy » beide Salze an, Hager in seiner « Pharm. Praxis » nur das Oxydulsalz, indem er wegen seiner Leichtzersetzlichkeit und Unzuverlässigkeit vor seinem Gebrauch warnt. In England ist ein « Ferrous hypophosphite » in Gebrauch worunter füglich nichts anders verstanden werden kann, als das Oxydulsalz der hypophosphorigen Säure.

Es ist von ungemeiner Wichtigkeit für den Arzt, wie für den Apotheker, in jedem Fall genau zu wissen, was gemeint ist, da die Zusammensetzung und die Eigenschaften beider Salze sehr verschieden sind, offenbar auch die Wirkung eine ganz verschiedene sein muss. Dies ergiebt sich schon daraus, dass das in den Vereinigten Staaten offizinelle Salz in Wasser nur sehr schwer löslich ist, das Oxydulsalz dagegen leichtlöslich. Das « National Dispensatory » giebt an, dass bei Umsetzung von Ferrosulfat mit Calciumhypophosphit zwar zuerst Oxydulsalz entstehe, dies aber während des Eindampfens seiner Lösung in Oxydsalz übergehe. Diese Behauptung scheint uns nicht genügend erwiesen, auch ist schwer verständlich, woher die zur Sättigung des Oxyds grössere nothwendige Menge Säure kommen soll.

Nachdem, wie erwähnt, der « Preliminary Draft of a Nat. Formulary » eine Vorschrift zur Darstellung des Oxydsalzes giebt, erscheint es wünschenswerth, auch in den Besitz einer solchen für das Oxydulsalz zu gelangen. Everson giebt eine solche in « Pharm. Jour. and Trans. », wo er sich ausführlich über dies Präparat und den aus ihm dargestellten Syrup ausspricht.

Obgleich nicht offizinell, bemerkt Everson, haben sich das Ferrihypophosphit und der aus ihm dargestellte Syrup doch seit einigen Jahren in herrschenden Gebrauch eingeführt, da aber die allgemeinen Begriffe über das Wesen und die Eigenschaften dieser Präparate etwas unbestimmt sind, hielt ich es für angemessen, einige Versuche zur Aufklärung derselben anzustellen. Die meisten Autoritäten erklären das gewöhnlich im Handel vorkommende feste Hypophosphit für « Ferrous Hypophosphite », also Oxydulsalz, und beschreiben dasselbe als löslich in Wasser, während das Umgekehrte der Fall ist.

Wenn das Handelspräparat in Salzsäure gelöst und mit Kaliumeisencyanür und Kaliumeisencyanid geprüft wird, so findet man, dass es fast gänzlich aus Oxydsalz besteht, und dass sich beim Behandeln mit Wasser nur etwa 10 Proz. lösen. Gmelin sagt, dass, wenn metallisches Eisen in hypophosphoriger Säure ohne Luftzutritt gelöst wird, eine Lösung des Oxydulsalzes (Fe $P_4H_4O_4$) entsteht; wird diese im Vakuum verdunstet, so hinterbleiben grüne Krystalle. Als ich eine solche Lösung verdampfte, was allerdings nicht im Vakuum geschah, sondern in einer vorsichtig erwärmten Schale, erhielt ich als Rückstand keine grünen Krystalle, sondern ein weisses krystallinisches Pulver, welches wie die Handelspräparate in Wasser fast unlöslich war und hauptsächlich aus Oxydsalz bestand. Es verbrannte mit Leichtigkeit in der Flamme, wie dies die Hypophosphite thun. Es löste sich nicht in hypophosphoriger Säure, dagegen in stärkeren Säuren, wie Salzsäure; hierzu war Wärme erforderlich. Hiernach scheint es so, als ob das Hauptprodukt eines auf diese Art dargestellten Präparats Eisenoxydhypophosphit ist.

Der Syrupus Ferri Hypophosphitis wurde seither im Allgemeinen dargestellt durch Auflösen des gewöhnlichen Hypophosphits in konzentrirter Phosphorsäure und Zusatz der Lösung zu Syrupus simplex; dies liefert ein sehr gefälliges Präparat, es ist jedoch nicht der Syrup des Oxydulsalzes, sondern besteht aus dem Oxydsalz in Phosphorsäure gelöst und Syrup. Das (britische) Kommittee für ein nicht offizielles Formular hat kürzlich eine Vorschrift veröffentlicht, nach welcher man einen Syrup erhalten soll, welcher das Oxydulsalz enthält; dies ist auch thatsächlich der Fall; aber die Anweisung, die Doppelzersetzung in der Kälte vorzunehmen und den Zucker ohne Beihülfe von Wärme aufzulösen, liefert kein sehr befriedigendes Resultat. Die Anweisung, den Syrup mittelst Heber abzuziehen, ist unpraktisch, indem das

Calciumsulfat, welches durch Doppelzersetzung des Calciumhypophosphits mit Ferrosulphat entsteht, in Wasser nicht unlöslich ist, und sich absetzt, wenn die Lösung des Ferrohypophosphits mit Zucker versetzt wird. Das Absetzen erfolgt langsam und unvollständig, so dass man, um ein gefälliges Präparat herzustellen, gezwungen ist, den Syrup zu erwärmen und zu filtriren. Viel besser ist es, wenn man anstatt des Calciumsalzes Baryumhypophosphit gebraucht, die Umsetzung in der Hitze vornimmt und so rasch als möglich die noch heisse Flüssigkeit auf den Zucker filtrirt indem man umrührt, bis der letztere gelöst ist. Einen solchen Syrup habe ich mit Erfolg jahrelang dargestellt.

Aber seit ich diese Versuche anstellte, kam ich auf die Idee, dass eine viel leichtere Methode zur Darstellung dieses Syrups anwendbar sein müsse. Von der Thatsache ausgehend, dass metallisches Eisen in hypophosphoriger Säure gelöst ein Oxydulsalz liefert, nahm ich 49 Gran Eisendraht, fl. Drachm. 6 Acidum hypophosphorosum vom spez. Gewicht 1,136. Dies ist nahezu das Verhältniss, um theoretisch 100 Gran Fe2PH$_4$O$_2$ zu liefern. Diese kochte ich in einem Kolben mit 9 fl. Unzen Wasser und den 2 Drachmen freier Säure, welche das Kommittee vorschreibt. Auf die Mündung des Kolbens war ein kleiner Trichter aufgesetzt, um Verdampfen und Luftzutritt zu verhüten. Als das Eisen gelöst war, wurde der Kolbeninhalt heiss auf 15 Unzen Zucker (in kleinen Stückchen) filtrirt und umgerührt, bis die Lösung des letzteren erfolgt war. Ich erhielt auf diese Weise einen hellen Syrup, enthaltend einen Gran Fe2PH$_4$O$_2$ in 1 fl. Drachme. Das Präparat war frei von Eisenoxydsalz, denn Kaliumeisencyanür gab nur einen schwach blauen Niederschlag. Die ganze Operation war in sehr kurzer Zeit ausgeführt, und der Syrup hat sich seitdem — in wohlverschlossene Flaschen gefüllt — vollständig klar gehalten. Die Formel, die ich für die Zukunft vorschlage, ist daher folgende:

Nimm:

Reinen, feinen Eisendraht.	3.0
Hypophosphorige Säure (1,136 sp. G.).	30,0
Wasser	270,0
Zucker in kleinen Stücken	450,0
Nach erfolgter Lösung bringe das Ganze auf.	600,0

Koche den Eisendraht in dem Gemisch von Säure und Wasser bis zu erfolgter Lösung, filtrire heiss auf den Zucker und rühre bis zur Lösung.

Dieses Verfahren erscheint uns auch als ein durchaus rationelles und für Aufnahme in das unofficielle Formular der Ver. Staaten, oder event. in die Pharmakopöe empfehlenswerth.

Wie bei anderen Eisenpräparaten wird auch hier der Zucker eine Oxydation in wirksamer Weise verhindern. Der Arzt hat demnach, wenn er die von manchen Seiten gerühmte Wirkung des Ferrohypophosphits prüfen will, ein zuverlässiges Mittel von konstanter Stärke zur Verfügung.

PRAKTISCHE NOTIZEN UND BERICHTE

Tribromphenol. Dr *Grimmer (Pharmac. Ztsch. f. Russland)*, welcher eine Reihe von Versuchen über Substitutionsproducte des Phenols angestellt hat, berichtet über die Resultate seiner Untersuchungen über die antiseptischen Wirkungen des Tribromphenoles. Dasselbe bildet weisse, in Alcohol, Aether und Chloroform leicht lösliche Kristallnadeln, welchen der charakteristische, unange nehme Bromgeruch anhaftet. Die $1^o/_o$ Lösung des Präparates vermag die faulige Zersetzung organischer Substanzen zu verhindern und vernichtet die in thierischenFlüssigkeiten auftretendenBacterien in kürzester Zeit.

In Form von Gaze angewendet lässt sich das Tribromphenol auch mit Erfolg auf frische Wunden appliciren, ohne dass hierbei seine caustische Wirkung zur Geltung kommt.

• •
•

Brucea sumatrana Roxb. (Syn: Gonus amarissimus Lour) *(Rundschau.* Vergl. auch *Fortschritt* 1887, S. 131) aus der Familie der Simarubeen bildet nach der *Chem. Ztg.* in Vorderindien, auf Java, Sumatra und den Molukken einen 2—3 Meter hohen Strauch mit mehr als 30 cm. langen, 4—6paarigen Blättern, deren einzelne Blättchen bis 10 cm. lang, schiefeiförmig und gesägt sind. Die schmutzig purpurrothen, aussen zottigen, vierzähligen Blüthen stehen in Trauben. Alle Theile der Pflanze schmecken intensiv bitter und werden als heilsam gegen Fieber, Würmer und Dissenterie genannt. Speziell gegen das letztgenannte Leiden benutzt man die Samen in Form einer Emulsion. Die Steinfrüchte sitzen zu 4 zusammen; in frischem Zustande sind sie purpurroth, getrocknet braun bis schwarz, stark runzlig, spitz eiförmig, 0,9 cm. lang, 0,5 cm. breit. Die dünne gerunzelte Steinschale ist von einer schwachen fleischigen Schicht eingehüllt, deren Zellen an der trocknen Frucht spärlichen Inhalt haben und stark zusammengefallen sind. Die äusserste Partie besteht aus 3 Lagen kleiner kubischer Zellen, deren Inhalt dunkelbraun, fast schwarz ist und die Farbe der Frucht bedingt. Der einzige Samen ist von einer dünnen, farblosen, häutigen Testa eingehüllt, deren Epidermiszellen stark geschlängelte Wände haben. Der Embryo liegt in einem schwach

entwickelten Endosperm, seine Cotyledonen sind dick und fleischig ; als Inhaltsstoffe lassen sich Oel und Protein nachweisen. Der Same ist von ausserordentlich bitterem Geschmack. Das mit Aether extrahirte Oel ist von unangenehmem Geruche, der aber nach einiger Zeit verschwindet, also wohl einem flüchtigen Körper, vielleicht einem ätherischen Oele zukommt, von gelbgrüner Farbe, bei gewöhnlicher Temperatur flüssig und ausserordentlich bitterem Geschmack. Der nach dem Ausziehen mit Aether verbliebene Rückstand wurde mit Alkohol extrahirt und ebenfalls eine geringe Menge einer sehr stark bitteren Substanz gewonnen. Leider standen nur wenige Gramm der Früchte zur Verfügung, so dass von einer eingehenden Untersuchung Abstand genommen werden musste, die in mancherlei Beziehung nicht uninteressant schien : Es ist nämlich hervorzuheben, dass das Quassiin, derjenige Stoff, der den bittern Geschmack und die Wirkung des Quassiaholzes bedingt und der anscheinend in der Familie der Simarubeen weit verbreitet ist, sich in Aether wenig löst, wie auch *Lewy* aus den Cedronsamen (die von der zur selben Familie gehörigen *Simaba Cedron* abstammen) den von ihm Cedrin genannten bittern Stoff dadurch darstellte, dass er, wie oben angegeben, mit Aether entfettete und dann mit Alkohol auszog, worauf aus der alkoholischen Lösung das *Cedrin* in Kristallen erhalten wurde. Bei den uns vorliegenden Brucea geht aber offenbar der grösste Theil des bitteren Stoffes in den ätherischen Auszug über. Es scheint danach, als wäre dieser Stoff von dem *Quassiin* verschieden.

Wenn überhaupt Geneigtheit vorhanden ist, Simarubeen-Drogen in den Arzneischatz einzuführen, wozu ausser den lange bekannten Quassiahölzern u. A. in neuester Zeit die Cedronsamen, die als

Cascara amarga bezeichnete und von *Piramnia antidesma* Schwartz abgeleitete Rinde und unsere Bruceasamen gehören, so sei auf die genannten Samen besonders aufmerksam gemacht, da der sehr bittere Geschmack, der den der andern genannten Drogen weit übertrifft, als Anzeichen eines reichlichen Gehalts an wirksamen Bestandtheilen zu betrachten ist.

THERAPIE UND MEDICINISCHE NOTIZEN
Rédacteur : Dr Med WYSS.

Contribution à l'histoire du traitement de la pleurésie purulente, par le Dr *Wyss* de Genève. (Fin.)

La première publication sur des cas d'empyème traités sans injections, par un simple pansement de Lister, est due à *E. Markham Skerritt* (*Brit. Med. Journ.* Juli 22, 1876). Il déconseille les injections trop fréquentes dans la plèvre soit à cause de l'irritation produite par les liquides injectés, soit à cause des cas de mort subite observés et mis à leur charge.

En Allemagne, *Baum* le premier, s'est prononcé pour le pansement Lister avec un seul lavage (*Berl. Klin. Wochenschr.* 1877, XIV, 48). Des résultats favorables obtenus par cette méthode ont encore été publiés par *König, Wagner, Göschel* (ibid. 1878). *Starcke* (*Charité-Annalen de Berlin*, vol. V) et d'autres. Göschel ne fait même point de lavage du tout.

Ces dernières années, la résection costale précoce a été mise en avant par *König, Schneider, Starcke*, etc.

Scheede (1880) et *Estlander* (1881) ont enfin recours à la *thoracoplastique*, c'est-à-dire la résection de plusieurs côtes. Dans tous les cas il s'agissait d'empyèmes déjà anciens datant de deux mois au moins et chez lesquels on avait fait soit des aspirations soit des incisions pleurales.

Courvoisier [1] résume assez bien les indications du traitement moderne de la pleurésie purulente dans les conclusions qui terminent son travail :

1° Tout empyème doit être ouvert de bonne heure, comme tout autre abcès.

2° La ponction n'est indiquée que dans les cas récents (le mieux avec aspiration et injection). Dans les cas plus anciens, elle n'a qu'un but palliatif ou diagnostique.

3° L'incision intercostable, elle aussi, ne doit être appliquée qu'aux cas récents d'empyèmes simples qui font prévoir une rapide guérison.

4° La résection d'une ou deux côtes convient aux empyèmes compliqués et dont la guérison sera probablement lente à obtenir.

5° La résection multiple ou thoracoplastique de Scheede-Estlander, *non sous-périostée*, est applicable aux empyèmes anciens à parois rigides.

La méthode du *siphonage permanent* de la plèvre, malgré les résultats très-satisfaisants qu'elle a donnés entre les mains de plusieurs praticiens, notamment du Professeur *Revilliod* de Genève, notre éminent maître, n'a pas encore trouvé un accueil aussi favorable et aussi général qu'elle mériterait.

C'est vers 1869, que *Potain* et *Kussmaul* pratiquaient, les premiers, le siphonage de la plèvre au moyen d'une sonde à double courant. En 1871, *Cattaneo* publie dans la *Gazett. med. ital. lombard.* un travail sur le traitement de la pleurésie purulente, au moyen du siphonage. *La-*

[1] *Courvoisier*, L. G. Die Behandlung des Empyems der Pleura in *Correspond. Blattf. Schweiz. Aerzte*, n° 3, p. 57, 1883.

boulbène et *Dujardin-Beaumetz* (1872),
W.-S. Playfair (1872), *Creswell Hewett*
(1876, *The Brit. med. Journ.*). *Bulau* (1880)
et *Herz* (1881) ont également publié des
cas d'empyème guéris par la sonde à
double courant et le siphonage.

Depuis 1871, le Professeur Revilliod a
traité par la méthode du siphonage permanent un nombre considérable de pleurésies purulentes. Voici sa manière de
procéder [1] :

« Après avoir fait une incision intercos-
tale et laissé sortir le liquide purulent,
nous plaçons immédiatement un tube en
caoutchouc de longueur suffisante pour
constituer un siphon. Pour éviter son
déplacement et son aplatissement dans
le trajet fistuleux, nous l'insinuons dans
un tube métallique qui mesure juste l'espace intercostal comme calibre et comme
longueur ; ce petit appareil qui peut pénétrer à volonté plus ou moins loin dans
la plèvre, tout en s'ajustant exactement,
est fixé par une ceinture autour du thorax.
Après quelques lavages, le tube restant
amorcé est plongé par son extrémité externe dans un vase d'eau. Ce vase aspirateur est placé sur une chaise près du
lit à un niveau un peu inférieur à celui
du thorax. Des lavages désinfectants au
moyen de ce siphon sont faits plusieurs
fois par jour. Dans la journée le malade
peut se promener muni de son siphon
dont l'extrémité plonge dans une bouteille
d'eau qu'il porte dans une poche de son
pantalon. »

Les avantages du siphonage permanent
sont :

1° La pression négative exercée par le
vide permanent du siphon fait dilater le
poumon et rend possible une cicatrisation complète de la cavité pleurale.

2° Le siphonage empêche la stagnation

[1] *Bulletin de la Société médicale de la Suisse
romande*, Octobre 1880.

et la décomposition de la secrétion pleurale.

3° Il est d'une application très-facile et
permet au malade des promenades en
plein air.

Comme pour les autres méthodes, la
durée du traitement par le siphonage
varie, d'après nos statistiques comparati-
ves, de quatre semaines à plusieurs mois.
La guérison dépend de la gravité du mal,
de sa durée antérieure et de ses multiples
complications bien plus que du mode de
traitement lui-même.

**Therapie der post - epilepti-
schen Irrezustænde.** *(Bessière,* Annales medico-psychologiques, Mai 1887 ;
nach dem Referat von *v. Voigt* im Jahrbuch der praktischen Medicin 1888).

Je nachdem das Irresein im Anschlusse
an einen Anfall von *petit mal* oder *grand
mal* auftritt, empfiehlt B. eine verschiedene Therapie. Bei den erstern, den im
Anschluss von Schwindel besonders
auftretenden Aufregungszuständen, gibt
er mit viel Erfolg Morphin. muriat. subcutan, ein Verfahren, dessen Erfolg Referent bestätigen kann. Bei der nach
grossen Anfällen auftretenden Tobsucht
aber vor allen Dingen *Atropinum sulfuric.* Während dasselbe per os genommen,
in seiner Wirkung vollständig versagt,
wirkt es subcutan bereits in Dosen von
0·5—1 mg. sehr beruhigend. Es verkürze
anfangs die Aufregungszustände und anscheinend würden dieselben bei seinem
Gebrauch auch seltener. Anfangs soll die
Dose 1 mg. pro die nicht überschreiten
und wird in der Einzel-Dosis 0·5—0·7,
0·8—1 mg. gegeben. Referent kann dieser
Empfehlung nur beistimmen. Er hat unter
seinen Patienten viele geisteskranke Epileptiker, mit den verschiedensten post-
und präepileptischen Irrseinszuständen,
und dasselbe bei diesen auf die durch
Bessière empfangene Anregung in aus-

gedehnter Weise verwandt. Er kann nach den dabei gemachten Erfahrungen nur bestätigen, dass wir in demselben ein vorzügliches Sedativum für die epileptische Unruhe besitzen, dem keines der bisher empfohlenen gleich kommt. Unter nahezu 600 Einspritzungen, die bei allen Graden prä- und postepileptischer Aufregung gemacht wurden, hat das Mittel nur einige Mal versagt. Doch handelte es sich dann immer um sehr verblödete Epileptiker, bei denen volle und unvollständige Anfälle in ganz unregelmässiger Weise abwechselten, und bei denen das Mittel nur versagt hatte, wenn die Erregung sich an Schwindelanfälle anschloss. Doch kann Referent das Mittel auch für die Zustände präepileptischer Erregung warm empfehlen. Auch bei ihnen versagt es in subcutaner Anwendung nicht, im Gegentheil wirkt es hier fast noch prompter als bei den erst genannten Zuständen. Dies ist der Fall, mag es sich dabei blos um gesteigerte Reizbarkeit bei scheinbarer Klarheit des Kranken handeln, mag diese sich bereits mit Neigung zur Gewaltthätigkeit verbinden und bei den geringsten Anlässen zu schweren Explosionen führen, von denen der Kranke später nach Eintritt des Anfalls meist nur eine dunkle Erinnerung hat, mag es endlich bis zu tiefer Bewusstseinstrübung und voller präepileptischer Verwirrtheit gekommen sein. Die Beruhigung stellt sich stets im Verlauf von 20 Minuten bis zu einer halben Stunde ein, ist bei geringern Aufregungszuständen oft eine dauernde; wo die Erregung stärker ist und sich über einen Zeitraum von mehreren Tagen erstreckt, bedarf es wiederholter Einspritzung. Die nach jeder Einspritzung erzielte Ruhe hält auch dann zwischen 6—8 Stunden an. Doch habe ich auch in solchen Fällen selten mehr wie 1 mg. pro die gegeben, und die Abkürzung des Anfalles war gegenüber frühern Erregungs-

phasen stets deutlich sichtbar. Ein vollständiges Verschwinden der Erregung aber ist mir noch nicht vorgekommen, wenn auch ein Seltenerwerden unverkennbar ist. Immerhin verdient das Mittel die vollste Beachtung, zumal der Erfolg in einzelnen Fällen, besonders bei der epileptischen Reizbarkeit geradezu wunderbar ist, und aus den Kranken, welche durch ihr Lärmen und Schreien, ihr Klagen und Verhetzen, ihre fortwährenden Thätlichkeiten eine Last und ein Schrecken der Abtheilung für Arzt und Wärter sind, ruhige und freundliche, arbeitsame Menschen werden. Selbst bei tiefstem Blödsinn macht sich diese Wirkung oft noch geltend. Es sei daher den Collegen noch einmal warm zur Nachprüfung empfohlen.

* * *

Ueber die Wirkung und äussere Anwendung des Chinolins.

Einer jüngst (1888) erschienenen Arbeit *J. Rosenthals*, enthalten in der Herrn Prof. von Zenker in Erlangen zur Feier seines 25jährigen Professoren-Jubiläums gewidmeten Festschrift entnehmen wir folgende praktisch interessante Notizen :

Das Chinolin bildet bekanntlich die chemische Grundlage des Kairin, Antipyrin und Chinin. Das von R. benutzte, von *Knorr* chemisch rein dargestellte Chinolin stellt eine klare fast wasserhelle Flüssigkeit dar, von starkem, etwas an Bittermandelöl erinnernden Geruch. In Wasser ist es unlöslich. Durch Zusatz von reiner Salzsäure zum Wasser löst sich dasselbe jedoch in grosser Menge auf. Die Lösung muss aber durch Natriumcarbonat sorgfältig bis zu schwach saurer Reaktion neutralisirt werden. Die so hergestellte sehr haltbare Lösung enthält ungefähr 20 Gr. reines Chinolin auf 100 ccm. Flüssigkeit und kann nach Belieben verdünnt werden.

Schon früher war von Rosenthal und

Rieger festgestellt worden, dass das Chinolin eines der wirksamsten Antiseptica ist. Lösungen von 1:1000 verhindern die Fäulniss des Harns oder von Fleisch unbegrenzt lange Zeit. Selbst schon begonnene Fäulniss kann durch etwas stärkere Lösungen von etwa 5:1000 wieder beseitigt werden. Das Mittel wird sich desshalb vielleicht auch zu praktischer Anwendung in der Chirurgie anwenden lassen, da es erst in verhältnissmässig grossen Dosen einen nachtheiligen Einfluss ausübt, während seine günstige antiseptische Wirkung schon bei solchen Verdünnungen auftritt, dass ein Nachtheil nicht zu befürchten ist.

Lösungen von $^1/_2$ $^0/_0$, welche schon kräftig antibakterisch wirken, werden auf Wundflächen, Schleimhäuten, der Conjunctiva sehr gut vertragen, und sogar viel stärkere Lösungen sind so gut wie unschädlich. Dieselben scheinen in geringem Grade myotisch zu wirken. Die verkleinerte Pupille wird dabei oval, wie es bei Kaninchen nach Sympathicusdurchschneidung zu sein pflegt.

Neben dieser chirurgischen Anwendung dürfte sich das Chinolin wegen seiner fäulnisswidrigen Wirkung auch brauchbar erweisen zum Aufbewahren anatomischer Präparate und ähnlicher Gegenstände, welche Zusätze anderer fäulnisswidriger Mittel nicht gestatten. Trichinenhaltige Fleischstücke vom Schwein, welche schon deutlich faulig rochen, wurden in 1 %iger Lösung schnell rein und halten sich jetzt seit Wochen unverändert. Wie Rieger gefunden hat, genügt eine Lösung von 1%oo, um frisches Fleisch in locker zugedeckten Gefässen wochenlang vor Fäulniss zu schützen; bei schon begonnener Fäulniss dagegen bedarf es einer Lösung von $^1/_2$%o. um die Fäulniss zu sistiren, und den fauligen Geruch durch den angenehm aromatischen des Chinolins zu verdrängen. Sehr wunderbar ist die Beobachtung Riegers, dass Thiere, welche durch Chinolinvergiftung getödtet sind, lange aufbewahrt werden können ohne zu faulen, weil in diesen Fällen die Concentration unter der sonst wirksamen Grenze von 1 %oo liegt.

Es ist unzweifelhaft, dass etwas von dem Chinolin auch in den Harn übergieng, denn dieser riecht deutlich darnach; und die gewiss geringe Menge genügt, um den Harn vor dem Faulen zu schützen. Sollte es gelingen, diese Wirkung auf den Harn bei Dosen zu erreichen, welche dem Leben nicht gefährlich sind, so wäre das für die Chirurgie unter Umständen sehr gut zu verwerthen.

Solution de photoxyline pour fermer les perforations persistantes du tympan (*L. Guranowski*, Monatsschrift für Ohrenheilkunde, N° 10, 1887).

Dans cinq cas de perforations du tympan l'auteur a tâché d'amener la fermeture au moyen d'une solution de photoxyline à 20%. Après avoir nettoyé l'oreille par une injection d'une solution d'acide borique et séché avec des bourdonnets de coton, on badigeonne cette solution sur les bords de la perforation bien éclairés. Au bout de 10 minutes, la masse est séchée, alors on fait un second badigeonnage sur le premier, un troisième et ainsi de suite jusqu'à fermeture complète de la perforation. Le lendemain cette membrane artificielle est solidifiée, transparente, et ne se laisse déchirer ni par la pression de la sonde ni par des insufflations d'air dans l'oreille moyenne. G. a même badigeonné une cicatrice du tympan avec la même solution et l'a rendue ainsi plus résistante, de sorte qu'elle ne réagissait plus à la pression négative produite par l'acte de déglutition.

Behandlung des eingeklemmten Darmbruches mit Aether,

(The Lancet, Feb. 18, 1888).

Dr *Zeinemann* in Weimar hat nach dem Vorschlag von Finkelstein eine Brucheinklemmung vermittelst Applikation von Aether reduzirt. Die Patientin, eine Frau von 45 Jahren, hatte eine rechte Inguinalhernie, welche sich ohne bekannte Ursache einklemmte. Taxis war umsonst versucht worden und die Patientin war sehr heruntergekommen. Dr Zeinemann liess sie in die Rückenlage bringen mit erhöhtem Becken und flektirten Knien und goss dann Aether esslöffelweise über die Bruchgegend. Vulva und Anus waren durch Oeleinreibung gegen die irritirende Wirkung des Aethers geschützt. In einer halben Stunde war die Geschwulst merklich kleiner geworden und eine leichte Taxis brachte sie dann vollständig zum Verschwinden.

MISCELLEN·

Kosten für Aerzte und Arzneien im Altertum.

Eine kultur-historische Skizze von D^r *Fr. Ess.*

(Apotheker Ztg.)

Es dürfte für den Laien nicht uninteressant sein, über das Honorar der Aerzte und die Preise der Arzneien im Alterthume Näheres zu erfahren; spielt ja doch Arzt und Apotheke heutzutage eine ganz gewaltige Rolle im Leben und besonders im Ausgaben-Verzeichniss jeder Familie.

In frühester Zeit half sich der Kranke selbst oder überliess die Heilung der Natur. Vollzog diese den Heilprozess nicht, so starb der Kranke einfach. Der eine oder andere lauschte sodann den Thieren das Heilverfahren ab, so der Hirte von Teinach (Württemberg) seiner Herde das dortige Mineralwasser. Mit der Zeit sammelten sich die Priester medizinische Kenntnisse und « verwertheten » sie im buchstäblichsten Sinne des Wortes an Orten, wo berühmte Orakel waren. Bis zum 4. Jahrhundert vor Christi aber lag die Heilkunde noch in Windeln und erstreckte sich da auch erst auf die Heilung von äusserlichen Wunden, bis der bekannte Hippokrates von Kos (Insel) das « Klinik » genannte Heilverfahren und sein Schüler, der Arzt Prodikus, die « Salbenheilkunst (Iatroleptike), » einführte.

Diese Aerzte und ihre Schüler priesen mit der amerikanischen Marktschreierei unseres Jahrhunderts ihre Kunst und Heilmittel an, aber davon, dass sie ein Heilmittel umsonst verabreicht hätten, lesen wir nichts. So liess sich der Arzt Erasistratus, ein Anhänger des Hippokrates, von dem syrischen Könige Antiochus (regierte um 200 vor Chr.) für die Heilung seines Sohnes Ptolemäus baare 4380 Mark — ein Talent nach damaliger Rechnung — auszahlen. Unter den römischen Kaisern sodann kam es vor, dass Aerzte, die sich bei Hofe einzuschmeicheln verstanden und vielleicht auch einmal eine glückliche Kur gemacht hatten, von der Regierung ein Jahresgehalt von baaren 50,000 Mark bezogen. Und der Arzt Stertinus gab dem Kaiser deutlich zu verstehen, er sei mit einem Jahresgehalt von 500,000 Mark zufrieden; gleichzeitig zählte er dem verblüfften Herrscher seine Kundenhäuser her und bewies ihm, dass ihm seine städtische Praxis jährlich 120,000 Mark so rund gerechnet einbringe! Das gleiche Jahresgehalt liess der röm. Kaiser Claudius (40 nach Ch.) dessen Bruder auszahlen, und obwohl dieser rasende Summen für die Ausschmückung der Stadt Neapel mit Prachtbauten ausgab, so hinterliess er doch seinen Erben ein Baarvermögen von 6 Millionen Mark, und er hatte nur seine Praxis gehabt! Und Manlius Cornutus, der Statthalter der römischen Provinz Aquitanien (in der heutigen Provence etwa), bezahlte einem egyptischen Arzte für seine Heilung 34,000 Mark. Nicht minder grosse Rechnungen schickte der Arzt Crinas aus Massilia (Marseille jetzt) seinen Kunden zu : hinterliess er doch nach einem mehr als behäbigen Leben den Seinigen baare 2 Millionen Mark, die Stiftungen an seine Vaterstadt und andere Städte abgerechnet! Und der Arzt Charmis nahm einem reichen Kranken aus der Provinz für die Behandlung 400,000 Mk. ab, und so darf uns die Notiz unseres Gewährsmannes Plinius des älteren (in seiner Naturgeschichte) nicht ungläubig erscheinen, wenn er berichtet, dass der schon genannte Kaiser Claudius dem Wundarzte Alcon für verunglückte Kuren und Kundenprellerei eine Geldstrafe von 2 Millionen Mark auferlegte. Und fast auf derselben Seite fügt Plinius hinzu (XX9, § 16), die Alten hätten keineswegs die Arzneikunst und die daran hängenden Kunstgriffe verworfen, wohl aber sich dagegen ausgesprochen, dass man andern die Erhaltung des Lebens um so hohen Preis abkaufen sollte.

Was nun, um zum zweiten Theile dieser Skizze überzugehen, den Preis der Medikamente im Altertume betrifft, so kostete bei dem Gewürzhändler — Apotheken in unserem Sinne gab es damals noch nicht — 1 Pfd. Zinnober 1 Mark, 1 Pfd. der zu vielen Arzneien gebrauchten sinopischen Erde 3.60 Mk., 1 Pfd. echten Sandaraks 0.35 Mk., 1 Pfd. Indigo 13.60 Mk., 1 Pfd. armen. Farbstoffs 5.10 Mk., 1 Pfd. Zingiber 10.50 Mk., 1 Pfd. weissen Pfeffers 4.90 Mk., 1 Pfd. schwarzen Pfeffers 2.80 Mk., 1 Pfd. Nardenöl 70 Mk. — mit diesem Oele wurde nach dem N. Test. Christus von der Büsserin Magdalene gesalbt — (die geringste Sorte davon kostete 5 Mk.), 1 Pfd. Samen der arabischen Distel 2 Mk., 1 Pfd. Weihrauch zwischen 2 und 4 Mk., 1 Pfd. Tropfmyrrhen zwischen 2 und 35 Mk., 1 Pfd. Straussenfett 6 Mk., 1 Pfd. weisse Mastixrinde 1.40 Mk., 1 Pfd. Zimmet 7 Mk., 1 Pfd. gewöhnliches Baumharz 2.80 Mk., 4,8 Gramm Balsam 680 Mk. (seitens der Regierung, im Einzelverkauf dagegen das gleiche Gewicht, aber bedeutend schlechtere Waare, 210 Mk.), 1 Pfd. Styrax 11.90 Mk., 1 Pfd. Oel aus Oliven oder Weinbeeren (« omphacium » hiess es) 4.20 Mk., 1 Pfd. von dem der Zimmetbaumfrucht ausgepressten Safte 2.80 Mk., 1 Pfd. Zimmetbalsam (bestehend aus Zimmet, Myrrhe und wohlriechendem Honig) zwischen 17.50 und

210 Mk., 1 Pfd. Gummi vom egyptischen Dornbaum 2.10 Mk., 1 Pfd. der Oelschmiere (strigmenta olei), die sich die Fechter nach dem Ringkampfe abschabten und die in der Heilkunde eine bedeutende Rolle spielte (es war Oel, Staub und Schweiss) 5.60 Mk. u. s. w.

Neben den Salbenbudenbesitzern lieferten auch die Aerzte im Altertum die Medikamente, die aber dann theurer zu stehen kamen als die selbstverfertigten, zu deren Zubereitung man die Rohstoffe freilich erst in den Drogen-Geschäften kaufen musste. Und auch hierbei konnte man wohlfeil oder theuer einkaufen, je nachdem der Vorrath des Stoffes und die Nachfrage nach demselben war. Die Heilmittel selbst wurden in Fläschchen verkauft, die ein Etikett mit dem Namen des Medikaments trugen. Nicht selten war auch dem Fläschchen ein Bleisiegel beigegeben, das den Namen des Arztes — so besonders bei den Augenärzten — die Bestimmung der Arznei, ihre Bestandtheile und die Art ihrer Auflösung enthielt. Dass aber solche Siegel nöthig waren, geht daraus hervor, dass in der Kaiserzeit bereits eine grosse Anzahl von Special-Aerzten in Rom ansässig waren, so Chirurgen, Zahnärzte, Augenärzte und sogar schon Spezialisten für Frauenkrankheiten.

Ueber den Luffa- (Loofah-) Schwamm

Drog.- Ztg. Leipzig.

In jüngster Zeit ist im Drogenhandel das für *Wasch-* und *Badezwecke* ausserordentlich beliebt gewordene Fasergewebe einer Cucurbitacee in grösseren Mengen auf den Markt gekommen und hat sich seiner schwammähnlichen Eigenschaft wegen rasch eingeführt. Die *Luffa* war bis jetzt eine wenig bekannte Pflanze, wenigstens hinsichtlich ihrer praktischen Verwendbarkeit. Sie ist in Ægypten und Arabien heimisch, wird aber jetzt auch in Nordamerika cultivirt. Die Pflanze, eine grosse kletternde Rebe mit dünnem, sehr zähem, hellgrünem, saftigem Stamm, erreicht eine Länge von 10 bis 30 Fuss. Die wechselständigen, fingerig gelappten Blätter sind hellgrün und fast ohne allen Geschmack. Die Blüthen haben fünf Blumenblätter, die unten zu einer glockenförmigen Korolle vereinigt sind; die Staubgefässe hängen in einem Büschel zusammen; der Griffel ist dreinarbig. Die elliptisch-eiförmige Frucht ist fleischig mit grüner Epidermis, der Länge nach mit 10 bis 15 schwarzen Linien gestreift. Unter jeder Linie liegt eine zähe holzige Faser. Die Frucht der *Luffa Ægyptiaca*, welche 6 bis 25 Zoll lang wird, zeigt nach Entfernung der Epidermis *seltsam verwobene holzige Fasern*, die trocken, hart und rauh sind. In kaltem oder warmem Wasser aufgeweicht, nehmen sie dieses auf wie ein Schwamm. Wegen dieser Eigenschaft hat das Fasergewebe den Namen « *vegetabilischer Schwamm* » oder « *Waschlappen* » erhalten. Um es für den Gebrauch zu präpariren, legt man es etwa 1—2 Monate an einen warmen Ort, bis es zu faulen beginnt. Hierauf wird es der Länge nach aufgeschnitten, die Epidermis abgezogen, der Samen entfernt und zur Entfernung aller Schleimsubstanz das Netzwerk tüchtig ausgewaschen. Wenn dann getrocknet, ist es zum Gebrauche fertig.

Luffa, ein fertiges natürliches Fasergebilde von einer solchen Struktur, dass es Luftdurchlässigkeit unter allen Umständen gewährt, sowohl im gedrückten oder gepressten Zustande, wie locker oder auch feucht, übertrifft in dieser Beziehung selbst Rosshaare, für welche Waldwolle etc. nur ein billigeres Surrogat darstellt. Ausserdem besitzt Luffa Eigenschaften, die in keinem anderen Faserstoffe oder Gebilde gefunden werden: die Fähigkeit, Feuchtigkeit nicht nur schwammähnlich aufzunehmen, sondern auch zur Verdunstung zu bringen, ferner eine gewisse Elasticität.

Diese Eigenschaften, verbunden mit Leichtigkeit, Dauerhaftigkeit und Widerstandsfähigkeit gegen Zersetzung durch Wasser, machen Luffa zu einem in hygienischer Beziehung äusserst werthvollen Material, welches durch die eigenthümlich sperrige Struktur des Gebildes, das einen natürlichen Rahmen für eine stehende Luftschicht darstellt, einen besonderen Werth noch dadurch besitzt, dass ein solches Gebilde künstlich überhaupt nicht darzustellen ist, wie dies der

Erfinder der Luffaeinlegesohlen nach langjährigen und kostspieligen Versuchen, in welchen kein bekannter Textil- oder Faserstoff unversucht geblieben, erfahren hat. Befeuchtet man eine aus dem Inneren der Luffa ausgeschnittene starkgepresste Rippe mit Wasser, so nimmt dieselbe sofort ihr früheres Volumen wieder ein, ist die Rippe dann trocken und wird sie nach dem Zusammenpressen unter einer Copirpresse von Neuem befeuchtet, so wird sie wiederum den früheren Umfang einnehmen — ein Experiment, das man hundertmal mit demselben Erfolge wiederholen kann.

Der gleiche Versuch mit Waldwolle oder jedem anderen Stoffe wird den Unterschied sofort klar legen.

Die deutsche Luffawaaren-Fabrik verarbeitet nun den Luffaschwamm zu verschiedenen entsprechenden Zwecken. Auch für *Einlegesohlen* ist Luffa das geeignetste Material.

Die Luffasohle gibt dem Fusse die geeignete, nicht zu weiche Unterlage, sie stellt durch die luftdurchlassende Struktur eine, wenn auch minimale Luftschicht zwischen der menschlichen Fusssohle und der Brandsohle her, hält hierdurch den Fuss warm, ohne ihn gleichzeitig, wie die Filzsohle, noch mehr zu erhitzen: sie ermöglicht im Stiefel eine ständige Luftbewegung auf eine viel einfachere Weise als die theueren Ventilationssohlen, sie hält Kälte und Feuchtigkeit von unten ab und wird in diesen Eigenschaften von keiner anderen Einlegesohle auch nur annähernd erreicht. Für den gesunden Fuss die beste Unterlage, wird die Luffasohle für den an *Fussschweiss* Leidenden eine Wohlthat und zugleich ein Bedürfniss.

Das schwammähnliche Aufsaugevermögen der Luffa entzieht dem Strumpfe successive die Nässe und schafft hierdurch dem Fusse eine trockene Umgebung. Der Fuss wird hierdurch widerstandsfähiger — eine der ersten Bedingungen der Heilung. Die feuchte Luffasohle kann Abends ausgewaschen und hiedurch von den fortpflanzlichen Residuen des Fussschweisses *rein* gehalten werden, es bietet somit die Luffasohle die rationelle Grundlage für die ärztliche Behandlung dieses vielverbreiteten Leidens.

Die Filzsohle nimmt auch den Schweiss auf, lässt ihn aber nicht wieder los, ist auch nicht waschbar, die Luffasohle verdunstet den Schweiss theilweise im Stiefel.

Relativ, d. h. durch längere Dauer, ist die Luffasohle heute schon billiger als die Strohsohle und sie dürfte alle übrigen leicht verdrängen.

CHRONIK

Suisse. — **Genève.** Un correspondant d'ici envoie à *La Revue* de Lausanne la réplique suivante :

Dans la *Gazette de Lausanne* de samedi M. Bodenheimer écrit que le prix des denrées est forcément augmenté par le fait d'une grande concurrence, et avance hardiment qu'à Genève, où le nombre des pharmacies est illimité, les drogues et les médicaments coûtent des prix exorbitants. Les renseignements de M. Bodenheimer sont absolument inexacts. Depuis l'entrée en vigueur de la nouvelle Constitution fédérale, le nombre des pharmacies est illimité pour tous les points de la Suisse, il est donc absurde de citer Genève spécialement, au sujet d'un privilège dont jouissent dans les mêmes proportions Bâle, Berne, Zurich, etc. Quant aux prix des médicaments, loin d'être exorbitants, ils sont en général au-dessous de la moyenne. Genève est la seule ville où les spécialités se vendent à un prix moins élevé que le prix indiqué par le fabricant.

L'allégation de M. Bodenheimer que la concurrence élève les prix ne tient pas devant l'exemple qu'il a choisi. Non seulement le nombre des pharmacies est illimité chez nous, mais encore tous les droguistes et épiciers y vendent des médicaments et spécialités pharmaceutiques — et cependant, malgré cette concurrence ou plutôt en raison de cette concurrence même, par le seul fait que les médicaments s'y préparent en plus grande quantité qu'ailleurs, la pharmacie de Genève a généralement des prix inférieurs à ceux des autres villes suisses. Les pharmaciens allemands ont même des prix plus élevés, bien que, dans les villes d'Allemagne, le nombre des pharmacies soit limité et établi d'après le chiffre de la population. Il suffit, du reste, de s'informer de la quantité de médicaments que Genève expédie journellement en Suisse et ailleurs, pour être fixé sur l'exorbitance de ses prix pharmaceutiques.

Genf. Die *Pharmacie Sauter* (das Detailgeschäft) wird mit 1. April an Herrn Dr DIEHL übergehen, während Herr Sauter das Engrosgeschäft und die Fabrik pharmaceutischer Präparate und Specialitäten behält.

Oesterreich. — *Neues medic. Organ.* In Wien wird im Verlage von *Alfred Hölder* vom April ab eine neue medizinische Zeitschrift erscheinen unter dem Namen *Wiener klinische Wochenschrift.* Dieselbe wird herausgegeben von *v. Bamberger, Fuchs, Kundrat, Ludwig, v. Schrötter,* unter Mitwirkung einer Reihe von hervorragenden Mitgliedern der Wiener medizinischen Fakultät. Als Redakteur zeichnet Dr *Gust. Riehl.* Die *W. kl. W.* soll das « Organ der k. k. Gesellschaft der Aerzte » und zugleich das einzige Publikationsmittel sein, in welchem das Sanitätsdepartement des k. k. Ministerium des Innern seine Verordnungen veröffentlicht.

Spanien. — **Preis für eine Arbeit über Gonorrhoea.** Die königliche Akademie der Medizin und Chirurgie in Barcelona kündigt an, dass der Gari-Preis, im Werthe von ungefähr 1500 Franken, nächstes Jahr verliehen werden wird. Der Gegenstand dieser Arbeit wird sein: die Pathogenesis der Gonorrhoea: Klinische Formen der Affection, mit speziellem Hinweis auf verzögerten Krankheitsverlauf und Recidiven; begleitende und Folgesymptome; prophylaktische und curative Behandlung. Beobachtungen, welche die Arbeit illustriren, müssen derselben bei-

gegeben werden. Die Arbeiten sollen nicht mit Namensunterschrift versehen werden. sondern wie gewöhnlich ein Motto enthalten. Sie können in spanischer, französischer oder italienischer Sprache geschrieben sein und müssen der Akademie (Banos Nuevos, n° 9, Barcelona) vor dem 30. Juni 1889 eingesandt werden *(The Lancet).*

LITERATUR

Die natürlichen Pflanzenfamilien nebst ihren Gattungen und wichtigeren Arten insbesondere den Nutzpflanzen, bearbeitet unter Mitwirkung zahlreicher hervorragender Fachgelehrten von *A. Engler,* ord. Prof. der Botanik und Direktor des botan. Gartens in Breslau und *K. Prantl,* Prof. der Botanik an der Forstlehranstalt Aschaffenburg. Leipzig, Verlag von *Wilhelm Engelmann,* 1888. Subskriptionspreis Mark 1.50 — Einzelpreis M. 3 —

Jede neue Sendung aus diesem gediegenen Werke bringt uns jedes Mal freudige Ueberraschungen in Beschreibung und Bild aus den Wundern der Pflanzenwelt. Für Mediciner, Apotheker und Studirende bietet das Werk noch den besonders wichtigen Vortheil, dass darin die officinellen Gewächse mit der grössten Sorgfalt bearbeitet und meistens in sehr schönen und neuartigen Zeichnungen vorgeführt werden, so dass wir also unsere Leser mit Recht auf das schöne und nützliche Buch aufmerksam machen. Durch die neuen Lieferungen wurde der II. Th., 4 Abth. mit den Familien Bromeliaceae (L. Wittmack), Commelinaceae (S. Schönland), Pontederiaceae (S. Schönland) und Philydraceae (A. Engler), ferner der II. Theil 5. Abth. Iridaceae (F. Pax) zum Abschlusse gebracht. Die 16. Lieferung bildet den Anfang des III. Th. 2. Abth. und enthält die Nymphaeaceae (R. Caspary), Ceratophyllaceae (A. Engler). Magnoliaceae (K. Prantl), Lactoridaceae (A. Engler), Trochendendraceae, Anonaceae, Myristicaceae, Ranunculaceae (K. Prantl) mit einer Menge der interessantesten und prachtvollsten Abbildungen.

Dr M. Wolter : *Kurzes Repetitorium der Botanik* für Studierende der Medizin. Mathematik und Naturwissenschaften. 2. Auflage mit 16 Tafeln und Abbildungen. Anklam, Verlag von *Hermann Wolter.*

Auf dem gedrängten Raum von 120 Seiten entwickelt der Autor in kurzen Zügen und übersichtlichen Kapiteln das ganze System der Botanik in ausserordentlich verständlicher Weise. Dazu begleiten 16 Tafeln ein wahrer anatomischer Atlas das Werkchen und machen dasselbe zu einem sehr schätzbaren Lehrmittel, welches wir hiemit auch studirenden Pharmaceuten bestens empfehlen.

Fragekasten und Sprechsaal.

— Auf N° 4 des Sprechsaales sind uns zwei Schreiben eingegangen, erstens von College J. G. in St., worin gesagt ist, dass in Folge Meinungsaustausches mit dem Bureau des pharm. Vereins,

es sich herausgestellt habe, dass die Reclamation auf einem Missverständniss beruhe und das betreffende Bureau durchaus keine Schuld betreffe.

Das zweite Schreiben erhielten wir vom Stellenvermittlungsbureau des D. Ph. V. Daraus geht hervor, dass die Schuld einzig auf den Gehülfen des Hrn. G. in St. fällt. Gerne geben wir folgender Stelle des Schreibens Raum: « Wie sehr wir bestrebt sind, möglichst genaue Auskunft über die persönlichen Verhältnisse und Qualification der Bewerber zu geben und allen Wünschen der Herren Chefs gerecht zu werden, beweist ein Blick in unser Reglement und die wohlwollende Anerkennung derjenigen Herren Prinzipale, welche uns mit ihrem Vertrauen bisher beehrt haben. »

13) M. le Dr E.-L. B., rédacteur du *Journ de Méd. et de Pharm.* Alger. Malgré que nous vous avons expédié régulièrement notre journal, depuis plus de trois ans, aucun numéro de votre publication ne nous est parvenu en 1887. Le 27 Janvier passé je vous ai fait adresser une réclamation par notre bureau et nous avons reçu le no 1 de cette année. Nous comptons bien dès à présent sur une expédition régulière de votre part. Ensuite je vous ai fait parvenir le numéro contenant l'article sur le Catha (20, 87). Nos salutations empressées.

14) M. le Dr M.-Sch à M. (Alsace). Nous avons donné connaissance de votre lettre au directeur de la succursale Képhir Axebrod et Cⁱᵉ à Genève. Cette maison entrera probablement prochainement en rapport avec vous au sujet de la création éventuelle d'une nouvelle succursale dans votre ville.

15) Abonné H. Z., Genève. La rédaction ne connaît pas la spécialité dont vous désirez savoir la composition mais si vous voulez faire les frais d'une bouteille nous en ferons l'analyse si possible — tout en vous priant de sortir de l'anonymité.

16) M. le Dr E. G. à V. (Vaud). La *Hazeline* est une spécialité américaine consistant en une distillation de l'écorce fraîche de Hamamelis virginica. C'est un liquide clair qui est employé fréquemment par les Américains et les Anglais. Nous en avons parlé dans un travail original, 1885, n° 23. Salutations amicales.

17) E. J. Wir sind immer sehr gerne bereit, Auskunft zu ertheilen, aber wir lieben die anonyme Correspondenz nicht. Für Ihren Fall haben wir uns bemüht, aber noch nichts in Erfahrung gebracht, sie sollen im Sprechsaal Auskunft bekommen, sobald dieses möglich wird. Wollen Sie es nicht ebenfalls mit einer Annonce probiren ?

DER FORTSCHRITT
LE PROGRÈS

Rédacteurs : **B. REBER**, Pharmacien, et Dʳ Med. **A. WYSS**.

N° 7.   GENF, 5. April 1888.   IV. Jahrgang.

Inhaltsverzeichniss.

Wissenschaftliche Arbeiten werden mit Fr. 50 der Bogen (16 Seiten) honorirt.
Les travaux scientifiques seront rémunérés à raison de Fr. 50 la feuille (16 pages).

PHARMACIE UND CHEMIE

Anthrarobine.

(D'après les comptes-rendus de la *D. Med. Ztg.*, traduit et résumé par Dr *Wyss*.)

Dans un travail fait, il y a une vingtaine d'années, en commun avec le Prof. *Graebe*, sur l'alizarine et les substances colorantes de la garance, le Prof. *C. Liebermann* s'était occupé d'une substance proche parente de ces matières colorantes, l'acide chrysophanique, et lorsqu'en 1878 *Attfield* avait prétendu que la poudre de Goa devait être composée en majeure partie de cette substance, L. s'est empressé de contrôler les recherches d'Attfield ensemble avec le Dʳ Seidler. Le résultat auquel il arriva, fut que la poudre de Goa ne contenait pas d'acide chrysophanique, mais un corps primaire appelé par L. *chrysarobine*, nom qui a, depuis lors, été accepté par les pharmacopées. La chrysarobine se distingue sous plu-

sieurs rapports de l'acide chrysophanique. Sa propriété principale est de s'oxyder très facilement et de se transformer en acide chrysophanique. C'est à cette facilité d'oxydation de la chrysarobine qu'il faut attribuer l'effet thérapeutique de la poudre de Goa. Appliquée sur la peau affectée de maladies parasitaires, la chrysarobine enlève aux germes morbides l'oxygène sans lequel ils ne peuvent subsister.

En reprenant l'été passé ses recherches sur l'acide chrysophanique L. a essayé d'obtenir la chrysarobine de l'acide chrysophanique par voie de réduction. En enlevant l'oxygène à l'acide chrysophanique, il a obtenu une « leuco »-substance qui ressemble tellement à la chrysarobine qu'il a fallu une série d'essais très minutieux pour l'en distinguer. Tout comme la chrysarobine, cette substance, à laquelle L. a donné le nom de *chrysanthomel*, a une grande affinité pour l'oxygène et se transforme de nouveau en acide chrysophanique.

A côté de l'acide chrysophanique, il y a encore toute une série de matières colorantes qui, par voie de réduction, se transforment en leucosubstances. Et ces dernières présentent toutes cette curieuse propriété de se combiner, en solution alcaline, avec l'oxygène pour reformer la matière colorante primitive. Il est permis de conclure de ce fait, qu'au point de vue thérapeutique, elles doivent avoir les mêmes effets que la chrysarobine.

Dans le but de résoudre cette question, L. s'est adressé au groupe des matières colorantes à base d'*anthraquinone*, comprenant les matières colorantes de la garance, l'alizarine, les purpurines et autres. Ce groupe ne possède pas de propriétés toxiques et depuis la découverte de la synthèse chimique de l'alizarine par Graebe et Liebermann, on peut obtenir ces substances en grandes quantités à un prix relativement bas.

La fabrication des leucosubstances de ce groupe est facile; la réduction se fait à l'aide de la poussière de zinc et de l'ammoniaque. L'établissement de MM. Jaffé et Darmstätter s'est chargé de la fabrication en gros.

L'*anthrarobine* est le produit de réduction de l'alizarine artificielle (alizarine nuance bleue (Blaustich); un produit similaire obtenu par la réduction de l'alizarine nuance jaune (Gelbstich) du commerce (contenant de la flavopurpurine et de l'anthrapurpurine) peut être désigné sous le nom d'*anthrarobine F.*

C'est avec ces deux anthrarobines que, sur la demande de L., Behrend a fait des essais thérapeutiques. L'anthrarobine se présente sous forme d'une poudre jaunâtre, qui se conserve bien à l'état sec. Insoluble à froid dans l'eau et les acides dilués, elle se dissout facilement dans l'alcool. Mise en ébullition avec cinq par-

ties d'alcool, la solution se maintient à froid. Cette solubilité donne à l'anthrarobine une grande supériorité sur la chrysarobine qui est difficilement soluble. Elle se dissout en outre facilement dans la glycérine et le borax. Conservées à l'abri de l'air, dans des flacons bien bouchés, les solutions d'anthrarobine se conservent pendant des semaines et des mois.

Dans de l'alcali dilué l'anthrarobine se dissout avec une couleur jaune brunâtre qui, par suite d'une vive absorption de l'oxygène de l'air passe par le vert et le bleu au violet. Cette réaction sert à reconnaître l'anthrarobine.

Un gramme d'anthrarobine absorbe, d'après L., environ 120 cc. d'oxygène.

Behrend qui a employé cette nouvelle substance à la place de la chrysarobine, a pu se convaincre de son efficacité dans le psoriasis, l'herpès tonsurans, le pityriasis versicolor et l'eczéma marginé.

Les résultats favorables obtenus par B. ont été confirmés par Weyl, P. Guttmann et O. Rosenthal. Ces auteurs sont d'accord pour dire que même à une concentration double son action est plus lente que celle de la chrysarobine. C'est en solution alcoolique que son action paraît être la plus énergique.

Contrairement à la chrysarobine, l'anthrarobine peut être longtemps employée sans donner lieu à des phénomènes d'irritation. Appliquée sur la figure ou le cuir chevelu, elle ne produit ni dermatite ni conjonctivite. D'après Rosenthal, elle colore les cheveux en rouge, ce qui est désagréable.

Weyl a donné l'anthrarobine à l'intérieur, à un certain nombre d'animaux. Des doses de 1 gr. 50 n'ont provoqué aucune lésion stomacale, tandis que des petites doses de chrysarobine exercent une action caustique.

Mais, pas plus que la chrysarobine, l'anthrarobine n'empêche les récidives du psoriasis. L'usage interne et prolongé de l'arsenic peut seul amener une guérison définitive de cette affection rebelle.

Saure Sublimatlösungen in der Antisepsis.

Dem *Medical Record* entnehmen wir, dass Dr *E. Laplace* von New Orléans bei Gelegenheit bacteriologischer Untersuchungen im Laboratorium von *R. Koch* in Berlin zu Resultaten gelangt ist, welche von einer gewissen Wichtigkeit für die chirurgische Antisepsis werden können. Wie bekannt, gehen Sublimatlösungen mit den Eiweisskörpern eine Verbindung ein, welche keine antiseptischen Eigenschaften mehr besitzt. Um also der Sublimatlösung seine Wirksamkeit zu bewahren, müsste man die Bildung des Eiweisspräcipitates zu verhindern suchen.

Nach vielen fruchtlosen Versuchen fand L. dass die Hinzufügung einer Säure zu einer Sublimatlösung dieser Forderung entspricht. Gewöhnlich fügte er acid. hydrochlor. oder acid. tartar. hinzu, gelegentlich auch Carbolsäure. In dieser sauren Lösung bildet sich nach L. kein Niederschlag (wie dies mit allen andern Sublimatlösungen der Fall ist); die Lösung behält also stets ihre ursprüngliche Kraft. In Contact mit einer Eiweissflüssigkeit bleibt das Albumin gelöst, so dass also auch in Verbindung mit derselben die Sublimatlösung ihre volle Wirksamkeit behält. Ferner ist noch zu bemerken, dass ein saures Substratum ein ungeeigneter Nährboden für die Entwicklung von Micro-Organismen ist. Das Hinzufügen einer Säure zu einer Sublimatlösung erhöht also ihre desinficirende Kraft, so dass schon schwächere Lösungen zur Desinfection genügen.

Verbesserte Blaud'sche Pillen.
Von *Otto G. Klein.*
(D.-A. Apotheker Ztg.)

Im *Medical Record* befand sich vor Kurzem ein Artikel bezeichnet : « Improved Blaud's Pills. » In der angegebenen Vorschrift liegt zwar eine, jedoch nur geringe Verbesserung, und glaube ich in der Lage zu sein, dieselbe zu vervollkommnen, was sowohl für den Arzt, als für den Apotheker von Interesse sein dürfte, da genannte Pillen sowohl hier, wie in Europa in grossem Umfange verschrieben werden, und wenn richtig hergestellt, auch unverkennbar von grossem Werthe sind, besonders in der Frauenpraxis. Die günstige Wirkung kann aber, wohl bemerkt, nur von richtig angefertigten Pillen erzielt werden, und würden dieselben noch weit häufiger angewandt werden, wenn die Aerzte von einer genauen und richtigen Anfertigung derselben überzeugt wären.

Ein Versuch nach folgender Vorschrift wird sowohl den Apotheker in Bezug auf die leichte und rasche Herstellung einer schönen Masse, als den Arzt bei der Beobachtung der ausgezeichneten Wirkung von einer wirklichen Verbesserung überzeugen :

R. Ferr. sulfat exsiccat
Kal. carbon e. Tartaro ......ana 30,0
Pulv. Tragacanth 0,6
Pulv. Acaciae... 0,6
Syr Racchar q. s.........(circa 8,0)

Das Kali carb. e. Tartar. vorher ganz fein zu verreiben. Auch beim Zusetzen des Syr. die Masse tüchtig zu verreiben, damit von letzterem nicht etwa mehr als nöthig genommen, wodurch die Masse zu weich wird.

Nach dieser Vorschrift angefertigte Pillen haben vor dem alten System einen mehrfachen Vortheil.

Statt des Ferr. sulfuric. cryst. wird Ferr

sulfuric. exsiccat. genommen, weil die Quantität beider Bestandtheile gleich sein soll, welches aber niemals der Fall ist mit gleichem Gewicht Kali carb. und Ferr. sulfuric. cryst. wegen der bedeutend grösseren Menge Krystallwasser in letzterem.

Ferner ist das Excipiens sehr gering in Quantität, erzeugt eine leicht und rasch zu verarbeitende Masse, haltbare, harte und doch leicht lösliche Pillen, welche zugleich die wichtige Eigenschaft besitzen, nicht schon beim Anfertigen, sondern erst nachdem sie eingenommen, im Körper sich zu oxydiren, wodurch die günstige Wirkung, welche in der leichten Absorbirung und Blutbildung besteht, hervorgebracht wird.

Morphin-Gehalt der Flores Rhoeados, Capita und Semen Papaveris.

(Helfenberger Annalen, 1887.)

Bei dem fast allgemeinen Gebrauch des Rhoeados- und Mohnsaftes und dem noch zeitweiligen Vorkommen der Mohnsamen-Emulsion schien uns die Beantwortung der Frage, ob und wieviel dieselben Morphin enthalten, nicht uninteressant. Wir zogen zu dem Zweck je zwei verschiedene Sorten *Flores Rhoeados* und *Capita Papaveris* einmal mit Wasser und im andern Fall mit Spiritus dilutus, ferner je eine Sorte *weissen* und *blauen Mohnsamens* mit Spiritus dilutus aus und verdampften die filtrierten Auszüge zu einem dünnen Extrakt.

Behufs Untersuchung lösten wir je 5,0 eines solchen Extraktes in 30,0 Wasser, filtrierten und setzten 3 ccm. Normal-Ammoniak zu. In allen sechs Fällen schied sich nicht eine Spur von Narkotin aus, so dass die Lösungen nach Zusatz von 10,0 Essigäther zurückgestellt werden durften. Nach 48 stündigem Stehen filtrierten wir das ausgeschiedene Morphin ab und gewannen ausserdem das in den Filtraten verbliebene Morphin durch unsere Methode der Chloroform-Ausschüttelung.

In Summa erhielten wir so folgende Morphinausbeuten :

1) Flores Rhoeados, sehr schöne Waare, mit Wasser ausgezogen. . . 0.7 °/₀

2) Flores Rhoeados geringe Waare, mit Spir. dilut. ausgez. 0,14 »

3) Capita Papaveris, schöne Waare, mit Wasser ausgezogen 0,032 »

4) Capita Papaveris, schöne Waare mit Spir. dilut. ausgez. 0,16 »

5) Capita Papaveris, unreife getrocknete, mit Spir. dilut. ausgezogen . . . . 0,086 »

6) Semen Papaveris alb., mit Spir. dilut. ausgezogen . . . 0,005 »

7) Semen Papaveris caerul., mit Spir. dilut. ausgezogen . . —

Obwohl man bei den Mohnköpfen annimmt, dass mit der fortschreitenden Reife sich der Morphingehalt verringert, gab doch die unreife getrocknete Waare nur eine mittlere Ausbeute. Es dürfte aber ein langsames Trocknen einem Reifeprozess gleichkommen, so dass sich die Frage obiger Unterschiede erst dann wird entscheiden lassen, wenn wir selbst kultivirte Mohnköpfe in ihren verschiedenen Stadien und verschiedenartig getrocknet zum Gegenstand einer Studie machen. Bei den Klatschrosen, deren morphinreichere schöne Waare (1) wir selbst erbaut und im Trockensaal bei einer Temperatur von 35—40° C. innerhalb weniger Stunden getrocknet hatten, darf derselbe Grund beim Vergleich mit der geringen, wahrscheinlich in gewöhnlicher Temperatur getrockneten Handelswaare (2) angenommen werden. Recht interessant sind die Ergebnisse, welche wir mit den beiden Sorten Samen erhielten, besonders deshalb, weil damit das noch viel geglaubte Märchen von der Schädlichkeit des Mohnsamens, ja sogar des Mohnöls als Genussmittel abgethan sein dürfte.

PRAKTISCHE NOTIZEN UND BERICHTE

Ferrum oxydatum galactosaccharatum solubile [1].

30,0 *Sacchari Lactis subtile pulverati,*
86,0 *Liquoris Ferri oxychlorati,*
7,5 « *Natri caustici.*

Man verfährt so, wie unter Ferrum oxydatum saccharatum solubile angegeben wurde, dampft bis zu einem Gewicht von

80,0 ein, setzt

60,0 *Sacchari Lactis subtile pulverati* zu und fährt mit dem Eindampfen so lange fort, bis eine konsistente krümelige Masse zurückbleibt.

Man breitet dieselbe auf Pergamentpapier aus, trocknet sie bei 25—35° C., bringt das Gewicht der trockenen Masse mit

q. s. *Sacchari Lactis gr. m. pulv.* auf

100,0

und verwandelt durch Stossen und Sieben in ein feines Pulver. Ein hellgraubraunes Pulver ohne Geruch und eisenartig schmeckend, klar mit gelbbrauner Farbe löslich in 3 Theilen Wasser.

Hundert Theile enthalten **3** Theile Eisen.

Chemisch und gegen Milch und eiweisshaltige Flüssigkeiten verhält sich das Ferri-Galactosaccharat wie das Saccharat.

Um die in 86,0 Liquoris Ferri oxychlorati enthaltenen 3,0 Eisen zu binden, sind nur 9,0 Milchzucker nothwendig. Dieses Verhältniss lässt sich aber praktisch nicht verwerthen, weil ein mit mehr als 3 °/₀ Eisen hergestelltes Präparat eine schmierige, höchstens krümligfeuchte Masse vorstellt.

[1] Diese und die folgenden drei Notizen aus den *Helfenberger Annalen*, 1887.

Je flotter die Bereitung des Präparates vor sich geht, desto weniger hygroskopisch und desto heller von Farbe wird es. Während man nach obigem Verfahren ein hellgraubraunes Pulver erhält, hat das Präparat, wenn man die gesammte Milchzuckermenge gleich in dem Eisenliquor löst und damit das Abdampfen verlangsamt, eine dunkelgraubraune bis graue Farbe ; es zieht dann sehr begierig Feuchtigkeit an und löst sich in Wasser mit dunkelbrauner Farbe.

Ein sorgfältig bereitetes Präparat wird sich also an diesen äusseren Eigenschaften leicht erkennen lassen.

Ferrum oxydatum mannasaccharatum solubile. (Ferrum oxydatum mannitatum. Ferrimannitat. Eisenmannit.)

80,0 *Mannitis*
löst man durch Erhitzen im Dampfbad in tarierter Schale in

290,0 *Liquoris Ferri oxychlorati,*
lässt erkalten, setzt unter Rühren in 6—8 Portionen und in Pausen von ungefähr 2 Minuten

25,0 *Liquoris Natri caustici*
zu und dampft zur Trockne ein.
Das Gewicht der trockenen Masse bringt man mit

q. s. *Mannitis* auf

100,0

und verwandelt dann in feines Pulver, das man, da das Präparat Lichtschutz beansprucht, in braunen Glasbüchsen aufbewahrt.

Ein hell-ockerbraunes luftbeständiges Pulver ohne Geruch und schwach eisenartig schmeckend, klar löslich in 3 Theilen Wasser. Hundert Theile enthalten **10** Theile Eisen.

Chemisch und gegen Milch und eiweisshaltige Flüssigkeiten verhält sich das
Ferrimannitat ebenso wie das Saccharat.
 Man ist imstande, ein Präparat mit 25°/₀
Eisen herzustellen; dasselbe löst sich aber
bei längerem Aufbewahren nicht mehr
völlig klar in Wasser, weshalb ein Man-
nitüberschuss geraten erscheint.

**Ferrum oxydatum dextrina-
tum solubile.** (Ferridextrinat.)

 80,0 *Dextrini puri*
  löst man im Dampfbad in einer
  tarierten Schale in
 290,0 *Liquoris Ferri oxychlorati,*
  lässt erkalten, setzt in 5—6 Portionen unter Rühren und in Pausen von ungefähr 2 Minuten
 25,0 *Liquoris Natri caustici*
  zu und dampft zu einer extrakt-
  dicken Masse ein, um diese auf
  Pergamentpapier auszubreiten
  und bei 25 - 35° C. zu trocknen.
  Nachdem man mit
 q. s. *Dextrini puri*
  das Gewicht der trockenen Masse
  auf
 100,0
  gebracht hat, verwandelt man
  durch Stossen und Sieben in ein
  feines Pulver.
Man kann auch Lamellen aus dieser
Masse bereiten, dampft aber dann nur bis
zur Syrupdicke ab, streicht auf Glasplatten
und stösst nach dem Trocknen von denselben ab.

 Ein chocoladenbraunes, luftbeständiges
Pulver oder rothbraun durchscheinende
Lamellen ohne Geruch von kaum eisen-
artigem, an Dextrin erinnernden, etwas
salzigen Geschmack, klar löslich in 1 ½
Theil Wasser. Hundert Theile enthalten
10 Theile Eisen.

 Chemisch und gegen Milch und eiweisshaltige Flüssigkeiten verhält sich das
Ferridextrinat wie das Saccharat.

 Es ist möglich, ein Dextrinat mit 15 °/₀
Eisen herzustellen; dasselbe verliert aber
mit der Zeit die Eigenschaften, sich völlig
klar in Wasser zu lösen. Durch die Vermehrung des Dextrins erhält sich die
Löslichkeit.

**Ferrum oxydatum inulinatum
solubile.** (Ferriinulinat. Eiseninulin.)

 Man verfährt wie bei der Herstellung
des Ferridextrinates und erhält ein cho-
coladebraunes Pulver, welches sich, analog dem Inulin, wenig in kaltem, leicht in
heissem Wasser löst. Die Lösung schmeckt
sehr wenig nach Eisen und ist geruchlos. Hundert Theile enthalten **10** Theile
Eisen.

 Chemisch und gegen Milch und eiweisshaltige Flüssigkeiten verhält sich das
Inulinat wie das Saccharat.

 Bei dem hohen Preis des Inulins dürfte
dieses Präparat nur wissenschaftliches
Interesse beanspruchen, auch vor dem
billigen Ferridextrinat nichts voraus haben.

Wismuthbestimmung. Soll wenig Wismuth neben viel Silber bestimmt
werden, z. B. in Münzen, so löst *J. Scully
(Chem. News u. D.-A. Apoth. Ztg.)* eine
genügende Menge der Legirung in wenig
Salpetersäure. verdünnt, versetzt mit
einem Ueberschuss an kohlensaurem Ammon und erhitzt. Die zu Anfang gebildeten
Silber- und Kupfercarbonate lösen sich
wieder, während sich das Wismuthcar-
bonat am Boden des Gefässes sammelt.
Man filtrirt, wäscht, glüht und wiegt das
Wismuthoxyd.

 Ist Blei zugegen (Cadmium kommt in
Münzen nicht vor) so wird der mit kohlensaurem Ammon erhaltene Niederschlag
nach dem Filtriren in Salpetersäure wieder gelöst und mit Schwefelsäure eingeengt. Das Bleisulfat wird gewogen, wäh-

rend das Wismuth von Neuem mit kohlensaurem Ammon gefällt wird.

* * *

Vanille-Gift. Es wurde in neuerer Zeit wiederholt die Aufmerksamkeit auf Vergiftungsfälle, die Eis-Cream ihr Entstehen verdanken sollten, gelenkt. Es ist nicht festgestellt, dass in allen Fällen der betreffende Eis-Cream mit Vanille gewürzt gewesen und Prof. Vaughan nahm in allen seinen eingehenden Untersuchungen, darauf keine Rücksicht, sondern ihn beschäftigte ausschliesslich die Ermittelung der bezüglichen Ptomaine, welcher die Vergiftungssymptome zuzuschreiben sind. Abweichend von Vaughan's Untersuchungsergebnissen bringt nun der *Amer. Arral* unter der Aufschrift « Vanille-Gift » folgende Mittheilung : « Es wird von Aerzten behauptet, dass Vergiftung durch Vanille-Eis-Cream nichts neues sei, und dass häufig über in verschiedenen Städten Europa's vorgekommenen Fälle berichtet worden, in denen die Vanille, deren man bei der Aromatisirung von Eis und anderem Konfekt sich bediente, als das gefährliche giftige Agens erkannt worden sei. Man hat diese Vergiftungserscheinung mit dem Namen Vanillismus belegt. Wenn die Vanilleschote für den Markt zugerichtet wird, unterscheidet man sie nach ihrer Grösse und Qualität. Die Qualität wird bedingt durch die Menge Vanillin, einer Substanz, die in der Form von feinen krystallinischen Nadeln auf der Oberfläche der Schote sich ablagert. Um diesen wirksamen Bestandtheil der Vanille nicht verloren gehen zu lassen, werden die Schoten mit dem Oel der Cashew-Nuss (Anacardium occidentale), — eines in Westindien und Centralamerika heimischen Baumes überzogen. Dieses Oel ist ein sehr energisches Irritans, und ruft schon Blasen und andere Eruptionen hervor, wenn es nur oberflächlich mit der Haut in Berührung kommt. Diesem Oele

schreibt man die giftigen Wirkungen zu, welche sich nach dem Genusse von Eis-Cream einstellen. »

Die *A. A.-Ztg.* bemerkt hierzu, dass sie nicht die Mittel besitze, die vorstehenden Angaben bestätigen oder widerlegen zu können. Sollte jedoch diese Angabe in der positiven Weise, wie sie gemacht wird, wirklich Bestätigung finden, so ist es erforderlich, auch darüber in's Reine zu kommen und festzustellen, dass die Annahme von dem Vorkommen von Ptomainen im Eis-Cream irrthümlich war, sowie, dass die Vergiftungsfälle, welche bisher vorgekommen sind, thatsächlich auch von Vanille-Eis-Cream, und nicht auch von anderen gewürzten oder ungewürzten Eis-Creams herrühren. *(Drog. Ztg.)*

* * *

Michelia Nilagirica, von *Jankowski* aus *The Pharmaceutical Journal* N° 916, Seite 581, 582, übersetzt in *Der Pharmaceut*, 1888, S. 43, vergl. *Fortschritt*, 1887, S. 359.

Unter den Bäumen der bewaldeten Anhöhe Nilgiris ist es Michelia Nilagirica, die dort am meisten vertreten ist und sich vor allen auszeichnet, schreibt D. Hooper aus Octacamund in Indien an *The Pharmaceutical Journal and Transactions*. Zur Regenzeit und besonders im Monat August und September, wenn der Baum mit weisser, wohlriechender Blüthe bekleidet, richtet er allgemeine Aufmerksamkeit auf sich; im Spätjahr fallen scharlachrothe Samen in grossen Mengen von ihm herab. Charakteristisch ist er durch die immergrüne Farbe seiner Blätter. Am Orte gibt man ihm den Namen « Shempangan oder Sempagum. »

Die Rinde in Form vom Infusum oder Dekoktum angewendet, soll ein Febrifugum sein; diese Eigenschaft konnte jedoch D. Hooper in ihr nicht entdecken. Dagegen fand er, dass die pulverisirte

Rinde 10,6 Prozent an Feuchtigkeit enthält und nach der Verbrennung 9,7 Prozent Asche hinterlässt.

Ein ätherischer Auszug hatte flüchtiges
und fettes Oel, sowie eine harzige Substanz geliefert. Das ätherische Oel besitzt
einen Geruch, den man mit keinem der
bekannten Oele vergleichen kann, am
meisten nähert er sich dem der aus den
Koniferen gewonnenen.

Das fette Oel löste sich in Alkohol nicht
und ergab, mit Sodalösung gekocht, eine
Mischung von Fettsäuren, die bei 60° F.
sich verflüssigten. Das erhaltene Harz
war von scharfem und sehr bitterem Geschmack. Die Ausbeute betrug 4,5 Proz.
der angewandten Rinde.

Ein alkoholischer Auszug ergab Tannin
das sich mit Ferrisalzen grünlich schwarz
färbte, sowie Zucker und einen Bitterstoff
von keinem alkaloidischen Charakter.
Hier betrug die Ausbeute 8,1 Prozent.

Der zuletzt vorgenommene wässerige
Auszug lieferte Pflanzenschleim und noch
ein Quantum Tannin; alles in Menge von
8,1 Prozent.

In allen erwähnten Auszügen wurde
vergeblich nach einem Alkaloide gesucht.

Kalte, wässerige Infusion der Rinde
besitzt eine braune Farbe von bitterem,
aromatischem Geschmack und saure
Reaktion. Kalt filtriertes Dekokt färbte sich
nach Zusatz von einigen Tropfen Jodlösung blauschwarz, welche Färbung aber
bald verschwand, und blieb erst nach
Zusatz einer beträchtlichen Menge des
Reagens konstant.

Zweifelsohne besitzt die Rinde der Michelia Nilagirica gewisse Aehnlichkeit
mit anderen bekannten, aromatisches Oel
liefernden Rinden der Materia medica.
Von Cinnamom und Cassia unterscheidet
sie sich durch den Geruch, von Canella
durch den Tanningehalt und Cinnamoden-
dron durch Korkabschieferung.

* *

Ueber Diastase hat *Lintner (Chem.
Ztg.)* Versuche angestellt, welche ihn zu
folgenden Resultaten führten. Die Diastase des Weizenmalzes stimmt bezüglich
Stickstoffgehalt und fermentativen Eigenschaften mit der Gerstenmalzdiastase
überein. Bleiessig eignet sich nicht zur
Reindarstellung der vegetabilischen Diastase. Durch Chlornatrium und Chlorka-
lium in geringer Konzentration wird das
Fermentativvermögen der Diastase nicht
beeinflusst ; in höherer Konzentration
wirken die genannten Chloride günstig.
Auch Chlorcalcium ist in geringer Konzentration ohne Einfluss. Durch Kupfer-
vitriol und wahrscheinlich durch die
meisten Schwermetallsalze wird das Fermentativvermögen herabgesetzt resp.
ganz aufgehoben. Dasselbe geschieht,
wenn die Flüssigkeit, in welcher die Diastase wirken soll, sauer oder alkalisch ist.
Durch Erwärmen wässeriger Diastase-
lösungen wird das Fermentativvermögen
je nach der Temperatur mehr oder weniger herabgedrückt, in Gegenwart von
Stärke ist die Verminderung des Fermen-
tativvermögens weniger stark. Findet eine
Einwirkung von Diastase auf Stärke bei
normaler Temperatur statt, so geht dadurch an Fermentativvermögen nichts
verloren. — Für die Annahme, dass im
Malz zwei Fermente, ein stärkelösendes
und ein stärkeverzuckerndes, existiren,
spricht keine der bislang beobachteten
Thatsachen. Es ist daher vorläufig daran
festzuhalten, dass beide Eigenschaften
einem Fermente, eben der Diastase zukommen. Dagegen enthält die Gerste
wahrscheinlich ein Ferment, welches die
Stärke zwar nicht zu lösen, aber zu ver-
zuckern vermag. — Bei 50° können mit
den kleinsten Diastasemengen die grössten
Stärkemengen verflüssigt werden. Bis zu
70° wächst die Schnelligkeit der Verflüssigung mit der Erhöhung der Temperatur. Je höher letztere ist, um so mehr

Diastase ist zur Verflüssigung anzuwenden. — Mittelst gefällter Diastase lässt sich auch bei normaler Temperatur leicht Maltose gewinnen.

* *

Prangos pabularia Lindl. *(Phar. Post.)* Die Früchte dieser in Thibet und Kaschmir einheimischen und als Futterpflanze bekannten Umbellifere dienen den Eingeborenen unter dem Namen Prangos, Komal oder Futtersalum (Faturasaliyun) als Stimulans, Carminativum oder fruchttreibendes Mittel.

Lojander H. beschreibt sie im *Arch. d. Ph.* (Bd. 225, p. 427) folgendermassen: « Die schmutzig-gelben Früchte sind 5—8 mm. lang, 3—4 mm. breit, fast stielrund, oben am Scheitel von den Griffelpolstern gekrönt. Beim Druck zerfallen sie in ihre beiden Hälften, welche an dem Fruchtträger haften. Jedes Merikarp trägt fünf stark hervortretende, flach wellenförmig verlaufende, heller gefärbte Rippen. Sekundäre Rippen sind nicht vorhanden. Der Geruch der (sehr alten) Droge erinnert an Fenchel. Der Geschmack ist eigenthümlich aromatisch.

Unter dem Mikroskope zeigt ein Querschnitt der Merikarpien eine grosse Aehnlichkeit mit jenem der Schierlingsfrucht. Das prächtige Perikarp ist in den fünf grossen, unregelmässig gestalteten Rippen von ebensovielen Gefässbündeln durchzogen, vier kleinere Bündel werden an jeder Seite der schmalen, unebenen Fugenfläche sichtbar. Das übrige Gewebe besteht aus einem radial geordneten Parenchym. Das Perikarp umschliesst ziemlich lose den regelmässigen etwa als nierenförmig zu bezeichnenden Samen, welcher nach aussen von einer regelmässigen, braungefärbten Linie und von einer Menge grosser ovaler Oelbehälter, vierzig an der Zahl bestehend, begrenzt ist. Diese Zelllinie wölbt sich als Halbkreis von den beiden Seiten nach innen zu und

gibt der Frucht das Aussehen der Früchte der Camphylospermeen. Die Oelräume sind mit gelbbraunem ätherischem Oele gefüllt. Das aus strahlig angeordneten, polygonalen, fettes Oel und Aleuronkörner enthaltenden Zellen bestehende Endosperm umschliesst den dunkelbraun gefärbten, verhältnissmässig grossen Embryo. Stärke ist nicht nachweisbar. » Eine chemische Untersuchung ist bis jetzt nicht durchgeführt.

* *

Phytelephas macrocarpa. R. et P. Die als vegetabilisches Elfenbein, Corojo, bekannten Samen hat Méhu *(Journ. d. Ph. u. Chim.* 1887. T. XVI, p. 5. — *Ref. Arch. d. Pharm.*, Bd. 225, 1887, p. 884 und *Pharm. Post* 1888, p. 181) chemisch untersucht. Wenn die Samen mit Wasser mehrere Tage hindurch gekocht werden, so nehmen sie, wahrscheinlich durch Oxydation der Fettsubstanzen, eine gelbliche Farbe an und verlieren circa 10 Prozent ihres Gewichtes.

Durch entsprechende Behandlung können dem vegetabilischen Elfenbein : Zucker-, Albumin-, Fett- und Extractivstoffe entzogen werden.

Macerirt man Drehspäne desselben mit Wasser, so wird der wässerige Auszug milchig und ist direkt gährungsfähig, wobei sich ein Geruch nach flüchtigen Fettsäuren entwickelt. Um aus diesem alkalischen Auszug das Eiweiss durch Erhitzen coaguliren zu können, muss er schwach angesäuert werden.

Das Filtrat des ausgeschiedenen Albumins reduzirt die *Fehling'sche* Lösung und alkalische Wismuthlösung; liefert mit Bierhefe versetzt Weingeist, obzwar ursprünglich Rohrzucker vorhanden gewesen zu sein scheint.

Bleiben die Drehspäne lange Zeit der Luft ausgesetzt, so sinkt der ursprünglich 1 $\frac{1}{2}$ Prozent betragende Eiweissgehalt beträchtlich.

Das durch Extraction gewonnene Oel des Corojo ist in New-Orleans Handelsartikel und liefert einerseits ein schönes Glycerin und andererseits eine billige Seife.

Die Samenschale gibt eine circa 98 Prozent Kieselsäure enthaltende Asche, die als ein gutes Polirmittel gilt.

Humulus japonicus (japan. Hopfen). *(Drog. Ztg.)* Eine in Japan einheimische Art einjährigen Hopfens, welche dort manchmal auch als diaphoretisches Mittel angewendet wird, kommt seit Kurzem auch bei uns in den Handel, jedoch nicht als sogen. Arznei-, sondern als Zierpflanze. Der japanische Hopfen ist nämlich eine der schönsten aller bis jetzt eingeführten Schlingpflanzen. Ungemein raschwachsend, ist er zur schnellsten Deckung von Einzäunungen, Veranden und Lauben ohne Konkurrenz. Seine zahlreich verzweigten Triebe erreichen in kurzer Zeit die Höhe von 7—8 Meter, reich bedeckt mit schön geformten Blättern, die von der Erde bis in die Spitze stets üppig grün bleiben und weder durch widriges Wetter noch durch Insekten irgendwie beeinträchtigt werden. Er empfiehlt sich ganz besonders durch seine ausserordentlich leichte Kultur, da er im Frühjahr wie wohlriechende Wicken an Ort und Stelle in das Freie gesät werden kann. Im Sommer erscheinen die kleinen, zierlichen, wohlriechenden, dem Hopfen ganz ähnlichen Träubchen, die in unzähliger Menge, wie kleine Glöckchen herunterhängen und einen ungemein lieblichen Anblick gewähren.

THERAPIE UND MEDICINISCHE NOTIZEN
Rédacteur : Dr Med. WYSS.

Appareil d'Inhalation du Dr A. *Wyss* [1].

une toile métallique. Il est rempli d'eau qui est mise en ébullition au moyen d'une

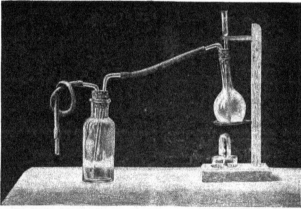

Cet appareil se compose :
1° D'un ballon de verre reposant sur

[1] Fabriqué par M. Penfold, Grand'Rue 10, Genève, au modique prix de 5 fr.

lampe à esprit de vin et fermé par un bouchon de liège à double trou. Une ouverture laisse passer un tube de verre évasé en haut et dont l'extrémité inférieure plonge dans le liquide. C'est par ce tube qu'entre l'air qui lors de l'inhalation traverse l'appareil d'un bout à l'autre. C'est par ce tube que l'on ajoute également goutte à goutte les substances volatiles que l'on veut faire inhaler. En remplissant l'extrémité supérieure évasée avec du coton de Bruns ou obtient une filtration d'air absolument complète.

La seconde ouverture pratiquée dans le bouchon est traversée par un tube de verre court et recourbé dont l'extrémité verticale dépasse à peine le bouchon, tandis que l'extrémité horizontale se continue par un tuyau de caoutchouc qui conduit dans

2° un flacon vide de la contenance d'un litre environ. Ce flacon sert à mélanger intimément l'air, les vapeurs d'eau chaude et le médicament volatilisé, à modérer la température de ce mélange et à servir de récipient à la petite quantité de vapeurs d'eau qui, par suite de cet abaissement de température, viendra se condenser sur les parois du flacon.

Un tube de verre recourbé sort du flacon et vient se terminer à l'aide d'un tuyau de caoutchouc (enroulé dans le dessin) par un embout que le malade prend dans la bouche au moment de l'inhalation.

A chaque inspiration, l'air est ainsi obligé de traverser entièrement l'appareil depuis l'évasement du tube qui plonge dans le liquide du ballon jusqu'à l'embout qui aboutit à la bouche du malade.

En traversant l'appareil d'un bout à l'autre, l'air

1° se débarrasse des germes organiques qu'il peut contenir (se stérilise) par le coton de Bruns que l'on peut mettre dans l'évasement, par son passage dans de l'eau en ébullition et par son mélange avec les vapeurs d'eau,

2° entraîne les substances médicamenteuses rapidement volatilisées sous l'action de la chaleur et qui arrivent ainsi, à chaque inspiration, dans l'intérieur des ramifications bronchiques.

La chaleur développée par l'évaporation de l'eau est modérée et rendue supportable par l'air froid qui traverse tout l'appareil et en enlevant de temps en temps la lampe à esprit de vin de dessous le ballon.

En résumé, le malade respire de l'air qui a préalablement traversé de l'eau bouillante et qui, ainsi réchauffé, et stérilisé entraîne des vapeurs d'eau et des substances médicamenteuses.

Ce mélange respirable est éminemment propre à exercer une action thérapeutique sur la muqueuse de l'arbre respiratoire. Les inhalations ainsi faites agissent en outre à la manière d'une gymnastique respiratoire par l'amplitude plus grande des mouvements respiratoires auxquels elles donnent lieu.

Notre appareil d'inhalation est très facile à manier. Les malades peuvent faire des séances d'inhalations de une ou deux heures de suite sans se fatiguer.

Les subtances médicamenteuses à employer doivent naturellement pouvoir se volatiliser facilement : menthol, térébenthine, naphtaline, etc.

Nous avons employé notre appareil avec des résultats très favorables dans un grand nombre d'affections des organes respiratoires, telles que laryngites, bronchites catarrhales et putrides et surtout dans la phthisie pulmonaire.

• • •

Iodismus. (L'iodisme par le Dr Elisabeth Bradley de New-York. *Thèse de Paris*, 1887.)

Auf Anrathen von Professor Fournier hat der Autor eine grosse Anzahl von publizirten Fällen zusammengestellt und analysirt. Dieselben beweisen, dass die unter dem Namen Iodismus zusammengefassten Symptome der Absorption von freiem Jod ihre Entstehung verdanken. Damit diese Symptome auftreten, ist eine besondere Empfindlichkeit des Organismus nothwendig. So kann in Fällen von Nieren- oder Herzkrankheiten oder in solchen von morbider Irritabilität des Nervensystems die physiologische Wirkung derartig erhöht sein, dass Intoxicationserscheinungen auftreten. Jede organische Funktion kann derartige Erscheinungen darbieten. Dieselben können erst nach langandauerndem Gebrauch des Medikamentes auftreten, oder schon im Anfang der Behandlung sich zeigen, sich nach und nach entwickeln, oder plötzlich sich manifestiren.

Das beständigste Symptom ist *Pulsbeschleunigung.* Zugleich wird der Puls schwach une verschwindet leicht auf Druck. Die Temperatur ist eher erniedrigt als erhöht. Die Cirkulationsstörungen manifestiren sich ferner durch *Oedeme*, welche in leichtern Fällen sich auf die Augenlider beschränken, in schweren aber auch andere Körpertheile befallen : Zunge, Lungen, Gehirn.

Die Blutbeschaffenheit ist ebenfalls verändert, und gibt Anlass zu Albuminurie und Hämaturie mit mehr oder weniger starker Verminderung der Harnmenge.

Die nervösen Symptome können meistens auf cerebrale Anämie oder Congestion bezogen werden. Sie erscheinen bald in der Form von Urämie, bald in derjenigen von Melancholie oder allgemeiner Paralyse.

Die Symptome von Seiten des Respirationsapparates sind ebenfalls von Cirkulationsstörungen abhängig : Bronchitis, Lungenödem mit Bluthusten ; sowie Dyspnoë, welche von mechanischen Hindernissen ganz unabhängig sein kann.

Von Seite des Digestionstractus sind Anäroxia, Boulimie, Nausea, Erbrechen, Gastralgie und Enteralgie, Diarrhoë oder Obstipation in verschiedenen Fällen beobachtet worden. Hautaffektionen, *Jodrash* in Form von Erythema, Urticaria, papulöse oder bullöse Eruptionen, sowie Purpura, sind ebenfalls nicht selten. Endlich werden auch Schwellungen und Schmerzen in den Gelenken beobachtet. (Nach dem Referate des *Lancet*, 10 März 1888).

In Bezug auf Hautaffektionen können wir noch hinzufügen, dass wir letztes Jahr bei einem Diabetiker, nach innerlicher Verabreichung ganz kleiner Dosen Jodkalium einen über den ganzen Körper verbreiteten furunkulösen Hautausschlag beobachteten. An der behaarten Kopfhaut und im Nacken traten die Eiterbeulen so massenhaft auf, dass sie zu anthraxähnlichen Tumoren zusammenflossen und unter tiefer Zerstörung des Unterhautzellgewebes nur sehr langsam verheilten. Von unzweifelhafter Wirkung waren dabei Waschungen und Compressen von 3 °/₀iger Carbolsäurelösung.

* * *

Le Képhir ou Champagne lacté du Caucase, par le Dʳ K. *Dinitch* (*Thèse de Paris* 1888).

Ce travail est un résumé des recherches antérieures sur la morphologie et l'emploi diététique du Képhir et donne 13 observations à l'appui des conclusions suivantes que l'auteur croit pouvoir en tirer :

1° Le Képhir est une boisson fermentée du lait de vache.

2° Cette boisson est le produit d'une fermentation particulière causée par un champignon provenant du Caucase — *graine du Képhir* — qui est le ferment propre du lait de vache. A cause de cette particularité, nous l'avons appelée: *Champagne lacté du Caucase.*

3° Le ferment est constitué par deux éléments : 1° *cellules de levure* et 2ᵛ *bactéries-dispora caucasica* de Kern.

4° Le Képhir n'est pas un médicament

spécifique contre une maladie déterminée, mais bien un médicament éminemment tonique et reconstituant.

5° C'est, de plus, un aliment par excellence, ayant conservé toutes les propriétés nutritives du lait, contenant de plus de l'alcool, de l'acide lactique, de l'acide carbonique et des peptones.

6° Il est en outre un stimulant puissant par l'alcool, l'acide lactique et ses autres composés qui activent tout le processus digestif en fournissant à l'organisme, sans le moindre effort de sa part, presque sans travail digestif, une masse considérable d'hémialbuminose qui se change immédiatement en peptone.

7° Enfin, c'est un *aliment à son maximum de digestibilité* et nous pensons qu'une des premières places lui est réservée parmi les agents diététiques.

* * *

Eine Næhnadel im Herzen. Dem Jahrbuch der praktischen Medicin von Dr *Guttmann* 1888 entnehmen wir folgenden von *Stelzner* mitgetheilten interessanten Fall : Ein junger Selbstmörder hatte sich eine Nähnadel tief in die Herzgegend eingestochen. Wegen bedrohlicher Erscheinungen nahm St. nicht Anstand, unter Resection der 5. Rippe und Eröffnung des Herzbeutels derselben bis in's Herz selbst nachzugehen. Da er nun diese Nadel quergestellt im rechten Herzen fühlte, so suchte er sie mittels zweier unter das Herz geschobener Finger durch die vordere Herzwand vorzudrängen, was zwar gelang, aber von keinem Nutzen war, weil bei den äusserst stürmischen Herzbewegungen das Fassen des Oehrendes mit einer Kornzange nicht glücken wollte. Die Nadel fiel in die Herzhöhle zurück und stellte sich senkrecht. Unter Ausfüllung der Operationswunde mit Jodoformgaze erfolgte deren Heilung ohne Störung. Der Patient hatte auch nachträglich keinerlei Beschwerden.

Localbehandlung der Rückenmarkskrankheiten von Dr J. L. *Corning* in New-York. (Nach *The Medical Record*, 17. März 1888, übersetzt.)

Vor einiger Zeit (1885) habe ich gezeigt, dass eine gegebene Menge eines Medicamentes in die Nähe des Rückenmarks eingespritzt gewisse Veränderungen in den Funktionen des Letzteren hervorzurufen vermag.

Meine Untersuchungen habe ich seither fortgesetzt und bin dabei zu folgenden experimentellen Schlüssen gekommen :

1° Eine Lösung von *Strychninsulfat* wurde unter die Haut eines Kaninchens in genügender Menge eingespritzt um allgemeine Convulsionen hervorzurufen. 1 $^1/_2$ centigr. *Cocain hydrochlor.* nachher subcutan beigebracht, vermochte nicht im Geringsten die convulsivischen Erscheinungen zu beeinflussen. Ja, obschon die Cocaininjectionen fortgesetzt wurden bis deutliche Vergiftungserscheinungen eintraten, konnten dadurch in keiner Weise die Convulsionen modifizirt werden. Die so erhaltenen Resultate stimmen nicht mit den von einigen deutschen Beobachtern erhaltenen überein.

2° Nachdem von Neuem durch subcutane Einspritzungen von Strychninsulfat Convulsionen erzeugt worden, wurden 10 Tropfen einer 4 %igen Cocainlösung anstatt unter die Haut *zwischen die Dornfortsätze der Wirbel eingespritzt.* Die erste Einspritzung war von keiner deutlichen Herabsetzung der tetanischen Symptome gefolgt ; desshalb wurde 10 Minuten später nochmals die gleiche Quantität, aber in verschiedene Wirbelzwischenräume eingespritzt. Ungefähr 15 Minuten nach der ersten Einspritzung hatten die Convulsionen sich merklich vermindert und das Thier konnte berührt werden, ohne dieselben hervorzurufen. •

Aus dem ersten Experiment ist klar ersichtlich, dass Cocaineinspritzungen in die allgemeine Blutbahn, wenn auch in grossen Mengen, die toxischen Wirkungen des Strychnins nicht aufzuheben vermögen. Der zweite Versuch jedoch, die Einspritzung einer konzentrirten Lösung in die unmittelbare Nähe der Wirbelsäule, zeigt, dass dadurch die Reflexerscheinungen bedeutend herabgesetzt werden können, vorausgesetzt dass vorher keine zu grossen Mengen Strychnin verabreicht wurden. In Anbetracht der viel grössern Local- als der Allgemeinwirkung des Medicamentes ist die Verschiedenheit im erhaltenen Effekt wohl erklärlich.

Gestützt auf diese experimentellen Versuche glaube ich namentlich bei schmerzhaften Rückenmarksleiden von dieser directen Applicationsweise bemerkenswerthe Resultate erwarten zu dürfen. Infolge der besondern anatomischen Verhältnisse des Rückenmarks habe ich folgende Injectionstechnik befolgt :

1° In der Regel wurde zuerst durch die von mir angewandte electro-chemische Methode [1] oder auf subcutanem Wege eine fünf Franken grosse Hautpartie in der Nähe der Dornfortsätze der 10. und 11. Rückenwirbel anæsthetisch gemacht.

2° Dann bediene ich mich einer ungefähr drei Zoll langen Nadel, welche mit einem Handgriff und einer gleitenden Haltvorrichtung versehen ist. Ungefähr ein halb Zoll seitwärts vom Dornfortsatz des 10. Dorsalwirbels wird die Nadel eingestochen bis der Wirbelkörper erreicht ist. Die Haltvorrichtung wird dann im Hautniveau fixirt und die Nadel herausgenommen.

3° Auf einer feinen ebenfalls mit Haltvorrichtung versehenen Canule wird die auf der Nadel abgemessene Tiefe der Weichtheile (vorsichtshalber zwei oder drei Millimeter weniger) markirt.

4° Eine hundert Tropfen haltende Spritze wird mit einer halbprozentigen Lösung

[1] *New York Medical Journal,* Nov. 6, 1886.

von Cocain. hydrochlor., zu welcher ungefähr ein Milligr. acid. pyrogall. hinzugefügt wurde, gefüllt und mit obiger Hohlnadel versehen.

5° Die Canule wird nun in die Weichtheile zwischen die Dornfortsätze der 10. und 11. Dorsalwirbel eingestossen, bis die Haltvorrichtung das Tegument berührt. Dann wird der Inhalt der Spritze langsam geleert und die Nadel zurückgezogen.

6° Nach der Einspritzung soll der Patient sich auf den Bauch legen mit über den Rand des Bettes hängenden Beinen damit die Rückenmuskel gestreckt werden. Dieses Manöver drückt die Flüssigkeit in der Richtung des geringsten Widerstandes, d. h. gegen das Rückenmark hin. Nebenbei verhindert die straffe Anspannung der Muskeln eine Absorption des Medikamentes durch die ausserhalb des Rückenmarkscanals gelegenen Weichtheile. Wenn einmal die Lösung in den Canal eingedrungen ist, so ist es uns natürlich nicht mehr möglich, ihr weiteres Verbleiben darin zu beeinflussen. Die Circulation in den untern Theilen des Rückenmarks ist jedoch, wie bekannt, eine sehr träge, und bleibt infolge dessen das Medicament in längerm Contact mit demselben.

In dem als « Spinalirritation » bekannten Leiden ist die Wirkung dieser Methode sehr günstig. Ob dieselbe bei entzündlichen Zuständen des Rückenmarks auch Gutes leisten wird, das können erst weitere Erfahrungen bestimmen. Bei functionellen Veränderungen ist sie unzweifelhaft wirksam.

Je nach dem Erfolge müssen die Einspritzungen alle drei bis vier Tage oder nur alle zwei bis vier Wochen einmal bis zu vollständigem Verschwinden der krankhaften Symptome wiederholt werden.

Anorexia nervosa ist eine eigenthümliche Krankheitsform, von welcher Dʳ *Sir William Gull* im *Lancet* (17. März 1888) einen sehr typischen Fall abgebildet hat. Nach der (in der Clinical Society of London 1873 auseinandergesetzten) Theorie dieses Gelehrten besteht die Krankheit in einem Ausfall der functionellen Thätigkeit derjenigen Vaguszweige, welche den Magen versorgen. Die Ursache derselben muss nach Gull in einer « Perversion des Ego » gesucht werden. Die Patienten sind im Allgemeinen junge Mädchen von 14 Jahren oder etwas älter, doch hat man auch Fälle jüngern Alters beobachtet. Aber auch Fälle männlichen Geschlechtes kommen hie und da in Behandlung. Das Hauptsymptom besteht in vollständigem Appetitmangel, welcher eine äusserst grosse Emaciation zur Folge hat. Eine solche Kranke gleicht einer vertrockneten Mumie. Langsamer Puls, subnormale Temperatur und sehr verlangsamte Athmung vervollständigen das klinische Bild. Sonderbarer Weise geht mit diesem Functionsausfall eine auffallende Ruhelosigkeit einher, eine Neigung zu immerwährender Bewegung zu Hause oder im Freien, sodass die Kranken die Aufmerksamkeit der Vorübergehenden auf sich ziehen. Dabei existirt nicht das geringste Symptom weder von Tuberculose noch von andern organischen Erkrankungen.

Die Behandlung besteht in drei Sachen : Ruhe, Wärme und regelmässige, häufige Aufnahme leichter Nahrung. Eine thätige Krankenwärterin ist nothwendig. Medicamente haben wenig oder keinen Erfolg. Die während einigen Wochen consequent durchgeführte Behandlung führt gewöhnlich vollständige Heilung herbei. Die meisten Fälle werden in der kalten Jahreszeit beobachtet, was vielleicht mehr als Zufall ist.

CHRONIK

Internationaler pharmaceut. Congress in Mailand.

Wir lesen im *Bollettino farmaceutico* darüber Folgendes :

« In Folge des einstimmigen Votums des VI. internationalen pharmaceutischen Congresses in Brüssel hat die *Associazione Farmaceutica Lombarda* die Vorarbeiten für die Abhaltung des VII. Congresses in Mailand im kommenden Monat September begonnen. Um diesen internationalen Auftrag würdig zur Ausführung zu bringen, rechnet die *Associazione Lombarda* auf die Unterstützung der Behörden, der wissenschaftlichen Körperschaften, der Schwesterverbindungen und behält sich vor die zu diesem Zwecke getroffenen Beschlüsse zu veröffentlichen.

Diesen uns von Mailand zugegangenen Nachrichten können wir hinzufügen, dass die von der Associazione Lombarda schon ausgeführten Vorarbeiten das Gelingen des Congresses garantiren; gleichwohl hofft sie auf die Unterstützung des ganzen pharmaceutischen Standes und der pharmaceutischen Facultäten der Universität, nicht nur um das von Brüssel anvertraute Mandat erfüllen zu können, sondern auch um den Mailand besuchenden Fremden einen günstigen Eindruck der wissenschaftlichen Bildung und der hochherzigen Gastfreundschaft dieser Stadt zu hinterlassen.

Es ist das erste Mal dass die italienische Pharmacie die Ehre haben wird den Fremden ihre eigenen Kräfte zu zeigen und es ist das ein zu wichtiges Ereigniss um noch mehr auf dessen Bedeutung hinzuweisen. »

Daran knüpft die Redaction dann folgende Bemerkung :

« Wir ersuchen die pharmaceutischen Zeitungen von London, Genf und Wien, welche über den in Mailand abzuhaltenden Congress verfrühte und unrichtige Nachrichten gebracht haben, ihre Leser über den wahren Sachverhalt zu unterrichten, damit alle Staaten zum guten Gelingen des Congresses beitragen mögen. »

So bezieht sich dieses auf unsere Notiz vom 20. Februar abhin, welche weder etwas Unrichtiges noch, nach unserer Ansicht, verfrühtes enthielt. Im Gegentheil widerlegten wir sogar die Nachricht anderer Blätter, welche behaupteten, der Congress scheine verschoben zu werden.

Wir wünschen unsern italienischen Collegen ein vollständiges Gelingen dieses internationalen wissenschaftlichen Festes. Möge dasselbe auch für die gesammte Pharmacie einige Fortschritte in der Entwicklung der allgemeinen Fragen, besonders der Universalpharmacopöe mit sich bringen !

Pharmacopoea helvetica. Le 19 mars passé a eu lieu, sous la présidence de M. le Dr Vincent, directeur de la salubrité publique, une séance de la commission (composée outre M. Vincent, de M. le D^r Gœtz et de MM. les pharmaciens Hahn, Kampmann, Kaspar et Reber) chargée de discuter l'introduction de la pharmacopée suisse à Genève. Notre canton est en effet un des derniers qui n'ont pas encore accepté cette pharmacopée, ce qui du reste s'explique par sa position exceptionnelle surtout au point de vue des habitudes des médecins qui, jusqu'à présent pour la plupart, faisaient leurs études à Paris, à Lyon et d'autres universités françaises et ne connaissaient absolument pas notre pharmacopée, de sorte que le codex français et d'autres formulaires servaient aux pharmaciens comme base pour les préparations pharmaceutiques. Aussi la commission étant

unanimement d'accord de ne plus s'opposer à l'introduction de la pharmacopée suisse, recommande au département de Justice et Police l'introduction de la troisième édition qui se trouve en préparation, mais à la condition que la commission chargée d'élaborer le nouveau code soit augmentée de membres genevois qui tiendront compte de nos désirs et de nos besoins. La commission entend bien que l'admission de la pharmacopée suisse n'excluera pas du tout les autres formulaires ; seulement, si les médecins ne le stipulent pas expressément, le pharmacien emploiera les préparations de la pharmacopée suisse.

Frankreich. *Doctor in Pharmazie.* Diese Frage wird gegenwärtig von den verschiedenen pharmaceutischen Gesellschaften allen Ernstes besprochen und allgemein ziemlich befürwortet. Damit wird die Abschaffung der verschiedenen Grade in Verbindung gebracht. Die Angelegenheit wurde schon am letzten allgemeinen pharm. Congress in Brüssel, jedoch ohne einen Beschluss zu fassen, erörtert.

Fragekasten und Sprechsaal.

Avis. Vom Jahrgang 1887 fehlt uns N° 9. Abonnenten, welche den Fortschritt nicht binden lassen, oder nicht den ganzen Jahrgang aufbewahrt haben, können die Nummer vielleicht entbehren. Wir wären für die Zusendung derselben sehr dankbar.

Avis. Die Herren Abonnenten in Russland, Serbien, Rumänien, Bulgarien, welche uns besonders zu dieser Einladung Veranlassung gegeben haben, aber auch im Allgemeinen alle unsere Herren Abonnenten im Auslande müssen wir ergebenst bitten, uns fernerhin den Abonnementsbetrag einfach durch ein Postmandat berichtigen zu wollen. An Banknoten, Coupons, Postmarken, Geldstücken, etc., verlieren wir immer bedeutend und zudem verursacht diese Sendung beidseitig zeitraubende Schreibereien.

18) Auf Frage 9 sendet uns College C. B. in Cl. folgende verdankenswerthe Antwort : *Jäger, der Apothekergarten* Anleitung zur Kultur und Behandlung der in Deutschland zu ziehenden medizinischen Pflanzen. Leipzig, Verlag von Otto Spamer.

19) College C. B. in Cl. Maschinen zum Comprimiren von Medicamenten für die Rezeptur. also ziemlich kleine, bestehen nicht, da diese Maschinen im Allgemeinen nicht sehr stark construirt werden müssen Man lobt zu gedachtem Zwecke die Maschinen von Hennig und Martin in Leipzig. Kostet 1 Exemplar 95 Mark, jeder Einsatz für eine besondere Grösse 15 Mark. Besten Gruss.

DER FORTSCHRITT
LE PROGRÈS

Rédacteurs : **B. REBER**, Pharmacien, et Dr Med. **A. WYSS**.

N° 8.   GENF, 20. April 1888.   IV. Jahrgang.

Inhaltsverzeichniss.

Wissenschaftliche Arbeiten werden mit Fr. 50 der Bogen (16 Seiten) honorirt.
Les travaux scientifiques seront rémunérés à raison de Fr. 50 la feuille (16 pages).

PHARMACIE UND CHEMIE

Ueber die Entwicklungsgeschichte einiger Sekretbehælter und die Genesis ihrer Sekrete, besonders des Copaivabalsam und der Benzoe.

Von *A. Tschirch.*

Seit längerer Zeit mit den Sekreten und Sekretbehältern beschäftigt [1] lagen mir zwei Fragen besonders am Herzen, die Frage nach der Entstehung der enormen Massen von Harz und Gummiharz, das einige Pflanzen liefern, wie die Bildung der Kanäle, in denen diese Sekrete vorkommen und die Frage nach der Bedeuung der Sekrete überhaupt.

[1] Vergleiche meine diesbezüglichen Mittheilungen: Die Milchsaft bez. Gummiharzbehälter der *Asa foetida, Ammoniacum* und *Galbanum* liefernden Pflanzen Arch. d. Pharm. 1886. Anatom. Bau des Cacaosamens ebenda 1887. Tageblatt des Naturforschervers. in Berlin 1886 und Wiesbaden 1887, (Sektion Pharmacie) u. and. besonders in der Realencyklopädie der ges. Pharmacie enthalten Arbeiten.

Ueber die Entstehung des Harzes sind seit *Mohl's* erster Arbeit [1] verschiedene Ansichten ausgesprochen worden. *Wigand* [2], der an *Mohl's* bekannte Traganth-arbeit [3] anknüpfend, die Genese des Gummis verfolgte, glaubte auf eine flüchtige Durchmusterung der von Geweberesten durchsetzten Harzstücke des Handels gestützt, auch für die Harze und Gummiharze eine analoge Entstehung durch « rückschreitende Metamorphose » der Membran annehmen zu sollen, eine Auffassung, die *Karsten* [4] schon früher geäussert hatte. N. J. C. *Müller* [5] trat dieser letzteren An-

[1] *H. von Mohl*, über die Gewinnung des venetianischen Terpenthins. Bot. Zeit. 1859. S. 329.
[2] Ueber die Desorganisation der Pflanzenzelle. Pringsh. Jahrbuch 3 und bot. Zeit. 1850.
[3] Untersuchungen über die Entstehungsweise des Traganth-Gummi. Bot. Zeit. 1857. S. 33.
[4] Ueber die Entstehung des Harzes, etc. Bot. Zeit. 1857.
[5] Untersuchungen über die Vertheilung der Harze etc., Pringsh. Jahrb. 5 (1866—67) S. 387.

sicht mit Recht entgegen, indem er für die Mehrzahl der von *Wigand* genannten Harzpflanzen (Coniferen, Umbelliferen, Araliaceen, Compositen) das Vorhandensein schizogener Harzkanäle nachwies. Für die Copalpflanzen hat dann später *von Höhnel*[1] ebenfalls das Vorkommen von Harzkanälen nachgewiesen. *Frank*[2], *van Tieghem*[3], ich[4] und andere haben für die Gummiharze der Umbelliferen die Entstehung in langen schizogenen Gängen nachgewiesen.

So ist denn gegenwärtig die Ansicht allgemein verbreitet, dass das Gummi, wenigstens das sogenannte pathologische, wie ich es in Ermangelung eines besseren Namens im Gegensatze zu dem physiologischen oder Schutzgummi früher nannte[5], einer Membranmetamorphose die Entstehung verdankt[6], der Harz dagegen im Inhalte der Zellen der Rinde und des Holzes gebildet werde, durch die Membranen diffundire und von einem,

[1] Anat. Unters. über einige Sekretionsorgane der Pflanzen. Wien. Akademie 1881.

[2] Beiträge zur Pflanzenphysiologie 1868.

[3] *van Tieghem*, Ann. sc. nat. 1872 p. 141. vergl. auch *de Bary*, vergl. Anat. S. 463.

[4] Die Milchsaft-, bez. Gummiharzbehälter der *Asa foetida, Ammoniacum* und *Galbanum* liefernden Pflanzen Arch. d. Pharm. 1886.

[5] Grundlagen der Pharmakognosie S. 145.

[6] Ich nenne dasselbe daher jetzt « Membrangummi. » Dieser Name ist sicher bezeichnender, denn hierher gehört nicht nur das Gummi der Gummidrusen der Amygdalaceen, sondern auch das Gummi der Acacien und das Traganthstrauches, der Gummischleim des Schleimepithels der Samen von *Linum, Cydonia, Sinapis*, sowie der Schleimzellen in der Wurzel der *Althaea offic.* u. and. Malvaceen. Auch für den Schleim im Endosperm der Samen von *Trigonella Foenum Graecum* und den der Schleimzellen sämmtlicher Zimmtrinden habe ich die Entstehung aus den sekundären Membranverdickungsschichten neuerdings nachweisen können. Für das bei Verwundungen auftretende Gummi, das niemals einer Membranmetamorphose seine Entstehung verdankt, behalte ich obige Namen bei.

die schizogenen Canäle auskleidenden, dünnwandigen Zellgewebe, dem « Secernirungsepithel », in den Interzellularkanal secernirt werde.

Doch sind auch einige Fälle bekannt, wo Gummi bez. Schleim im Inhalte von Zellen vorkommt *(Orchis)* resp. in schizogene Sekreträume secernirt wird (Cycadeen) und andererseits bei der Bildung von ätherischen Oelen und Harzen Membranen mitbetheiligt sind. Zunächst gehören hierher die sogenannten lysigenen Oelgänge, z. B. die der Aurantieen, wo in einem Zellkomplexe zunächst Oeltröpfchen im Inhalte der Zellen auftreten und später die Membranen aufgelöst werden[1], ferner die sogenannten *Harzgallen* oder Harzdrusen[2] einiger Coniferen, bes. der Fichte und Tanne. Beide unterscheiden sich dadurch von einander, dass nur bei den Harzgallen bestimmte different ausgebildete Zellkomplexe gebildet werden und diese alsdann allein verharzen, nicht die anderen umgebenden Gewebe. Die Zellen dieses später verharzenden Gewebes zeigen stets parenchymatösen Charakter (abnormes Holzparenchym) und werden schon als solche im Verdickungsring gebildet. Das gleiche gilt von der Erzeugung concentrischer Harzzonen, die zu den sogenannten *Auslösungen* des Holzkörpers[3] bei einigen Coniferen führen. Hier wird eine concentrische Zone von Holzparenchym erzeugt und diese allein verharzt. So weit ich die Genese der Harzgallen verfolgen konnte, geht sie in der Weise vor sich, dass Anfangs Stärke

[1] Vergl. meinen Artikel « Aurantium » in der Realencyklopädie d. ges. Pharm. Bd. I. Meine Auffassung stimmt mit der von *Martinet, Rauter, Sachs, De Bary* u. and. überein. *Van Tieghem* vertritt eine abweichende Anschauung. (Ann. sc. nat. 1885.)

[2] *Frank*, Handbuch der Pflanzenkrankheiten, S. 83.

[3] *Frank*, Handbuch der Pflanzenkrankheiten, S. 84 und *Hallier*, Phytopathologie, S. 82.

im Inhalte der Zellen vorhanden ist, später Oeltröpfchen auftreten, in einer Zelle die Membran gelöst wird und darauf von dort aus die Membranauflösung centrifugal bis zum Rande der Holzparenchymkugel fortschreitet.

Bei den lysigenen Oelbehältern ist die Sache ähnlich, nur dass ein differentes Gewebe entweder gar nicht oder nur sehr undeutlich entwickelt wird, vielmehr in einem nicht anders gestalteten Zellkomplexe in einer Zelle Oeltropfen auftreten, dann in den benachbarten ebenfalls eine Zelle sich auflöst und von ihr centrifugal fortschreitend die Lösung der Membranen erfolgt, bis der Oelkanal die für die Pflanze eigenthümliche Grösse erhalten hat.

Analog verläuft auch die Entwicklungsgeschichte der Gummigänge bei den Tiliaceen und Sterculiaceen. Auch hier tritt im Inhalte einer oder einiger benachbarter Zellen Gummischleim auf. Diese Zellen dehnen sich aldann meistens aus und werden weiter als die benachbarten Zellen. Endlich lösen sich auch die zarten Membranen der Schleimzellen ganz oder theilweise, nachdem sie zuvor zerrissen sind, im Gummischleime auf. So verläuft z. B., wie ich mich durch Untersuchungen früherer Zustände überzeugen konnte, die Entwicklungsgeschichte bei den Gummischleimgängen der Blüthen- und Kelchblätter von *Tilia europaea*[1] und den in der Samenschale von *Theobroma Cacao* auftretenden Schleimräumen[2].

Diese Entstehungsweise des Gummischleims ist also grundverschieden von der, die wir bei dem Membrangummi beobachten. Während hier (beim Cacaoschleim z. B.) der Gummischleim als Inhaltsbestandtheil einer Zelle auftritt und

[1] Vergl. auch *Frank*, Beiträge zur Pflanzenphysiologie.

[2] *Tschirch*, die Anatomie des Cacaosamens, Arch. der Pharm. 1887.

die Membranen erst *nachträglich* in die Metamorphose mit hineingezogen werden, ist beim *Membrangummi* die Membran es selbst, die in Gummi direkt übergeführt wird[1].

Fast ebenso verläuft nun, wie oben ausgeführt, auch die Entstehung der Harze und Oele in den Harzgallen und der Oele in den lysigenen Oelbehältern, auch hier entsteht das Sekret zumeist im Inhalte und die Lösung der Membran ist eine sekundäre Erscheinung.

Ausser bei den Harzgallen und lysigenen Oelbehältern ist nun noch in zwei Fällen und zwar im *normalen* Gewebe des Holzes und der Rinde von Coniferen eine Ueberführung von Membranen in Harz sicher beobachtet worden, von *Frank*[2] in der Rinde von *Thuja occidentalis* und im Holze der Kiefer. von *Dippel*[3] im Holze der Tanne. Beiden gemeinsam ist die Entwicklungsgeschichte. Auch hier sind es parenchymatische Zellen (Holzparenchym bez. Phloëmparenchym), die sich in früheren Entwicklungsstadien durch Reichthum an plasmatischem Inhalte und Stärke auszeichnen, in denen das Oel zunächst im Inhalte auftritt und deren Membranen erst dann aufgelöst werden; auch hier schreitet in späteren Stadien die Auflösung von dem so gebildeten lysigenen Canal weiter fort. Allein *eine* Eigenthümlichkeit tritt hier neu hinzu, die allen bisher besprochenen Fällen fehlte: die Auflösung erscheint unbegrenzt und

[1] Zwischen beiden Gummischleimgenesen liegt die, welche man in der Rindenschicht der Laminarien beobachtet. Hier verschleimt zunächst die Interzellularsubstanz einer benachbarten Zellgruppe, sodass ein schizogener Schleimkanal entsteht und dann erst lösen sich auch die sekundären Membranen der Zellen auf, sodass der schliesslich gebildete Canal lysigen entstanden ist, indem sich in dem Gummischleim der Mittellamelle die Zellen aufgelöst haben.

[2] Handbuch der Pflanzenkrankheiten. S. 80.

[3] Zur Histologie der Coniferen. Bot. Zeit. 1863.

nicht auf einen Complex gleichartiger Zellen beschränkt. So sah z. B. *Frank* bei *Thuja*, dass allmälich auch die Bastzellen der Rinde in den Auflösungsprozess mit hineingezogen wurden, von aussen nach innen aufgelöst werden und daher wie angefressen aussehen [1]. Auf die ebenfalls hierher gehörigen Arbeiten von *Wiesner* und *Mezger* komme ich weiter unten zurück.   *(Fortsetzung folgt.)*

Die Errungenschaften der modernen chemischen Theorien.

Berichterstattung von *M. C. Traub,* Bern.

In der pharmaceutischen Literatur macht sich ein Mangel fühlbar durch das gänzliche Fehlen von Referaten über die Fortschritte der Entwicklung der chemischen Theorien. Und doch ist meinem Dafürhalten nach Nichts besser geeignet, die Lust am Studium und der Pflege einer Wissenschaft anzuregen und zu erhalten, als das Vertrautsein mit den jeweils auf dem philosophischen Theile eines Wissenszweiges herrschenden oder um Anerkennung kämpfenden Ansichten.

Und ist vielleicht für den Pharmaceuten heute die Chemie nicht der wichtigste, in erster Linie in Betracht kommende Theil seines Wissens? Tag für Tag werden neue, theils auf dem Wege der Synthese, theils durch Darstellung aus Pflanzentheilen bereitete chemische Verbindungen in den Arbeitskreis des Apothe-

[1] Schon diese beiden sicher festgestellten Thatsachen, welche das Vorkommen lysigener Gänge bei den mit schizogenen Sekreträumen so reich gesegneten, ja geradezu durch sie charakterisirten Coniferen ausser Zweifel stellen, zeigen, dass es ein vergebliches Bestreben ist nach der Art der Sekreträume systematisch zu klassifiziren, wennschon sich nicht leugnen lässt, dass im Grossen und Ganzen verwandte Gattungen auch gleichgebaute Sekretbehälter zu zeigen pflegen, wie z. B. die Gattungen der Myrtaceen, Umbelliferen, Compositen. (Vergl. darüber besonders *van Tieghem's* Arbeiten.)

kers eingeführt, er muss sich orientiren über deren Herkunft, über ihre Eigenschaften in chemischer und medizinischer Richtung, er soll Auskunft ertheilen über ihre Zusammensetzung, ihre Constitution.

Immer mehr schmilzt die Zahl der verwendeten Drogen zusammen, Hand in Hand damit tritt die Pharmacognosie an zweite Stelle der für den Pharmaceuten nöthigen Hülfswissenschaften zurück, und rückt die Chemie in die erste Gefechtslinie vor.

Wohl werden wir uns nun zunächst mit den zahlreichen Fragen der pharmaceutischen Chemie beschäftigen, aber, wie jede angewandte Wissenschaft, so setzt auch der auf unser Fach sich beziehende Theil der Chemie eine gute Kenntniss der Lehren der Mutterdisciplin voraus und hier wieder sind es die grossen Verallgemeinerungen, die Fundamentalgesetze, die Theorien, welche der technische Chemiker ungleich mehr sich zu eigen machen sollte, als das endlose Material der durch den synthetischen oder analytischen Versuch errungenen Resultate.

Das sind die Gesichtspunkte, von welchen ich mich leiten liess, als ich den Gedanken fasste, für meine Fachgenossen das in den verschiedensten Zeitschriften, Broschüren und anderen Werken vertheilte Material zu sichten, das wirklich Wichtige vom Nebensächlichen zu sondern und die Quintessenz in möglichst einfacher Form wiederzugeben.

Ich möchte heute über die Theorien sprechen, welche zur Erklärung so vieler, bis dahin räthselhafter Isomerien dienen sollen und welche Wislicenus als die Theorie von der geometrischen Anordnung der Atome im Molecul bezeichnet.

In erster Linie versuche ich die Nothwendigkeit einer Erweiterung der heute geltenden Theorie über die Constitution chemischer Verbindungen zu begründen.

Emil Fischer stellte in letzter Zeit aus dem Akroleinbromid und auch aus dem Glycerinaldehyd neue Körper dar, welche ihrer Zusammensetzung nach unzweifelhaft als der Lävulose und Dextrose isomere Körper zu betrachten sind. Die Akrose, wie Fischer die neue Verbindung nennt, verbindet sich mit Phenylhydrazin, reducirt alkalische Kupferlösung und schmeckt süss, sie unterscheidet sich aber von Lävulose und Dextrose durch ihre Indifferenz gegen Hefe und den polarisirten Lichtstrahl. Aehnliche Verhältnisse finden sich bei der schon früher dargestellten Formose. Aber dieser Mangel kann uns nicht abhalten, die beiden synthetischen Producte in die Zuckergruppe aufzunehmen, wir müssen sie in Folge ihrer durch die Synthese sich ergebenden Constitution als der Lävulose und Dextrose structuridentische, aber doch mit diesen isomere Körper betrachten.

Es gibt also eine Isomerie, welche wir mit den üblichen, in der Ebene ausgeführten Formeln nicht wiedergeben können.

Solche Verhältnisse finden wir nun oft wieder; ich erinnere hier nur an die Oel- und Elaidinsäure, an die Weinsäuren, die Milchsäuren, alles Körper, welche wir als isomer betrachten, welchen wir aber doch die gleiche Constitution zuschreiben müssen.

Es ist nun zunächst das Verdienst von van t'Hofft und Le Bell, eine Erklärung für die Möglichkeit dieser Isomeriefälle gegeben zu haben. Die van t'Hofft'sche Hypothese trägt zum ersten Male geometrische Anschauungen in die Lehre von der Constitution des Moleculs hinein, sie geht von der Betrachtung aus, dass die Atome im Molecul nach drei Dimensionen hin angeordnet sein müssen. Sie berücksichtigt nicht den Umstand, dass eine intramoleculare Bewegung stattfindet und kann daher nur das Minimum der Isomeriemöglichkeiten andeuten.

Vergleichen wir jetzt die bisher üblichen Structurformeln mit den Figurenformeln van t'Hofft's an Verbindungen, welche nur ein Kohlenstoffatom enthalten. So ist z. B. für das Methan und Methylchlorid nur eine Anordnung möglich. Anders gestalten sich die Verhältnisse für das Methylenchlorid; hier lässt die graphische Schreibweise zwei verschiedene Formeln zu.

$$
\begin{array}{ccc}
\mathrm{Cl} & & \mathrm{H} \\
| & & | \\
\mathrm{H-C-H} & \text{und} & \mathrm{H-C-Cl} \\
| & & | \\
\mathrm{Cl} & & \mathrm{Cl}
\end{array}
$$

In ähnlicher Weise ergeben sich für ein Methan, dessen 3 Wasserstoffatome durch verschiedene einwerthige Elemente und Gruppen ersetzt sind, zwei, für ein tetrasubstituirtes Methan mit vier verschiedenen Radicalen oder Elementen sogar drei denkbare Fälle.

Ausserdem müssten wir für das Methylchlorid in Betracht ziehen, dass die Gegenwart des Chloratoms unfehlbar auf den Character der beiden, benachbarten Wasserstoffatome einwirken würde, dass also das dem Chloratome gegenüberstehende Wasserstoffatom einen Specialcharacter besitzen müsste. Aber keine Thatsache ist bekannt, welche diese Annahmen rechtfertigen könnte.

Denken wir uns nun mit van t'Hofft das Kohlenstoffatom in der Mitte eines Tetraeders, so können wir uns nur für den Fall, dass vier ungleiche Elemente oder Radicale die Affinitäten des Kohlenstoffatoms sättigen, eine Isomerie denken und zwar aus folgenden Gründen.

Das C:atom bindet gleichartige Elemente oder Gruppen mit gleich grosser Kraft, die Grösse derselben muss aber eine verschiedene sein und ist es auch in Wirklichkeit, sobald verschiedenartige

Radicale an dasselbe herantreten. Drücken wir nun die Grösse der Anziehung durch die mehr oder weniger genäherte Stellung der in Frage kommenden Radicale aus, so gelangen wir zu verschiedengestalteten Tetraedern. Verbindungen von der Zusammensetzung $C(R^1)_4$, $C(R^1)_3$ R^2, $C(R^1)_2$ $(R^2)_2$, $C(R^1)_2$ R^2 R^3, liefern Tetraeder, welche eine oder mehrere Symetrieebenen enthalten, in welcher das C:atom liegt; so ergibt z. B. für das Methylchlorid ein Tetraeder, welches uns zeigt, dass keines der Wasserstoffatome einen Specialcharacter besitzen kann, da sie alle in gleichen Entfernungen von C: und Cl:atome sich befinden.

Für den Fall $C R^1 R^2 R^3 R^4$ jedoch herrscht keine Gleichheit der angelagerten Gruppen, die Abstände der einzelnen Radicale von C:atome und diejenigen der Gruppen untereinander sind verschiedene. Man gelangt hier zur Construction von zwei verschiedenen Tetraedern, welche nicht zur Deckung gebracht werden können, welche, der eine nach rechts, der andere nach links ausgebildet, Spiegelbilder sind.

Man bezeichnet sie als enanthiomorph, van t'Hofft nennt das C:atom ein assymetrisches.

Es zeigt sich nun, dass die so räthselhaften Isomerien auf die Gegenwart eines assymetrischen C:atoms zurückgeführt werden können. Die Gährungs- und die Fleichmilchsäure, das Hydro- und Isohydrobenzoin, die Oel- und Elaidinsäure, die Aepfelsäuren, die Weinsäuren, die Dextrose, Lävulose, Lactose etc., alle enthalten assymetrische C.atome. Auch die optischen Eigenschaften lassen sich auf das Vorhandensein˜solcher Verhältnisse zurückführen; es erklärt sich so sehr einfach die Existenz der Rechts- und Linksweinsäure, der optisch inactiven Traubensäure, welche man als ein Gemisch von rechts und links drehender Säure betrachten kann, welche sich auch durch geeignete Mittel in ihre Componenten zerlegen lässt.

Dies sind im Wesentlichen die von van t'Hofft und Le Bell ausgesprochenen Gedanken. Sie gipfeln in der Hauptsache darin, dass gewisse Isomerien durch ungleiche räumliche Anordnung der Atome erklärt werden. Die Hypothese, welche van t'Hofft in Form einer Broschüre: *La chimie dans l'espace* und *Dix années dans l'histoire d'une théorie* veröffentlichte, wurde hauptsächlich von Wislicenus vertheidigt, welcher neuerdings dieselbe bedeutend erweiterte und vervollkommnete, theils durch Anwendung des bereits vorhandenen Beobachtungsmaterials, theils durch eine Reihe ergänzender neuer Versuche.

Die Ideen Wislicenus's, veröffentlicht in den Abhandlungen der kgl. sächs. Ges. der Wissenschaften unter dem Titel: *Ueber die räumliche Anordnung der Atome, etc.* lassen sich folgendermassen entwickeln.

Es existiren z. B. zwei verschiedene Dichloraethylene, das a Dichloraethylen von der Formel $H_2C=CCl_2$ und das b Dichloraethylen, dessen Constitution durch HClC=CClH versinnlicht wird. Betrachtet man nun die räumliche Anordnung der Atome dieser beiden Körper, so findet man, dass für das a Derivat nur eine Formel möglich ist, nämlich

$$\begin{array}{c} 1) \\ H - C - H \\ \| \\ Cl - C - Cl \end{array}$$

während sich für die b Verbindung zwei Isomere voraussehen lassen und zwar

$$\begin{array}{ccc} 2) & & 3) \\ Cl - C - H & & Cl - C - H \\ \| & \text{und} & \| \\ H - C - Cl & & Cl \quad C - H \end{array}$$ [1]

[1] Diese und die folgenden in der Ebene ausgeführten Formeln können nur als nothdürftiger Ersatz der Figuren gelten. Ich bin gerne bereit,

Beide Formeln sind ihrer Structur nach von der ersteren verschieden, sie sind aber unter einander geometrisch isomer. In der Formel 3 sind die Cl:atome symetrisch zu einer Axe angeordnet, welche man sich durch die beiden C-atome gezogen denken kann, ihre Anordnung ist centrisch oder axialsymetrisch. Die Configuration 2 zeigt die Cl-atome symetrisch gegen die Ebene gestellt, welche man senkrecht zur Axe, also zwischen die beiden C-atome, legen kann.

Dies ist die plansymetrische Anordnung.

Axial- oder plansymetrische Configuration, dies sind die beiden Fälle, welche Wislicenus bei geometrisch isomeren Verbindungen unterscheidet.

Betrachten wir nun den Einfluss der intramolecularen Bewegung.

Für den Fall einer doppelten C-bindung ist nur eine gemeinsame Bewegung beider Tetraeder denkbar, es können also die Cl-atome ihre gegenseitige Stellung ohne Weiteres nicht verändern, ein axialsymetrisches System kann ohne Anlass nicht in das plansymetrische übergehen. Wird nun aber die doppelte Bindung gelöst, so ist die Möglichkeit einer Drehung der beiden C-atome nach beliebiger Richtung um ihre Axe gegeben, die feste räumliche Anordnung der sonstigen Bestandtheile des Moleculs besteht also bei einfacher Bindung nicht.

Wislicenus nimmt nun an, dass der Ort, an welchem neu in eine Verbindung eintretende Atome oder Gruppen sich anlagern, durch die Affinität der schon vorhandenen zu den eintretenden bestimmt wird. So wird sich z. B. das Cl. bei seinem Eintritte in das Aethylen den H-atomen möglichst zu nähern suchen, es wird sich das System in einer Weise einstellen, dass sich je 1 Cl-und 1 H-atom auf derden sich für die Sache Interessirenden die nöthigen Modelle zu besorgen.

selben Axe des Moleculs, d. h. in correspondirender Stellung befinden.

Das System

$$\begin{array}{ccc} Cl & H & H \\ & \diagdown | \diagup & \\ & C & \\ & | & \\ & C & \\ & \diagup | \diagdown & \\ H & H & Cl \end{array}$$

ist ein plansymetrisches, es ist das bevorzugtere.

Durch Annahme der Möglichkeit einer Drehung zweier einfach gebundener C-atome nach verschiedenen Richtungen ihrer Axe kann eine grosse Anzahl von geometrisch isomeren Verbindungen ihrer Genesis nach erklärt werden.

So sind für die Fumar- und Maleinsäure nach der neuen Theorie zwei Formeln möglich.

Van t'Hofft betrachtet die Maleinsäure infolge der Leichtigkeit, mit welcher sie in ihr Anhydrid übergeht, als

$$\begin{array}{c} H-C-COOH \\ \| \\ H-C-COOH \end{array}$$

Für die Fumarsäure bleibt dann die plansymetrische Formel

$$\begin{array}{c} H-C-COOH \\ \| \\ COOH-C \cdot H \end{array}$$

Wirkt nun Br auf die Fumarsäure, so entsteht die Dibrombernsteinsäure. Man kann sich nun den Verlauf der Reaction in der Weise vorstellen, dass zunächst die Br-atome correspondirende Stellungen einnehmen. Es entsteht dann ein hypothetisches Zwischenproduct von der Configuration

$$\begin{array}{ccc} H & Br & COOH \\ & \diagdown | \diagup & \\ & C & \\ & | & \\ & C & \\ & \diagup | \diagdown & \\ COOH & Br & H \end{array}$$

Da jetzt die doppelte Bindung gelöst ist, kann eine Drehung stattfinden, dieselbe wird in der Weise vor sich gehen, dass die beiden Br-atome zu den H-atomen in die durch die chemische Anziehungskraft begünstigte correspondirende Stellung kommen, es entsteht eine plansymetrische Anordnung, die Dibrombernsteinsäure:

$$H \quad Br \quad COOH$$
$$\underset{C}{|}$$
$$\underset{C}{|}$$
$$Br \quad H \quad COOH$$

Wird nun BrH abgespalten, so kann nur Brommaleinsäure entstehen.

Wie hier die Ueberführung der Fumarsäure in die Maleinsäure, so erklärt sich in gleicher Weise der umgekehrte Vorgang und in ähnlicher die Entstehung der inactiven Weinsäure aus der Maleinsäure, der Traubensäure aus der Fumarsäure bei der Oxydation mit Kaliumpermanganat.

Am einfachsten können wir die Feststellung der räumlichen Atomlagerung auf experimentellem Wege an den Tolanchlorüren verfolgen.

Structuridentische, ungesättigte C-verbindungen können in zweierlei Weise entstehen. Entweder werden einer gesättigten Verbindung zwei Atome entzogen oder es treten zu einem dreifach verketteten C-atompaar zwei Atome hinzu.

Für den Fall, dass dem Tolan sich 2 Cl-atome addiren, ist nur eine Configuration möglich, nämlich

$$C_6H_5 \qquad Cl$$
$$\underset{C}{\diagdown}$$
$$\underset{C}{\parallel}$$
$$C_6H_5 \diagup \qquad Cl$$

In der That wird auf diesem Wege auch nur ein Tolanchlorür erhalten, welches in Tafeln crystallisirt, bei 143° schmilzt und in Alkohol schwer löslich

ist. Entziehen wir dagegen dem Tetrachlorid 2 Cl-atome, so treffen wir auf einen Fall geometrischer Isomerie.

Das Tolantetrachlorid enthält zwei einwerthig mit einander verbundene C-atome, deren jedes mit 2 Cl-atomen und 1 Phenylradicale verbunden ist. Die C-atome sind nicht assymetrisch, daher können die an jedes der beiden gebundenen Gruppen nur in einer Weise vertheilt sein. Jedoch gestatten die räumlichen Beziehungen der Bestandtheile des einen Systems gegen diejenigen des anderen 3 Hauptlagen, welche durch Drehung in einander übergehen können.

1)
$$C_6H_5 \quad Cl \quad Cl$$

2)
$$Cl \quad C_6H_5 \quad Cl$$

3)
$$Cl \quad Cl \quad C_6H_5$$

Die Anordnung 2 und 3 sind unter einander identisch, weil in ihnen jede Phenylgruppe mit einem Cl-atome räumlich correspondirt. In einer grossen Masse von Tolanmolecülen sind nun sicherlich infolge der durch die Wärmebewegung erfolgenden Drehungen alle diese Hauptlagen enthalten und es tritt die Frage an uns heran, zu entscheiden, welche derselben in vorwiegender Menge vorhanden sind.

Die gewöhnlichen Affinitätsenergien übernehmen die Stelle der richtenden Kräfte und bestimmen, welche Configuration die begünstigte ist. Von den drei möglichen Anordnungen des Tolantetrachlorids müssen es diejenigen sein, in welchen die Cl-atome und Phenylradicale in correspondirender Stellung sich befinden. Entzieht man nun dem Tolantetrachlorid mit Hülfe von Zinkstaub 2 Cl-atome, so wird nahezu das Fünffache eines Dichlorides erhalten, welches bei 63° schmilzt, in Nadeln crystallisirt und in Alkohol leicht löslich ist. Der Rest besteht aus 'dem bei 143° schmelzenden Chlorür.

Für das Erstere bleibt keine andere Anordnung als diejenige, welche die Cl-atome auf verschiedenen Seiten der Axe aufweist, das eine ist

$$
\begin{array}{ccc}
C_6H_5 & \diagup & Cl \\
& C & \\
& | & \\
C & & \\
\diagup \quad \diagdown & & \\
Cl \quad C_6H_5 & &
\end{array}
\qquad \text{das andere} \qquad
\begin{array}{ccc}
C_6H_5 & \diagup & Cl \\
& C & \\
& | & \\
& C & \\
\diagup \quad \diagdown & & \\
C_6H_5 \quad Cl & &
\end{array}
$$

configurirt.

Dies ist im Wesentlichen der Inhalt der Wislicenus'schen Theorie, welche eine wesentliche Erweiterung der Hypothese von van t'Hoff't darstellt.

Die Trennung des aus mindestens 2 C-atomen bestehenden Moleculs in plan- oder axialsymetrische Hälften, welche durch die intramoleculare Drehung in einander übergehen können, die Mitwirkung der Affinitätsenergie bei Bestimmung der gegenseitigen Stellung der Bestandtheile eines Moleculs werden von ihm benutzt zur Erklärung vieler Isomerien und ihrer Genesis.

Ich komme in einem weiteren Artikel auf die Kritik und Zusätze zu sprechen, welche die neue Theorie erfahren hat.

PRAKTISCHE NOTIZEN UND BERICHTE

Ueber drei neue alkaloidhaltige Pflanzen Australiens. Von Dr *Bancroft. (Ztschft. de a. ö. Ap.- V.)* Der Autor hat bei der chemischen und physiologischen Untersuchung mehrerer australischer Gewächse in den folgenden giftig wirkende Bestandtheile gefunden, welchen er eine therapeutische Anwendung in Aussicht stellt.

Cryptocaria australis, eine baumartige Laurinee, in der Nähe von Brisbane sehr häufig, besitzt eine Rinde mit intensiv bitterem Geschmack, welcher veranlasst wird durch die Gegenwart eines Alkaloides, das aus seinen Lösungen in zu sternförmigen Conglomeraten vereinigten nadelförmigen Krystallen erhalten wird. Warmblütigen Thieren eingegeben, veranlasst es Respirationsbeschwerden, Asphyxie und schliesslich den Tod. Ebenso giftig wirkt es auf Kaltblüter, wie dies an Reptilien ermittelt wurde. (Vergl. *Fortsch.* 1887, S. 382.)

Daphnandra repandula ist gleichfalls eine Laurinee Queenslands. Die Rinde dieses Baumes hat einen intensiv bitteren Geschmack und zeigt die Eigenthümlichkeit, dass sie beim Abschälen vom Baume ihre ursprünglich gelbe Farbe der Innenfläche an der Luft zu einem metallischen Schwarz verändert. Beim Trocknen tritt die frühere gelbe Farbe wieder auf; ebenso ist das Infusum der Rinde gefärbt. Das Extract scheint weder ein Harz noch eine Gummiart zu enthalten, dagegen finden sich darin mehrere Alkaloide. Die giftige Dosis derselben beträgt bei Fröschen 1 grain (0,07 g.), bei Warmblütern 10 grain. Von den in krystallinischem Zustande erhaltenen Alkaloiden ist das giftige in Wasser leicht löslich und wirkt hauptsächlich auf das Herz. Dr Bancroft fand, dass es auch hemmend auf die Entwicklung von Fäulniss erregenden Bacterien wirkt und stinkendes Fleisch desodorirt. Es unterdrückt auch die Entwicklung von Hefe und tödtet gewisse Wasserpflanzen.

Acacia delibrata ist eine in der Nähe von Brisbane vorkommende Pflanze, in deren Hülsen Saponin gefunden wurde. Die physiologische Untersuchung ergab, dass es als irritirendes Gift wirkt.

Jodol zur Prüfung ætherischer Oele. *Hirschsohn* beobachtete, dass Terpentinöle verchiedenen Ursprungs ein sehr verschiedenes Lösungsvermögen für Jodol besitzen, und suchte diesen Umstand für die Prüfung ätherischer Oele überhaupt auf ihre Reinheit zu verwerthen. Es stand ihm leider kein reines Jodol zur Verfügung, trotzdem erhielt er mit dem gebrauchten recht gute Resultate, welche seiner Ansicht nach bei Anwendung eines reinen Präparats an Zuverlässigkeit gewinnen müssen. Er stellte nach *Am. Drugg.* die Proben in folgender Weise an : Eine gewogene Menge Jodol wurde in eine in $^1/_{10}$ ccm. getheilte Röhre gebracht und allmälig kleine Mengen ätherisches Oel unter häufigerem Umschütteln zugesetzt, bis klare Lösung erfolgte. Dies geschah bei gewöhnlicher Temperatur (15° C.). Ein Gramm Jodol erfordert zur Lösung :

Anisöl	16 — 17	Ccm.
Sternanisol	19	»
Bayöl	20	»
Bergamottöl, rein . . .	18,5	»
Kümmelöl	2 — 3	»
Cassiaöl	2	»
Nelkenöl	12	»
Copaivaöl	80	»
Fenchelöl	4,4	»
Zitronenöl, rein	48	»
Neroliöl	9 — 11,5	»
Bitterorangenöl . . .	50	»
Süssorangenöl . . .	30	»
Curacaoöl . . .	9,5 — 10	»
Pfeffermünzöl . .	4 — 5	»
Sassafrasöl	20	»
Terpentinöl, französisches,		
linksdrehendes . . .	500	»
Terpentinöl, rectifizirtes .	60	»
Wintergrünöl . . .	9 — 11	»

Die Oele der Composition und Labiaten

zeigen das grösste Lösungsvermögen : gewisse Bestandtheile haben auf dasselbe bedeutenden Einfluss. Von Anethol sind beispielsweise 16 ccm. erforderlich, ebensoviel von reinem Anisöl; wird demselben jedoch das Anethol entzogen, so steigt das Lösungsvermögen auf 1 : 8. *(D.-A. Apoth. Ztg.)*

Calycanthin nennt Dr *Ecches* ein von ihm in den Samen (Achaeen) von *Calycanthus glaucus* aufgefundenes neues Alkaloid. Dasselbe soll eine specifische Wirkung gegen Febris intermittens besitzen. Die Pflanze, die schon von den conföderirten Truppen im amerikanischen Kriege gegen diese Krankheit benützt worden sein soll, trägt schöne purpurfarbene Blüthen, die ebenso wie die Rinde und die Blätter einen aromatischen Geruch besitzen.

Die Samen enthalten ausser circa 2 °/₀ des erwähnten Alkaloides, 17 °/₀ eines milden, fetten Oeles, ausserdem noch zwei alkaloidische Körper, die jedoch bisher nicht isolirt werden konnten. *(D.-A. Apoth. Ztg.* und *Ztsch. d. a. ö. Apoth. Ver.)*

Kessowurzelœl. Destillat aus der *japanesischen Baldrianwurzel*, von *Patrinia scabiosaefolia* Link abstammend. Die aus Japan bezogene Wurzel ist von ungemein aromatischem Geruch und ergab bei der Destillation den geradezu phaenomenalen Oelgehalt von 7 °/₀. Das Oel besitzt ein spec. Gewicht von 0 990 und siedet von 170° bis 305°. Im Allgemeinen und auch im Geruch ist es dem aus europäischen Baldriansorten destillirten Oel sehr ähnlich. Wie dieses enthält es neben einem Terpen ($C_{10}H_{16}$) den Essigsäure- und Valeriansäure-Aether des Borneols (linksdrehendes), doch unterscheidet es sich von demselben durch das Vorhandensein beträchtlicher Mengen und zwar 30 bis 40 °/₀, eines bei circa 300°

siedenden ausserordentlich zähflüssigen Oeles von circa 1.030 spec. Gewicht, dessen Zusammensetzung vorläufig noch unbekannt ist.

Matsuœl aus Japan. Wahrscheinlich das Destillat aus dem Theer einer japanesischen Birken- oder Buchenart. Von dem *deutschen* Birkentheeröl ist es total verschieden. Dieses hat ein spec. Gewicht von 0·965, enthält gegen 40 % phenolartige Körper, und der in Alkalien unlösliche Theil siedet zwischen 170° und 288° (von 170° bis 200° circa 20 %).

Das *japanesische* Oel hingegen zeigt ein spec. Gewicht von 0·875 und enthält nur 4 % Phenole von *angenehmem Guajacolgeruch.* Der in Alkalien unlösliche Theil des Oeles siedet zum weitaus grössten Theil unter 180° und zwar circa 40 % von 160° bis 170° und 40 % von 170° bis 180° Nur etwa 10 % gehen bei einer Temperatur von mehr als 200° über. Die niedrig siedenden Antheile des Oeles, welche im Destillat aus russischem Birkentheer nicht oder doch nur in ganz geringen Mengen vorhanden sind, dürften einer sorgfältigen, chemischen Untersuchung werth sein.

Lada Riouw. Früchte, beziehungsweise Beeren von der Grösse der Cubebe und wohl zur Untermischung mit solchen geeignet, da auch der Geruch eine gewisse Aehnlichkeit hat. Es könnten dies möglicherweise die Früchte der von *Hager* beschriebenen *Cubeba canina* sein. Dieselben sind dem starken Geruch nach zu urtheilen, ungemein reich an ätherischem Oel.

Reagens auf Eiter. *(Südd. Apoth. Ztg.)* Zu diesem Zwecke wird einigen Kubikzentimetern des Urins soviel Guayaktinktur zugesetzt, bis die Mischung recht milchig geworden ist, worauf man sie einige Minuten lang bei 35—40° C.

erwärmt. Die geringste Quantität von Eiter wird durch blaue Färbung gekennzeichnet.

Noch besser ist es, den eitrigen Urin zu filtrieren : sowie man nach vollendeter Filtration einige Tropfen Guayaktinktur auf den Filter gegossen hat, wird er sogleich schön blau gefärbt.

JANKOWSKI.

Antrophore von Apotheker Stephan. In der deutschen *Medizinal-Zeitung* lesen wir darüber :

« In N° 77/87 ist eines Aufsatzes von *Irminger* aus *Der Fortschritt* N° 13/87 Erwähnung gethan, in welchem dieser die günstigen Resultate *Goll's* mit *Thallin bei Gonorrhoe* bestätigt. Gleich J. werden inzwischen wohl mehr Kollegen diese Behandlung des Trippers in Anwendung gezogen und bewährt gefunden haben. Da dort das Thallin mittelst Bougies aus Cacaobutter und Lanolin applizirt wird, so möchte ich dazu bemerken, dass dem *Francke*'schen *Antrophor* nach meinen Erfahrungen der Vorzug zu geben sei und zwar aus dem Grunde, weil dieses Instrument geeigneter dazu ist, die Harnröhre zu glätten und die Falten der Schleimhaut zu ebnen, und auf diese Weise gestattet, dass das Thallin alsdann auch wirklich zur Wirkung auf der erkrankten Stelle gelangt, weit mehr als dies bei den leicht löslichen, schnell abschmelzenden und fragilen Bougies möglich ist. Die Antrophore (vom Apotheker *Stephan* in Treuen-Sachsen in den Handel gebracht) verdienen, hier wie bei allen Fisteln, sinuösen Gängen und Kanälen vor den Bougies den Vorzug, deren Wirkung mehr einem glücklichen Zufall unterworfen bleibt, während jene das Medikament der erkrankten Stelle sicher zuführen. »

Dr NACHTIGAL,
in Stuttgart.

THERAPIE UND MEDICINISCHE NOTIZEN
Rédacteur : D Med. WYSS.*

Veratrin bei **eclamptischen Convulsionen.** *Lissauer* hat bekanntlich bei Warmblütern mit absolut reinem crystallisirten Veratrin folgende physiologische Wirkungen erhalten :

1° Vasomotorische Paralyse, wahrscheinlich centralen Ursprungs, vielleicht aber auch der directen Einwirkung des Alcaloïds auf die Muskelfasern der kleinsten arteriellen Gefässe zuzuschreiben.

2° Verlangsamung der Herzaction, jedoch nur bei grössern Dosen, wobei dann auch Herzschwäche auftreten kann.

3° Respiratorische Störungen : Verlangsamung, dann Aufhören der Athmung und Tod.

4° Störungen im Digestionstractus : Salivation bei Kaninchen, bei anderen Warmblütern noch Erbrechen und Diarrhöe.

5° Bei grossen Dosen, Convulsionen cerebralen Ursprungs.

6° Temperaturveränderungen secundären Characters, wahrscheinlich von vasomotorischen Störungen abhängig.

Auf dem letzten Washingtoner medizinischen Congress hat Dr *Oatmann* aus San Francisco über die Anwendung des Veratrins bei puerperaler Eclampsie gesprochen. Bei nach der Geburt auftretenden Convulsionen, welche von hoher Gefässspannung begleitet sind, hat sich ihm Veratrum viride als sicheres und schnell wirkendes Mittel bewährt. Er gibt 6 Tropfen der Tinctur innerlich oder 10 Tropfen per rectum alle 15 Minuten bis zum Aufhören der Convulsionen. Besser ist starke Dosen zu verabreichen ; sollten dieselben eine gewisse Depression hervorrufen, so muss Alcohol als Antidot verabreicht werden.

Taneyhill (Baltimore), Mac Callum (Montreal) haben mit der Veratrintinctur ebenfalls sehr günstige Resultate erhalten. Der Erstere verabreicht es subcutan, zu 10 Tropfen jede Stunde während den eclamptischen Erscheinungen. Sollte dabei der Puls unter 42 sinken, so macht er eine subcutane Einspritzung von « brandy ». Seit 20 Jahren hat er die Hälfte der Fälle mit Veratrum behandelt und keinen einzigen verloren. Seine Wirkung, hauptsächlich (nach *Wood* und *Behrend* in Philadelphia) auf vasomotorischer Dilatation der Gefässe beruhend vergleicht er mit derjenigen des Aderlasses, ohne dass dabei für die Kranken Schwächung durch Blutverlust zu befürchten wäre.

In jüngster Zeit hat *Prettymann* einen günstigen mit Veratrintinctur behandelten Fall veröffentlicht. Er brachte das Mittel subcutan bei (10 Tropfen Tct.) jedesmal wenn Krämpfe sich einstellten. In der Zwischenzeit liess er 6 bis 10 Tropfen alle 2 bis 3 Stunden innerlich verabreichen. Die Geburt ging sehr leicht von Statten und zwar fast ohne Blutverlust. (Nach dem *Medical Record* übersetzt und zusammengestellt.)

.•.

Solanine et hyoscine contre les **tremblements nerveux.** Au congrès d'Oran de l'Association française pour l'avancement des Sciences, le Dr *Grasset* de Montpellier, a attiré l'attention des médecins français sur les effets sédatifs de cet alcaloïde. Geneuil, qui avait fait il y a quelques années des recherches expérimentales à ce sujet, était arrivé à la conclusion que ce médicament agissait principalement sur la moëlle allongée, la moëlle épinière et les nerfs périphériques.

Capparoni l'a récemment essayé chez l'homme. Des petites doses (0. gr. 10) produisent une sensation de brûlement dans l'estomac, de la salivation et des nausées. Dans un estomac préalablement anesthésié ou en injection sous-cutanée, ces effets d'irritation locale ne se manifestent pas. Les mêmes doses diminuent la fréquence du pouls et de la respiration ainsi que l'intensité de l'action reflexe de la moëlle épinière et de la moëlle allongée. Sur les centres cérébraux, la solanine n'a pas d'influence.

Des doses toxiques augmentent le pouls, diminuent la pression artérielle et accélèrent la respiration. Les secrétions urinaire et sudorale ne sont pas modifiées. C. l'a trouvée très utile dans tous les cas où il s'agissait de combattre l'irritabilité de la moëlle épinière : asthme, difficulté de marcher, spasmes musculaires d'origine périphérique, tremblements, etc.

« La solanine, » dit M. *Grasset*, « n'a qu'un défaut, c'est de coûter encore fort cher (18 fr. le gramme). Ce médicament s'adresse surtout aux symptômes médullaires produits par la lésion des cordons latéraux ; c'est le médicament des faiscaux pyramidaux. Contre la *trépidation épileptoïde* notamment et contre le tremblement de la *sclérose en plaques*, la solanine fait merveille. Les effets ne sont peut-être pas très durables ; mais la tolérance est si complète qu'on peut revenir de temps en temps à la médication et débarasser ainsi le malade de symptômes souvent fort gênants. » La dose journalière est de 0. gr. 15 à 0. gr. 30, divisée en plusieurs doses particulières, suivant les cas.

D'autre part, *Erb* à Heidelberg a obtenu avec le *chlorhydrate d'hyoscine* des résultats assez identiques à ceux que donne la solanine. Comme effets physiologiques, il a remarqué de la dilatation pupillaire, de la sécheresse du gosier et une certaine tendance à la somnolence et un état d'ivresse agitée ; en outre les patients se plaignent de faiblesse générale, de vue

trouble et de difficulté de parler. Sur certaines irritations des nerfs moteurs, le tremblement de la paralysie agitante, l'action calmante de l'hyoscine était manifeste. Mais il ne. lui a pas été possible d'observer un effet durable. Des doses très petites, 0. milligr. 2 à 0. milligr. 3 suffisaient à produire la cessation des tremblements. Il n'est pas prudent de les dépasser à cause des effets toxiques du médicament. Dans d'autres affections spasmodiques (nerf facial et autres) *Erb* a également obtenu des résultats satisfaisants. L'hyoscine devrait également être employée dans les cas de salivation et de transpiration exagérés. Mais toujours faut-il se garder de prescrire de trop fortes doses dont les effets toxiques seraient désagréables sinon dangereux. *(Progrès Médical, Thérap. Gazette.)*

Extrait fluide du Condurango.

Parmi les nombreux médicaments de ces dernières années, le Condurango a su se conserver sa place. C'est un tonique et stimulant par excellence de la muqueuse stomacale. Bien que des recherches expérimentales sur l'action physiologique du Condurango fassent défaut, son emploi thérapeutique a néanmoins été souvent recommandé depuis *Friedreich*. Il est habituellement prescrit sous forme de décoction ou de vin, deux formes médicamenteuses qui présentent certains inconvénients : La décoction est peu stable et quant au vin, l'interdiction de toute boisson alcoolique dans un certain nombre d'affections stomacales est nécessaire. C'est pourquoi je me suis demandé s'il n'était pas préférable de prescrire le médicament sous forme concentrée.

A ma demande, mon ami et collaborateur, M. Reber, a préparé un extrait fluide que j'ai largement expérimenté depuis bientôt une année. Dans les gastrites chroniques simples ou consécutives à des dilatations, dans les troubles digestifs dépendant d'une néphrite, d'une tuberculose, d'une affection cardiaque, etc., j'ai eu maintes fois l'occasion de constater son bon effet thérapeutique : Moins de ballonnement, cessation des renvois et des vomissements, de la diarrhée, un appétit plus régulier, une digestion plus facile, par suite moins de somnolence ou d'énervement, disparition des maux de tête, sommeil régulier et augmentation du poids du corps, voilà des résultats thérapeutiques que je ne puis attribuer qu'à l'emploi du Condurango sous cette forme pratique.

La manière consciencieuse et rationelle avec laquelle M. Reber a préparé cet extrait-fluide pour ainsi dire sous mes yeux, me fait croire qu'il doit bien contenir les principes actifs du Condurango.

Je l'ai habituellement prescrit de la manière suivante :

Extr. fluid. Condurango (Reber)... 30 à 50 gr., à prendre 10 à 20 gouttes dans un ¹/₂ verre d'eau une heure avant le repas.

D' W.

. *.

Einiges über Narkose. Im *Medical Record* vom 21. Januar d. J. erzählt uns ein verzweifelter Anhänger des *Chloroforms*, dass er in seiner langen Praxis mehr als 10,000 Kranke chloroformirt und dabei nur vier Mal *Erscheinungen bedrohlichen Charakters* beobachtet habe. Aber auch diese vier nahmen keinen tödtlichen Ausgang. Das einzige Mittel, welches er in solchen Fällen anwendet und zwar immer mit gutem Erfolge ist folgendes : Sobald Symptome von Herzschwäche, Stockung der Athmung oder livide Gesichtsfarbe sich zeigen, hängt er den Kranken an den Füssen in die Höhe mit zu Boden gerichtetem Kopf. Diese umgekehrte verticale Haltung des Körpers ist das einzige Verfahren, welches nie im Stiche lässt (D' *Chisolm* in Baltimore).

In der *New-York Medical Gazette* vom

letzten October macht D' J. L. Corning folgenden Vorschlag um *schnelle Narcose* zu erzielen : Durch Verminderung der Blutmenge wird die Saturation des Körpers mit der anaesthesirenden Substanz schneller erzielt und zugleich wird dabei die Intensität ihrer Wirkung für eine gewisse Zeit vermehrt. In Fällen von schwieriger Narkose, in Folge von Alkoholismus, wird ein starkes elastisches Tourniquet so an jedem Unterschenkel fixirt, dass vollständige Blutstauung in der Unterextremität eintritt. Jede Unterextremität wurde so in ein Receptaculum für eine ziemlich grosse Blutmasse verwandelt. Ungefähr ein Drittel der ganzen Blutmenge wurde auf diese Weise der Anästhesirung entzogen. Die Narcose war sehr prompt und gleich nach der Operation, welche nur kurze Zeit dauerte, verspürte der Operirte keine Nachwirkungen des Aethers. C. sagt, dass er bei weitern Versuchen auch noch die Arme unterbinden werde, um die zu anästhesirende Blutmenge auf das möglichst geringe Quantum zu reduziren.

Nach dem Pariser Correspondent des *Lancet* (Nov. 26. 1887) ist *Gréhant* bei seinen Versuchen an Kaninchen über *künstliche Anästhesie* zu folgenden interessanten Resultaten gelangt : Mit einer Mischung von Kohlensäure (45 %), Luft und Sauerstoff har eine 2 bis 3 Stunden anhaltende Anästhesie erhalten. Im Anfang der Einathmung war das Kaninchen etwas aufgeregt, nach einigen Minuten war die Conjunctiva unempfindlich. Nachdem das Thier ungefähr zwei Stunden unter dem Einflusse des anästhesirenden Gemisches gehalten, liess man es freie Luft einathmen, wobei folgende Erscheinungen beobachtet wurden : Die Temperatur war um 2° 6 gefallen, die Athemzüge vermindert; das losgebundene Thier blieb auf der Seite liegen, dann wurde die Athmung wieder schneller, die Augen empfindlich. Nach zwei Minuten versuchte das Thier vergeblich den Kopf zu heben und seine normale Haltung einzunehmen. Nach weitern 5 Minuten konnte es auf seine Hinterfüsse stehen, der Kopf aber blieb hängen und die Athmung war beschwerlich ; 10 Minuten später stellten sich convulsivische Bewegungen der hintern Extremitäten ein, die Athmung hielt an und das Thier starb 11 Minuten nach Aufhören der Einathmung. Bei einem Kaninchen hat G. Muskelschwäche und theilweise Lähmung der hintern Extremitäten beobachtet, wobei sich das Thier erholte.

An einer *hypnotisirten* Patientin hat Dr Masetti im San Giacomo Spital in Rom mit Erfolg eine Amputation des Cervix Uteri vorgenommen. Die Kranke machte keine Schmerzensäusserung und blieb während der Operation ganz ruhig in liegender Position.

Cannabis indica bei **tropischer und dyspeptischer Diarrhœe** empfiehlt Dr J. F. P. Mc *Connell (The Practitioner*. Febr. 1888), in folgender Verordnung :

Tct. cannabis indicae gtt. X—XX
Bismuth subintrat.   O gr. 65
Mucilagin. acaciae   8 gr.
Spirit. chloroform co. gtt. XX
Aq. cinamomi vel aq.
    menth. pip.   30 gr. 0

nach der Mahlzeit zu nehmen.

Cannabis indica hat nach Mc Connell einen regulirenden Einfluss auf die Gallenabsonderung, deren Störungen die verschiedenen Formen der tropischen und dyspeptischen Diarrhöe hervorrufen.

CHRONIK

Congrès pharmaceutique international de Milan.

Nous lisons à ce sujet dans le *Bollettino farmaceutico :*

En réponse au vote unanime du VIme congrès pharmaceutique international tenu à Bruxelles, l'*Associazione Farmaceutica Lombarda* a commencé les démarches pour la réunion du VIIme congrès à Milan au mois de Septembre prochain. Pour remplir dignement ce devoir international, l'Associazione Lombarda compte sur l'appui des Autorités, des Corps Scientifiques, des Associations-sœurs et se réserve de publier les décisions qui seront prises à ce sujet.

A ces nouvelles qui nous sont parvenues de Milan, nous pouvons ajouter que les démarches qui ont déjà été faites par l'Associazione Lombarda permettent d'assurer la réussite du Congrès ; néanmoins elle compte beaucoup sur l'appui de tout le corps pharmaceutique et des facultés de Pharmacie de l'Université afin de pouvoir non seulement répondre au mandat à elle confié à Bruxelles, mais laisser aussi aux étrangers qui prendront part au congrès une impression favorable de la culture scientifique et de la généreuse hospitalité de Milan.

C'est la première fois que la Pharmacie italienne a l'honneur de montrer ses propres forces aux étrangers et ce fait est trop important pour qu'il soit nécessaire d'y insister davantage.

Belgien. — Eine internationale Ausstellung für *Hygiene* und *Rettungswesen* findet vom Monat Juni bis September in *Ostende* statt. Medicin und Pharmacie sollen dabei in grossem Masstabe repräsentirt sein. In dem betreffenden Prospectus sagen die Förderer dieses Unternehmens : « Wir erlassen einen Appel an alle Specialisten in wissenschaftlicher oder praktischer Richtung und laden sie ein, ihre Producte oder ihre Methoden in Ostende auszustellen. » Dʳ Burggraeve, von der Universität Gent ist der Präsident und A. Bouchery, Apotheker in Ostende, einer der Secretäre des Unternehmens.

Ein Heidelberger Doktor. Dem *Färber K. Umbach* welcher seit lange Kurpfuscherei treibt, keine andere Vorbildung als nur Volksschule aufzuweisen hat, ein Staatsexamen nie gemacht hat, wurde in Heidelberg auf Grund einer Dissertation (« über den Einfluss des Anti-pyrins auf die Stickstoffausscheidung ») die Würde eines Med. Cbir. Dr. verliehen. Dieser Fall verursachte in wissenschaftlichen Kreisen ein so grosses Aufsehen, dass sich der Dekan der medizinischen Fakultät in Heidelberg zu einer Erklärung an die diese Angelegenheit besprechenden Blätter verstehen musste, welche freilich nichts anderes als die Thatsache bestätigt und die Fakultät durch die in Heidelberg bestehende Promotionsordnung rechtfertigt.

BIBLIOGRAPHIE

Traité de Pathologie chirurgicale spéciale, par *F. Kœnig,* professeur de Chirurgie et directeur de la Clinique chirurgicale de Göttingue. Traduit de l'allemand d'après la 4ᵉ édition par *J.-R. Comte,* chirurgien adjoint de l'Hôpital de Genève. Paris 1888. A. Delahaye et E. Lecrosnier.

Le premier fascicule de la traduction française si impatiemment attendue de cet ouvrage hors ligne vient de paraître. Le traducteur, notre ami et ancien collègue d'internat, a, à en juger d'après ce fascicule, surpassé l'attente du public médical. Son style clair et concis facilite énormément la lecture et l'intelligence de cet important ouvrage de chirurgie, de sorte que nous ne croyons pas exagérer en disant que, grâce aux soins intelligents du traducteur, l'édition française acquiert une valeur intrinsèque supérieure à celle de l'original. Nul doute qu'elle ne sera rapidement en la possession de tous les chirurgiens de langue française. Dr W.

Les champignons comestibles et les espèces vénéneuses avec lesquelles ils pourraient être confondus. Décrits et peints d'après nature par *F. Leuba,* pharmacien. Ouvrage se composant de 12 à 13 livraisons de 4 planches avec texte, au prix de fr. 2. 50 paraissant de deux en deux mois. Souscription ouverte chez tous les libraires. Neuchâtel, *Delachaux et Niestlé,* éditeurs.

La nouvelle livraison de cette œuvre aussi utile que magnifique et dont nous avons déjà souvent rendu compte avec un réel plaisir contient, à côté de huit pages de texte, les figures artistement coloriées des champignons suivants : Agaricus comatus ; Ag. picaceus ; Ag. Volemus ; Ag. subdulcis ; Ag. rufus ; Ag. piperatus.

Dünnenberger, Carl, Apotheker und Dʳ phil. Bacteriologisch-chemische Untersuchung über die beim Aufgehen des Brotteiges wirkenden Ursachen. Inauguraldissertation der hohen philos. Facultät der Universität Zürich. Der Verfasser kommt durch seine interessante Arbeit zu folgendem Hauptresultat :

Die normale Brotgährung ist eine alkoholische, ob man nun als Lockerungsmittel Hefe, Hab oder Sauerteig verwende. Als einzig wesentlicher Gährorganismus ist die Sprosshefe zu betrachten. Als Gährmaterial dient derselben die Maltose, welche aus einem Theile der Stärke des Mehles unter Einwirkung des Cerealins entsteht. Bacterien sind für die normale Brotgährung eine unnöthige Verunreinigung und absolut entbehrlich. Das Aufgehen des Brotteiges wird in erster Linie bedingt durch die bei der alkoholischen Gährung auftretende Kohlensäure. Ferner sind in Folge der durch die Backofentemperatur bedingten Expansion resp. Vergasung an der hebenden Wirkung betheiligt : Luft, Alkohol und Wasser und weiterhin in accessorischer, untergeordneter Weise noch allfällige durch Bacterien gebildete flüchtige Fettsäuren.

Fragekasten und Sprechsaal.

20) Für das übersandte No 9 danken bestens den HH. Prof. Fl. in St. und M. W., Apotheker in H.

21) College J. L. in Astrachan. Für ihre Aufmerksamkeit danken wir bestens. Dass mit der Fortentwicklung unseres Organes etwas in dieser Richtung geschehen muss ist sicher. Wir werden gegen Ende dieses Jahres einen Fragebogen an alle unsere Abonnenten richten und werden wir uns bestreben, möglichst allen Wünschen gerecht zu werden. Beste Grüsse.

DER FORTSCHRITT

LE PROGRÈS

Rédacteurs : **B. REBER**, Pharmacien, et Dʳ Med. **A. WYSS**.

N° 9.　　　　GENF, 5. Mai 1888.　　　IV. Jahrgang.

Inhaltsverzeichniss.

Wissenschaftliche Arbeiten werden mit Fr. 50 der Bogen (16 Seiten) honorirt.
Les travaux scientifiques seront rémunérés à raison de Fr. 50 la feuille (16 pages).

PHARMACIE UND CHEMIE

Ueber die Entwicklungsgeschichte einiger Sekretbehälter und die Genesis ihrer Sekrete, besonders des Copaivabalsam und der Benzoe.

Von *A. Tschirch.*

(Schluss)

Dass eine derartige Auflösung von Membranen grosser ungleichartiger Zell-Complexe unbegrenzt sein kann und zur Entstehung gewaltiger Canäle führen muss, ist klar. Derartige Canäle können ja auf eine andere als die angedeutete Weise im normalen Pflanzenkörper gar nicht entstehen. Es war also von vornherein sehr wahrscheinlich, dass bei vielen Pflanzen, die sich durch grosse Harzproduction auszeichnen, solche durch Membranauflösung entstandene Canäle sich finden werden. Ich habe dieselben bei den den Copaivabalsam liefernden *Copaifera*-Arten und dem Benzoebaume

Styrax Benzoin, in der That nachgewiesen.

Soweit ich die Entwicklung der *Copaivabalsamcanäle* an Herbarmaterial [1] verfolgen konnte, entstehen dieselben in folgender Weise [2].

Der Holzkörper besteht aus grossen Gefässen, viel Libriform, schmalen Holzparenchymbändern und schmalen Markstrahlen. Im Holzparenchym erfüllen sich zunächst einige Zellen mit Harz. Alsdann lösen sich die sekundären Verdickungsschichten der Membranen zunächst an den Stellen auf, wo diese Zellen an einander grenzen und es bleibt hier nur die Interzellularsubstanz als ein zartes Häutchen übrig, während die anderen Seiten

[1] Als Untersuchungsmaterial diente mir Herbarmaterial aus dem botanischen Museum in Berlin, bes. von *Copaifera Langsdorffii* und *officinalis*.

[2] *Karsten* hält (bot. Zeit. 1857, S. 316) die Canäle der *Copaifera* ebenfalls für lysigen. Seine Beschreibung ist jedoch unzutreffend.

noch verdickt sind. Endlich löst sich auch die Interzellularsubstanz auf und nun schreitet, während der Canal sich immer mehr mit Harzöl erfüllt, der Auflösungsprocess allmälig in centrifugaler Richtung weiter vorwärts, erfasst zunächst das umgebende Holzparenchym, dann die Markstrahlen, endlich das Libriform und die Gefässe. Die Auflösung ist jedoch durchaus nicht eine streng centrifugal fortschreitende, nicht selten bleibt hie und da eine Zelle intakt und ragt alsdann in den Kanal hinein, ja selbst ganze Zellgruppen fallen der Auflösung oft erst anheim, wenn ihre ganze Umgebung zerstört ist. Auch in diesem weiteren Verlaufe der Entwicklungsgeschichte der Canäle geht die Auflösung der einzelnen Zelle in der Weise vor sich, dass zuerst die sekundären Verdickungsschichten der Membran gelöst werden und erst dann die Interzellularsubstanz mit in den Prozess hineingezogen wird. So kommt es denn, dass beim Durchmustern von zuerst mit Alcohol und dann mit verdünntem Kali gekochten Querschnitten da und dort der Eindruck hervorgerufen wird, als sei der Canal von einem dünnwandigen Secernirungsepithel ausgekleidet [1]. Dass dem nicht so ist, lehrt der Längsschnitt durch die Zone der Canäle, besonders der tangentiale. Immerhin sind die Verhältnisse an Herbarmaterial nicht leicht zu studiren. Neuerdings an vortrefflichem frischem Materiale aus Java angestellte Untersuchungen haben den oben geschilderten Entwicklungsgang bestätigt.

Der auf die oben beschriebene Weise entstandene Canal erweitert sich nun immer mehr, bis er mit einem benachbarten über den Markstrahl hin sich

[1] Dies hat auch *Eykmann* veranlasst den *Copaiferaarten* schizogene Gänge zuzuschreiben. (Een Bezoek aan s'lands plantentuin te Buitenzorg 1887 Pl. II, No VII.)

vereinigt und so nun schon eine beträchtliche, mit blossem Auge wahrnehmbare, harzerfüllte Lücke bildet. Durch immer weiteres Umsichgreifen der Membranmetamorphose wird, wie aus einem 1 cm. dicken Aststücke der javanischen Sendung ersichtlich, diese Lücke immer weiter, breiter und länger, und so entstehen denn mit der Zeit jene grossen Höhlen, in denen der Copaivabalsam sich in der Pflanze vorfindet. Um aber verstehen zu können, dass ein Baum, wie die Reisenden berichten, 40 Liter und mehr zu liefern im Stande ist, muss man annehmen, dass die lysigenen Harzkanäle ihren Inhalt auch in die Centralhöhle des Baumes ergiessen, eine Erscheinung, die nach dem was wir über diesen Vorgang bei den Coniferen wissen, nichts Auffallendes hätte.

Leider war frisches Material in Europa nicht aufzutreiben, sodass ich die dem Processe der Auflösung vorhergehenden, wie die ihn begleitenden chemischen Vorgänge in Inhalt und Membran nicht verfolgen konnte. Ich behalte mir deren Studium für eine spätere Zeit vor. Nur soviel konnte ich constatiren, dass das sogen. Lignin der Membranen zuerst verschwindet, denn die den Canal umgebenden, in Auflösung begriffenen Zellen geben die Phloroglucinreaktion gar nicht oder doch nicht mehr in dem Masse wie die übrigen. In der That steht ja auch das Lignin, soweit wir bisher über seine Eigenschaften orientirt sind, den Harzen sehr viel näher als die Cellulose.

Ausser diesen lysigenen Gängen, die dem ein- oder zweijährigen Zweige noch fehlen, aber schon in dreijährigen reichlich und der Lage des Holzparenchyms entsprechend, meist in Tangentialreihen angeordnet, angetroffen werden. finden sich noch, wahrscheinlich ebenfalls lysigen entstehende, Oelgänge im Mark, besonders an der Peripherie desselben.

Dieselben treten schon so frühzeitig auf, dass sie schon im einjährigen Zweige fertig waren, ich also ihre Entwicklungsgeschichte nicht studiren konnte. An älteren Zweigen waren sie schon verhältnissmässig weit.

Auch in der primären Rinde ausserhalb des « gemischten Ringes »[1] findet sich ein Kreis von Oelbehältern. Da dieselben einen Kranz von Secernirungszellen besitzen, sind sie als schizogene Gänge zu betrachten. Sie sind für die Balsamgewinnung, ebenso wie die analogen Gänge vieler Coniferen, ohne Bedeutung, da die primäre Rinde später abgeworfen wird und nur ältere Stämme ausgebeutet werden. In Betracht kommen nur die Balsamgänge des Holzes und vielleicht auch die des Markes. —

Wenn man einen Schnitt durch einen dreijährigen Zweig einer *Copaifera* zuerst mit Alkohol und dann mit verdünntem Kali kocht, so bleiben in den Gefässen der innersten Holzpartien, sowohl im primären Holz, wie in den ältesten Partien des sekundären (namentlich dem letzteren) Gummimassen zurück, die in vielen Fällen noch deutlich auf Phloroglucin reagiren. Es ist das sog. Schutzgummi, wie wir es im Kernholz ganz allgemein als Ausfüllung des trachealen Systems antreffen. Die Kernholzbildung beginnt also hier ausserordentlich frühzeitig[2]. Bei älteren Aesten von 8 cm. Dicke war schönes braunrothes Kernholz reichlich wahrzunehmen.

Genau in der gleichen Weise wie die Harzölgänge der *Copaifera*arten entstehen die Gänge bei den den Gurjun-

[1] So nenne ich den aus Scleretden und Stereïden gemischten Ring an der Grenze der primären Rinde, der in sehr zahlreichen Rinden auftritt (Pringsh. Jahrb. 1886, XVI. S. 318 u. Berichte der Deutsch. bot. Ges. 1885 S. 73).

[2] Ein mir vorliegendes Kernholzstück von *Copaifera bracteata* ist schön purpurroth. Ausfüllungen im trachealen System sind reichlich vorhanden.

balsam liefernden *Dipterocarpus*-Arten[1] und bei der das Harzöl : Balsamum antharthriticum indicum liefernden *Eperua falcata*, was *Mezger's* Auffassung bestätigt[2]. Auch hier beginnt die Auflösung im Holzparenchym der mittleren Holzpartien des sekundären Xylems. Bei *Dipterocarpus* betheiligt sich jedoch auch das primäre Holz in sehr hervorragendem Maasse an der Resinose. Schon im zweijährigen Zweige liegt an der Peripherie des Markes ein Kreis sehr langer, gewaltiger Gänge[3].

Auch bei *Styrax Benzoin*, der Stammpflanze der Benzoe des Handels, entsteht das Harz nicht in schizogenen Canälen.

Einjährige Zweige[4] lassen überhaupt nirgends Sekreträume erkennen. In der primären Rinde liegen grosse Bastbündel. Dieselben werden beim weiteren Dickenwachsthum gesprengt und man findet sie daher bei älteren Rinden mehr oder weniger isolirt.

Die älteren Rindenstücke, wie solche der Droge bisweilen beigemengt sind, lassen die Entwicklungsgeschichte der Sekretbehälter in allen Stadien verfolgen[5].

Die Anatomie der Rinde ist einfach. Auf eine schmale Korkzone folgt die ebenfalls schmale primäre Rinde, in der

[1] Entwicklungsgeschichtliche Untersuchungen konnte ich bei *Dipterocarpus* nicht machen, die anatomischen Bilder des fertigen Canals sind dieselben wie bei *Copaifera*.

[2] *Mezger*, Beitrag zur anatom. etc. Kenntniss des Holzes der *Eperua falcata*. Arch. d. Pharm. 1884 S. 873.

[3] Ich habe nur die fertigen Gänge gesehen und diese machen den Eindruck lysigener Genese — sicher lässt sich dies nur entwicklungsgeschichtlich feststellen. *Van Tieghem* hält sie für schizogen.

[4] Spärliches Material erhielt ich vom Berliner botanischen Museum. *Kew* hat auch hiervon nichts.

[5] *Gehe & Co* in Dresden hat mir vortreffliches Material auslesen lassen, wofür ich auch an dieser Stelle meinen Dank aussprechen möchte.

nun nachträglich kleine Sekretbehälter unbekannter Provenienz entstanden sind. Dann folgt die breite, von Markstrahlen durchzogene, sekundäre Rinde. Dieselbe besteht hier der Hauptmasse nach aus Rindenparenchym (Phloëmparenchym), dessen Zellen im Querschnitte viereckig-rundlich sind und die in der Achse nicht eben stark gestreckt erscheinen. Ihre Querwände sind entweder horizontal oder mehr oder weniger geneigt — nicht selten sind sie ausserordentlich stark schief gestellt. Sie sind ebenso wie die übrige Wandung der Zellen grob getüpfelt. Das Phloëmparenchym bildet radiale Reihen. Mit diesen Phloëmparenchymbändern wechseln in der sekundären Rinde in unregelmässiger Alternanz, Gruppen von mechanischen Elementen ab, die die von mir als « Nesterbildung »[1] charakterisirte Erscheinung darbieten, d. h. rundliche oder längliche, sich leicht aus dem Gewebeverbande lösende, in scharfer Contur sich gegen Markstrahlen und Phloëmparenchym absetzende Gruppen bilden. (*Vergl. den Holzschnitt.*)

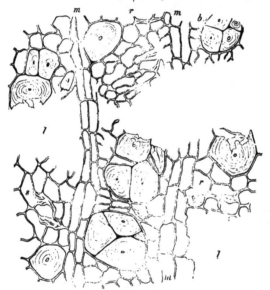

Querschnitt durch einen Theil der sekundären Rinde von Styrax Benzoin. *l* Harzlücken. *b* mechanische Elemente, *r* Phloëmparenchym, *m* Rindenstrahlen, *s* obliterirte Siebelemente

Diese Nester bestehen aus Brachysclereïden[1] und Bastzellen. Brachysclereïden fehlen der primären Rinde ganz. Dort finden sich nur Bastzellen einzeln oder in anastomosirenden Gruppen, oft zu « federnden » Verbänden vereinigt. Die Sclereïden der sekundären Rinde sind sehr verschieden lang, bald rundlich bald stabförmig und sehr verschieden, meist 40—70 μ dick, stets aber ausserordentlich stark, oft bis fast zum Verschwinden des Lumens verdickt. Die

[1] Ebenda S. 308.

[1] *Pringsh.* Jahrb. XVI, S. 333.

sehr stark lichtbrechende Membran zeigt Ligninreaction. Zarte Tüpfel konnte ich nur in der primären Membran finden, dagegen zeigen die sekundären Verdickungsschichten eine sehr zarte dichte radiale Streifung. Die Schichten sind bisweilen undeutlich, nur gegen das Lumen zu sieht man sie stets gut. Nach Behandlung mit sehr verdünntem Kali und Alkohol treten die Schichten sehr deutlich hervor, wenn man den Schnitt in Glycerin betrachtet. Neben den kurzen Sclereïden mit abgestutzten Enden finden sich auch in grosser Zahl lange bastzellartig gestreckte und lang zugespitzte Elemente (Stereïden). Begleitet werden diese Nester oder Streifen von Krystallfasern, die zahlreiche, vortrefflich ausgebildete Kalkoxalat-Krystalle enthalten, von denen jeder in einer Scheide steckt, welche zurückbleibt, wenn man die Krystalle in Salzsäure löst. Sekretbehälter fehlen.

Die Markstrahlen sind ein- oder mehrreihig. *In ihnen nimmt die Harzbildung ihren Anfang.* Verfolgt man dieselbe nämlich entwicklungsgeschichtlich, d. h. untersucht man zunächst jugendliche Rindenstücke, so sieht man wie in den Markstrahlen zunächst im Inhalt der Zellen ein bräunlicher Körper auftritt und erst dann die Zellmembranen der Verharzung anheimfallen.

Nach und nach schreitet dieselbe weiter fort, erfasst das umgebende Phloëmparenchym und endlich sogar Bastzellen und Sclereïden. (Vergl. den Holzschnitt.) Besonders an letzteren kann man, wenn der Schnitt zuvor mit Alkohol und verdünntem Kali behandelt wurde, sehr schön alle Stadien der Auflösung erkennen. Zuerst tritt die Schichtung deutlich hervor, dann sondern sich die Schichten schalenartig und von aussen nach innen her erfolgt die Auflösung. Da die Auflösung immer nur an der dem lysigenen Harzkanal zugekehrten Seite

erfolgt, so geht daraus hervor, dass auch hier die Auflösung der Membranen in Harz keine Erscheinung ist, die der Membran selbst eigen ist, sondern eine Erscheinung, die unter dem Einflusse von in dem lysigenen Canal enthaltenen und wohl zunächst in den Markstrahlzellen gebildeten lösenden Agentien (Harzfermenten ?) erfolgt. Wenn dem nicht so wäre, so würde nicht einzusehen sein, warum die Auflösung nicht gleichmässig an allen Zellen ringsum und an beliebigen Stellen der Elemente erfolgen sollte. Thatsächlich schreitet die Auflösung aber von dem lysigenen Canale aus in centrifugaler Richtung fort. So entstehen im Innern der Rinde grosse lysigene Canäle.

In einigen Fällen sah ich auch die Verharzung von dem Phloëmparenchym ausgehen.

Der Holzkörper wird gebildet von sehr zahlreichen, meist 65 bis 100 μ weiten, oft zu Gruppen vereinigten, getüpfelten Gefässen mit schwach radial schiefgestellten, sehr oft nicht perforirten, sondern sogar breit leiterförmig verdickten Querwänden (gefässartige Tracheïden), nicht eben stark verdickten Libriformzellen mit linksschiefen Tüpfeln und wenig starkgetüpfeltem, stärkeführendem Holzparenchym. Die Markstrahlen sind ein- oder mehrreihig. Wenn in der Rinde die Verharzung stark ist, wird auch der Holzkörper in Mitleidenschaft gezogen. Die Verharzung beginnt auch hier in den Markstrahlzellen. Auch hier tritt zuerst ein bräunlicher (?) Körper im Inhalte auf, dann Verharzen der Membranen, und ist erst der lysigene Canal gebildet, so fallen der Verharzung auch die umgebenden Elemente, Gefässe, Libriform und Holzparenchym anheim. Auch *Wiesner* bemerkt in seinen Mikroskopischen Untersuchungen (1872) S. 90 : dass « an der Bildung des Benzoeharzes verschiedene Gewebe sowohl des Rinden-als des Holzkörpers Antheil nehmen ». Er hat also den Vorgang im Wesentlichen richtig erkannt.

Bei älteren Rindenstücken ist oft die ganze Rindenmasse von Harz durchsetzt, eine Erscheinung, die ich bei Holzstücken nicht beobachtete. Die Benzoe scheint also vorwiegend in der sekundären Rinde zu entstehen.

———

Vergleicht man die sämmtlichen bei *Abies, Thuja, Copaifera, Dipterocarpus, Eperua* und *Styrax* beobachteten Erscheinungen mit einander, so springt eine gemeinsame Eigenthümlichkeit sofort in's Auge. Es tritt zunächst in den Zellen, bei denen die Bildung des Canals anhebt, eine Vermehrung des Inhaltes ein, bei den im frischen Zustande untersuchten Pflanzen war Stärke und Plasma, bei dem Herbar- und Drogenmaterial deutlich nur letzteres nachzuweisen. Dann erscheinen bei allen Oeltröpfchen bez. Harzkörnchen und erst jetzt beginnt die Membranmetamorphose. Es ergiebt sich hieraus, dass wir letztere erst als eine Folgeerscheinung der Harzbildung zu betrachten haben. Nichtsdestoweniger geht jedoch aus den mitgetheilten Untersuchungen hervor, dass die Membran die verholzte und die unverholzte in Harz übergeführt zu werden vermag, denn der fertige Inhalt der Harzgänge der übrigen Pflanzen zeigt keine Spur mehr von Zellstoff- oder Ligninreaction.

Betrachtet man die Art der Auflösung der Membranen in ihrem Verlaufe, so gewinnt die Vorstellung Wahrscheinlichkeit, dass in der Initial-Harzzelle schon, mehr noch in dem Harzkanale, ein Körper gebildet wird, der die Ueberführung der Membran in Harz bewirkt. Welcher Art dieser Körper ist gedenke ich an frischem Material festzustellen. Jedenfalls — das geht aus dem ganzen Verlaufe des Auflösungsprozesses zweifellos hervor — ist die Ueberführung der Membran in Harz kein Process, der von

der Membran selbst ausgeht, wie die Gummibildung der Acacien, Gummischleimbildung des Traganth, des Lein- und Quittensamen, des *Faenum graecum.* Denn die Auflösung erfolgt, wie man namentlich bei den mechanischen Elementen der Benzoe verfolgen kann vom Canale, bei der einzelnen Bastzelle also von Aussen nach Innen oder vom Inhalte der harzführenden Zelle her — niemals ist daher eine morphologische Veränderung der Membran (in der Art der verschleimenden Membranen) vor der Lösung wahrnehmbar.

Sehr in Betracht zu ziehen ist bei der Beurtheilung dieser Verhältnisse die Frage, wo denn der Bildungsheerd der Harze zu suchen ist. Wir haben gesehen, dass in der Initialzelle Harztröpfchen auftreten. Dieselben können in der Zelle selbst gebildet, aber auch von ausserhalb eingewandert sein, letzteres ist wohl das Wahrscheinlichere, denn, wenn wir die Verhältnisse, wie sie bei den schizogenen Canälen zu beobachten sind, in Betracht ziehen — dort tritt äther. Oel früher in dem umgebenden Gewebe, als im Secernirungsepithel des Harzkanals auf — so erscheint es wohl wahrscheinlich, dass auch hier der Canal in erster Linie Aufbewahrungs- nicht Bildungsort ist. Dass auch in ihm Harz gebildet werden kann, ja sogar sicher gebildet wird, soll damit nicht bestritten werden. Dass in der That chemische Processe, deren Endprodukt Harz ist, in ihnen sich abspielen, sehen wir ja an der Umwandlung der an den Canal angrenzenden Zellmembranen, aber die geringen in Auflösung begriffenen Membranpartien reichen nicht hin, die enormen Massen Harz, die im Canal auftreten, zu erklären. Nun könnte man ja aber annehmen, dass die Baustoffe für das Harz von ausserhalb her in den Canal geführt und hier erst in Harz umgewandelt werden und da im Canal oder in der Initialzelle resinogene Substanzen vorhanden sind, wie die Membranmetamorphose in Harz zeigt, so wäre das durchaus nicht unmöglich — allein wir müssten alsdann hier eine durchweg andere Harzerzeugung wie bei den schizogenen Sekretbehältern der Coniferen annehmen, wozu, bevor nicht Untersuchungen vorliegen, mir zunächst kein Grund vorzuliegen scheint. Derartige Untersuchungen sind aber nur an frischem Material möglich. —

Anhangsweise will ich noch erwähnen, dass das Gummiharz der *Myrrha*- und *Weihrauch*pflanzen — *Balsamea*[1] und *Boswellia*[2] — stets in schizogenen Sekretbehältern (und echten Zellen) erzeugt wird und hier von mir niemals eine zur Entstehung von lysigenen Gängen führende Membranauflösung beobachtet wurde. Auch bei *Laurus Camphora*, von dem mir allerdings nur sehr spärliches Untersuchungsmaterial zur Verfügung stand, konnte ich eine Membranauflösung sicher nicht konstatiren. Jedenfalls ist in jüngern Aesten das Campheröl in dünnwandigen Zellen enthalten, die in den Holzkörper eingelagert und besonders den Markstrahlen benachbart sind. Wie die Campher führenden grossen Spalten im Holz entstehen, gedenke ich in diesem Sommer zu studiren. Sie werden wohl auch ebenso wie die mit Araroba vollgepfropften Höhlen im Holz der *Andira*arten und die mit Catechu angefüllten in den Stämmen der Catechuacacie lysigen entstehen.

───

Ueber Eriodyction glutinosum und Eriodyctionsäure.

Von *Alois Quirini*.

[Zeitschrift d. a. ö. Apoth.-Ver.]

Eriodyction glutinosum (californicum)

[1] Die schizogenen Balsamgänge der Myrrha hält *Marchand* (Recherch. sur les Burser. Adansonia VII 1866—67) für Luftcanäle.

[2] Mir stand vortreffliches Material (aus der Droge ausgelesen und von Herbarpflanzen) zur Verfügung.

(vergl. *Fortsch.* 1887, S. 384), eine in den südwestlichen Theilen der Vereinigten Staaten einheimische Hydrophyllacee, die gegenwärtig zum Verdecken des Chiningeschmackes benutzt wird, besteht aus dem Hauptstengel, Zweigspitzen und den Blättern. Der harte harzige Stengel ist von rothbrauner Farbe, die Oberfläche mehr oder weniger längsfurchig; die Zweigspitzen sind lichter in der Farbe, die aufrechtstehenden lederartigen Blätter 6 bis 9 cm. lang, 1 $^1/_2$ bis 3 cm. breit, lanzettförmig, an der Oberfläche glatt, braun, an der unteren Seite rauh, weiss. Der Geruch ist scharf balsamisch-aromatisch, der Geschmack nicht unangenehm. Auf dem Querschnitte des Stengels sind die Ausscheidungen der Eriodyctionsäure mit blossem Auge sichtbar, mit der Lupe lassen sich dieselben auch an den Zweigspitzen und Blättern erkennen. Die Säure erscheint in Massen von krystallinischer Structur die, entsprechend den faserigen Gefässbündeln, kreisförmig geordnet sind.

Der alkoholische Auszug der Pflanze hat eine tief grünbraune Farbe; mit einem Ueberschuss von kochendem Wasser versetzt, scheidet derselbe nach dem Erkalten einen harzartigen grünen Körper und einen lichtgelben krystallinischen Niederschlag — die Eriodyctionsäure — aus, welche letztere, von dem Harze getrennt, auf Zusatz einer verdünnten Aetzkalilösung sich mit rothbrauner Farbe löst.

Die Isolirung der Säure bietet weiter keine Schwierigkeiten. Die Säure, die zu 2·4 % in der Pflanze enthalten ist, bildet gelbe, matt glänzende, zarte Plättchen, schmilzt bei 86 bis 88°, zieht sehr leicht aus der Luft Feuchtigkeit an, reagirt neutral und schmeckt süssäuerlich. Durch Bleiessig, Schwefelkupfer, Sublimat, Gelatine und Tannin wird sie aus ihren Lösungen nicht gefällt, dagegen präcipitirt sie leicht auf Zusatz von Eisenchlorid, wobei sie als röthlich schwarzer Niederschlag ausfällt, der durch Ammoniak wieder gelöst wird. An der Luft färbt sie sich allmälig roth.

Die Verbindung ist augenscheinlich ein Phloroglucin. Die ihr zukommende Formel $C_{14} H_{18} O_5 = 266 = C_6 H_2 (OC_4 H_7 O)_2$ OH lässt es wahrscheinlich erscheinen, dass in dem Molekül $C_6 H_2 (OC_4 H_7 O)_2$ OH das Trioxybenzol

$$C_6 H_6 O_3 = C_6 H_3 \diagup{\!\!\!\!\!\!\!\!\!\!-} \begin{matrix} OH \\ OH \\ OH \end{matrix}$$

vereinigt ist mit Butyrylresten, und zwar könnte man die Eriodyctionsäure von einem Oxyphloroglucin ableiten, in welchem 1 Atom H durch den Rest eines ungesättigten Kohlenwasserstoffes vertreten ist.

Mit concentrirter Schwefelsäure gibt die Säure eine schwach röthlich-gelbe bald wieder verschwindende Färbung. Die gelblich alkoholische Lösung wird durch Zinnchlorür leicht entfärbt; das entstandene Hydrophloroglucin kann mit Aether ausgeschüttelt und nach Verdunsten desselben als farblose, in Wasser unlösliche Masse erhalten werden, die durch Zusatz von Eisenchlorid leicht wieder zu Phloroglucin oxydirt wird. In alkoholischer Lösung gibt die sogenannte Eriodyctionsäure mit Anilin eine schön smaragdfärbige Verbindung, die sich in concentrirter Schwefelsäure mit blauer Farbe löst.

Wie mir die Firma *Parke, Davis & C* in Detroit, Michigan, mittheilt, stimmen seine bisherigen Angaben mit denen Prof. M. *Langhlin's* überein.

Wie bereits bekannt, verwende ich die Eriodyctionsäure zur Fabrication von Pastillen, die ebenso wie der Saft der Pflanze zum Verdecken des Chiningeschmackes dienen.

Schliesslich muss ich noch aufmerksam machen, dass der Saft von Eriodyction absolut nicht gekocht werden darf. Bei Bereitung des Saftes wird das alkoholische Menstruum von der im Percolator erschöpften Pflanze einer Destillation unterworfen, um die Ausscheidung der überflüssigen, die Manipulation störenden Stoffe zu erwirken. Das resultirende flüssige Extract wird dann mit Ferriphosphat behandelt (*Hartz* bringt noch ausserdem Chloroform in Anwendung, was ich aber nicht für zweckmässig halte), filtrirt und der Saft mit Zuckerpulver auf kaltem Wege bereitet. Die in den Fachschriften veröffentlichten anderen, von dem vorstehenden Verfahren abweichenden Bereitungsarten entsprechen nicht, und ist ein anders bereiteter Saft nicht haltbar.

PRAKTISCHE NOTIZEN UND BERICHTE

Herstellung der Fluid-Extracte durch den Apotheker, mit vergleichender Kostenberechnung nach der officinellen Methode durch partielle Evaporation und derjenigen durch partielle Ausziehung (« Exhaustion »), von Prof. E. B. *Stuart* in Chicago. (*The Pharmaceutical Era*, April 1888.)

Nach Versuchen, welche unter der Leitung Stuarts im pharmaceutischen Laboratorium des « Chicago College of Pharmacy » ausgeführt wurden, ergibt die Methode der partiellen Auszuziehung eine durchschnittliche Kostenersparniss von ungefähr 25 %.

Den Fluid-Extracten können, wie übrigens auch noch andern Medicamenten folgende Vorwürfe gemacht werden :

1° Der Drogue wird mit mehr oder weniger grosser Leichtigkeit das active Princip entzogen ;

2° Das active Princip ist sehr empfindlich für Hitze, sowie für Reagentien im Allgemeinen.

3° Der Preis der Drogue ist gewöhnlich niedriger als derjenige des Menstruums, das für die Bereitung des Fluid-Extractes zur Verwendung kommt.

4° Wir haben keine praktische Methode, um den medicamentösen Werth des Fluid-Extractes zu bestimmen.

Nach der Pharmacopœa kann eine Drogue als ausgezogen (exhausted) bebetrachtet werden, sobald die letzte Partie des Percolats nur mehr die Farbe, den Geruch und Geschmack des Menstruums besitzt. Um auf diese Weise ein Fluid-Extract der Senna herzustellen, würde 10 Mal so viel Menstruums nöthig sein. Practisch ist aber die Percolatur als fertig zu betrachten, sobald das Percolat farblos geworden. Ein kleiner Theil des activen Princips geht zwar auf diese Weise verloren, was aber im Verhältniss des zur vollständigen Auszichung noch nöthigen Menstruums nicht in Betracht kommt. Vielmehr wird so, neben der Ersparniss an Zeit, an Brennmaterial und andern Distillationsauslagen durch geringern Verbrauch von Menstruum ein nicht zu verachtender Fabrikationsgewinn erzielt, so dass es uns Wunder nimmt, dass der Apotheker noch Fluid-Extracte nach der officinellen Procedur zu machen wagt.

Auf den zweiten Punkt, die Unbeständigkeit des activen Princips dieser Arzneiform, ist nicht nothwendig näher einzugehen. Dasselbe ist für Reagentien und namentlich für Hitze sehr empfindlich. Es genügt aber zu sagen, dass andere Droguen eine gleichgrosse Empfindlichkeit besitzen.

Die Frage des Kostenpreises ist schon berührt worden.

Der letzte Punkt, die Schwierigkeit dem Fluid-Extract einen bestimmten « Titre » zu geben, kommt andern Droguen ebenfalls zu. Je nach dem angewandten Menstruum oder dem Wärmegrade dem sie ausgesetzt worden, kann die Extractivsubstanz ganz wirkungslos sein. Die Menge der Extractivsubstanzen im Secale oder Acoint-Fluid-Extract ist kein Criterium für seine Wirksamkeit, wie dies ja bei andern Droguen auch der Fall ist.

Wir können uns also die Frage stellen : Ist der Apotheker berechtigt, die Fluid-Extracte nach der ökonomischeren Methode der partiellen Auszichung herzustellen und den « Titre » derselben nach den in denselben enthaltenen Extractivsubstanzen zu bestimmen ? Wenn dies für gewisse Fälle zulässig ist und nicht für andere, welche Fluid-Extracte dürfen auf diese Weise hergestellt werden ?

D^r W.

Sulfonal, ein neues Schlafmittel.

(Apoth. Ztg.) Nach den von Prof. A. Kast in Freiburg i. B. in der Berl. klinischen Wochenschrift N° 16, 1888, gemachten Mittheilungen bildet das Sulfonal ein ebenso sicheres wie von allen unangenehmen Folgeerscheinungen freies Schlafmittel. An Puls und Inspiration sind ausser der, dem natürlichen Schlafe eigenen, geringen Verlangsamungs keine Veränderungen wahrzunehmen. Ein ungünstiger Einfluss des Präparates auf das Herz und das Gefässsystem tritt selbst bei vollen Dosen nicht ein, so dass das neue Schlafmittel auch bei Herzkranken ohne alles und jedes Bedenken angewandt werden kann. Ebenso wird dasselbe bei Krankheiten der Verdauungsorgane, Magenkatarrh u. s. w. sehr gut vertragen.

Das Sulfonal ist das Oxydationsprodukt der Verbindung des Aethylmercaptans mit Aceton, krystallisiert in grossen farblosen Tafeln und Plättchen, welche vollkommen geruch- und geschmacklos sind, es löst sich in 18 bis 20 Theilen kochendem Wasser, leichter in Alkohol und alkoholhaltigem Aether; von kaltem Wasser sind über 100 Theile zur Lösung nötig. Säuren und Alkalien, Oxydationsmittel (Chlor, Brom, rauchende Salpetersäure u. s. w.) sind in der Kälte und Wärme ohne jeden Einfluss auf die Verbindung. Beim Passieren durch den Körper wird das Sulfonal zum grössten Theil verändert und in Form einer organischen Schwefelverbindung (Sulfosäure) im Harne ausgeschieden, worüber noch weitere Untersuchungen im Gange sind. Die Formel des Sulfonales ist

$$(CH_3)_2-C-(SO_2C_2H_5)_2$$

und würde die streng wissenschaftliche Bezeichnung eigentlich Diaethylsulfondimethylmethan lauten; jedenfalls ist die abgekürzte Bezeichnung vorzuziehen.

Die Einzeldosis beträgt im Durchschnitt 2,0; bei Frauen genügt oft 1,0; bei robusten Männern 3,0. Die Dispensation findet am besten in Pulverform à 1,0 in Oblaten eingeschlagen in den frühen Abendstunden statt. Ein Geschmackskorrigens ist bei der absoluten Geschmacklosigkeit des Mittels nicht nötig.

Dargestellt wird die zuerst von Prof. *Baumann* entdeckte Verbindung von der Farbenfabrik vormals Fr. Bayer & C° in Elberfeld.

Nach den an mehr als 60 Kranken angestellten 300 Einzelbeobachtungen, darunter über 200 an Geisteskranken, spricht sich Prof. A. Kast äusserst günstig über das neue Schlafmittel aus und hofft, dass dasselbe namentlich auch die sonstigen Halogene enthaltenden Schlafmittel (Chloral) aus der medizinisch-pharmaceutischen Praxis verdrängen werde.

Oenocyanin. *(D).-A. Apoth. - Ztg.)*

Bekanntlich enthalten die Hülsen blauer Trauben eine grosse Menge eines besonderen Farbstoffes, welchen man Oenocyanin oder Weinblau bezeichnet. Wenn nach der *Ztschr. f. landw. Gew.* dieser Farbstoff mit saueren Körpern, z. B. mit Weinsäure, zusammentrifft, ändert er seine Farbe in Roth um und ist in dieser Form das färbende Prinzip des Rothweines. Bei der Gährung der Rothweinmaische wird nur etwa der dritte Theil des Farbstoffes in Lösung gebracht, so dass in den Trestern mindestens soviel Farbstoff zurückbleibt als nothwendig wäre, um die doppelte Menge Wein zu färben. Uebergiesst man frische Rothweintrester mit verdünntem Alkohol, so findet unter Mitwirkung der in den Trestern noch enthaltenen Weinsäure die Auflösung des Farbstoffes statt und erhält man eine prachtvoll roth gefärbte Flüssigkeit. *Carpené* und *Comboni* haben auf diese Thatsache ein Verfahren gegründet, nach welchem man das Oenocyanin in solcher Form erhält, dass es eine herrlich dunkelrothe Flüssigkeit darstellt, deren Färbekraft gross genug ist, um der fünfzigfachen Menge Weisswein die Färbung eines sehr dunkeln Rothweins zu ertheilen. Das Präparat eignet sich in ganz ausgezeichneter Weise dazu, um blassen, in der Farbe schlecht ausgefallenen Rothweinen die schönste dunkelrothe Weinfarbe zu ertheilen.

Das Oenocyanin, wie dasselbe nach jenem Verfahren dargestellt wird, ist die kondensirte Lösung des *reinen* Weinfarbstoffes und kann daher unbedenklich in der Kellerwirthschaft zur Verbesserung von Rothweinen angewendet werden. Da bekanntlich der Werth eines Rothweines zum Theile auch von seiner Farbe abhängt, so kann man gegenwärtig in dieser Beziehung fehlerhaften Rothwein sehr leicht durch Zusatz von Oenocyanin verbessern.

Semen Xanthoxyli Hamiltoni-ani. *(Apoth.-Ztg.)* Dieser Samen liefert das auch von uns beschriebene wohl-riechende Oel, das man in Amerika als Geruchscorrigens für Jodoform benutzt und nicht, wie man seither allgemein irr-thümlicherweise annahm, den Samen der Evodia fraxinifolia. Die wirklichen Samen der letztgenannten Pflanze sind doppelt so lang als die Samen von Xanthoxylum Hamiltonianum, die seither als Semen Evodiae galten. Sie besitzen auch keines-wegs einen aromatischen Geruch und man erhält aus ihnen kein aromatisches Oel. Der wahre Samen, beziehungsweise die Frucht, von Xanthoxylum Hamiltomi-nium präsentiert sich in vier sternförmig verwachsenen Karpellen, die je zwei dreieckig abgerundete Samen von läng-licher Form und ziemlich braunglänzen-der Farbe in sich schliessen.

Allyltribromid. *(Apoth.-Ztg.)* Dieses von der Firma Kahlbaum in Berlin auf den Markt gebrachte Medikament wird gegen Keuchhusten sehr empfohlen. Man gibt es innerlich in Form von Kapseln, von denen jede circa 5 Tropfen enthalten wird, oder man injiziert es subcutan. Auch gegen Hysterie und Asthma wird das Allyltribromid angewendet. Bei ge-wöhnlicher Temperatur ist dasselbe flüs-sig und farblos, oder hat einen kleinen Stich ins gelbliche ; bei etwas niederer Temperatur erstarrt es zu einer stearopten-ähnlichen Masse. Das spez. Gewicht des Allyltribromids ist gleich 2,430. Von fran-zösischen Aerzten, besonders von Ar-mand de Fleury, wird das Novum sehr hochgehalten.

Monobromacetanilid. *(Apotheker Ztg.)* Diese Verbindung ist von *Cheyne*, einem englischen Chemiker, dargestellt. Sie soll die Wirkungen des Bromna-triums nebst der des Antifebrins in sich vereinen, die sedative Kraft des ersteren mit der antifebrilen Kraft des letzteren. Vielleicht hat das Mittel Aussicht, sich im Arzneischatz eine Stätte zu erringen, zu-mal manche Aerzte mit einer Combination von Bromnatrium mit Antifebrin gute Erfolge erzielt haben wollen. Die Nach-frage nach diesem Mittel ist in Deutsch-land bis jetzt eine schwache.

Hydrargyrum thymicum (Thy-molquecksilber). Dieses Präparat präsen-tiert sich als ein beinahe rosarothes, leicht stäubendes, nach Thymol riechendes schweres Pulver. Es soll ein vorzügliches Mittel gegen syphilitische Ulcerationen und Ekzeme sein, sowohl in Salbenform als auch als Streupulver.

THERAPIE UND MEDICINISCHE NOTIZEN
Rédacteur : Dr Med. WYSS.

Kohlensæure-Inhalationen bei gewissen Formen von **Dyspnœe**, von Dr *Weill* (der Pariser Academie der Wissenschaften mitgetheilt von Professor Brown-Séquard ; *Tribune Médicale*, 15 Avril 1888).

Der Gedanke, Kohlensäureinhalationen zur Bekämpfung der Dyspnöe anzuwen-den, wurde uns eingeflösst durch die Ex-perimente Brown-Séquard's über die In-hibitionswirkungen, welche die Einath-mung dieses Gases im Larynx hervorruft; die dabei entstehende Anästhésie des Larynx, sowie die moderirende Wirkung auf gewisse Bewegungen schienen uns einer klinischen Anwendung fähig.

Die Kohlensäure haben wir unsern Kranken vermittelst des Limousin'schen

Apparates einathmen lassen und zwar wurde das Sauerstoffréservoir durch ein Kohlensäureréservoir ersetzt. Die Inhalationssitzungen dauerten 2 bis 5 Minuten und fanden 1 bis 2 Mal des Tages statt. Die angewandte Kohlensäuremenge wechselte zwischen 2 bis 4 Liter. Ueble Nebenwirkungen wurden keine beobachtet, im Gegentheil die eupnoëtische Wirkung war sehr marquant, erfolgte sogleich und war von anhaltender Dauer.

Es wurden namentlich Phtisiker mit Kehlkopfläsionen und ausgebreiteten Lungeninfiltraten dieser Behandlung unterworfen. Alle waren mit mehr oder weniger permanenter oder paroxysmaler Dyspnöe behaftet.

Die Einathmungen wurden bald im paroxysmalen Stadium, bald in der Zwischenzeit vorgenommen.

Im ersten Fall wird der Anfall gleich coupirt. Der Husten verschwindet, die Athmungsnoth und das Herzklopfen verschwinden. Die Respirationszahl fällt um die Hälfte. Der Kranke verspürt ein Gefühl von Wohlbefinden.

Die in der Zwischenzeit gemachten Einathmungen haben zuerst eine den erstern analoge Wirkung; der Kranke athmet freier. Diese Einathmungen haben aber noch eine präventive Wirkung auf die Anfälle, welche an Zahl, an Intensität und an Dauer geringer werden. Ein Kranker, welcher z. B. zwölf dyspnöetische Anfälle tagsüber hatte, hat nach den Einathmungen nur noch 5, 4 oder 2 und diese wenigen Anfälle werden sehr erträglich für ihn.

Bei auf Albuminurie beruhenden Dyspnöeanfällen haben wir eine gleiche Wirkung beobachtet, doch ist die Zahl dieser Fälle noch zu gering, um daraus schon jetzt Schlüsse zu ziehen.

Bei allen Kranken, welche den Kohlensäureinhalationen unterworfen wurden, stellte sich am Ende der Einathmung eine vollständige Anästhesie des Pharynx und Larynx ein. Die Hautsensibilität wurde nicht modifizirt.

* *

De l'albuminurie cyclique, par le Dr *Pavy* (*The Lancet*. Avril 1888). Il faut admettre qu'il existe un certain nombre de cas d'albuminurie qui n'affectent pas, dès le début, un caractère dangereux. Distinguer ces cas de ceux dans lesquels l'albuminurie dépend d'une altération du tissu rénal est évidemment une chose très importante.

Certains états mentaux, l'exercice corporel, l'immersion du corps dans l'eau froide, la nourriture ont été considérés comme des agents capables de donner lieu à de l'albuminurie. Très souvent aussi on découvre des traces d'albumine chez des personnes qui souffrent de malaise général sans que nous réussissions à constater chez elles aucune lésion rénale ni aucune autre cause qui nous explique la présence de l'albumine. Le Dr Grainger Stewart, dans ses recherches sur l'urine de personnes en apparence bien portantes, a trouvé de l'albumine une fois sur trois. Moi-même, je suis arrivé au même résultat et très souvent j'ai eu à noter la présence de l'albumine à une certaine époque, tandis qu'à un autre moment il n'y en avait point. J'ai même vu des cas chez lesquels il existait, pendant une période prolongée, continuellement de l'albuminurie sans que les autres symptômes du mal de Bright se soient manifestés. Nous pouvons dire que ces malades sont peut-être menacés du mal de Bright, mais de nouvelles observations sont nécessaires pour élucider cette question.

L'albuminurie cyclique telle que je l'ai décrite en 1885 à la réunion de la « British Medical Association » comprend une classe d'albuminurie bien définie. Elle se caractérise par le fait de la présence de l'albumine dans les urines à un certain moment de la journée, tandis qu'à un autre moment il n'y en a point. Cette apparition et cette disparition de l'albumine arrivent tous les jours dans le même ordre. Le malade se lève le matin sans avoir de l'albumine dans ses urines. Une ou deux heures après, elle commence à apparaître et va en augmentant pendant quelques heures ; puis, à mesure que la journée avance, elle diminue et disparaît avant la tombée de la nuit. Absente pendant la nuit, elle réapparaît le lendemain matin et sa présence se manifeste de la même manière que le jour précédent. C'est dans la position alternativement couchée et debout que nous occupons dans les 24 heures qu'il nous faut chercher l'explication de ce phénomène si régulier. La nourriture ne paraît exercer aucune influence, car si le malade reste couché après son déjeuner, il est impossible de découvrir de l'albumine dans ses urines. Les bains et les douches ne la font pas apparaître non plus.

Dans la convalescence d'une néphrite aiguë on observe quelquefois une périodicité analogue dans l'apparition de l'albumine, fait qui peut donner lieu à des difficultés de diagnostic. L'histoire antérieure de la maladie pourra nous guider dans ces cas. Ce serait malheureux au point de vue du pronostic et du traitement de ranger une personne atteinte d'albuminurie cyclique dans la classe de celles qui présentent des lésions du tissu rénal.

Aucun traitement n'exerce une influence particulière sur cette forme de l'albuminurie. Il est évident que les personnes qui en sont atteintes n'ont pas besoin d'être placées dans les mêmes conditions de traitement que celles atteintes de néphrite. L'albuminurie cyclique doit néanmoins être considérée comme une sérieuse infirmité (affliction). Car les désordres purement fonctionnels sur lesquels elle repose, pourraient, à la longue, entraîner une altération du tissu rénal. On doit tâcher de maintenir, par des mesures hygiéniques et un traitement approprié, la santé générale dans un état aussi satisfaisant que possible. Une vie tranquille exempte de secousses physiques ou morales doit être conseillée ; de cette manière il sera peut-être possible de prévenir des suites plus sérieuses, surtout lorsque l'affection atteint de jeunes personnes.

Dans les affections rénales ordinaires, l'albumine se présente ordinairement sous la forme de sérum-albumine, qui n'est pas précipitée par les acides organiques. Dans l'albuminurie cyclique au contraire, c'est la règle et non l'exception d'obtenir un précipité albumineux par l'addition d'un acide organique. Dans ces cas on peut ordinairement distinguer deux espèces d'albumines, une qui, comme la mucine et l'alcali-albumine, est précipitée par un acide organique (acide citrique) et l'autre qui correspond à la sérum-albumine. En employant le réactif ferrocyanique nous obtenons d'abord un premier précipité albumineux par l'acide citrique, puis un nouveau précipité en ajoutant le ferrocyanure de potassium. Cette double précipitation nous permet de reconnaître d'une manière facile et certaine l'existence d'une albuminurie cyclique.

* *

Prophylaxis der Diphterie. Vor der New-Yorker Academie der Medicin hat Dr *Caillé*, Arzt am deutschen Spital, einen sehr interessanten Vortrag über diese Frage gehalten. Den von ihm vorgeschlagenen Massregeln pflichten wir vollständig bei. In seinem Résumé sagt er :

In einer Stadt mit dichter Bevölkerung, wie dies in New-York der Fall ist, sind die Einrichtungen von guten Abzugskanälen und Ventilationsvorrichtungen in Miethäusern wünschenswerthe sanitarische Massregeln; nebenbei muss aber auch auf individuelle Prophylaxis Gewicht gelegt werden und jedes Mitglied des ärztlichen Standes soll es sich angelegen sein lassen, die Behörden in ihren Massregeln zu unterstützen und die Bevölkerung zu belehren.

Das Ueberheizen der Schulzimmer und Wohnräume muss als sehr gefährlich erklärt werden. Auf die Isolation der Kranken muss grosses Gewicht gelegt werden; gut eingerichtete Isolationshäuser müssen der armen Bevölkerung zur Verfügung gestellt werden.

Vergrösserte Mandeln müssen mit dem Messer entfernt, oder, was noch besser, durch Galvanocaustik zerstört werden. Cariöse Zähne müssen ausgezogen oder mit Amalgam oder Cement ausgefüllt werden.

Eltern sollten Mund und Hals der Kinder jeden Tag inspiziren, bevor sie dieselben in die Schule gehen lassen. Die Kinder sollen so früh als möglich lernen Mund und Hals tüchtig auszugurgeln.

Kinder mit anscheinend einfachem Halsweh sollten nicht in die Schule gelassen werden bevor sie vollständig geheilt sind. Bei folliculärer Amygdalitis sowie andern Formen acuter Halsleiden müssen sofortige Präventivmassregeln getroffen werden.

Erwachsene mit Halsleiden behaftet, sollen nicht mit Kindern umgehen.

Das Küssen der Kinder sollte verboten sein und die Eltern sollten da mit gutem Beispiel vorangehen.

Bei vorgerücktem Alter sollten die Kinder nach jeder Mahlzeit mit einer ungefährlichen antiseptischen Lösung sich Mund und Hals reinigen. Bei jüngern Kindern sollten solche Lösungen zweimal täglich in die Nasenlöcher tropfenweise eingegossen werden, oder noch öfter sobald Nasenkatarrh vorhanden.

Da es rein unmöglich ist, alle Infectionsquellen zu erkennen und zu kontrolliren, so ist es besser, auf die individuelle Hygiene das grösste Gewicht zu legen und namentlich diejenigen Körpertheile in einem gesunden Zustand zu erhalten, welche erwiesenermassen zumeist von der Krankheit befallen werden. (*The Med. Record.*)

Spartein von Dr *J. Pawinski* in Warschau (*Gazeta Lekarska* und *Med. Record*). In seinen Experimentaluntersuchungen kommt P. zu folgenden Schlusssätzen, welche in einigen Punkten von denjenigen anderer Autoren abweichen:

1° Spartein wirkt zweifellos auf das Herz und die grossen Gefässe.

2° In kleinen Dosen, 0 gr. 015—0 gr. 03, drei Mal täglich, erhöht es die Stärke der Herzaction, vermindert die Zahl der Pulsationen und erhöht den Blutdruck. In grossen Dosen, 0 gr. 09 - 0 gr. 12, alle zwei Stunden, hat es einen lähmenden Einfluss auf das Herz, vermindert die Häufigkeit und die Kraft des Pulses, der langsam, schwach und intermittirend wird.

3° Der beste therapeutische Effect wird mit kleinen Dosen erreicht.

4° Kleine Dosen stimuliren, grosse Dosen lähmen den Vagus:

5° Die stimulirende Wirkung des Sparteins auf das Herz ist nicht sehr beträchtlich; in dieser Beziehung ist Digitalis vorzuziehen.

6° In kleinen und mittleren Dosen hat Spartein einen stimulirenden Einfluss auf das in der Medulla gelegene vasomotorische Centrum; in Folge dessen werden die Gefässe contrahirt.

7° Das Spartein wirkt schnell, in einer halben Stunde bis 45 Minuten; die Wirkung hält 4—5 Stunden an.

8° Die beste Wirkung der Drogue wird bei delicaten, nervösen oder anämischen Individuen beobachtet.

9° Neben der Herz- und Gefässwirkung hat Spartein einen beruhigenden Einfluss auf das Nervensystem.

10° Die diuretische Wirkung des Sparteins ist nicht von Belang.

11° Spartein hat keine cumulative Wirkung.

12° Es ruft keine Verdauungsstörungen nach sich.

MISCELLEN

Chirurgische Mentholstifte.

In der *Südd. Apoth.-Ztg.* und der *Ph. Cent.-Halle* lesen wir: « Neuerdings werden wieder Versuche gemacht, welche darauf abzielen, die antiseptische Wirkung des Menthols zu verwerthen. Hierzu gehört auch die Einführung dieses Mittels in Wundkanäle in Form von Stäbchen. Zur Herstellung solcher chirurgischer Mentholstifte hat sich nach *G. Vulpius* die Verwendung von Cacaobutter gut bewährt. Dieselbe wird unter Zusatz von 3 bis 5 Prozent reinem Wachs im Dampfbade geschmolzen, in der wieder etwas abgekühlten, aber noch dünnflüssigen Mischung das Menthol in der vom Arzte gewünschten Menge, gewöhnlich 2 bis 4 Prozent der Gesammtmasse, gelöst und nun die Stäbchenform durch Aufsaugen der fetten Menthollösung in Glasröhren von entsprechender, meist Stricknadel- bis Bleistiftstarker Lichtweite erzielt, welche man vorher innen mit verdünntem Glycerin gleichfalls durch Aufsaugen und Wiederauslaufenlassen benetzt hatte. Nach dem Aufsaugen der Mentholmasse stellt man die Röhren sofort in kaltes Wasser, worauf sich nach einiger Zeit die Stäbchen leicht mit Hilfe von passenden Drähten oder Glasstäben herausschieben lassen. »

Wer in der Praxis je einmal sich das Vergnügen machen wollte, Stifte mittelst Giessen oder Aufsaugen in Glasröhren herzustellen, ist bald von dem mühevollen, zeitraubenden und meistens resultatlosen Verfahren abgestanden.

Warum auch nicht die Bougies sich durch einen Specialisten anfertigen lassen oder dieselben fertig kaufen? Wir beziehen unsere Bougies aus dem pharm. Laboratorium unseres Collegen Sauter in Genf, der für diese Branche besondere Maschinen construirt hat.

Sehr schöne Mentholstifte, wie sie Vulpius nicht hübscher wünschen kann, liefert Sauter v. 2—4 °/₀ zu 4 fr. das Hundert.

Drogen-Berichte.

Acetanilid (Antifebrinum). Der Verbrauch des **Acetanilids** ist noch immer ein unverändert hoher, und nicht mit Unrecht hat man es das « Antipyrin der Armen » genannt, denn in vielen Fällen ist es im Stande, das letztere vollständig zu ersetzen. Nicht nur seine temperaturherabsetzende Eigenschaft, sondern auch die specifische Wirkung bei Gelenkrheumatismus, Migräne und Neuralgien, bei denen seine Wirkung nach ärztlichem Urtheil die gleiche wie die des Antipyrins ist, lassen es bestimmt erscheinen, eine dauernde Stelle in unserem Heilmittelschatze einzunehmen, auch wenn einmal, wie es schon jetzt vielfach geschieht, der Entfieberung der Kranken nicht mehr der Werth wie früher beigelegt werden sollte.

Der Schmelzpunkt des reinen trocknen Antifebrins liegt bekanntlich bei 112 bis 113° C., der Siedepunkt bei 295° C. Bei der Bestimmung des letzteren macht sich bei sämmtlichen Antifebrinen des Handels eine Färbung des Retorteninhalts bemerkbar, die mit Gelb anfangend, durch Rosa in Braunroth übergeht, wenn circa 15 Minuten die Temperatur des Siedepunktes innegehalten wird. Gleichzeitig ist damit eine partielle Zersetzung des Retorteninhalts verknüpft, wie man nach dem Erkalten desselben sehr leicht durch Geruch und Reactionsprüfung wahrnehmen kann. Wie weit die Färbung mit der Zersetzung oder mit dem muthmasslich in Spuren vorhandenen Pseudo-Toluidin, resp. dessen dem Acetanilid entsprechenden Verbindung zusammenhängt, ist noch nicht näher untersucht worden,

Acidum alphaoxynaphtoicum. Wir gedachten bereits vor Jahresfrist dieses Naphtolabkömmlings. Die Säure ist nun im Handel erhältlich und wird als ausserordentlich wirksames Antisepticum und Antizymoticum bezeichnet. Ihrer Verwendung als Ersatz der Salicylsäure zum Conserviren von Nahrungsmitteln steht allerdings die nicht unerhebliche Giftigkeit im Wege; dagegen wird sie zum vorsichtigen internen Gebrauch bei Krankheiten des Darmkanals und fieberhaften Leiden nach ärztlichem Gutachten wohl verwendet werden können. Das Hauptfeld ihrer Verwendung wird jedoch auf dem mannigfachen Gebiete der Desinfection zu suchen sein, und hier kann sie unter Umständen werthvolle Dienste leisten.

Acidum trichloraceticum. Der Vorschlag, die Säure als Mittel zur Verbesserung des dem denaturirten Alkohol anhaftenden Pyridingeruches zu verwenden, verschaffte ihr eine zeitweise erhöhte Nachfrage. Von anderer Seite wird für diesen Zweck eine « Antipyridinessenz » und eine « componirte Säure » in den Handel gebracht, erstere im Wesentlichen aus rohem Amylacetat bestehend, letztere ein mit Amylacetat aufgefrischtes Gemisch von Essigsäure und Schwefelsäure.

Aethylium bromatum. Das seiner Zeit als Ersatz des Chloroforms erneut empfohlene Anaestheticum hat trotz der Reinheit, in der es jetzt geliefert wird, nicht vermocht, sich dauernd in Begehr zu erhalten; man scheint also ärztlicherseits auch mit der Wirkung des reinsten Präparates nicht ganz zufrieden gestellt gewesen zu sein. Wir bemerken übrigens, anknüpfend an die bekannten, in unserem Herbstberichte erwähnten Reinheitsanforderungen, dass die Indifferenz gegen conzentrirte Schwefelsäure nicht den Beweis der Abwesenheit des Schwefels in sich schliesst, sondern dass die Prüfung mittelst Zink und Säure unerlässlich für den Nachweis des letzteren ist.

Thioresorcinum. Unter diesem Namen dürfte binnen Kurzem ein Schwefelsubstitutionsproduct des Resorcins als Heilmittel eingeführt werden; es sollen, wie wir hören, bereits in Kliniken Versuche mit demselben angestellt werden, die es möglicherweise als Jodoformersatz tauglich erscheinen lassen. Es ist ein in Wasser unlösliches, in Alkohol schwer lösliches, dagegen leicht in verdünnten Alkalien lösliches geruchloses Pulver und wird laut Patentschrift durch Einwirkung von Schwefel auf die Alkalisalze des Resorcins gewonnen. GEHE & Cᵉ

AVIS

Wir fühlen uns abermals veranlasst, unsern zahlreichen Gönnern für liebenswürdige Aufmunterungen und sehr wohlwollende Beurtheilungen unseres Organes herzlich zu danken. Diese Kundgebungen bilden eine Genugthuung für unsere grosse Mühe und zeugen dafür, dass man an unserer, in aller Bescheidenheit gebotenen Leistung Gutes gefunden hat. Sie spornen uns aber auch zur lebhaften Fürsorge einer planmässigen Weiterentwicklung des begonnenen Werkes an und wir können unsere Leser versichern, dass wir fortwährend nach besten Kräften daran arbeiten werden.

Von dem Gedanken ausgehend, unsere Leser, übereinstimmend mit unserer Ansicht, möchten gerne auch die Vertreter unserer Wissenschaft, die Vorkämpfer auf dem Gebiete unserer Lebensaufgabe, die Lehrer, denen wir ein dankbares Angedenken bewahren, deren Aufklärung wir tagtäglich noch jetzt bedürfen und suchen, durch Bild und Biographie etwas näher 'kennen lernen, haben wir beschlossen, diese Zeitschrift durch eine Gallerie hervorragender Therapeutiker und Pharmakognosten zu vermehren. Unsere Vorkehrungen sind getroffen, dass dieselbe mit der nächsten Nummer beginnen kann. Ein kurzer Lebensabriss soll stets das Porträt begleiten. Nur für das erste Mal werden wir eine Ausnahme machen müssen, da jener etwas umfangreich geworden ist. Für das laufende Jahr sind 4 Porträte bestimmt, für das nächste 4—6, u. s. w. Auf diese Weise werden wir in einigen Jahren die Gallerie so ziemlich vollständig besitzen.

Wir möchten unsern Lesern damit einen neuen Beweis der ernsthaften Auffassung der uns gestellten Aufgabe sowie des Bestrebens, dieselben in jeder Richtung befriedigen zu wollen, liefern. Wir glauben uns auch versichert halten zu dürfen, mit dieser Neuerung Vielen ein wirkliches Vergnügen zu bereiten.

DIE REDACTION.

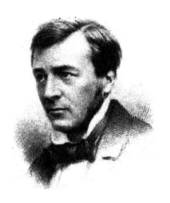

Yours very faithfully

Danl Hanbury

DER FORTSCHRITT

LE PROGRÈS

Rédacteurs : **B. REBER**, Pharmacien, et Dr Med. **A. WYSS**.

| N° 10. | GENF, 15. Mai 1888. | IV. Jahrgang. |

Inhaltsverzeichniss.

Wissenschaftliche Arbeiten werden mit Fr. 50 der Bogen (16 Seiten) honorirt.
Les travaux scientifiques seront rémunérés à raison de Fr. 50 la feuille (16 pages).

GALLERIE HERVORRAGENDER THERAPEUTIKER UND PHARMAKOGNOSTEN

DANIEL HANBURY

Als erstes Bild unserer Gallerie hervorragender Pharmakognosten und Therapeutiker bringen wir den, mit unserm Landsmanne, Hrn. Professor F. A. Flückiger in Strassburg durch ein gemeinschaftliches Hauptwerk und freundschaftliche Beziehungen eng verbunden gewesenen Engländer Daniel Hanbury. Nach dessen unerwartetem Tode schrieb Hr. Flückiger [1] eine von den edelsten und erhabensten Gefühlen einer aufrichtigen Freundschaft getragene, desshalb in schlichter Weise erzählte Lebensgeschichte des bedeutenden Berufsgenossen. Wir bieten hier aus derselben einen kurzen Auszug.

Daniel Hanbury, geb. in London den 11. Sept. 1825, besuchte zuerst eine nichts weniger als vorzügliche Privatschule, doch studirte er bald für sich mit eisernem Fleisse und legte so den Grund zu seiner tüchtigen Bildung in den klassischen und historischen Fächern, auch besass er ein schönes Talent im Zeichnen und Aquarellmalen, welches er später vielfach nach der Natur übte. 1841 trat er in die Apotheke seines Vaters, eines der ältesten und sehr gewissenhaft geführten, aber prunklosen Geschäftes. Seinem auffallend entwickelten Sinne für Genauigkeit und Ordnung im weitesten Umfange, welcher ihn auszeichnete, fiel es nicht schwer, der praktischen Pharmacie Geschmack abzugewinnen ; seine Leistungen am Receptirtische wie im Laboratorium und in dem kaufmännischen Zweige fanden bald volle Anerkennung.

Mit demselben gewissenhaften Eifer betrieb er 1844 das Fachstudium, ganz besonders in botanischer Richtung an der Lehranstalt der Pharmaceutical Society, wo er alsbald die Aufmerksamkeit Jonathan Pereira's auf sich zog und bis zu dessen Lebensende in innigem wissenschaftlichem Verkehr mit ihm blieb.

Hanbury begann 1850 die Veröffentlichung seiner gediegenen, mit ausser-

[1] Buchner's Repertorium für Pharmacie Bd. XXIV, Heft 6 (übersetzt von Ince in *Science Papers of Daniel Hanbury*).

ordentlichem Fleisse und der grössten Genauigkeit durchgeführten Arbeiten, welche zum grössten Theile im Pharmaceutical Journal erschienen. Die ausgedehnte Thätigkeit als Fachgelehrter, welche ihn auch zu einigen Reisen nach Frankreich. Deutschland, Italien, der Schweiz, Syrien, veranlasste, brachten ihn bald in Verbindung mit den hervorragendsten Männern, wovon wir einige wie Guibourt, Sir William Hooker, Prof. Oliver, Rich. Spruce, Oberst Yule, Dr Bidie, Dr Brandis. Dr Bretschneider, Broughton, Dr Cleghorn, Mac Ivor Dymock nennen wollen.

Bereits war der Weltruf Hanbury's durch seine zahlreichen Abhandlungen begründet, als 1864 seine Ansichten über Weihrauch Veranlassung zur Bekanntschaft mit Flückiger, damals in Bern, gaben, die sich seit 1867, wie letzterer selbst ausspricht, infolge der ersten persönlichen Begegnung zur vertrauten Freundschaft gestaltete. Die Beschäftigung mit den gleichen Fragen legte den Gedanken nahe. die Ergebnisse planmässig zu vervollständigen. Den Ausschlag gab die Erwägung, dass die englische Literatur kein den Ansichten der beiden Freunde entsprechendes Werk aufzuweisen hatte. Die Aufgabe wurde in Angriff genommen, schriftlich und mündlich gefördert, alles aufgeboten, um die in ungeahnter Fülle hervortretenden Zweifel wissenschaftlicher und praktischer Natur zu heben.

Von 1870, wo Hanbury aus dem väterlichen Geschäfte trat, lebte er nur noch dieser gemeinschaftlichen Arbeit. Die Sammlungen und Bibliotheken von London und Paris, die Warenlager der Londoner Docks, was die Auctionen der Drogenmakler in der City zur Anschauung bringen liessen, wurde von den beiden Genossen wiederholt gemeinsam ausgebeutet, besprochen und mit den beidseitigen Erfahrungen und Eindrücken verglichen. Kein belangreiches Hülfsmittel wurde unbeachtet gelassen, aller Scharfsinn der beiden Autoren wurde aufgeboten, in London und auf dem Continent geforscht und gearbeitet und das Werk endlich 1874 abgeschlossen. In der *Pharmacographia* haben sich die beiden Männer der Wissenschaft ein unvergängliches Denkmal gestellt. Es herrscht über dieses erschöpfende Werk nur eine Stimme der allgemeinen Anerkennung.

Leider überlebte Hanbury diesen seinen grössten Erfolg nur 5 Monate. Am 6. März 1875 wurde er urplötzlich von einer unheimlichen Starrheit überfallen, die in Gelbsucht und typhöses Fieber überging und ihn schon am 24. März, vor der Schwelle des fünfzigsten Lebensjahres, aus voller Thätigkeit dahinraffte.

Sein intimster Freund, Hr. Prof. Flückiger hat dessen Arbeiten chronologisch zusammengestellt. Dieselben belaufen sich auf siebenzig, worunter grosse Abhandlungen und ganze Werke. Nach dem Tode des Autors wurden die verschiedenen in Zeitschriften zerstreuten Artikel auf Kosten und im Auftrage seines Bruders *Thomas* von Hrn. Jos. Ince unter dem Namen *Science Papers* in einem mit dem ausgezeichneten Porträte Hanbury's geschmückten Bande herausgegeben [1].

Dieses kurze Lebensbild Hanbury's wollen wir mit den innigen Worten seines Freundes, Hrn. Flückiger, schliessen :

« Jedem Prunk und Schein abhold und in seinen persönlichen Bedürfnissen von anspruchslosester Einfachheit, war jedoch Hanbury in seinem Auftreten ebensoweit entfernt von irgend welcher Nachlässigkeit oder Zaghaftigkeit, wie in seinen Schriften. In seiner einnehmenden feinen Erscheinung lag der ganze Zauber der Wahrheit und Reinheit. Sein äusseres Wesen, mit Einschluss der ausdrucksvollen Sicherheit und Sauberkeit der Schriftzüge, entsprach harmonisch dem Adel der Seele. An seine Pflichterfüllung und seine Arbeit stellte er sehr hohe Anforderungen und machte es in dieser Hinsicht auch anderen nicht leicht, denn auch in der Beurtheilung anderer, wo sie eintreten musste, gab er nur der Wahrheit Zeugniss. Wohl musste er da auch seines eigenen Werthes inne werden und bemerken, wie hoch die urtheilsfähigsten Fachgenossen ihn schätzten, aber die Genugthuung, die er dabei empfand, blieb verschmolzen mit dem bescheidenen Bewusstsein, selbstlos nach

---

[1] An dieser Stelle sei Hrn. Thomas Hanbury in Mortola, Ventimiglia, dem Bruder des berühmten Pharmakognosten, für seine freundliche Erlaubniss der Reproduction des Stiches aus den *Science Papers* der beste Dank ausgesprochen.

besten Kräften der Wahrheit gedient zu haben. Dass eine so vorzüglich angelegte Natur auch auf wissenschaftlichem Gebiete gern und dankbar empfing, aber nicht minder ohne viel Worte in hochherzigster Weise uneigennützig spendete, hat jeder erfahren, der je so glücklich war, mit Hanbury zu verkehren. Ganz von selbst drängt sich die Schlussfolgerung auf, dass derartige Verbindungen von ihm mit unvergleichlicher Pünktlichkeit gepflegt wurden, obschon die Zahl seiner Correspondenten keine geringe war und die Antworten sich gewöhnlich nicht so ganz einfach ohne Aufwand von Zeit und Mühe ergaben. Bei solcher Verwendung des ihm überreich zufliessenden Materials ist es erklärlich, dass er grosse Sammlungen nicht hinterlassen hat, mit Ausnahme der Bibliothek; diese enthält die bedeutendsten Schriften, welche über Pharmakognosie im weiteren Sinne je erschienen sind, denn bei seinen ausgedehnten Sprachkenntnissen gab es für Hanbury bei der Anschaffung der Fachliteratur aller Zeiten und Länder verhältnismässig nur geringe Schranken.

Hanbury war eine echt englische Natur; zur Erreichung seiner Ziele war er vielfach darauf angewiesen, auf fremde Anschauungen einzugehen, was ihm nicht schwer fiel. So war er allerdings mit dem nächsten Nachbarvolke und seiner eleganten Sprache besser vertraut, als mit deutscher Wissenschaft. Doch drang er gern, zwar nicht mit Leichtigkeit, wohl aber bisweilen mit heiterer Ironie die « endlosen Perioden deutscher Gründlichkeit » überwindend, in deutsche Schriften ein. Aeusserst antipathisch war ihm die Nachlässigkeit in der Rechtschreibung von Personennamen, geographischen und botanischen Bezeichnungen, worin er rühmend eine deutsche Nationaluntugend nicht verkannte. Für die guten Seiten deutscher Art hatte er ein sehr scharfes Auge und richtiges Verständniss; der warme britische Patriotismus, den er nie verläugnete, hielt ihn keinen Augenblick ab, deutscher Bildung, deutscher wissenschaftlicher Pharmacie vollkommen gerecht zu werden.

So darf man wohl mit Fug und Recht auch auf dem Continente trauern über den Verlust dieses vortrefflichen Mannes, dem ein Ehrenplatz in der Geschichte unseres Faches gebührt. »

In Ermangelung des Bildes schliessen wir mit einer kurzen Skizze des noch lebenden Mitgliedes dieses für unsere Wissenschaft so erspriesslich gewesenen Freundschaftsbundes.

Friedr. Aug. Flückiger, geb. den 15. Mai 1828 in Langenthal (Schweiz), erlernte in Solothurn die Pharmacie, practicirte dieselbe während sieben Jahren in Burgdorf, wurde 1860 zum Staatsapotheker von Bern ernannt, habilitirte sich 1861 als Dozent an der dortigen Universität und wurde 1870 ebendaselbst zum ausserordentlichen Professor ernannnt. Nebenbei leitete er den schweiz. Apothekerverein als Präsident von 1858—1866 und trug überhaupt zu dessen Hebung und Entwickelung viel bei.

Im Jahre 1873 wurde Herr Flückiger als ord. Professor an die Kaiser-Wilhelms-Universität in Strassburg berufen, an welcher er heute noch als Director des Pharmaceutischen Institutes und Vorsitzender der Prüfungskommission wirkt.

Ausser den beiden Auflagen (1875 und 1879) der gemeinschaftlich mit Hanbury ausgearbeiteten, längst auch in die französische Sprache übersetzten *Pharmacographia* gab Hr. Prof. Flückiger, eine überraschende Zahl von kleinern und grössern Abhandlungen und Berichten ungerechnet, noch folgende Werke heraus :

Beiträge zur ältern Geschichte der Pharmacie in Bern. Schaffhausen, 1862.

Lehrbuch der Pharmakognosie des Pflanzenreiches, Naturgeschichte der wichtigeren Arzneistoffe vegetabilischen Ursprunges. Berlin, 1867, — 2. Auflage 1883.

Die *Frankfurter Liste*. Beitrag zur mittelalterlichen Geschichte der Pharmacie bei Gelegenheit der Pharmacopoea germanica. Halle, 1873.

Grundlagen der Pharmaceutischen Waarenkunde. Einleitung in das Studium der Pharmacognosie. Mit 104 in den Text gedruckten Holzschnitten. Berlin, 1873. — 2. Auflage, gemeinschaftlich mit Dr A. Tschirch.

Documente zur Geschichte der Pharmacie, Halle 1876.

Pharmaceutische Chemie. Zwei Bände, 1879. — 2. Auflage, Berlin, 1888, 2 Bände.

Grundriss der Pharmakognosie, Berlin. 1884.
La Mortola. Der Garten des Herrn Thomas Hanbury. Strassburg, 1886.
Bei Anlass seiner heute stattfindenden 60. Geburtsfeier bringen wir Hrn. Flückiger unsere aufrichtigsten Glückswünsche dar. Möge er uns noch lange in frischer Körper- und Geisteskraft erhalten bleiben !

PHARMACIE UND CHEMIE

Sur la présence de la Caféine dans les gousses de Kola (sterculia acuminata Pal. de Beauvais) de Cacao et dans les fruits du Café Liberia (comparaison avec les graines).

Par MM. *Edouard Heckel et Fr. Schlagdenhauffen.*

Il nous a paru intéressant de rechercher dans quelle mesure le système végétatif et les fruits (en dehors des graines réputées pour leur richesse alcaloïdique) dans certaines plantes bien connues pour contenir de la *caféine* ou de la *théobromine*, sont pourvues de ces principes excitants. En outre de l'importance commerciale et industrielle qui peut s'attacher à cette notion bien acquise, il y a certainement intérêt à connaître quelles sont les parties du végétal qui participent ou qui échappent à une localisation dont les faits déjà connus montrent l'inconstance et la dissémination dans des organes, tantôt de l'ordre végétatif, tantôt de l'ordre reproducteur.

C'est ainsi que la caféine connue comme très abondante dans les graines de *Guarana* et de *Kola* semble n'exister, par contre, que dans les feuilles du Thé et du Maté. Ne doit-on s'attendre à ne la trouver que là ? Les autres parties de ces mêmes végétaux en sont-elles dépourvues ? Personne jusqu'ici ne pourrait l'affirmer.

Nos recherches inspirées par cette double considération ont porté sur les organes suivants :

1°*Feuilles de Kola* (*Sterculia acuminata*,

Pal. de Beauvois). En soumettant 1 kil. de feuilles pulvérisées à l'action de l'Ether de pétrole dans un appareil à déplacement continu, on obtient 11 gr. 32 d'extrait qui contient un peu de chlorophylle, des corps gras, mais pas de trace de caféine.

Epuisées ultérieurement par le chloroforme, les feuilles cèdent à ce véhicule la totalité de leur chlorophylle et le reste des corps gras. L'extrait du poids de 9 gr. 36 ne contient pas de caféine. Une troisième opération faite dans le même appareil, avec de l'alcool, donne également un résultat négatif au point de vue qui nous occupe. Une partie de l'extractif alcoolique est évaporé jusqu'à siccité, le résidu repris par l'eau est mélangé à de la chaux en excès. Le magma calcaire est épuisé par le chloroforme bouillant ; le produit de l'évaporation ne présente pas la moindre réaction de la caféine. Il résulte de ces divers essais que les feuilles de Kola ne renferment pas d'alcaloïde.

2° *Gousses de Kola*. Ces Gousses très épaisses (mais légères) et assez volumineuses renferment de 6 à 16 graines, du poids moyen de 8 à 15 gr. Une gousse sèche pèse environ le tiers des semences, très riches en *caféine*, qui y sont renfermées.

100 gr. de matière épuisée par le chloroforme fournissent un extrait pesant 0 gr. 925. L'eau bouillante lui enlève 0 gr. 051 de *caféine* souillée par un peu de corps gras, mais très nettement cristallisée en aiguilles.

Le *chlore* et l'*ammoniaque liquide* employés dans des conditions convenables permettent de caractériser nettement l'alcaloïde, même sur de fines coupes du fruit examinées au microscope. La coloration rosée qui en résulte indique que la zône d'accumulation de ce principe se trouve dans la totalité de la couche herbacée sousépidermique.

En opérant avec l'alcool ou obtient encore 3 gr. 50 d'extrait dans lequel on ne décèle plus que 0 gr. 005 de *caféine*.

Cet alcaloïde existe dans la gousse à l'état libre, car en traitant la matière première qui a servi aux deux opérations précédentes, par de la chaux et en épuisant ensuite le magma calcaire par le chloroforme on ne trouve plus de trace de *caféine*. Cette dernière est contenue dans la gousse de Kola à la dose de 0 gr. 056 °/₀ tandis que les graines en renferment 2 gr. 371 °/₀, c'est-à-dire 41 fois plus sous le même poids, en tenant compte, bien entendu, de la présence de la théobromine dans la même graine (0 gr. 023 °/₀).

3° *Gousses de Cacao (Cabosses).* L'épuisement de ces coques sèches très volumineuses, à parois très épaisses et denses, fournit par le chloroforme à chaud 2 gr. 25 °/₀ d'extrait, dont 0 gr. 038 °/₀ constitué par de la *caféine* cristallisable, presque complètement exempte de corps étrangers. A la suite de ce traitement, l'alcool enlève encore 3 gr. 20 de matière. En soumettant ce nouvel extrait à l'action de l'eau bouillante, on en tire encore 0 gr. 011 de *caféine* caractérisée par les cristaux aiguillés. L'alcaloïde existe ici, comme dans les gousses de Kola, à l'état libre et se localise dans la zône périphérique herbacée du fruit.

La teneur des cabosses de cacao est donc de 0 gr. 049 °/₀ : elle est à peine sensiblement moindre que dans les coques de Kola, mais il est bon de remarquer que le rapport du poids de l'alcaloïde contenu dans les coques de cacao (cabosses) à celui contenu dans les graines du même fruit est bien moindre que dans le Kola ; ce poids est ici 31 fois plus élevé dans les graines que dans les cabosses (au lieu de 41 fois dans le Kola).

Coques du Café Liberia. Les grains du café de Liberia sont assez connus. Le commerce les a pris à Ceylan, dans l'Inde, à Bourbon et à Java où le végétal a été introduit de la côte occidentale d'Afrique sa patrie, et en a inondé l'Europe dans ces derniers temps. Nous verrons tout à l'heure leur richesse en *caféine*.

Les fruits de ce café sont moins connus ; ils ne viennent pas en Europe et restent inutilisés sur le sol qui les a vus naître, partageant ainsi le sort des coques de *Kola* et de *Cacao* qui ne sont pas même employées pour l'alimentation des bestiaux dans les régions tropicales. Les fruits de ce café ne sont pas une baie mais bien une capsule baccienne qui se dessèche facilement et d'une assez forte taille. Nous avons pu nous en procurer 5 à 600 kilogr. de Ceylan : nos expériences ont donc pu être faites sur de grandes quantités.

Les coques épuisées par le chloroforme fournissent (par les procédés sus-indiqués) de la *caféine* et n'en donnent plus, quand, après cette première extraction on cherche à la retirer du magma calcaire comme ci-dessus. La proportion de base alcaloïdique est très faible, plus faible de beaucoup que dans la graine. Pour 700 gr. de matière nous n'avons obtenu que 0 gr. 042 de caféine brute soit 0 gr. 004 °/₀ seulement.

Graines de Café de Liberia. Afin de pouvoir comparer la richesse des deux produits : coques et graines, nous avons dû analyser ces dernières, aucune donnée bien exacte n'existant sur leur constitution chimique. Les graines moulues sont épuisées dans un appareil à extraction continue au moyen du chloroforme. Nous obtenons un liquide jaune-verdâtre qui, après concentration, présente la consistance d'un mélange de corps gras et de cire. Le résidu repris par l'eau aiguisée à l'acide chlorhydrique fournit un second extrait d'apparence cristalline. Ce dernier additionné de chaux hydratée, chauffé au bain-marie et épuisé par le chloroforme cède à ce vehicule de la *caféine* pure.

Avec 44 gr. de graines mondées et moulues nous avons obtenu un premier extrait brut pesant 3 gr. 47, l'extrait aqueux correspondant pesait 0 gr. 51 et la caféine pure 0 gr. 15 soit 0 gr. 341 %.

Il résulte de cette expérience que la graine renferme l'alcaloïde à l'état libre. Pour voir si, outre les 0 gr. 341 % il s'en trouve encore sous forme de combinaison, nous avons mélangé à la substance provenant de l'opération précédente, un lait de chaux concentré réduit à siccité et épuisé le magma par du chloroforme. Le dissolvant n'a plus rien enlevé. La conclusion à tirer de cette deuxième expérience est que la *caféine* existe dans la graine à l'état libre et non à l'état de combinaison, tannate ou autre.

Conclusions. Nous pouvons d'abord conclure de ces recherches que la graine de *café Libéria* est moins riche en caféine que celle du *café arabique*. Cette quantité oscille, dans les nombreuses variétés de cette dernière espèce, entre 0 gr. 64 % dans le *Moka jaune* et 2 gr. 21 % dans le *Java gris*. Ici, la *caféine* est en quantité moitié moindre que dans tous les autres cafés, et ainsi s'expliquerait en partie la valeur médiocre de cette graine de *Libéria* dans le commerce malgré les dimensions considérables de la graine, et aussi, le peu d'estime dont il jouit auprès des amateurs de cet excitant.

Le rapport du poids de l'alcaloïde dans la graine et dans la coque est aussi très faible; il y en a dix fois plus dans la première que dans la seconde.

En somme, le fait important qui se dégage de cette étude c'est que certains produits naturels *très abondants* dans les régions tropicales et dans les colonies françaises sont absolument abandonnés sur place à l'action destructive du temps, alors que par leur teneur en *caféine* elles pourraient servir à l'alimentation de l'homme ou des animaux. Nous avons pu, en effet, nous assurer que la coque du café de Libéria donne, après torréfaction, un produit odorant (*caféone*) et comparable à celui qui provient de la graine elle-même [1]. Ces coques renferment en outre une assez forte proportion de principes azotés assimilables, en dehors de l'azote alcaloïdique : 12 % environ. Quant aux gousses de *kola* ou de *cacao* chez lesquelles la torréfaction ne développe aucun arôme appréciable, on pourrait les employer à l'extraction de la *caféine* sur place même, ou les expédier desséchées en France pour servir à l'alimentation des chevaux et des bœufs qui en sont friands.

Enfin, on remarquera que, dans les différents végétaux dont nous nous sommes occupés jusqu'ici, la graine est toujours l'organe qui renferme le plus de *caféine*, ce qui devait être attendu en raison de l'importance du rôle que joue cet alcaloïde par sa transformation durant la germination. Elle est appelée, en effet, à y fournir des éléments importants de nutrition pour le jeune végétal, espoir de la génération à venir. Les feuilles de kola ne renferment pas de caféine pas

[1] A ce titre, cette gousse pourrait être employée utilement par l'homme pour ses besoins personnels : il n'y a pas une chicorée dont la valeur soit comparable à celle de cette coque et cependant la chicorée est en *vogue*. La coque de Libéria pèse autant que la graine qui y est incluse, c'est dire de suite l'importance de la perte qui résulte de la non utilisation de ce fruit.

plus que celles du cacaoyer qui avaient été examinées avant nous.

Nous n'avons pas pu examiner les écorces des troncs et des rameaux. Notre intention est de poursuivre nos recherches dans les *Théacées*, les *Ilicinées* et les *Sapindacées*, en vue de nous assurer si les conclusions tirées de cette courte étude y sont susceptibles de confirmation.

Analyse des flüchtigen Oeles von Monarda punctata Lin.

Von *Hermann Schroeter*.

[Pharm. Post]

Die Rossminze ist ein perennirendes Kraut aus der Familie der Labiaten und in den Vereinigten Staaten einheimisch. Verfasser untersuchte das Oel auf seine Bestandtheile und erhielt folgendes Resultat (*Am. Journ. Pharm.*, März 1888):

1. Einen linksdrehenden Kohlenwasserstoff von der Formel $C_{10}H_{16}$, der ungefähr 50 Procent des Oeles bildet.

2. Thymol $C_{10}H_{14}O$, rechtsdrehend, ungefähr 25 Prozent. Dieser Körper ist in frisch destillirtem Oele in einem selbst bei niedriger Temperatur nicht krystallisirbarem Zustande enthalten; durch die Länge der Zeit wird er krystallinisch und scheidet sich ab ohne irgendwelche augenscheinliche Veränderung in der chemischen Zusammensetzung.

3. Höher oxydirte Verbindungen, enthaltend $C_{10}H_{16}O$ und wahrscheinlich andere Körper. Dieser Theil ist ebenfalls rechtsdrehend.

4. Ameisensäure. Dessen Silbersalz wurde beim Kochen der Lösung reducirt. Dessen Bleisalz war unlöslich in Alkohol und gab charakteristische Reactionen. Die freie Säure reducirte $HgCl_2$ zu Hg_2Cl_2 beim Kochen.

5. Essigsäure. Deren Eisensalz löste sich im Wasser mit hellrother Farbe und wurde beim Kochen gefällt. Das Bleisalz, mit As_2O_3 erhitzt, zeigte die Kakodyl-

reaction. Die freie Säure gab mit NH_4OH weisse Dämpfe.

6. Buttersäure. Dieselbe wurde nur wegen der sehr geringen Menge durch den Geruch nachgewiesen.

Da das Oel eine neutrale Reaction besitzt, so bestehen diese Säuren wahrscheinlich als zusammengesetzte Aether; sie sind jedoch nur in geringer Menge vorhanden.

Sur l'Huechys sanguinea (Cicada sanguinolenta d'Olivier).

Note de *M. A. Fumouze*.

(Comptes rendus.)

Dans les premiers jours de l'année 1887, je recevais une caisse d'Insectes de Chine, qui m'étaient livrés comme Insectes vésicants. Après avoir reconnu dans ces Insectes l'*Huechys sanguinea* (la *Cicada sanguinolenta* d'Olivier, voir *Progrès*, 1887, p. 202), je les soumis au traitement employé pour extraire la cantharidine, avec l'espoir d'obtenir, soit cette substance, soit tout autre corps jouissant de la même propriété. J'échouai dans mes tentatives et, le 8 février dernier, j'en instruisis la Société entomologique, par une Note qui a paru dans le *Bulletin* de cette Société. La communication faite à l'Académie, le 27 fevrier suivant, par MM. Arnaud et Ch. Brongniart m'a appris qu'ils n'avaient pas été plus heureux.

Mais tout en poursuivant mes recherches, j'entrepris une série d'expériences, dans le but d'étudier la composition chimique de ces insectes et surtout d'obtenir, si c'était possible, la substance qui leur communique une odeur toute particulière, assez forte pour irriter les yeux, et la matière colorante jaune orange qui existe dans leurs téguments abdominaux.

Quand, dans un alambic, on soumet ces insectes à l'action d'un courant de vapeur d'eau, on obtient une eau distillée très odorante, d'aspect plus ou moins laiteux et laissant déposer au fond et sur les parois du récipient une matière qu'il est facile de recueillir. Cette matière, traitée par l'alcool absolu bouillant, pour en séparer les matières étrangères qui ont pu être entraînées pendant la distillation, se dissout complètement dans ce véhicule, et la solution filtrée, puis évaporée à siccité au bain-marie, donne comme résidu une substance verdâtre, possédant une odeur *sui generis*, qui se développe surtout par la chaleur. Elle est soluble dans le chloroforme, se liquéfie sous l'influence de la chaleur et brûle en laissant un résidu charbonneux. Je l'ai obtenue en si petite quantité, qu'il n'a pas été possible jusqu'ici de pousser plus loin mes investigations.

Quant à la matière colorante, il suffit pour l'obtenir de traiter par l'eau bouillante l'insecte ou mieux l'abdomen séparé du thorax et de la tête, après l'avoir préalablement soumis dans un appareil à déplacement à l'action soit du chloroforme, soit du sulfure de carbone pour le priver des matières grasse, huileuse et cireuse qu'il contient. La solution aqueuse, rapidement filtrée, laisse déposer en se refroidissant une matière colorante dont la couleur est exactement celle de l'abdomen de l'*Huechys*. Décantant alors le liquide, on lave à diverses reprises le dépôt par l'alcool bouillant jusqu'à ce que celui-ci reste incolore, puis on dessèche au bain-marie la matière colorante, qui, à l'état sec, est d'un rouge brun foncé : 100 gr. d'abdomen m'ont donné 0 gr. 40 de matière colorante.

Comme on le voit, l'extraction de cette matière colorante est des plus simples.

La matière colorante de l'*Huechys sanguinea* est soluble dans l'eau froide, qu'elle colore en jaune, et beaucoup plus soluble dans l'eau bouillante. Elle est insoluble dans l'alcool, l'éther, le chloroforme, soluble dans les alcalis en donnant une solution qui tire sur le rouge. Sa solution aqueuse, traitée par l'acétate de plomb, donne un précipité d'un beau rouge. L'insolubilité de cette matière colorante dans l'alcool la distingue de l'acide carminique, produit, comme on le sait, par la Cochenille, insecte appartenant aussi à l'ordre des Hémiptères. Cette nouvelle matière colorante pourra-t-elle par la suite recevoir une application ? Il ne m'est pas possible de le dire aujourd'hui.

La matière colorante rouge n'est pas la seule substance que l'*Huechys sanguinea* abandonne à l'eau. Celle-ci, en effet, qui au moment de la filtration était jaune rougeâtre, reste trouble après le dépôt de la matière colorante et sa couleur est passée au jaune clair. Évaporée à siccité au bain-marie, elle laisse un résidu qui, traité par l'alcool bouillant, lui abandonne une matière jaune qui se dépose en grande partie par le refroidissement de la liqueur. Ce dépôt réchauffé au bain-marie, se présente sous les apparences d'un extrait sec qui se détache du vase sous la forme d'écailles d'un jaune foncé.

Cette substance se rapproche des gommes-résines par ses propriétés de donner avec l'eau une solution qui se trouble en se refroidissant et de se précipiter de sa solution alcoolique. Sa présence dans les liqueurs provenant du traitement des *Huechys* par l'eau apporte un obstacle sérieux à la filtration, qui, ainsi que je l'ai dit plus haut, doit être faite rapidement pour éviter le dépôt de la matière colorante sur les filtres. Ceux-ci en effet, après la filtration, sont imprégnées de la matière jaune et paraissent comme ayant été enduits d'une matière gommeuse. Aussi, afin de remédier à cet inconvénient, j'ai eu recours à une chausse pour faire mes filtrations.

J'ai dit, en parlant de la préparation de la matière colorante rouge, qu'il était nécessaire de priver l'insecte des matières grasse, huileuse et cireuse qu'il contient. On peut, en effet, par l'emploi de l'alcool et du chloroforme, obtenir ces trois substances. Je ne parlerai pas ici des matières grasse et cireuse qui ne m'ont présenté rien de particulier ; je me bornerai à donner quelques renseignements sur la matière huileuse.

Je ferai remarquer cependant, à propos de la matière cireuse, que cette substance doit probablement exister, sous forme de couche plus ou moins mince, sur tout ou partie de la surface extérieure du corps de l'insecte. J'ai eu l'occasion de vérifier ce fait en opérant non sur l'*Huechys sanguinea* que je n'ai jamais eu à l'état frais, mais sur un insecte voisin, la Cigale plébéienne, dont j'avais reçu de la Provence un certain nombre d'exemplaires conservés dans l'alcool. En traitant en effet ce dernier insecte, qui était complètement intact, par l'alcool absolu bouillant, j'ai obtenu une solution qui a laissé déposer par le refroidissement la matière cireuse parfaitement blanche.

Pour obtenir la matière huileuse, voici le procédé que je conseille d'employer : il est fondé sur le peu de solubilité de cette matière dans l'alcool froid.

On place dans un appareil à déplacement un certain poids d'abdomens d'*Hue-chys sanguinea*, et l'on traite par l'alcool. Le liquide qui s'écoule est trouble ; on le laisse reposer et la matière huileuse, qui est plus lourde que l'alcool, se dépose au fond du vase ; il est alors facile de la séparer de la liqueur surnageante.

Cette matière huileuse, qui est jaune foncé, est assez fluide à la température ordinaire ; elle s'épaissit et se trouble quand on la refroidit. Exposée à une température de 10° au-dessous de zéro, elle ne s'est pas encore solidifiée. Elle est à peu près insoluble dans l'alcool froid, mais très soluble dans ce liquide chaud, ce qui permet de la purifier par des dissolutions successives dans l'alcool ; j'ajoute que cette matière est saponifiable.

Je me suis appliqué sur la peau toutes les différentes substances dont je viens de parler, et aucune n'a produit de vésication.

En résumé, j'ai pu extraire de l'*Huechys sanguinea* :

1° Une matière grasse ; 2° une matière cireuse ; 3° une matière huileuse ; 4° une substance à laquelle cet insecte doit son odeur ; 5° une substance jaune qui paraît se rapprocher des gommes-résines ; 6° enfin, une matière colorante rouge, que je propose d'appeler *rouge d'Hue-chys*.

PRAKTISCHE NOTIZEN UND BERICHTE

Die Psidium-Arten, aus der Familie der Myrtaceen, waren Gegenstand einer Abhandlung von Dr *E. L. Berthe-rand* in Algier[1]. Es sind dieses besonders Psidium pyriferum, P. pomiferum, P. Cattleyanum, P. grandiflorum, P. macro-carpum, P. sinense und P. aromaticum. Alle diese Species kommen hauptsäch-lich in den ganz warmen Ländern (Madeira, Cap der guten Hoffnung, Aegypten, Indien, Java, China, Antillen, Brasilien u. s. w.) vor, wo die Frucht, zwar nicht zu den feinsten Producten gehörend, doch ziemlich geniessbar ist. Dr B. rühmt nun das vorzügliche Ergebniss der in Algier cultivirten Guaiaven. Hier soll die Anpflanzung wirklich vorzüglich gelingen. Aber auch schon in Marseille und in

[1] Le Goyavier et la Gouafine. Applications hy-giéniques médicales et industrielles. Alger 1888.

Italien reift die Frucht. Die Pflanze wird selbst am Genfersee als Zierstrauch benutzt. Hr. Flückiger[1] sagt von den auf der Villa Mortola bei Mentone gereiften Guaiaven, dass sie ein recht angenehmes Obst bilden, dessen Geschmack durchaus nicht etwa durch ätherisches Oel, an welchem andere Myrtaceen so überreich sind, beeinträchtigt werde. Es sind birnen- und apfelgrosse, fleischige und saftige Früchte, mit bald weissen, bald rothen Samen im Innern.

Dr B. hat nun aber nebstdem die Blätter und Rinden zu medicinischen Zwecken vorgeschlagen. Von den adstringirenden Eigenschaften der Myrtaceen im Allgemeinen ausgehend, hat er zuerst die Blätter und dann die Rinde von P. pyriferum chemisch untersuchen lassen. Als Hauptbestandtheile werden genannt Tannin (12 %), Harz (bei 2 %), Kalkoxalat (30 %). Es scheint durch die Versuche des Autors besonders hervorzugehen, dass das Harz eine ausgesprochene vorzügliche Wirkung gegen Wechselfieber besitzt. Isolirt in Pillenform gegeben, selbst in Fällen, wo Chinin seinen Dienst versagte, will er Linderung und meistens Verhinderung des Fieberanfalls constatirt haben, wofür er zum Beweise eine Anzahl Krankenbeobachtungen aufzählt. Aber auch auf die Verdauung wirke ein Aufguss der Blätter oder der Rinde sehr wohlthätig, ja der Verfasser nennt das Mittel geradezu ein Digestions-Regulator. Dem Harz legt er den Namen Guafin bei und empfiehlt es sehr der Aufmerksamkeit der Aerzte. B. R.

Ophioxylin. *(Apoth.-Ztg.)* Dies ist allem Anscheine nach das wirksame Princip des *Ophioxylum serpentinum*, einer indischen Apocyne, die auch den Namen Rauwolfia serpentina führt. Die

[1] La Mortola Der Garten des Herrn Th. Hanbury. Strassburg 1886.

Pflanze ist bei den Hindus als febrifugum und als Antidot gegen den Biss giftiger Schlangen, als auch gegen Dysenterie und krankhafte Affectionen der Eingeweidetheile im Gebrauch. Die Japanesen wenden die Wurzel als wurmabtreibendes Mittel an. Gerade in der Wurzel hat Prof. *Bettink* in Utrecht (vergl. N. Tijdsch. Pharm. Nederl.) das Ophioxylin nachgewiesen, freilich über die nähere chemische Natur dieses Stoffes ist man noch nicht recht im Klaren. Aus der Wurzel erhielt Bettink ein Harz, ein flüchtiges, wohlriechendes Oel, Gerbsäure und Ophioxylin. Dasselbe wird als aus orangegelben Krystallen bestehend beschrieben, die von säuerlich-scharfem Geschmacke sind und sich schwer in Wasser, leichter in Alkohol und sehr leicht in Chloroform. Benzol und Schwefelkohlenstoff lösen. Hinsichtlich ihrer chemischen Zusammensetzung ist die Frage auch nicht gelöst. man schwankt zwischen der Formel $C_{16}H_{12}O_4$ oder $C_{44}H_{88}O_{16}$.

Geranium maculatum. *(Apoth.-Ztg.)* Extr. fluid. Geranii. — *Barton* und *Dr. Shoemaker*, zwei amerikan. Aerzte. haben sich eingehend mit der therapeutischen Wirkung von Geranium maculatum beschäftigt, ersterer bereits früher, letzterer in der Neuzeit. Dieser erklärt die Pflanze als ein Hauptmittel gegen äusserliche und innerliche Blutungen, das die ausgedehnteste Anwendung verdiene, und zwar hält er die Form des Fluidextractes für die am ehesten anzuwendende : Eine Dosis von 4 g. des Fluidextractes soll Blutauswurf stillen ; um innere Blutungen aufzuheben, genügt eine mehrmalige tägliche Dosis von 20 Tropfen. Bei Uterusblutungen will man recht gute Resultate durch Einspritzungen des Fluidextractes in die Vagina erhalten haben. Bei chronischen Diarrhöen injiziert man die Flüssigkeit durch das rectum.

Auch gegen Blutmangel und Bleichsucht empfiehlt man die Pflanze, oft soll sie dann noch geholfen haben, wenn die Anwendung anderer Mittel, wie Eisen, Arsenik, Strychnin, Phosphorsäure und Chinin, vorher bereits ohne Erfolg war. Die Dosis des gepulverten Krautes schwankt von 0,5 bis 2,5 g., die der alkoholischen Tinctur von 2 bis 8 g. und die des Fluidextractes von 10 Tropfen bis zu 6 g. Der therapeutische Werth des Geranium maculatum soll nicht nur auf der in der Pflanze enthaltenen Gallus- und Gerbsäure beruhen, sondern auch in gewissen, noch nicht näher untersuchten harzigen Bestandtheilen, die ausser Gummi, Zucker und Stärke noch im Geranium maculatum vorkommen.

* * *

Rutin und Quercitrin. In der *Chem. Soc.* hielt *Schunck* einen Vortrag über die angebliche Identität beider Substanzen. Rutin, ein gelber in der Gartenraute (Ruta graveolens) gefundener Farbstoff wurde von *Weiss* entdeckt ; *Rochleder* erhielt ihn später aus den Blüthenknospen von Capparis spinosa und *Stein* fand ihn in den chinesischen Gelbbeeren (den Blüthenknospen von Sophora japonica). Vortr. stellte ihn aus den Buchweizenblättern (Polyg. fagopyrum) dar. *Hlasitretz* vermuthete, dass er mit Quercitrin identisch sei. Nachdem jedoch *Liebermann* und A. das Quercitrin genau untersuchten, und Eigenschaften und Zusammensetzung feststellten, unternahm es auch Vortr., dasselbe mit aus Buchweizenblättern dargestelltem Rutin zu vergleichen. Hierbei kam er zu dem Resultat, dass sie zwar sehr ähnliche Substanzen sind, in einigen Beziehungen jedoch abweichende Eigenschaften haben. Auch die Zusammensetzung ist nicht dieselbe. Beide geben mit Säuren Quercetin und Isodulcit, aber nicht in demselben Verhältniss. Rutin hat die Formel $C_{42}H_{22}O_{22}$ Quercitrin dagegen $C_{30}H_{28}O_{20}$. Vortr. vermuthet, dass Rutin aus 1 Mol. Quercetin und 3 Mol. Isodulcit, Quercitrin dagegen aus 2 Mol. des Isodulcit und 1 Mol. Quercetin entsteht. *(D.-A. Apoth. Ztg.)*

THERAPIE UND MEDICINISCHE NOTIZEN
Rédacteur : Dr Med. WYSS.

Retention der Harnsæure im Kœrper durch Medicamente (Blei, Eisen, Lithium), von Dr *A. Haig.* (Aus den Verhandlungen der Royal Medical and Chirurgical Society, *Lancet*, 28. April 1888.)
Nach dem Vortragenden besteht die Hauptwirkung der Salicylgruppe darin, dass dieselbe eine Aufstauung von Harnsäure im Körper verhindert. Einige andere Substanzen haben gerade eine gegentheilige Wirkung ; dazu gehören *Blei, Eisen* und *Lithium*. Die Untersuchungen Sir A. Garrod's über chronische Bleivergiftung, die Gegenwart von Harnsäure im Blut in solchen Fällen, und die Wirkung des Bleies, welches bekanntlich den Ausbruch eines Gichtanfalles begünstigt, sprechen für die von Haig aufgestellte Hypothese. Blei kann epileptische Anfälle herbeiführen. Diese Wirkung liesse sich leicht erklären, wenn wir Harnsäureretention als Ursache dieser Anfälle annehmen.

Eisen ruft Gichtanfälle hervor, ist schädlich bei Epilepsie und bei gichtischem Kopfweh. H. verweisst auf die Connexion zwischen Gicht und Epilepsie (derartige Fälle wurden von ihm im Neurologischen Centralblatt mitgetheilt).

Lithia (Lithiumoxyd) soll nach dem Autor, wenn auch nur in indirecter Weise, ebenfalls zu Harnsäureaccumulation Veranlassung geben.

In der nachfolgenden Discussion sagt D' *Ormerod*, dass die Ansichten Haig's nur durch lange Beobachtungsreihen beurtheilt werden können. Er findet dieselben immerhin sehr wahrscheinlich. Nach D' Lauder Brunton sind dieselben sehr beachtenswerth. Zum Schlusse bemerkt Haig, dass nach seinen Untersuchungen nicht vermehrte Harnsäurebildung, sondern Retention die gichtischen und epileptischen Anfälle herbeiführe.

Thérapie de l'ulcère rond de l'estomac. par le Prof. *Gerhardt* (d'après le compte rendu d'une conférence faite à la Société de Médecine interne de Berlin, le 23 avril 1888, *Deutsch Med. Ztg.)*

Le traitement de cette affection à marche souvent très chronique (25 à 30 ans) repose avant tout sur le régime, en prenant en considération les conditions étiologiques et la composition du contenu de l'estomac.

Quant au *régime*, une foule de propositions ont été faites, entre autres celle de ne laisser prendre aux malades *aucune nourriture*, de les nourrir uniquement avec des lavements. Mais cette prescription ne peut pas toujours être strictement suivie, surtout dans les cas où il existe une hypersécrétion de suc gastrique. En outre, il ne se trouvera guère de malade disposé à se contenter d'une pareille alimentation.

La *diète lactée*, recommandée surtout par *Krukenberg*, suffira dans les cas récents ; dans les ulcères chroniques, où, à côté d'une sécrétion anormale du suc gastrique, il existe des altérations de structure de la paroi stomacale, impossibles à faire disparaître en quelques mois, on observe assez souvent que le lait n'est absolument pas supporté.

Les *peptones* sous les formes les plus diverses sont également employées dans le traitement de l'ulcère rond. G. n'en est pas enchanté. Admettons que tout ce qui est appelé « peptone » contienne réellement de la peptone et que le goût excessivement amer de cette substance ne dégoûte pas les malades, il ressort des expériences de *Schiff* et autres que la résorption des peptones augmente la secrétion du suc gastrique et surtout de l'acide chlorhydrique, chose défavorable à la guérison de cette affection.

Par contre, dans des cas d'hématémèse abondant ou de péritonite par perforation, les lavements peptonisés rendent de grands services. Ils rendent possible une alimentation devenue dangereuse par la voie stomacale.

Une proposition très intéressante au point de vue du régime a été faite par *Aufrecht*. Il recommande de n'employer pour l'alimentation que des *substances qui n'ont pas besoin de suc gastrique pour être digérées :* petits pains au beurre, riz, pommes cuites. Il est vrai que d'après *Heidenhain* l'attouchement mécanique de la muqueuse stomacale suffit à provoquer une secrétion de suc gastrique limitée à l'endroit de l'attouchement. Cette secrétion ne se généralise qu'à la suite de la résorption des produits de la digestion. Chez beaucoup de malades il existe une secrétion continuelle de suc gastrique qui est rendue inoffensive pour l'ulcère, grâce à une *alimentation albuminoïde* (viande, œufs). C'est pourquoi la plupart des médecins recommandent maintenant une nourriture de préférence animale (viande, lait, œufs). Dans les cas où par suite de sténose pylorique, il y a tendance à des fermentations lactique et butyrique, on est forcé de prescrire surtout de la viande et d'éviter les carbures d'hydrogène.

Parmi les *médicaments*, on emploie

surtout la *morphine*. G. est d'avis, et cela depuis des années, que la morphine n'est pas un moyen curatif de l'ulcère rond de l'estomac, que le plus souvent elle est nuisible parce qu'elle entraîne le malade à commettre des fautes de régime. Les douleurs ne disparaissent d'une manière définitive que par la guérison de l'ulcère et non pas par la narcose. Dans quelques cas d'états cardialgiques très violents la morphine peut être donnée, de même dans un but étiologique pour prévenir la formation ou l'agrandissement de l'ulcère.

Dans les affections stomacales avec diagnostic incertain, l'*acide chlorhydrique* est beaucoup employé. Il n'est pas nécessaire de dire qu'il est absolument irrationnel de verser encore de l'acide chlorhydrique sur un ulcère rond déjà inondé par cet acide. Chez quelques personnes atteintes d'affections stomacales, surtout chez les anémiques, l'emploi de l'acide chlorhydrique peut être exceptionnellement utile. Par contre il est avantageux de recommander le *chlorure de fer* qui a donné de très bons résultats entre les mains de Gerhardt.

Beaucoup plus souvent on est dans le cas d'employer des substances qui neutralisent l'acide : les *alcalins*, tels que les carbonates de soude, de chaux, de magnésie, etc.; mais comme ces substances ne produisent qu'une neutralisation passagère, puis augmentent encore la quantité d'acide, elles n'ont jamais acquis beaucoup d'importance dans le traitement de l'ulcère rond. Le plus souvent on ordonne le *bicarbonate de soude* conjointement avec le *bismuth* ce dernier devant former une couche protectrice sur l'ulcère. Il est beaucoup plus utile de mettre l'estomac en contact continuel avec des liquides faiblement alcalins, tels que les *eaux minérales* de Karlsbad, Ems, Tarasp, Kissingen, etc.

Parmi les moyens qui détruisent l'acide, G. compte le *nitrate d'argent* qui a été introduit par *Johnson* dans le traitement des maladies de l'estomac. Dans ces derniers temps ce médicament n'a pas trouvé beaucoup d'adeptes et pourtant G. dit que, dans un grand nombre de cas, il a pu constater une amélioration rapide due à l'emploi du nitrate d'argent. Souvent il a vu disparaître les douleurs le jour même de son administration. Il est du reste facile de constater dans le verre à réactif cette propriété du nitrate d'argent de détruire les acides. On ne peut, il est vrai, introduire dans l'estomac de grandes quantités à la fois ; ce remède est surtout utile dans les cas où il existe une secrétion continuelle d'acide chlorhydrique. Des doses matinales de quelques grammes en solution agissent le mieux. Le malade doit pendant l'ingestion se trouver dans la position qui permet au médicament de venir en contact avec l'ulcère.

La difficulté du traitement consiste principalement à trouver l'indication de chaque médicament. Il en est ainsi pour le *Condurango*. Tandis que ce remède ne guérit jamais le cancer de l'estomac, il a une influence favorable sur les cas d'ulcère rond dont les symptômes ressemblent à ceux d'un carcinome.

Enfin G. parle du *lavage de l'estomac* ce traitement moderne par excellence. Dans l'ulcère rond chronique, il est d'une réelle utilité, dans les cas récents on peut hésiter à l'employer par crainte d'hémorrhagie. Du reste, beaucoup de clients ne se décideront jamais à cette manipulation. Le lavage stomacal agit comme calmant et stimulant, il fait disparaître la constipation et la dilatation stomacale et amène très souvent la guérison.

Une question extraordinairement difficile et scabreuse est celle de la *guérison définitive*. Il est arrivé à G. qu'un malade de dehors est venu le voir pour le remercier de la guérison de son ulcère d'estomac et que le lendemain le médecin de ce même malade l'a invité à assister à son autopsie. Pendant son voyage de retour le malade avait commis de nombreux excès de régime, à la suite desquels son ulcère se perforait le lendemain. Il est bon de se rappeler que les malades peuvent souvent rester des mois et des semaines sans ressentir aucun inconvénient et néanmoins l'ulcère n'est pas guéri. Il manifestera sa présence par des douleurs aussitôt que le malade commet des fautes de régime et mange des aliments lourds. Le traitement doit être continué jusqu'à ce que le poids du corps ait augmenté, les douleurs disparu et qu'il n'existe plus de sensibilité à la pression. Mais jusqu'à présent nous ne possédons aucun moyen qui nous permette d'affirmer avec certitude une guérison définitive.

Cornutin (von Lewizki, *Centralblatt f. Gynecologie*, Febr. 1888). Toxische Dosen haben bei Fröschen eine Erregung des Centralnervensystems zur Folge (Convulsionen). Nebenbei wirkt es auf die Muskelsubstanz.

Bei nichttragenden Warmblütern erregt es in kleinen Dosen den Vagus: Pulsverlangsamung, Erbrechen, Diarrhöe. Bei grossen Dosen entstehen clonische und tonische Krämpfe gefolgt von Tod, infolge Paralyse der Athmungscentren.

Bei trächtigen Warmblütern (Hunden, Kaninchen, Meerschweinchen) erfolgt Abortus durch Einwirkung der Drogue auf das Lendenmark.

Bei schwangern oder nicht schwangern Frauen scheint es das beste Mittel zu sein, um Uteruscontractionen herbeizuführen. Die Wirkung des Mittels scheint namentlich bei Gebärmutterblutungen sich nützlich zu erweisen.

Ustilago Maidis in der Geburtshülfe, von D^r v. *Swiecicki (Therap. Monatsh.* April 1888).

Dieses neue Mittel, von den Amerikanern « Corn Smut » genannt, stammt aus der Familie der Graminaceae. Die Roh-Drogue ist der Fungus von Zea Mais.

Das von Parke, Davis & C° in Détroit hergestellte Fluid-Extract wurde von S. bis jetzt in 9 Fällen, in welchen der Muttermund nicht ganz vollständig erweitert und der Kopf in der Beckenenge oder noch an der Grenze der Beckenweite und der Beckenenge stand, angewendet und ausserdem in einem Falle von secundärer Wehenschwäche versucht. Durch das Auflegen der Hand auf den Uterus beobachtete ich zuerst die normale Wehenfrequenz und gab hierauf innerlich 25 Tropfen des flüssigen Extracts. Mehr als 3 Dosen zu 25 Tropfen habe ich nicht verabreicht. In acht Fällen (7 Multiparae, 1 Nullipara) war der Erfolg evident. Nach 10 - 15 Minuten wurden die Wehen stärker und hielten länger an. In dem neunten Falle war die Wirkung nicht zu ersehen. Dieser Fall betraf eine 33jährige Vpara mit phtisischem Habitus. Bei einer 19jährigen Primipara trat, als der Kopf in der Beckenweite stand, secundäre Wehenschwäche ein und der Kopf rückte absolut nicht weiter. Ich gab innerlich 25 Tropfen des Fluidextracts, und nach 12 Minuten fingen die Wehen an stärker zu werden, ja eine zweite und dritte Dosis von 15 Tropfen reichte aus, um nach 40 Minuten die Geburt spontan beendet zu sehen. Die nach sekundärer Wehenschwäche so leicht eintretende Blutung in der Nachgeburtsperiode trat in unserem Falle nicht ein. Der Uterus contrahirte sich leidlich. Einfaches Reiben der Gebärmutter einige Minuten lang reichte vollkommen aus. In allen neun Fällen kam kein einziges Kind asphyctisch zur Welt.

Zinkhydrosulfid in der Behandlung der *Hautkrankheiten* von Dr *Barduzzi* (nach einem Referat der Vierteljahresschrift für Dermatologie und Syphilis).

Barduzzi konstatirte die rasche Aufnahmsfähigkeit des Zinkhydrosulfids, welche sich durch die Anwesenheit von Schwefelwasserstoff im Schweisse sehr bald nach der Einverleibung von wenigen Centigrammen dieses Präparates documentirt. Er versuchte das Zinkhydrosulfid wiederholt innerlich beim chronischen Eczem und bei Psoriasis und erzielte constant beachtenswerthe Erfolge selbst in Fällen, welche vorher jeder andern internen Medication getrotzt hatten. Man lässt das Zinkhydrosulfid in Pillen zu 0,01 drei bis zwölfmal täglich nehmen. B. wendete dieses Salz auch äusserlich in Salbenform an (5:50), und hatte damit nicht nur bei den erwähnten chronischen Affectionen, sondern auch bei verschiedenen pflanzlich-parasitären Dermatosen sehr günstige Heilerfolge zu verzeichnen. Vor andern Schwefelpräparaten hat das Zinkhydrosulfid den Vortheil, dass es dem Organismus Schwefel in einer leicht resorbirbaren Form zuführt und dass es viel weniger reizend wirkt als andere Schwefelverbindungen.

Receptformeln. — Formulaire thérapeutique.

Creolini puri 1,0
Extr. et pulv. liquir. aa q. s.
ut f. pilul. N° 100.
Obduc. collodio.
S. Drei Mal täglich 3 Pillen.
Tuberculose.

Creolini . . . 2,0
Aq. destill. . . 100,0
MDS. 2 °/₀ Creolinlösung.
Desinfections und Verbandlösung.

Cocaïn. hydrochlor. 0,04
Antipyrini 0,4
Aq. destillat. 1,0
MDS. *Zur Injection zwischen Zahn und Zahnfleisch bei Zahnextraction und acuter Periostitis.*

Anthrarobini 5,0
Ol. olivar. 10,0
Axung. porci . . . 35,0
MDS. Salbe *Psoriasis.*

Kali hypermangan. . 2,0
Aq. destillat. . . . 150,0
MDS. Ein Kaffelöffel in einem Glas Wasser, drei Mal täglich.
Amenorrhöe.

CHRONIK

Frankreich. — *Planchon*, Director des botan. Gartens und Professor an der medicin. Fakultät sowie an der Pharmacie-Schule der Universität Montpellier, Bruder des Direktors der Ecole supérieure de Pharmacie de Paris, ist plötzlich gestorben. Dieser Gelehrte erfreute sich in ganz Frankreich, aber besonders in dem weinreichen Süden einer ausserordentlichen Popularität wegen seiner Forschungen über die Vertilgung der Phylloxera, über Mittel und Wege die Weinkultur fört zu erhalten, besonders aber wegen seines Vorschlages, den dauerhaften amerikan. Weinstock einzuführen. Diese Verdienste sichern ihm ein bleibendes Andenken.

Italien. — **Mailand**. Einer der grössten Industriellen auf dem Gebiete der Pharmacie, Apotheker *Carlo Erba*, der letzthin in hohem Alter starb, welcher auch schon bei Lebzeiten bedeutende Summen zu wohlthätigen Zwecken verausgabt hatte, hinterliess, nebst einem Vermögen von 14 Millionen Franken, auch ein grossmüthiges Testament, das seinem Andenken Ehre machen wird. Aus den bescheidendsten Verhältnissen hervorgegangen, brachte er sein Geschäft bald zu einer ausserordentlichen Blüthe und schliesslich zu einem der grossartigsten Etablissemente, die überhaupt existiren. Mit Erba ist ein energischer Charakter, gepaart mit einer wahrhaft genialen Anlage, zu Grabe gestiegen.

— *Die Universität Bologna*, die, wie bereits S. 80 gemeldet, im Juni d. J. die Feier ihres 800jährigen Bestehens begeht, ist wohl die älteste der Welt. Sie soll aus der Rechtsschule des Kaisers Theodosius II. 425 n. Chr. entstanden sein und hat der Stadt, in der sie ihren Sitz hat, den ausgebreitetsten Ruf verschafft. Sie zählte oft mehrere Tausend (bis zu 10,000) Studirende aus allen Ländern Europa's, namentlich aus Deutschland, Spanien, Ungarn u. s. w. Eine Eigenthümlichkeit der Universität war, dass sie viele weibliche Mitglieder und Professorinnen hatte, die sich oft in hohem Grade auszeichneten. Noch zu Anfang des 18. Jahrhunderts hielt die Dottoressa Laura Bassi Vorlesungen über Mathematik und Naturgeschichte, und noch in der neueren Zeit sass Clotilda Tambroni auf dem Lehrstuhl der griechischen Literatur. Die Universität liess in den Jahrhunderten der finstersten Barbarei die Fackel der Aufklärung leuchten, besonders berühmt aber hat sie ihre Rechtsschule gemacht, in der die Namen eines Irnerius, Azzo, Gratian, Accursius, Malpighi, Cassini, Mezzofanti und andere glänzen. Von ihr ist die Entwicklung der neuen Rechtswissenschaft, der civilistischen wie der canonistischen, ausgegangen. Durch Jahrhunderte hindurch haben tausend und abertausend deutscher Jünglinge in Bologna ihre juristische Bildung erworben, und Rechtslehrer von Bologna haben den deutschen Kaisern aus dem Hause der Hohenstaufen als treue Berather bei der Verfechtung des Reichsgedankens zur Seite gestanden. Berühmt wie die Universität selbst sind auch ihre Institute, so die Sternwarte, das anatomische Theater mit sehr schönen Wachspräparaten, das Naturalien-Kabinet, ein historisch-interessantes physikalisches Kabinet, ein chemisch-pharmaceutisches Theater, eine Antikensamm-

lung und eine Modellkammer für Kriegs- und Marinewissenschaft, sowie die Bibliothek von mehr als 200,000 Büchern und 1000 Handschriften.

— Bei der Durchberathung eines neuen Sanitätsgesetzes hat der Senat dem Princip der Gewerbefreiheit beigestimmt. In ganz Italien kennt man keine Gewerbeprivilegien und so musste man auch die bestehenden Apothekerprivilegien aufheben.

Deutschland. — Berlin Zum Zwecke botanischer Forschungen wird Hr. Dr A. *Tschirch*, Prof. an der landwirthschaftlichen Hochschule von Berlin eine mehrmonatliche Reise nach den Tropen unternehmen und dieselbe nächsten Herbst antreten.

Spanien. — Barcelona. *Medicinischer und pharmaceutischer Congress*. Bei Gelegenheit der internationalen Ausstellung finden daselbst je ein medicinischer und pharmaceutischer Congress statt, und zwar vom 9. bis 15. September d. J. Dieselben sind der Besprechung wissenschaftlicher Fragen gewidmet.

Die Zahl der Sitzungen des *medicinischen Congresses* ist 6. Die Tractanden zerfallen in 4 Unterabtheilungen :

1° Allgemeine Thesen, vom gesammten Congress behandelt.

2° Innere Medicin.

3° Chirurgie.

4° Hygiene und Demographie.

Die Zahl der Sitzungen des *pharmaceutischen Congresses* ist auf 6 festgestellt; die zu behandelnden Fragen zerfallen ebenfalls in 4 Gruppen :

1° Allgemeine, vom gesammten Congress zu behandelnde Fragen.

2° Pharmacologie.

3° Practische Pharmacie.

4° Chemie.

Die spanische ist die officielle Sprache ; die Vorträge können aber auch in jeder andern dem lateinischen Sprachstamm angehörenden Sprache gehalten werden; geschriebene Abhandlungen können in jeder Sprache abgefasst sein, müssen aber mit Resumé und Schlusssätzen versehen sein.

Durch Einzahlung von 10 Fr. kann Jedermann Mitglied des Congresses werden.

———————

DER FORTSCHRITT
LE PROGRÈS

Rédacteurs : **B. REBER**, Pharmacien, et Dr Med. **A. WYSS**.

N° 11.   GENF, 5. Juni 1888.   IV. Jahrgang.

Inhaltsverzeichniss.

Wissenschaftliche Arbeiten werden mit Fr. 50 der Bogen (16 Seiten) honorirt.
Les travaux scientifiques seront rémunérés à raison de Fr. 50 la feuille (16 pages).

PHARMACIE UND CHEMIE

Recherches sur les Gutta perchas fournies par les Mimusops et les Payena (famille des Sapotacées).

Par MM. *Edouard Heckel* et *Fr. Schlagdenhauffen.*

La question de l'approvisionnement en *gutta percha* (produit dont l'industrie ne saurait se passer) restant toujours pendante en face de la destruction croissante de l'*Isonandra Gutta* dans les îles de la Sonde, et de la disparition imminente des forêts de ce végétal, il nous a semblé d'un intérêt majeur de porter l'attention sur les produits similaires obtenus des nombreux représentants de la famille des *Sapotacées.*

Déja dans une étude antérieure nous avons fait connaître *(La Nature* 1888, p. 325, 370 et 405) la valeur des produits émanés des laticifères de *Bassia.* Aujourd'hui nous croyons utile d'examiner les gutta des *Mimusops* et des *Payena.*

Nous avons eu la bonne fortune de recevoir, il y a plusieurs années, de M. Jaubert, français, devenu ministre du roi Ménélick au Choa, une assez grande quantité d'une gutta provenant, ainsi qu'en témoignaient les échantillons botaniques que nous avons eus entre les mains, des *Mimusops Schimperi* et *M. Kummel*, Höchst. D'autre part, nous avons reçu d'un officier de la Marine française ayant séjourné aux îles de la Sonde une autre gutta que nous attribuons avec certitude à un *Payena* sans pouvoir fixer l'espèce qui l'a produite. Depuis, un produit identiquement semblable à ce dernier nous a été fourni en assez grande abondance par M. Thomas Christy, le droguiste bien connu de Londres, qui nous a déclaré en avoir plusieurs tonnes dans ses magasins, et que le commerce semblait le demander.

La première gutta (des *Mimusops*), que j'appellerai d'Abyssinie, se présente sous l'aspect d'une masse dure, d'un brun sale, mais d'une couleur moins noire que la gutta (d'*Isonandra gutta*) commerciale. Elle se raie facilement à l'ongle et, tenue entre les mains, elle ne tarde pas à se ramollir légèrement et à devenir adhérente à la peau, mais l'adhérence n'augmente pas avec la chaleur.

L'autre se présente sous la forme d'une masse d'un blanc-jaune dur, se rayant à l'ongle plus facilement encore que la précédente et se ramollissant davantage, enfin adhérant plus fortement aux mains qui l'ont ramollie par leur chaleur. Les échantillons reçus de M. Thomas Christy se sont présentés uniformément sous la forme de boules rondes du poids de 150 à 200 gr. un peu tourmentées et aplaties en certains points, ce qui leur donnait une ressemblance frappante avec un tubercule de pomme de terre récemment épluché.

Après cet examen originel et cette description physique nous allons passer à l'étude chimique.

§ I. — *Gutta d'Abyssinie (des Mimusops Schimperi et Kummel, Höchst.).*

Nous avons traité la matière par de l'eau tiède d'abord puis par l'eau bouillante pour en séparer, aussi bien que possible, les débris de végétaux et autres impuretés. En laissant ensuite refroidir le liquide et brassant vigoureusement la bouillie grisâtre nous avons pu fixer autour de l'agitateur une substance de même couleur plus ou moins élastique, entièrement différente du dépôt grumeleux non adhérent, resté au fond de la capsule. Malgré divers traitements renouvelés à l'eau chaude et une agitation prolongée nous ne sommes pas parvenus à agglutiner cette dernière portion. La cause de la résistance à la plasticité tient à la quantité considérable de sels fixes contenus dans le dépôt puisqu'une analyse, faite sur 0,627 de substance, nous y a

révélé 0,127 de cendres. Le dépôt qui tombe au fond de l'eau renferme donc d'après cela :

$$72,56 \text{ de matière organique}$$
$$27,44 \text{ de cendres}$$
$$\overline{100,00}$$

La matière adhérente et élastique, d'un brun terreux, a été malaxée ensuite entre les doigts jusqu'à obtention d'une masse homogène. Celle-ci présente assez d'analogie avec la gutta ordinaire comme aspect extérieur, se ramollit dans l'eau, mais conserve toujours une élasticité considérable et reste excessivement adhésive. En raison de ces défauts, elle ne pourra donc jamais être substituée à une bonne gutta commerciale sans modification ou transformation préalable de la matière.

De nombreux essais ont été tentés dans le but de les faire disparaître ou tout au moins de les atténuer mais toujours sans succès ; des variations brusques de température et de pression ne nous ont fourni que des résultats négatifs. En présence de ces faits peu encourageants pour les applications de notre produit, nous avons cherché à l'associer à de la gutta ordinaire dans la pensée que l'excès d'élasticité et d'adhésivité pourrait être masqué par la plasticité de la gutta de meilleure qualité. C'est dans ce but que nous avons préparé deux mélanges dont l'un (A) contenait 1 p. de gutta d'Abyssinie et 2 p. de gutta commerciale et l'autre (B) des proportions égales des deux substances ; nous les avons remis au chef de l'imprimerie Berger-Levrault avec prière de nous faire connaître si, dans ces conditions, le produit nouveau pourrait avoir une application industrielle et servir notamment à prendre des moules de clichés en taille douce destinés à la confection de galvanos. La solution du problème ne se fit pas longtemps attendre.

grâce à la bienveillante obligeance avec laquelle M. Berger s'est mis à notre disposition. Les essais ont fourni d'excellents résultats ainsi qu'on peut en juger *par le dessin ci-dessous* qui est la copie de notre cliché. Nous devons ajouter toutefois que l'ouvrier chargé de la confection des galvanos, donne la préférence au mélange *B* en raison de la facilité avec laquelle la masse se laisse pétrir et de la rapidité de son durcissement. Nous concluons donc, de là, qu'en associant notre gutta à parties égales avec la gutta commerciale, on peut l'utiliser à la fabrication de moules possédant la même finesse de détails que ceux qu'on obtient avec la gutta de première qualité.

Pour découvrir la cause de la différence si marquée entre ces deux variétés de gutta, nous avons cherché la manière dont elles se comportent en présence de divers agents chimiques. Nos premiers essais se sont naturellement portés sur les dissolvants tels que l'alcool, l'éther, le sulfure de carbone, etc.

Or, tandis que l'alcool ne dissout pas la gutta ordinaire, la matière soumise à l'analyse s'y dissout au contraire dans la proportion de 42 %.

La solution que l'on obtient avec le liquide bouillant est incolore. Elle dépose après refroidissement un produit blanc d'aspect mamelonné mais sans apparence cristalline. Le microscope y révèle il est vrai quelques rares aiguilles qui ne peuvent être éliminées par aucun des véhicules que nous avons employés successivement dans ce but. Nous en concluons donc que la substance en question est amorphe et présente néanmoins quelque tendance à la cristallisation. En la reprenant une seconde et une troisième fois par de l'alcool bouillant on finit par l'ob-

tenir d'un blanc de neige. Le composé de nature résineuse est fusible à 107°. Chauffé jusqu'à 230° il se maintient fondu sans la moindre altération mais à une température plus élevée il brunit et se décompose. Il est soluble dans l'alcool ordinaire, l'alcool méthylique, l'acétone, la benzine, le chloroforme, l'éther, l'essence de térébenthine, l'éther de pétrole et le sulfure de carbone. Il ne se dissout pas dans la potasse bouillante et ne fournit pas de produit de dédoublement par l'action de la potasse en fusion.

L'acide nitrique l'attaque très vivement et donne lieu, entre autres, à un *corps cristallisé* (dont l'étude fera l'objet d'un travail spécial) à de l'*acide oxalique* et à de l'*acide picrique*.

La composition élémentaire répond à la formule :

$$C^9H^9O \text{ ou } C^{10}H^{11}O^4$$

ainsi qu'il résulte des nombres ci-dessous fournis par l'analyse :

Matière employée $= 0,200$

$Co^9 = 0,5072$ d'où C % $= 69,1617$		
$H^9O = 0,1852$	H $= 10,2887$	
	O $= 20,5496$	
		$\overline{100,0000}$

Cette substance peut être considérée comme un produit d'oxydation de l'Albane $C^{10}H^{10}O^9$ contenue dans la gutta ordinaire mais elle en diffère par ses propriétés chimiques. De plus elle ne possède aucun des caractères de la Fluavile $C^{10}H^{11}O$ qui accompagne l'albane dans la gutta ordinaire. Ces deux résines dont la première est cristalline et blanche l'autre amorphe et translucide sont associées à la gutta dans les proportions suivantes :

Gutta	75 à 82 %	
Albane	19 — 14	
Fluavile	6 — 4	
	$\overline{100}$	$\overline{100}$

tandis que notre gutta de Mimusops ne contient que cette résine blanche, non cristallisable, dont nous venons de donner l'analyse et qui forme 42 °/₀ du produit brut.

Le reste, c'est-à-dire les 58 °/₀ de matière insoluble dans l'alcool constitue un corps dur brun foncé dont l'aspect rappelle celui de la gutta ordinaire et qui, comme elle, est soluble dans le sulfure de carbone, très peu soluble dans l'éther et complètement insoluble dans l'alcool ordinaire, l'alcool méthylique et l'acétone. Ce produit contient 9,80 °/₀ de résidu fixe presque uniquement dû à de la chaux à l'état de sulfate.

La composition de la gutta de Mimusops peut donc être représentée de la manière suivante :

Gutta   = 48,20
Sels fixes   = 9,80
Résine amorphe = 42,00
                 ──────
                 100,00

Le produit brut ainsi que la gutta purifiés après élimination préalable de la totalité de la résine ou mieux encore d'une partie seulement de cette résine peut être utilisé comme nous venons de le dire. Pour obtenir le composé le plus favorable à la confection des galvanos nous faisons bouillir la substance brute avec son poids d'alcool à 90°, nous filtrons et nous nous servons du gâteau qui reste pour l'incorporer à de la gutta commerciale à proportions égales. La masse ainsi préparée nous fournit les excellents résultats signalés plus haut.

§ II — *Gutta jaune des îles de la Sonde (des Payena)*.

En traitant la substance par de l'alcool bouillant on obtient un liquide jaune poisseux qui, après évaporation spontanée, abandonne de petits cristaux aiguillés. En opérant sur 5 gr. il nous est resté 1 gr. 5 seulement de résidu ; par conséquent 3 gr. 5 ont été dissous dans l'alcool. Le rendement est donc de

70 p. sol. dans l'alcool
30 p. insol.   id.

En opérant sur 50 gr. de matière qui nous ont fourni 35 gr. d'extrait, nous avons repris ce dernier, provenant de la partie soluble dans l'alcool, par de l'éther de pétrole et séparé une partie poisseuse soluble dans ce véhicule, d'avec des cristaux soyeux presque incolores. Au bout de 6 à 8 recristallisations nous avons réussi à purifier complètement ces cristaux.

Le composé cristallisé A ainsi obtenu, tout à fait insoluble dans l'eau est soluble dans l'alcool, l'éther, le chloroforme, la benzine, le sulfure de carbone. Il est sans action sur le tournesol. Il fond à 65° et donne en se refroidissant un vernis dur et transparent. Il diffère en cela complètement de l'acide stéarique dont le point de fusion n'est pas très éloigné de 65°, mais qui cristallise toujours après refroidissement de la masse fondue.

Il résiste à l'action de la potasse fondue. L'acide sulfurique concentré le colore en jaune brun qui passe au violet à la longue. L'acide azotique l'attaque déjà à froid et très vivement à la température du bain marie. Le produit de la réaction ne renferme ni *acide oxalique*, ni *acide picrique*.

La composition de la substance cristallisée A a été établie, d'après les résultats de l'analyse, de la manière suivante :

Matière employée = 0,200
CO^2 = 0,4615 d'où C °/₀ = 67,930
H^2O = 0,2175   H °/₀ = 12,083
                   O °/₀ = 19,987

d'où la formule $C^8H^{10}O$.

La matière poisseuse dont il a été question plus haut se trouve dans les eaux mères des cristaux. Conservée en couche épaisse pendant plus de 3 mois et exposée aux variations de température de -5 à $+18°$ elle est restée d'une limpidité parfaite. L'analyse nous a révélé une identité à peu près complète au point de vue chimique, avec le produit cristallisé ; même solubilité dans les divers véhicules à l'exception de l'éther de pétrole qui le dissout en totalité, tandis qu'il attaque à peine les cristaux ; même réaction de couleur avec l'acide sulfurique, même décomposition sous l'influence de l'acide nitrique ; même résistance enfin à l'action de la potasse en fusion. Appliquée en solution chloroformique ou pétrolique sur du verre, sur du bois ou tout autre corps dur, elle peut servir comme vernis.

Mais la composition élémentaire n'est pas la même. Nous ne lui trouvons, en effet, que 49,635 de C° . au lieu de 67,930 et 11,305 d'H $^\circ/_\circ$ au lieu de 12.083 ; elle renferme par conséquent beaucoup plus d'oxygène.

Au point de vue de ses propriétés physiques, elle pourrait au premier abord être confondue avec la *Fluavile*, mais elle en diffère complètement par sa constitution moléculaire.

La matière qui reste après l'épuisement du produit brut au moyen de l'alcool possède toutes les qualités d'un excellent caoutchouc. Elle se laisse étirer en fils minces et revient sur elle-même en raison de sa grande élasticité.

En somme, la prétendue gutta jaune extraite des *Payena* n'est autre chose qu'un mélange de caoutchouc et de deux résines dont l'une cristallisable et l'autre poisseuse.

En soumettant par conséquent la matière brute à l'action de l'alcool bouillant, on enlève les résines et on laisse, comme nous l'avons dit en commençant, 30 °/₀ de produit insoluble constitué par du caoutchouc de bonne qualité.

CONCLUSIONS

En somme, les produits des *Mimusops* d'Abyssinie, comme nous venons de le voir, se confondent sensiblement par leur composition et leurs propriétés avec la vraie gutta de l'*Isonandra* ; par contre, les produits des *Payena* semblent se rapprocher davantage, par leur composition et leurs propriétés chimiques, des *caoutchoucs*.

L'un et l'autre de ces produits s'éloignent beaucoup plus, par leur nature, de la véritable *Gutta percha* que celui des *Bassia* ou tout au moins du *Bassia Parkii* dont l'identité avec le produit si avidement recherché des *Isonandra* est presque complète.

Il n'y a donc pas lieu de faire un fonds trop sérieux sur les genres voisins de l'*Isonandra (Palaquium)* qui ont été signalés comme pouvant donner des produits comparables à ceux de ce dernier végétal. Dans le genre *Mimusops*, seul le *M. Balata* des Guyanes donne un produit de bonne réputation pouvant être rapproché de la gutta vraie : quant aux *Payena*, ils ne semblent devoir donner rien autre chose qu'un caoutchouc durci.

Emplastrum Hydrargyri oleïnioum.

Von *Eugen Dieterich.*

(Helfenberger Annalen 1887.)

Wie Herr Apotheker V. Tobisch in Innsbruck berichtet (*Pharm. Post* N° 27), zieht Prof. Lang ein terpentinfreies Quecksilberpflaster dem officinellen als reizend wirkenden Präparat vor. Tobisch löst die Aufgabe, ein solches Pflaster herzustellen, dadurch, dass er ein Empl. diachylon simplex direkt aus Oelsäure bereitet und dieses in der gesammten nothwendigen Menge zum Verreiben des Quecksilbers unter Anwendung eines Wasserbades benützt.

Die Vorschrift lautet :

Acidi oleinici crudi . . 18°/₀
Lithargyri alcohol. sicc.. 10°/₀
Hydrargyri vivi . . . 6°/₀
F. l. a. empl.

« Darstellung : In 18 T. kalter roher

Oelsäure, welche sich in einem porzella-
nenen oder verzinnten kupfernen Kessel
(nicht in einem nur kupfernen Kessel) befinden, werden 10 T. durch ein Sieb ge-
schlagener präparierter Bleiglätte löffel-
weise unter beständigem (!) Umrühren
eingetragen. Nach vollständiger Mischung
wird der Kessel in ein Wasserbad gesetzt
und mit dem Umrühren (!) fortgefahren,
bis die Bleiglätte gelöst und ihre Farbe
geschwunden ist, was nach $1^1/_2$ bis 2
Stunden geschehen sein kann. Das Pflaster ist fertig, wenn sich einige Tropfen
unter kaltem Wasser mit den Fingern
kneten lassen, ohne sich schmierig oder
klebrig zu erweisen. Dann lässt man den
Kessel ohne Umrühren der Masse noch
eine Stunde im Wasserbade stehen, und
setzt ihn nun an einen kalten Ort bei Seite.
Am anderen Tage nimmt man die Pflastermasse unter schnellem Erwärmen der
Wandung aus dem Kessel und beseitigt
mittelst eines heissen Messers am Grunde
der Pflastermasse angesammelte Ver-
unreinigungen der Bleiglätte (z. B. metallisches Blei). Hager, Hndbch. d. ph. Pr. I.,
S. 92. »

Ich bezweifle gar nicht, dass das so
gewonnene Pflaster seinem Zwecke entspricht, aber ich möchte darauf aufmerksam machen, dass

1) durch das trockene Eintragen der
   Glätte in die Oelsäure letztere sich
   theilweise und trotz des fleissigsten
   Rührens zusammenballt und desshalb niemals vollständig löst ;

2) das in jedem Oelsäurepflaster enthaltene freie Elaïn mit dem Quecksilber mehr oder weniger Oleat bildet;

3) eine Extinction mit der ganzen Pflastermasse mindestens nicht rationell genannt werden und kaum
   geringe Anforderungen befriedigen
   kann.

Ad 1 möchte ich anführen, dass man
die Schwierigkeit der gleichmässigen Ver-

theilung der Glätte in der Oelsäure am
besten dadurch überwindet, dass man
die Glätte mit dem fünften Theil ihres Gewichtes Weingeist anrührt, die Oelsäure
mit einem Male untermischt, das Rühren
bis zum Dickwerden der Mischung fort-
setzt und nun die Masse unter fortgesetz-
tem Rühren allmälich erwärmt. Man erhitzt schliesslich im Dampfbad bis zur
Erreichung der bekannten Konsistenz.

Wie ich sub 2 und 3 mir zu sagen bereits erlaubte, habe ich Bedenken gegen
die Verwendung eines Oelsäurepflasters
und gegen die von Tobisch vorgeschrie-
bene Extinction. Herr Tobisch nahm
hierzu seine Zuflucht, weil er mit gewöhnlichem Bleipflaster nicht die wünschens-
werthen Resultate erzielte. Ich gestatte
mir daher auf Grund früherer Versuche,
deren Resultat die in meinem Manual [1].
S. 39 enthaltene Vorschrift zu Empl. Hydrarg. ist, folgende leicht durchführbare
Methode zu geben :

187,0 *Hydrargyri*,
    allmälich zugesetzt, verreibt
    man mit

40,0 *Unguenti Hydrargyri cinerei.*
Andererseits schmilzt man

675,0 *Emplastri Lithargyri*,
100,0 *Cerae flavae filtratae*
zusammen, koliert, rührt bis zum Dickwerden der Masse und mischt die Queck-
silberverreibung unter.

Man bringt nun das Pflaster auf nasses
Pergamentpapier und rollt aus, sobald die
nöthige Abkühlung eingetreten ist.

Es ist eine bekannte Thatsache, dass
die Haltbarkeit des Quecksilberpflasters
unter dem Terpentinzusatz leidet, und es
erscheint auch glaubhaft, dass die zugleich hierdurch hervorgerufene reizende
Nebenwirkung besser nicht vorhanden
wäre. Das Bedürfniss, hier eine Aenderung
zu machen, muss also anerkannt werden,

[1] Neues pharm. Manual von Eugen Dieterich.
Verl. von Jul. Springer, Berlin.

nur möchte ich vermieden wissen, dass die Befriedigung desselben mit Umständlichkeiten verknüpft würde.

Die oben von mir gegebene Vorschrift giebt ein tadelloses Pflaster, sobald ein glycerin- und wasserfreies Bleipflaster verwendet wird, ich vermuthe, dass die in dieser Richtung von Herrn Tobisch angestellten Versuche nur desshalb scheiterten, weil er kein wasserfreies Bleipflaster besass; denn auf dem gewöhnlichen Dampfapparat lässt sich ein solches mit dem besten Willen nicht erzielen und sein Artikel besagt nicht, dass er sein Pflaster 4 bis 5 Mal mit Wasser, wie es nothwendig, ausgewaschen und schliesslich bei einer Temperatur, wie sie eine Dampfspannung von 2 bis 3 Atmosphären liefert, eingedampft habe. Bleipflaster, die Basis der meisten Pflaster, kann, *wenn es den heutigen Anforderungen entsprechen und z. B. ein gutes, nicht austrocknendes Heftpflaster liefern soll*, auf dem gewöhnlichen Dampfapparat gar nicht hergestellt werden und ist der berufene Fabrikationsartikel, nachdem gespannte Dämpfe und noch dazu von 2 bis 3 Atmosphären in den wenigsten Apotheken vorhanden sind. Der Schwerpunkt liegt beim Bleipflaster nicht in der weissen Farbe, die man durch Malaxieren und infolgedessen durch Incorporiren von Wasser und Luft leicht erzielen kann, sondern in dem *Freisein* von *Wasser* und *Glycerin*, hierbei muss allerdings das vorgetäuschte Weiss unserer Pharmakopöe einem Grauweiss Platz machen.

Bereitung von Aethylnitrit.
(Apoth.-Ztg.)

Bekanntlich erfreute sich der Spirit. nitri dulcis in früheren Jahren einer häufigeren Anwendung, als solche in den letzteren Jahren stattfand. Wenn ja auch diese geringere Anwendung zum Theil in dem medicinischen Nihilismus begründet ist, so hat doch wohl auch die Unzuverlässigkeit in der Zusammensetzung des Heilmittels zum Theil die Anwendung desselben eingeschränkt.

Nachdem nun neuerdings die Nitrite wieder häufiger in der Medicin in Anwendung kommen, ist man auch bemüht gewesen, den Spirit. nitric. äther. in einer bestimmten, genauen, stets gleich bleibenden Zusammensetzung herzustellen und dem Arzte so ein sicher wirkendes Arzneimittel an die Hand zu geben. Infolge der sehr leichten Zersetzbarkeit des den wirksamen Theil im Spirit. nitr. dulc. bildenden Aethylnitrits bei Gegenwart von Wasser oder freier Säure können deshalb die von verschiedener Seite gemachten Vorschläge zur Bestimmung des Aethylnitrits in dem durch Destillation von Alkohol und Salpetersäure mit oder ohne Zusatz von Kupfer u. s. w. bereiteten Präparate kein befriedigendes Resultat geben, wohl aber dürfte die von Prof. *Dunstan* in der Pharmaceutischen Gesellschaft in London *(Pharmaceutical Journal and Transaction*, 14. April 1888, S. 861) zur Darstellung angegebene Methode zur Einführung zu empfehlen sein. Man löse 34,5 Natriumnitrit (95—98 Proz. Salz) in Wasser auf, verdünne die Lösung auf 120 ccm. und kühle die Lösung durch Einsetzen in ein Gemisch aus Eis und Salz unter 0° C. ab; andererseits mische man 13,5 ccm. reine Schwefelsäure mit einer abgekühlten Mischung von 32 ccm. Alkohol mit gleichem Volum Wasser, verdünne diese Säuremischung ebenfalls auf 120 ccm. und kühle dieselbe auch auf unter 0° C. ab. Dann giesst man die abgekühlte Säuremischung durch einen langausgezogenen Trichter bis auf den Boden der in einem hohen Glase befindlichen gut unter 0° C. abgekühlten Salzlösung unter beständigem Umrühren der letzteren.

Hierbei treten folgende Zersetzungen ein:

$$2(NaNO_2) + H_2SO_4 = Na_2SO_4$$
$$+ 2(HNO_2);$$
$$2(HNO_2) + 2(C_2H_5OH) = 2(C_2H_5NO_2)$$
$$+ 2(H_2O).$$

Sofort nach dem einige Minuten andauernden Zumischen der Säure zu der Salzlösung scheidet sich über dem Salzbrei von Natriumsulfat eine blassgelbe Schicht von Aethylnitrit aus, welches nur Spuren von Alkohol und Wasser enthält. Durch Auswaschen mit etwas kaltem Wasser in einem Scheidetrichter entfernt man den anhängenden Alkohol und durch Digerieren über frisch geglühtem Kaliumcarbonat entwässert man das Aethylnitrit. Aus den oben angegebenen Mengen von Substanzen erhält man ca. 30 bis 35 g. reines Aethylnitrit. Dasselbe hat 17,5° C. Siedepunkt und bei 0° C. 0,917 bis 0,920 p. sp.

Beim Aufbewahren über trockenem Kaliumcarbonat in gut geschlossener Flasche hält es sich lange Zeit unzersetzt, während beim Aufbewahren über Chlorcalcium oder Phosphorsäureanhydrid schnell Zersetzung eintritt.

Für medicinische Zwecke empfiehlt nun *Dunstan* eine Mischung aus 2 reinem Aethylnitrit, 5 reinem Glycerin und 93 absolutem Alkohol, welche Mischung nach 3 Monaten einen Verlust von 0,24 Aethylnitrit zeigte, während bei anderen Mischungsverhältnissen oder bei Anwendung von 90 Proz. Alkohol grössere Verluste an Aethylnitrit binnen gleicher Zeit eintraten.

Ueber die Methode zur Bestimmung des Gehaltes an Aethylnitrit in den Gemischen sollen noch weitere Mittheilungen erfolgen.

Nag-Kassar (Nag kesar).

Von Dr *T. F. Hanausek.*

[Pharm. Post]

Unter diesen und ähnlichen indischen Bezeichnungen befinden sich in unseren Sammlungen die Blüthen einer immergrünen Guttifere, *Calysaccicon* seu *Ochrocarpus longifolius* Benth. et Hook., die als Parfüm und Farbstoff seit alter Zeit Verwendung gefunden zu haben scheinen.

Prof. P. *Ascherson*[1] in Berlin beschreibt nun eine für uns neue Droge, welcher der oben angeführte Name ebenfalls zukommen soll. Bezüglich ihrer Provenienz und Abstammung erscheint dieselbe mir so interessant, dass ich einige Mittheilungen darüber auch für die Leser dieser Zeitschrift für werthvoll halten möchte.

Die auch in Wien bekannte Singhalesen-Karawane hatte eine Sammlung ceylonischer Pflanzenproducte mitgebracht, von welchen einige Prof. *Sadebeck* in Hamburg, der bekannte Leiter des dortigen Museums, erworben hatte. Von ihm erhielt Prof. *Ascherson* eine sehr merkwürdige Droge. Dieselbe besteht nur aus *Antheren* (Staubbeuteln) nebst zahlreichen Trümmern der dazu gehörigen Filamente, von denen aber niemals ein Stück mit der Anthere im Zusammenhang geblieben war. Die Antheren zeigten sich länglich bis lineal, bei gleicher Breite (0·0005 m.) um mehr als das Doppelte in der Länge variirend (0·00125 bis 0·003 m.), an beiden Enden abgerundet — gestutzt, dithecisch mit Längsspalten aufspringend, ihre Farbe ist dottergelb; das sehr deutlich durch seine dunklere rothbraune Farbe hervortretende Connectiv ist auf der den Spalten abgewandten Seite, auf der das Filament dicht über der Basis eingefügt war, reichlicher breit, als jeder der Thecae, auf der Seite nach der die Spalten gewandt sind, viel schmäler. Die sehr dünnen Filamente erscheinen im trockenen

[1] Sitzungsbericht der Gesellschaft naturforsch. Freunde, Berlin 1888, Nr. 3.

Zustande dunkel purpurviolett. » Die Untersuchung der Pollenzellen ergab ebenfalls keine besonders auffällige Kennzeichen ; diese sind ellipsoidisch und besitzen endständige Poren. Die Droge hatte einen prächtigen *Geruch nach Veilchen* und wird als Parfüm und Heilmittel verwendet.

Es ist begreiflich, dass den Forschern, denen die Droge zur Bestimmung vorlag, diese wenig hervorstechenden Merkmale kaum einen Anhaltspunkt gaben, um eine Determinirung vornehmen zu können. Der Umstand aber, dass die Antheren, aus denen die Droge besteht, fast frei von fremden Beimengungen waren, liess darauf schliessen, dass sie aus einer *grossen Blüthe mit zahlreichen Staubgefässen* stammten. Der Assistent am botanischen Museum, Herr *P. Hennigs*, hatte darauf besonders aufmerksam gemacht. Die Durchsicht von Ausstellungskatalogen etc. führte endlich auf einen den *Guttiferen* angehörigen Baum, *Mesua ferrea L.*, der in Südasien, im Ost-Himalaya und auf den Andamanen einheimisch ist und in den Gärten Indiens und Javas wegen seiner grossen, schönen und wohlriechenden Blüthen häufig cultivirt wird. *Mesua ferrea* ist wegen des festen Holzes (daher der Speciesname « ferrea ») schon lange bekannt. Im Hortus Malabaricus III ist der Baum beschrieben und abgebildet und heisst dort *Belluta Tsjampakam* sive *Castanea rosea indica* ; letzterer Name rechtfertigt sich nach dem holländischen « Castanie Roosen », wegen der rosenähnlichen, schneeweissen, nach Rosen und Veilchen riechenden Blumen und kastanienähnlichen, essbaren Samen.

Eine ziemlich ausführliche Beschreibung hat Professor *Ascherson in Kanny Soll Dey*, The indigenous Drugs of India, Calcutta 1867, gefunden.

Die meisten Schriftsteller führen den Baum an wegen seines festen Holzes, ohne der Anwendung der Blüthen zu Parfümen oder Heilmitteln zu gedenken.

Ich bin in der Lage, noch eine Literaturquelle anzugeben. Im *Thesaurus Zeylanicus* von *Joh. Burmann*, pag. 25 (Amsterdam 1737) ist Mesua ferrea als *Arbor Naghas* seu *Ferrea* angegeben und dort heisst es auch, wie schon *Ascherson* bemerkt, dass der Baum von den (recte « Belgis ») Holländern *Iserhout* (Eisenholz) genannt wird, von den Portugiesen *Pao ferreo*. Ueber die Blüthen sagt der alte Meister : « Floribus est rosaceis candidis, odore moschato, grato ; qui flores odoris gratia inter alios odoratos collo gestantur a Mysticis ».

• *•

Dass die *Antheren einer Pflanze* allein eine Droge darstellen, wird wohl allerwärts als eine interessante Novität angesehen werden.

Von der Wurzel bis zum Pollenkorn oder der Narbe einer Blüthe kennen wir Rohstoffe, die eine Verwendung gefunden haben ; aber die Antheren allein sind bis jetzt noch nicht als Waare bekannt gewesen. Die Antheren von Mesua ersetzen unser *Veilchenpulver*.

Vasicine, ein neues in den Blættern von Adhatoda vasica Nees enthaltenes Alkaloid.

(Apotheker-Ztg.)

Bei seinen Untersuchungen der in Britisch-Indien wild wachsenden Pflanze (Familie der Acanthaceen), welche in ihrem Heimatlande als Expektorans und Antispasmodicum bei Auszehrung Husten, chronischer Bronchitis, Asthma und sonstigen katarrhalischen Affectionen vielfach angewandt wird, gewann *Slooper* (*Pharmac. Journal and Transactions*, N° 928, 7. April 1888) neben sonstigen Pflanzenbestandtheilen ein neues Alkaloid in durchsichtigen prismatischen geruchlosen Krystallen von bitterem Geschmack. Dasselbe löst sich in Wasser mit alkalischer Reaktion, ebenso in Aether und noch leichter in Alkohol. Mit Schwefelsäure, Salpetersäure, Salzsäure und Essigsäure bildet es gut krystallisierende Salze, und können die Salzlösungen, ohne Zersetzung zu erleiden, eingedampft werden. Aus seinen Lösungen wird das Alkaloid durch Quecksilber-Jodkalium, Jod-Jodkalium, Nessler's Reagens und Tannin ausgefällt. Eine schwefelsaure Alkaloidlösung lenkt das polarisierte Licht nach rechts ab. Beim Erhitzen auf Platinblech schmilzt das Alkaloid zu einer anfangs gelblichen, dann lebhaft roth werdenden Masse, um zuletzt unter Kohleabscheidung zu verbrennen. Bei Destillation mit starker Kalilauge destilliert ein dem Chinolin ähnlicher Körper, sowie Ammoniak und andere flüchtige Basen über. Eine chemische Analyse und Formel für das neue Alkaloid hat *Slooper* nicht angegeben ; die Bezeichnung « Vasicin » leitet er von dem Sanskritnamen der Pflanze ab. Neben dem Vasicin ist eine organische Säure in den Blättern enthalten, welche löslich in Wasser und Spiritus ist und mit Eisenchlorid eine olivengrüne Farbe gibt. Das Bleisalz hinterlässt beim Verbrennen 28,3 °/₀ Bleioxyd. Für diese Säure schlägt *Slooper* den Namen « Adhatodic-Säure » vor. Beide neue Verbindungen, das Alkaloid sowie die Säure, finden sich in der wässerigen Abkochung sowohl als in dem spirituösen Auszuge der Blätter, und sucht *Slooper* die Wirkung der Blätter in diesem gemeinsamen Vorkommen der beiden Stoffe. Bei der trockenen Destillation der Blätter geht zuerst Wasser, dann ein gelber öliger Körper von unerträglichem Geruche zusammen mit stechenden ammoniakalischen Dämpfen und endlich eine dicke braune halbkrystallinische

Masse über. Alle übergehenden Produkte reagiren stark alkalisch.

Die Untersuchung der Blätter ergab folgende Resultate :

Flüchtiges Oel	0,20
Aetherauszug, enthaltend Chlorophyll, Fett, Harz, Alkaloid .	3,20
Alkoholauszug, enthaltend Adhatodsaures Vasicin, Harz und Zucker	12,50
Gummi	3,87
Farbstoff, durch Bleiacetat ausfällbar	4,83
Sonstige organische Stoffe und Salze des wässerigen Auszuges . . . . »	10,38
Extract, durch Sodalösung erhalten	4,72
Rückstand, organischer	40,71
» unorganischer	9,59
Feuchtigkeit und Verlust	10,00
	100,00

Die Asche enthält :

wasserlöslichen Antheil	23,38
säurelöslichen »	75,12
unlöslichen »	1,50
	100,00

Der wässerige Aschenauszug reagiert alkalisch und enthält daneben Chloride und Sulfate.

Ein äusserst eigenthümliches Verhalten gegen niedere Lebewesen (pflanzliche u. thierische) zeigt der wässerige und spirituöse Auszug der Blätter, sowie eine Lösung des Vasicinsulfats.

Durch Zusatz von einigen Tropfen starken Blätterinfusums zu sumpfigem Brakwasser, in welchem Spirogycen und zahlreiche Infusorien enthalten, verschwand das Chlorophyll nach und nach und die Zellen platzten auseinander. Die Entwickelung von Sauerstoff verlangsamte und hörte schliesslich auf; die Insectenlarven stiegen an die Oberfläche und starben ab. Zahlreich vorhandene Paramäcien blieben anfangs noch lebend und thätig, unterlagen aber schliesslich auch der Wirkung des « Giftes ». Nach 24 Stunden lag auf dem Grunde des so behandelten Wassers eine braune Masse, während eine daneben stehende Kontrollprobe die grünen, Sauerstoff entwickelnden Pflanzen in vollem Wachsthum und die Infusorien am Leben enthielt.

Mehrere Tropfen einer Vasicinsulfatlösung in ein Glas Wasser, in welchem sich ein Frosch befand, geträufelt, führten sofort den Tod des Frosches herbei. Einige an dem Frosche anhängende kleine schwarze Blutegel hörten sofort auf zu saugen, kamen an die Oberfläche und suchten zu entrinnen, was aber nicht gelang, und waren binnen einer Stunde tot. Eine wässerige Lösung des alkoholischen Blätterauszuges auf Fliegen, Flöhe, Moskitos, Tausendfüsse und andere Insekten geträufelt, bewirkte sofortiges Absterben der verschiedenen Insekten. Auf höher

entwickelte Thiere, Hunde u. s. w., scheinen die Blätter resp. der Extrakt keinen nachtheiligen Einfluss auszuüben.

Die angeführte tötliche Wirkung auf Algen, Infusorien u. s. w. erklärt die von den Eingeborenen schon seit Jahrhunderten ausgeübte Benutzung der Blätter bei Bestellung der Reisfelder.

Man bedeckt nämlich die frisch beackerten und frisch überschwemmten Reisfelder mit den frisch abgebrochenen Blättern, welche sowohl als « Gift » gegen die Algen, Infusorien u. s. w., sowie auch gleichzeitig als Dünger dienen ; die nicht mit den Blättern bedeckten Reisfelder werden dagegen von einem grünen schmierigen, aus Lemnaceen undChareen bestehenden Schlamme überzogen, welcher der Entwickelung der jungen Reispflanze hinderlich ist.

Für unser Klima dürfte eine Tinktur als Mittel gegen Insekten, Blattläuse u. s. w. zu empfehlen sein.

THERAPIE UND MEDICINISCHE NOTIZEN
Rédacteur : Dr Med. WYSS.

Behandlung der Haemoptoë durch Jodoform, von *G. Chauvin* u. *G. Jorissenne (Progrès Medical,* 19 Mai 1888).

In einer Reihe von Fällen wurde Jodoform mit Erfolg angewandt und kommen die Verfasser zu folgenden Schlüssen :

1° Das Jodoform ist ein sicheres, schnell wirkendes, ausgezeichnetes Haemostaticum in Fällen von schwerer Haemoptoë.

2° Bei Anwendung dieses Mittels sind Recidive von Haemoptoë sehr selten, stellen sich erst lange nach der Behandlung ein und sind dieselben nie so abundant wie die erste Haemoptoë.

3° Das Jodoform ist schon in kleinen Dosen wirksam, einige Pillen zu 5 centigr.

genügen. Selten sind mehr als 8 bis 9 Pillen nöthig.

4° Kein Todesfall durch recidivirende Haemoptoë wurde von uns nach Jodoformbehandlung beobachtet.

5° Das Jodoform war von Erfolg begleitet in Fällen wo Ergotin, selbst in grössern Dosen, im Stiche liess. Die kleinen Dosen Jodoform belästigen den Magen nicht, wie das beim Ergotin oft der Fall ist.

Folgende Formeln wurden von den Verfassern angewandt :

Jodoformii   0,05
 Extr. gentian., s. chin.
  s. liquirit.   q. s.
 M. f. bilul.   S. 3 – 5 Pillen täglich.
oder :

Jodoformii 0,05
Tannini 0.10
Mass. pilul. q. s.
M. f. pilul. S. 3—5 Pillen per Tag.

∗ ∗

Ueber die Anwendung von **Opium bei Geisteskranken**, (Aus : *Krafft-Ebing*, Lehrbuch der Psychiatrie, Dritte Auflage 1888).

Unter den Narcoticis, welche der psychischen Erregung und Hyperaesthesie entgegenwirken, ist des Opium eines der wichtigsten.

Am zweckmässigsten ist seine subcutane Anwendung als Extr. opii aquosum (1 : 20), ferner als Klysma oder Suppositorium.

Die interne Verabreichung ist weniger zu empfehlen, und wo sie nothwendig wird, gebe man das Extr. opii aquos. in Verbindung mit Tonicis, Amaris oder spanischem Wein.

Die Wirkungen des Opiums sind :

1° *Beruhigende*, die psychische Hyperaesthesie und Praecordialangst herabsetzende. Dadurch wirkt es vielfach zugleich hypnotisch.

2° Es wirkt reizend auf die vasomotorischen Nerven und dadurch gefässverengernd.

3° Es hat trophische Wirkungen auf das centrale Nervensystem, es befördert die Ernährung.

Die stuhlverstopfende, secretionsvermindernde Nebenwirkung desselben verliert sich bei längerem Gebrauch, die herzlähmende und dadurch venöse Hyperämie in Gehirn und Lunge setzende Wirkung kommt bei Selbstmordversuchen, nicht aber bei den gebräuchlichen medizinischen Dosen in Betracht.

Ein schädlicher Einfluss der Opiumbehandlung bei Geisteskranken, wenn die Indication vorhanden ist, wird nicht beobachtet. Schädlich ist es bei allen Zuständen venöser Hyperämie. Anämische,

Hysterische und Hypochondrische reagiren besonders intensiv auf Opiate.

Von unschätzbarem Werth ist das Opium in Fällen beginnender Melancholie. Es wirkt hier direct der psychischen Hyperästhesie entgegen, erweist sich speciell nützlich bei Zwangsvorstellungen und Praecordialangst. Auch auf der Höhe der Melancholie, wenn sie eine active ist, mit heftiger Präcordialangst einhergeht, ist das Opium ein directes Heilmittel.

Ganz besonders erweist es sich nützlich, wenn es sich um frische Fälle, anämische und weibliche Individuen handelt. Dies gilt auch vom puerperalen Irresein, wenn es als Melancholie verläuft.

Vortrefflich ist seine Wirkung in den acuten Alcoholpsychosen (Melancholie, Manie, Verfolgungswahn) und dem Delirium tremens ; endlich bei abklingender Manie mit psychischer Hyperaesthesie und bei der reizbaren d. h. in zornigen Affecten sich bewegenden Tobsucht.

In allen übrigen Fällen von Manie, sowie bei passiver Melancholie erscheint es unwirksam, wenn nicht geradezu schädlich.

Die Lösung des Extr. aquos. wird viel haltbarer bei Zusatz geringer Mengen von Glycerin. Dies gilt auch für Morphiumlösungen. Ueberdies soll die Lösung oft erneuert und mindestens häufig filtrit werden. Dann sind Abscesse an der Injectionsstelle kann zu befürchten. Die Injection wirkt mässig schmerzhaft. Die beruhigende psychisch anästhesirende Wirkung des Opiums wird erreicht, sobald man bei mittleren Dosen 0,06—0,2 zweimal täglich angelangt ist. In der Regel wird man dabei sein Auslangen finden, Zuweilen muss man freilich bis auf 0,5 zweimal täglich ansteigen. Ist die Krankheitshöhe überschritten, so gehe man allmälig mit dem Mittel zurück (ausschleichende Behandlung). Niemals höre man plötzlich mit der Darreichung auf. Die

Abgewöhnung ist leicht. Erscheinungen wie beim Morphinismus werden nie beobachtet, höchstens Mattigkeit und geistige Unlust. Minimale und verzettelte Dosen taugen nicht bei der Opiumbehandlung. Anfangsdosis etwa 0,03 zwei Mal täglich mit möglichst raschem Anstieg.

*
* *

Ueber die **Gefahren der Anwendung der Antiseptica bei Operationen** in der Bauch- und Brushöhle, speciell bei Nierenoperationen von Dʳ *Emil Senger (Deutsch. Med. Zeit.* 17 Mai 1838). Durch zahlreiche Versuche an Thieren kommt S. zu folgenden für die Chirurgie wichtigen Schlüssen :

Vor allen muss man an die Chirurgie die Forderung stellen, bei allen Organoperationen der Bauch- und Brusthöhle jegliches Antimykoticum zu vermeiden, denn wenn schon bei gesunden Thieren ganz geringe Dosen deletäre Veränderungen, bestehend in acuten Degenerationen der Epithelien, hervorzurufen im Stande sind, so müssen dieselben bei Menschen mit an sich schon kranken Organen und viel feiner und zarter construirten Zellen noch weit grösser sein, besonders da die Wundmittel direct mit den kranken Organen in Contact kommen.

Diese Forderung ist nicht allein durch Experimente am Thier gestützt, sondern auch durch zwei Beobachtungen am Menschen. Der eine Fall bezieht sich auf eine Puerpera, welche durch Sublimatintoxication gestorben ist. In dem zweiten (Jodoformtodesfall) handelte es sich um eine Frau mit Nierenbeckenfistel, bei der James Israel, nachdem er sich überzeugt hatte, dass eine normale Quantität Harn aus der zurückzulassenden Niere ausgeschieden wurde, die kranke Niere exstirpirte. Die Pat. starb nach wenigen Tagen. S. konnte so bemerkenswerthe und bedeutende Veränderungen des Epithels der Niere nachweisen, wie er sie

bei Thieren nach Jodoform etc. nicht gefunden hatte. An Stelle des ganz verschwundenen Epithels war nur noch eine Menge von Hohlräumen vorhanden.

S. hegt die Hoffnung, dass sehr bald die Operateure sich zur Herabsetzung der energischen antiseptischen Behandlung entschliessen werden.

Was die bei der Reinigung von Wunden anzuwendenden Flüssigkeiten betrifft, so müsste man ein Mittel besitzen, welches Degenerationen nicht hervorrufen dürfe, die Pilze aber tödten müsse. S. hat in dieser Richtung einige Versuche angestellt und hebt ein physiologisches Mittel das *Kochsalz* hervor.

Unsere ganze moderne Wundbehandlung basirt auf den bekannten klassischen Desinfectionsversuchen Koch's mit Milzbrandsporen. Diese Base ist aber für die practische Chirurgie, welche mit Milzbrandsporen fast nichts zu schaffen hat, recht unzweckmässig. Man muss verlangen, die Eiterkokken als massgebende Grundlage für die menschliche Chirurgie aufgestellt zu sehen.

Nach den Versuchen Senger's ist eine 5 %ige Kochsalzlösung der üblichen Bor- und Salicylsäure vorzuziehen. Am besten wäre es freilich, wenn man einfach sterilisirtes Wasser — oder, da das für practische Zwecke genüge, aufgekochtes Wasser — benütze.

*
* *

Collinsonia Canadensis (par le Dʳ *Olivier*, *The Lancet*, mai 5, 1888). Cette drogue fut introduite dans l'arsenal thérapeutique par le Dʳ Shoemaker de Philadelphia. On la recommande surtout comme sédatif et antispasmodique dans le traitement des *affections des organes urinaires* (spasmes des uretères, calculs, cystite aiguë). O. cite, entre autres, le cas d'un enfant de 12 ans atteint de cystite purulente et chez lequel les remèdes ordinairement employés avaient échoué. On lui administra alors l'extrait liquide de Collinsonia à l'intérieur à la dose de 15 gouttes trois fois par jour. Au bout de 10 jours, l'amélioration était déjà considérable. Le pus allait rapidement en diminuant et, au bout de 21 jours de traitement, avait entièrement disparu de l'urine. Dans un cas de pyélite traumatique avec retention d'urine, vive douleur et pesanteur dans la region du rein gauche, la douleur céda après l'emploi du Collinsonia et le pus disparut au bout de peu de temps.

Neuere Indicationen für die Anwendung des Glycerins.

Im *British Medical Journal* vom 24. Dez. 1887 erwähnt *Althaus* eine von *Anacker* geübte Behandlung der *chronischen Constipation*, d. i. die Einspritzung eines Theelöffels Glycerin in's Rectum. Nach Anacker entzieht Glycerin dem Rectum Wasser infolge Reizung der sensiblen Nerven und Hyperämie des Rectums, Hervorrufung peristaltischer Bewegungen, welche sich mit Defäcation beendigen. Je grösser die Anhäufung der Fäcalmassen im Rectum, um so entschiedener ist die Wirkung. Dieselbe ist angenehm und schmerzlos und erfolgt cito, tuto et jucundo.

Althaus hat die Glycerinbehandlung bei den verschiedensten Formen chronischer Behandlung, sowie in jedem Alter durchgeführt. Die Glycerineinspritzung, wenn zu einer bestimmten Tagesstunde ausgeführt, führt wieder eine regelmässige natürliche Stuhlentleerung herbei.

In den *Medical News* vom 25. Febr. 1888 empfiehlt Dr Meyer von Wilkesbarre warme Glycerineinspritzungen in Fällen von *Darmobstructionen*, welche auf Lähmung der Muskelschicht des Darmes beruhen und namentlich bei Peritonitis sehr häufig sind. Die Wirkung in diesen Fällen ist nicht so prompt wie bei gewöhnlicher Stuhlverstopfung. Am besten lässt man die Patienten dabei eine Zeit lang in erhöhter Position des hinteren Körpertheiles verbleiben. In einem solchen Falle fühlte der Kranke 10 Minuten nach der Einspritzung Erwärmung und Ausdehnung der Gedärme, dann peristaltische Bewegungen, Gaskollern und kolikartige Schmerzen, 20 Minuten nachher Stuhldrang gefolgt von abundanten Evacuationen halbflüssiger gelbgrüner Massen, in denen sich einige harte Knollen befanden. Eine Stunde später erfolgte nochmalige Stuhlentleerung gleichen Charakters. Die Bauchdecken waren immer noch tympanitisch und schmerzhaft gespannt, jedoch in viel geringerem Grade als vorher. Die Temperatur fiel rasch und die Pulsschläge verminderten sich von 120 auf 100, dann auf 90. Die Brechlust verschwand in wenigen Stunden.

Die nächsten drei Tage wurden die warmen Glycerineinspritzungen, zu 2 Unzen jede, morgens und abends wiederholt, und waren jedesmal von einer copiösen zuerst flüssigen, dann festen Evacuation gefolgt. Milch, Bouillon und andere flüssige Nahrung wurden vom Patienten ertragen und am neunten Krankheitstage trat derselbe in das Genesungsstadium ein und erholte sich nach einer vorübergehenden leichten Diarrhöe ziemlich schnell *(The Therap. Gazette*, 15. Mai 1888).

CHRONIK

Suisse. — Requête au haut Conseil Fédéral. On nous communique la petition suivante qui circule actuellement :

« Pour donner suite à toutes les discussions qui ont eu lieu dans les assemblées fédérales et nationales au sujet du monopole du 3/6 par la

Confédération, qu'avec le monopole nous aurions les meilleures marques, en première ligne la marque *Kahlbaum*, ce qui d'ailleurs a été déclaré au sein du Conseil national par l'honorable conseiller fédéral M. Hammer,

Les soussignés : chimistes, pharmaciens, droguistes, distillateurs et négociants viennent par la présente pétition demander respectueusement aux autorités fédérales d'aviser le plus promptement possible à ce que l'administration des alcools veuille bien rétablir la classification définitive des différentes marques de 3/6 qui seront vendues à l'avenir, dans l'intérêt de la santé publique.

Guidés par une très longue expérience, il est suffisamment prouvé à toutes les autorités en la matière, que 2 qualités seulement répondront aux promesses faites à la nation suisse.

D'accord avec l'administration elle doit maintenir la qualité *fin fin Kahlbaum* qu'elle vend 170 et s'en tenir uniquement au *Weinsprit* de la dite maison pour la qualité à 175.

Il est bien entendu que ces deux qualités devront être livrées dans leurs fûts d'origine, avec la marque déterminée d'après la pratique suivie jusqu'ici par cette maison.

Quant à la qualité à vendre fᵒ 167 nous nous en remettons complètement à la sagesse de l'administration. »

— **Bremgarten.** Der h. Bundesrath hat unterm 14. Febr. 1888 die Beschwerd᷒ des Hrn. Traugott *Kunz*, Droguisten dahier gegen die Verordnung des aarg. Grossen Rathes betr. den *Kleinverkauf und den Ausschank von gebrannten Wassern* vom 21. Dez. 1887 *abgewiesen*.

Die Abweisung erfolgte wegen mangelnder Competenz des Bundesrathes bezüglich der zu entscheidenden *formellen* Frage des kantonalen Verfassungsrechtes, dahin gehend, ob der angefochtene Erlass, um wie ein Gesetz wirksam zu sein, dem aarg. Volke zur Genehmigung unterbreitet werden müsse.

Nach Zustellung dieses Entscheides hat die Firma Kunz beim Bundesgericht einen staatsrechtlichen Rekurs eingereicht mit dem Schlusse : « Es sei die Verordnung des aarg. Grossen Rathes vom 21. Dez. 1887 betreffend Kleinverkauf

geistiger Getränke, publizirt im Amtsblatt vom 24. Dez. 1887, wegen Verletzung des Art. 25 a. der aarg. Staatsverfassung (mangels Volksabstimmung, wie sie bei allen Gesetzen vorgeschrieben) aufzuheben, soweit sie den Droguisten, entgegen von § 1 des aarg. Wirthschaftsgesetzes, den Debit von 3—40 Liter Sprit entziehe. »

Durch bundesgerichtliches Urtheil vom 13. April 1888, zugestellt unterm 14. Mai abhin, ist der erhobene Rekurs der Firma Kunz als ein begründeter erklärt und dem Rekurrenten sein Rekursbegehren zugesprochen worden.

Das Bundesgericht ist hiebei vornehmlich von folgenden Erwägungen ausgegangen : Die angefochtene Bestimmung der Verordnung des aarg. Grossen Rathes enthalte eine Beschränkung des Kleinverkaufs von Sprit und gebrannten Wassern, welche nicht bereits in dem Bundesgesetze vom 23. Dez. 1886 enthalten sei. Diese Bestimmung involvire deshalb eine *neue selbstständige* Norm. Eine solche von sich aus ohne Vorlage an das Volk aufzustellen, sei aber der Grosse Rath nach aarg. Verfassungsrechte nicht befugt gewesen. Es ergebe sich dies mit Nothwendigkeit insbesondere aus Art. 84 der Staatsverfassung, welcher den Erlass eines neuen Wirthschafts*gesetzes* zum Zwecke möglichster Beschränkung des Kleinverkaufs mit geistigen Getränken u. s. w. nach Massgabe des Art. 31 lit. c. B.-V. vorschreibe und aus welchem hervorgehe, dass die aarg. Kantonsverfassung die Aufstellung sachbezüglicher Beschränkungen als eine Materie der *Gesetzgebung* betrachte, für welche nach Art. 25 Abs. 1 K.-V. die Mitwirkung des Volkes erforderlich sei.

Der Grosse Rath muss also darauf denken, möglichst rasch die wesentlichen Punkte seiner Alkoholverordnung in Gesetzesform unter Dach zu bringen ; bis dahin bleiben die einschränkenden Bestimmungen betr. die Berechtigung zum Kleinverkauf gebrannter Wasser in Folge des bundesgerichtlichen Urtheils suspendirt.

— **Genève.** M. Eugène Regard de Chêne (cant. de Genève) et M. Gust. Meinberg (du Valais) viennent de passer avec succès leur examen de propédeutique en pharmacie.

BIBLIOGRAPHIE

Hagers Untersuchungen. Ein Handbuch der Untersuchung. Prüfung und Werthbestimmung aller Handelswaren, Natur- und Kunsterzeugnisse, Gifte, Lebensmittel, Geheimmittel etc. Zweite umgearbeitete Auflage, herausgegeben von Dr *H. Hager* und Dr *E. Holdermann*. Leipzig, *Ernst Günthers* Verlag, 1887.

Mit den jetzt angelangten Lieferungen schliesst dieses von uns so oft besprochene und immer mit Ueberzeugung gerühmte Werk unseres Altmeisters der Pharmacie. Er hat dasselbe im Vereine mit einem hervorragenden jüngern Chemiker prompt und wacker durchgearbeitet und ebenso erscheinen lassen. Bei der ausserordentlichen Wichtigkeit, welche heute die Lebensmittelchemie und die Untersuchung aller in den Gewerben gebrauchten Stoffe überhaupt einnimmt, wird kein Fachmann den ausserordentlichen Werth dieses vorzüglichen Buches unterschätzen, sondern den Autoren Dank wissen für die Umsicht, man möchte sagen die Liebe zur Sache, mit welcher sie das enorme Material bemeistert haben

Die Schlusslieferungen bringen die Fortsetzung über die Harnsedimente (Xanthin, Cystin, Urostealith, Fibrin), dann folgen oft umfangreiche Abhandlungen über Gruppen oder einzelne Körper, wie z. B.: Eiweissstoffe, Proteïnkörper, Albuminate, Blut; Spermaflecke; Fleisch als Lebensmittel mit der Trichinenuntersuchung; Kanthariden, span. Fliegen und Maiwürmer; Dungstoffe des Handels, sowie Werthbestimmung derselben; Fette, fette Oele, Thier- und Pflanzenfette, ein sehr wichtiges Kapitel mit Behandlung jedes einzelnen Körpers, nebst vergleichenden Tabellen der Reaktionen, als Anhang dazu die Untersuchung und Bestimmung der Seifen; dann folgen die flüchtigen oder ätherischen Oele, im Anschlusse pyrogene Oele und Mineralöle; Torf, Braunkohle, Blätterschiefer; die verschiedenen Balsame nebst Schellack und Bernstein; Farben und Farbenmaterialien; Tinten und Schriftfälschung; Gespinnstfaser und Gewebe; zum Schluss Kaffee und Kakao.

Viele Illustrationen von Apparaten erläutern den Text. Den Schluss bildet ein 36 Seiten starkes alphab. Inhaltsverzeichniss. Es sei denn hiemit dieses zu den nützlichsten Werken der chemischen und pharmaceutischen Bibliothek zählende Buch nochmals bestens empfohlen.

La Constitution chimique des Alcaloïdes végétaux, par le Docteur *Amé Pictet*. Paris, chez Masson, 1888.

Dans ces dernières années l'étude des alcaloïdes végétaux a acquis une importance considérable. Malgré la rapide extension de ce sujet les ouvrages spéciaux traitant de la constitution de ces intéressantes bases végétales font presque complètement défaut. Les rares auteurs qui se sont occupés des alcaloïdes se sont en général bornés à énumerer leurs propriétés physiologiques et à décrire plus ou moins complètement leurs différentes réactions. Il nous manquait un livre qui fut pour la série des alcaloïdes ce que tant d'autres sont pour la série aromatique, mais aujourd'hui cette lacune vient d'être fort heureusement comblée par l'apparition de ce nouveau livre.

Une connaissance très approfondie d'un sujet qu'il a suivi sans cesse depuis un certain nombre d'années; une expérience pratique d'une série dans laquelle il a lui-même travaillé faisaient d'Amé Pictet une personne des mieux qualifiées pour aborder un tel sujet, aussi pouvons-nous affirmer que le livre qui vient de paraître satisfait à un véritable besoin de la science.

Dans son ouvrage l'auteur est sorti complètement de la route banale tracée auparavant et laissant de côté la description des alcaloïdes au point de vue physiologique, s'est limité à leur étude purement chimique, et à nous exposer d'une manière aussi claire que concise ce que l'on sait aujourd'hui de leur constitution. Cette étude fort bien distribuée a été divisée par son auteur en deux parties pour la plus grande clarté du sujet. Dans la première, il passe rapidement en revue les dérivés de la Pyridine et de la Quinoline, qui sont, comme on le sait, le point de départ, pour ainsi dire le noyau primitif de la plupart des alcaloïdes, il en donne les principales synthèses ainsi que ce que l'on sait actuellement de leur constitution. Cette première partie est très importante, car elle sera la base fondamentale qui nous permettra de suivre avec intérêt les brillantes recherches et dans les cas heureux, les synthèses partielles ou complètes effectuées sur quelques-uns des alcaloïdes. C'est l'étude de ces bases naturelles qui constitue la seconde partie, la plus importante et à notre avis la plus intéressante de l'ouvrage. Elle débute par quelques généralités sur les propriétés physiques des alcaloïdes ainsi que ce qui concerne leur répartition dans les différentes familles végétales. Puis l'auteur nous donne les réactions générales que l'on doit appliquer à tout alcaloïde dont un veut faire l'étude, il passe successivement en revue l'action des agents oxydants, réducteurs, la caractérisation de l'oxygène, de l'azote, etc Ensuite vient l'étude des alcaloïdes proprement dits. L'auteur procède par voie d'élimination en prenant successivement les différentes bases trouvées dans une même plante ou une même famille et étudie l'un après l'autre les produits de leur décomposition sous l'influence des divers agents chimiques, en tire des conclusions logiques et donne dans le cas où ceci est possible une formule développée qui interprète les faits observés. Puis faisant l'inverse il part du plus simple au plus complexe et nous explique par quel enchaînement de synthèses on a pu quelquefois réaliser partiellement ou totalement la reconstitution de quelques alcaloïdes végétaux. Cet exposé extrêmement clair permet de se rendre facilement compte des importants travaux effectués dans ce domaine. Nous ne pouvons comme on le conçoit entrer dans l'étude détaillée de l'ouvrage et nous préférons laisser au lecteur le soin de tirer lui-même ses conclusions. Nous nous permettrons de lui recommander tout spécialement les articles traitant de la nicotine et de l'atropine dans la lecture desquels il trouvera le plus vif intérêt. En résumé nous ne doutons pas que l'impression laissée par l'œuvre d'Amé Pictet ne soit excellente et que ce volume ne rencontre dans le monde scientifique le succès qu'il mérite.

Louis DUPARC, docteur ès-sciences.
R. CHODAT, docteur ès-sciences.

Fragekasten und Sprechsaal.

22) Hrn. F. Sch., Apoth. in B. *Gingerwine* wird nach Dorvault bereitet, indem man 30 Gramm Rad. Zingib. conc. in 500 Gr. Malaga 6 Tage macerirt und dann filtrirt. Merkwürdigerweise konnte ich in der englischen sowohl als in der amerikanischen Pharmacopöe keine Vorschrift dazu finden.

Für ihre liebenswürdige Offerte danke bestens. Aus zu grosser Bescheidenheit will nämlich Hr. F. bei Lebzeiten nicht im Bild veröffentlicht werden. Collegialische Grüsse.

Dr. H. Hager

DER FORTSCHRITT

LE PROGRÈS

RÉDACTEURS : **B. REBER**, Pharmacien, et Dr Med. **A. WYSS**.

N° 12.   **GENF, 20. Juni 1888.**   **IV. Jahrgang.**

Inhaltsverzeichniss.

Wissenschaftliche Arbeiten werden mit Fr. 50 der Bogen (16 Seiten) honorirt.
Les travaux scientifiques seront rémunérés à raison de Fr. 50 la feuille (16 pages).

GALLERIE HERVORRAGENDER THERAPEUTIKER UND PHARMAKOGNOSTEN

Dr HANS HERMANN JULIUS HAGER

Hans *Hermann* Julius Hager wurde in Berlin am 3. Januar 1816 als Sohn des Militärarztes Dr Johannes Hager geboren, und theils im Hause seines Vaters, theils bei seiner Grossmutter in Bernau bei Berlin erzogen. Bis zu seinem zwölften Lebensjahre besuchte er die Kantor-Schule zu Bernau, erhielt dann zwei Jahre durch einen Hauslehrer Unterricht und kam nachher auf das Gymnasium zu Torgau, später auf das zu Brandenburg a. Havel, wohin sein Vater inzwischen als Regimentsarzt versetzt worden war.

Nachdem Hager auf jener Schule die Berechtigung zum einjährigen Militärdienst erlangt hatte, kam er am 1. April 1832 in die Löwenapotheke zu Salzwedel in die Lehre. Schon als Lehrling machte Hager wiederholt schriftstellerische Versuche, und verfasste im letzten Jahre seiner Lehrzeit ein stöchiometrisches Lehrbuch, das aber nicht im Druck erschienen ist.

Nach Beendigung seiner Lehrzeit wurde dem jungen Hager sein Gehilfenexamen erlassen, und erhielt er von dem Kreisphysikus ein ganz vorzügliches Befähigungs-Zeugniss als Apothekergehilfe zu serviren. Während seiner fünfjährigen Conditionszeit schrieb Hager verschiedene Gedichte und diverse wissenschaftliche wie schönwissenschaftliche Aufsätze, die grösstentheils in den Lokalblättern seines jedesmaligen Aufenthaltsortes zum Abdruck kamen.

Sein Militärjahr diente Hager in Breslau, wohin sein Vater versetzt war, ab, und da er sich stets für Medicin besonders interessirte, hospitirte er fleissig während der Dienstzeit medicinische und naturhistorische Kollegien, auch durfte er seinen Vater bei den Krankenbesuchen im Lazareth stets begleiten, und ihm bei Sectionen etc. assistiren.

Im Jahre 1841 ging Hager nach Berlin, um dort, da es ihm an den nöthigen Mitteln, sich ein Jahr dem Studium zu widmen, fehlte, ohne jede besondere Vorbereitung sein Staatsexamen zu machen, welches er auch mit der Censur « sehr gut » bestand. Nach kurzer Konditionszeit erwarb Hager 1843 die Stadt-Apotheke zu Fraustadt, die er nach 17 Jahren, während welcher Zeit er viel litterarisch thätig war, verkaufte, um nach Berlin überzusiedeln, und sich dort ganz der pharmaceutischen Schriftstellerei zu widmen.

Ausser vielen kleinen Broschüren, wie z. B. *Cosmos diluvialis oder die Sündfluth, eine historische Wahrheit,* etc. und *Anleitung zum Schachspiel,* schrieb Hager viele grössere und kleinere Werke, wie z. B. *Technik der pharmaceut. Receptur, Anleitung zur Fabrikation künstlicher Mineralwässer, Mannale pharmaceuticum, Erster Unterricht des Pharmaceuten,* 2 Bände *Das Mikroscop und seine Anwendung, Kommentare zu den Pharmakopöen Norddeutschlands,* zur *Pharmacopöa Borussica,* und zur *Pharmacopöa Germanica, Lateinisch-Deutsches Wörterbuch zu den Pharmacopöen, Chemische Reactionen zum Nachweise des Terpentinöls in ätherischen Oelen etc., Handbuch der Pharmaceutischen Praxis,* 3 Bände etc. etc., die fast ohne Ausnahme mehrere Auflagen erlebten und von denen wohl jeder deutschsprechende Apotheker das eine oder andere Werk im Besitze hat.

In Amerika sind mehrere Werke Hager's in's Englische übersetzt, das « Mikroscop etc. » ist auch in französischer Sprache im Buchhandel zu haben, und neuerdings erscheint das Handbuch der pharmaceutischen Praxis in russischer Uebersetzung.

Auch leitete Hager zwanzig Jahre die Redaction der von ihm gegründeten Zeitschrift *Pharmaceutische Centralhalle* allein, (jetzt Prof. Dr Geisler, Dresden) und gab mit Jacobsen zusammen die ersten 13 Jahrgänge der *Industrie-Blätter* heraus.

Im Jahre 1859 promovirte Hager an der Universität Jena als Doctor philosophiae und wurde später von vielen gelehrten Gesellschaften und Vereinen zum Ehrenmitglied ernannt u. z. :

des « Allgemeinen Oesterreichischen Apotheker-Vereins zu Wien » (1862)
der « Pharmaceutisch-chemischen Societät zu Riga » (1865)
der « Pharmaceutischen Gesellschaft zu Petersburg » (1865)
der « American Pharmaceutical Association zu Philadelphia » (1868)
des « Chicago College of Pharmacy zu Chicago » (1869)
der « Gesellschaft Schwedischer Aerzte zu Stockholm » (1870)
des « Massachusettes College of Pharmacy zu Boston » (1871)
der « Kaiserlich-Russischen Aerzte-Societät zu Wilna » (1872)
der « Oesterreichischen pharmaceutischen Gesellschaft zu Wien » (1875)
des « Deutschen Apotheker-Vereins zu Rostock » (1882)
des « Philadelphia College of Pharmacy zu Philadelphia » (1883)
des « Galizischen Apotheker-Vereins » (Lemberg 1884)

Im Jahre 1871 erwarb Hager die kleine, eine Stunde von Fürstenberg a. d. O. vollkommen isoliert liegende und von Kieferwaldungen umgebene Besitzung « Pulvermühle », wo er zehn Jahre lang wohnte, meistens mit chemischen und pharmaceutischen Arbeiten beschäftigt und die wenigen Musestunden, die er sich gönnte, mit Oelmalerei, zu der er stets grosse Neigung hatte und Talent zeigte, oder aber mit kleineren Arbeiten im Garten ausfüllend. Jetzt lebt Hager seit 1881 in Frankfurt a. d. O. immer noch fleissig arbeitend, und erfreut sich in Anbetracht seines Alters einer kräftigen Gesundheit, so dass es ihm hoffentlich vergönnt sein wird, noch viele Jahre zum Nutzen und Frommen seiner Wissenschaft thätig zu sein.   W. H.

PHARMACIE UND CHEMIE

Heil- und Nutzpflanzen aus Senegambien.

Aus dem auf Seite 3 d. J. erwähnten Buche von Hrn. *Camille Sambuc*, erfahren wir eine Reihe der werthvollsten Angaben über ältere und neuere Producte, besonders Heilmittel, sowie über deren Stammpflanzen, welche in Senegambien ihre Heimat haben. Das Buch verbreitet sich zuerst sehr eingehend über Geographie und Geschichte der Erforschung des Landes. Wir stellen hier nur einige neue Angaben über Medicinalpflanzen zusammen, wie wir dieselben in der interessanten These zerstreut gefunden haben.

Parkia biglobosa; P. filicoïdea; P. biglandulosa; enthalten in ihren Hülsen und um die Samen herum eine Art Mehl, welches sich gut für die Ernährung eignet. Es besteht aus Aleuron. Aehnliches konnte für die amerikanischen Species von Parkia nicht konstatirt werden.

Calotropis procera R.Br. (Asclepiadeae) der Seidenbaum, im Senegal Mudar genannt, ist hier sehr verbreitet und gehört zu den nützlichsten Gewächsen.

Eloeis guineensis, die Oelpalme des Landes ist besonders reich in den Samen.

Carapa touloucouna Guill. et Per. (Meliaceae) ist eine beliebte und verbreitete Oelpflanze. Die Samen derselben enthalten besonders viel Oel. Immerhin scheint dasselbe früher mehr als jetzt ausgebeutet worden zu sein. Die Rinde enthält viel Tannin und wird auch als Fiebermittel benützt.

Sarcocephalus esculentus, von den Eingebornen Doundake genannt, zu der Familie der Rubiaceen gehörend, ist über einen grossen Theil von Afrika ausgebreitet. In unserer Zeitschrift ist davon die Rede 1886, S. 63, 185 und 293. In der Heimat gilt die Rinde seit alter Zeit als ein vorzügliches Fiebermittel. Es ist zwar nicht gelungen, ein dem Chinin ähnliches Alcaloid weder in der Rinde, noch in andern Pflanzentheilen zu entdecken, hingegen enthalten die Rinden einen als Tonicum wirkenden Bitterstoff.

Sterculea acuminata, Pal. Beauvois, ächte Kola (Sterculiaceen) kommt in dem südlichen Theile der französischen Besitzungen bis an die Grenze derjenigen der Portugiesen, besonders in Mellagoree, Rio-Dubreka, Rio-Pongo, Rio-Nunez vor. Im nördlichen Theil verschwindet die Pflanze, sodass man schon in Cazamanee nichts mehr davon bemerkt.

Vahea tomentosa (Apocyneen), deren Früchte süsssäuerlich schmecken und den Negern eine angenehme Frühlingsspeise liefern, ist besonders nützlich als Cautschukpflanze. Die Pflanzenmilch wird mit Citronensaft coagulirt (die Amerikaner brauchen zu diesem Zwecke Alaun).

Zyzyphus mucronata Wild wird in Senegambien als Wurmmittel benützt, ebenso *Z. Baclei* Guill. et Perr. Zu dem Zwecke wird die Wurzel gekocht und mehrmals eine grössere Dose genommen. Das Mittel, das die Schwarzen *Sandandur* nennen, scheint keine bedeutende Wirkung aufzuweisen.

Sandandur dürfte übrigens ein Gemisch von verschiedenen Pflanzen sein, wenigstens hat man darin auch Theile von *Prosopis dubia,* einem an den Ufern des Senegal wachsenden, 40 Fuss hohen Baume, gefunden.

Veronica nigritiana (Compositae), gehört einer Art an, welche in Asien besonders verbreitet ist, aber auch in Afrika, wie man sieht, ihre Repräsentanten hat. V. nigritiana wächst besonders am Niger und neuestens wurde die Pflanze in ganz Senegambien gefunden, also eine sehr bedeutende Verbreitung zeigend. Hier wird das Gewächs Batjitjor genannt und als Fiebermittel hoch geschätzt. Die Wurzeln dieser Pflanze bilden 20 bis 30 cm. lange Büschel von höchstens 15 dünnen, geraden, cylindrischen, braungelblichen Faserwurzeln, deren Geruch ziemlich an Ipecacuanha erinnert. Der 30 bis 70 cm. hohe, gerade, bald einfache, bald ästige Stengel zeigt sich in seinen oberen Theilen knorrig und gefurcht. Die alternirenden Blätter sind länglichelliptisch, lederartig und sehr rauh auf beiden Seiten. Sehr fein zugespitzt verschmälern sie sich auch nach unten und erreichen eine Länge von 7 bis 15 cm., bei einer Breite von 2 bis 7 cm. Der Blüthenstand in Rispen- Doldenform besteht aus 10 und mehr ziemlich grossen einzelnen Köpfchen. Man findet, zwar selten, auch Exemplare mit nur einem oder weniger als zehn solchen.

Von den Schwarzen wird nur die Wurzel als Heilmittel verwendet und obwohl ihr dieselben ausschliesslich fieberstillende Kraft, wie der Cassia occidentalis *(Fortschr.* 1888, S. 2) zuschreiben, haben Untersuchungen auch die emetische Eigenschaft bewiesen. Die Bereitung des Mittels geschieht durch einfache Maceration der Wurzel, hat aber ekelhaften Geruch und Geschmack.

In neuerer Zeit veröffentlichten die HH. Heckel und Schlagdenhauffen eine erschöpfende Arbeit über Batjitjor. Alcaloïde wurden keine entdeckt, hingegen ein Harz, und im alcoholischen Extracte ein Glucosid. Dieses letztere bildet ein weissliches, schwach - hygroscopisches Pulver, welches mit Wasser eine schwach gelbliche Lösung gibt. Aether und Chloroform lösen nur sehr minime Quantitäten auf, welche verdampft einen harzigen,

farblosen Rückstand lassen, der sich mit Schwefelsäure zuerst braun, dann violett färbt. Die letzte Färbung hält mehrere Stunden an. Der alcoholische Extract wirkt als Einspritzung gegeben ganz wie die Herzgifte Digitalin, Convallaria majalis, Strophanthus hispidus und wurde das wirksame Princip der Veronica nigritiana *Veronin* genannt. Weitere Versuche haben gezeigt, dass dieses neue Herzgift 80 Mal weniger heftig wirkt als Digitalin.

Morinda citrifolia L. (Rubiaceae) wächst in der Sierra Leone und wird von den Eingebornen gegen Fieber und Durchfall benutzt. Da die Pflanze ganz bedeutende Quantitäten Tannin enthält, so mag sie in der That gegen Dyssenterie ein vorzügliches Mittel sein.

Erythrophlaeum guineense, Don. (Legum. — Caesalpineae) wird in der *Flora Senegambiae tentamen* unter dem Namen *Fillaea suaveolens* aufgeführt und hält ein Gift, das die Eingebornen als Gottesurtheilsgift benützen (S. *Fortschr.* 1888, S. 33, 73). Die Eingebornen nennen dieses Gift Tali und die Portugiesen Mançon.

Detarium senegalense Gm., zu den Leguminosen gehörend, bildet eigenthümlicherweise zwei Varietäten, eine unschädliche und eine giftige (andere Pflanzen mit ähnlichen Erscheinungen sind *Amygdalus communis* L. und *Manihot utilissima* Pohl, zu den Euphorbiaceen gehörend). Die Art Detarium nähert sich der Art Copaïfera, die giftige Varietät hat orangengrosse Früchte und schmeckt bitter, was bei der essbaren viel kleinere Früchte tragenden nicht der Fall ist. Aus der letztern bereiten sich die eingebornen Weiber wohlriechende Perlen, indem sie die Frucht rösten, pulverisiren und dann pillenähnlich rollen.   B. R.

PRAKTISCHE NOTIZEN UND BERICHTE

Ouabaïn, das Pfeilgift der Somalis wurde auf Seite 33—35 d. J. schon besprochen. In der *Zeitschr. f. ang. Chemie,* 88, 306 und *Pharm. Central.-H.* finden sich folgende neuere Angaben :

« Nach *Arnaud* wird dieses Pfeilgift aus dem wässerigen Auszug des Holzes und besonders der Wurzeln des *Ouabaïo,* eines Baumes, der zur Familie der Apocyneen gehört und mit *Carissa Schimperi* Aehnlichkeit besitzt, dargestellt. *Arnaud* fällt den Auszug mit Bleiacetat, behandelt das Filtrat mit Schwefelwasserstoff und dampft dasselbe nach abermaligem Filtriren im luftverdünnten Raume zum Syrup ein, verdünnt mit der sechsfachen Menge 85 °/₀ Alkohol, kocht, filtrirt und lässt freiwillig verdunsten. Nach einigen Tagen erhält man eine von Krystallen durchsetzte gefärbte Masse, die Krystalle werden aus 85 °/₀ Alkohol umkrystallisirt ; 1 kg. Holz ergab 3,0 gr. Ouabaïn. Im Verdauungswege ist Ouabaïn unschädlich, sogar die Verdauung befördernd, in das Blut gebracht wirkt es jedoch durch Einwirkung auf die Herzthätigkeit äusserst giftig. Das Ouabaïn, dem *Arnaud* die Formel $C_{20}H_{16}O_{12}$ giebt, ist ein geschmackloses Glucosid, aus wässeriger Lösung krystallisirt es mit 7 Mol. Wasser. »

Lawsonia alba Lam (L. inermis u. spinosa L.). *Thompson (Ph. Journ. a. T. III. Ser., nᵒ 877, p. 845, Pharm. Post)* berichtet über die als Henna bekannten Blätter der obigen orientalischen Lythracee. Die Blätter sind klein, oval, ganzrandig, lederartig, getrocknet spröde und enthalten eine dunkelbraune Gummiart (ca. 12—15 °/₀), welche sich leicht mit Wasser extrahiren lässt.

Das braune Gummi ist in heissem Wasser, Glycerin, verdünnten Säuren leicht löslich, schwer hingegen in Aether, Chloroform oder Alkohol.

Die Farbe der wässerigen Gummilösung wird auf Zusatz von Alkalien dunkler, auf jenen von Säuren heller ; mit Eisensalzen wird die Lösung schwarz.

Neben dieser Gummiart kommen in den Blättern noch circa 2 °/₀ eines olivgrünen Harzes vor. Dasselbe ist in Aether und Alkohol löslich. Die Araber bereiten auf eine primitive Art eine Masse vor, welche zum Färben (safran bis orangegelb) der Hohlhand, der Spitzen der Finger und der Nägel benützt wird.

Der Hennastrauch ist ein uraltes Arzneimittel und wird schon in der Bibel als « Kopher » erwähnt. Die Blätter ebenso wie die Wurzel (Nad. Alkannae verae s. orientalis v. Cypri antiquorum) dienen in Ostindien als Färbemittel und als adstringens. Die wohlriechenden Blüthen geben ein vorzügliches Parfüm, das *Oleum Cyprinum.*

Entbitterung von Cascara sagrada, von *Fr. Grazer,* Apotheker in San Francisco. *(Pharm. Rundschau).* Der Gebrauch der Rinde von Rhamnus purshiana De Cand. als mildes Laxativ hat auch in Californien allgemeinen Eingang gefunden. Den Uebelstand der Bitterkeit der Rinde hat man durch aromatische Geschmacks - Corrigentien zu überwinden gesucht. Die aus dem Fluid-Extract dargestellten Elixire oder « Cordials » sind auch hier die gebräuchlichere Form dieses Mittels und ist die auf S. 284 der December-*Rundschau* gegebene Formel dafür eine gute.

Seit einiger Zeit befindet sich im hiesigen Handel ein *entbittertes* oder *geschmackloses* (tasteless) *Extractum flui-*

dum Sagradae. Die Art der Entbitterung desselben ist nicht bekannt, ich glaube indessen, nach einer Anzahl von Versuchen zu diesem Zwecke, eine einfache und zweckentsprechende Methode dafür ermittelt zu haben. Die Entbitterung erfolgt, offenbar ohne jede Beeinträchtigung der Wirksamkeit der Rinde, durch zuvorgehende Behandlung derselben mit einem Alkali, am rationellsten mit gebrannter *Magnesia.* Zur Bereitung eines solchen Extractes wird die grobgepulverte Rinde mit einem Magma von 1 Unze Magnesia usta mit 10 Unzen Wasser für jedes Pfund Rinde innig gemischt; die Mischung wird dann in den Percolator gepackt und 12 Stunden stehen gelassen; alsdann werden auf diese Quantität 10 Vol.-Unzen starker Alkohol gegossen, und wenn dieser in die Masse gezogen, wird so lange verdünnter Alkohol (U. S. Ph. von 0,928 spec. Gew.) nachgegossen, bis das Percolat abzutröpfeln beginnt. Die untere Oeffnung des Percolators wird dann geschlossen und nach 24stündigem Maceriren wird die Percolation und die Fertigung des Fluidextractes in üblicher Weise vollbracht.

Je nach Ansicht können dem verdünnten Alkohol 5 bis 10 °/₀ Glycerin zugesetzt werden.

Das erhaltene Extrakt ist frei von bitterem Geschmack und steht in seiner Wirksamkeit dem nicht entbitterten in keiner Weise nach.

Hydrarg. salicylicum. (S. *Fortschritt* l. J. S. 22.)

Das Hydrargyrum salicylicum (C, H₄ O, Hg) der chemischen Fabrik Dr *F. von Heyden Nachfolger* zu Radebeul zeichnet sich durch einen nie wechselnden Quecksilbergehalt von 59°/₀ aus, es ist ein amorphes, weisses, geruch- und geschmackfreies Pulver von neutraler Reaction, das im Alkohol und im Wasser äusserst schwer, im kochenden Wasser nur spurenweise, in wässeriger Kochsalzlösung jedoch ziemlich leicht löslich ist, z. B. im Verhältniss von 4 °/₀₀ auf folgende Weise:

10 gr. salicylsaures Quecksilber werden mit einer concentrirten kalten wässerigen Lösung von 15—20 gr. Kochsalz zusammen verrieben und in ein Becherglas so gespült, dass darin das Volumen der Flüssigkeit auf 200 ccm. gebracht wird. Man erwärmt sodann sorgfältig im Wasserbad oder auf dem Drahtnetz, bis Lösung eingetreten ist, und verdünnt hierauf mit 2300 ccm. heissem Wasser. Die Lösung scheidet dann beim Erkalten das Hydrargyrum salicylicum nicht wieder ab.

Das salicylsaure Quecksilber ist beständig gegen Essig-, Wein-, Milch- und Kohlensäure; es gibt erst auf Zusatz von Mineralsäuren, wie z. B. Salzsäure, freie Salicylsäure ab.

Dosirung bei Syphilis : Araujo hat laut seiner Mittheilung an die Kaiserl. Academie der Medicin in Rio de Janeiro das salicylsaure Quecksilber in Dosen von 10—25 mg. *zweimal täglich (des Morgens und des Abends)* verordnet und ist *in ernsten Fällen bis auf 25 mg. dreimal täglich* in gleichmässigen Zwischenräumen gegangen. Im Allgemeinen jedoch sollen 20 mg. (*am besten als zwei Pillen) des Morgens und Abends* genügen. *Silva Araujo* empfiehlt nach jeder Dosis etwas reine heisse Milch nachzutrinken.

Magnesium salcylicum. (*Wiener medic. Presse* N° 9, 317. 1888.)

Bekanntlich haben *Desplats* und *Vulpian* vor einigen Jahren das salicylsaure Wismuth gegen Abdominaltyphus empfohlen, welches hier als Antisepticum, Antipyreticum und Antidiarrhoicum wirken soll. Nach *Huchard* ist indessen dieses Mittel gerade wegen seiner antidiarrhoischen Wirkung nicht empfehlenswerth, denn gerade in der Entleerung profuser diarrhoischer Stühle liegt ein wichtiges Mittel, sich der infectiösen Stoffe zu entledigen. Er gebraucht daher das Magnesium salicylicum gegen Abdominaltyphus, welches ihm in einer grossen Anzahl von Fällen ausgezeichnete Dienste geleistet hat und welches weniger styptisch als das salicylsaure Wismuth wirkt. Das Salz wird in der Weise dargestellt, dass man die Salicylsäure in Wasser löst, der bis zum Sieden erhitzten Lösung so viel Magnesiumcarbonat hinzusetzt bis die Lösung vollständig damit gesättigt ist und schliesslich das Salz zum Auskrystallisiren bringt. Die ausgeschiedenen Krystalle bilden lange farblose Nadeln, welche in Alkohol und Wasser leicht löslich sind und einen etwas bitteren Geschmack haben. Die Wirkung dieses Mittels zeigt sich zunächst im Schwinden der Schwäche- und atactischen Anfälle, im Nachlassen des üblen Geruches aus dem Munde, der Aufgetriebenheit des Leibes und des aashaften Geruches der Stühle. Die Mortalität an Ileothyphus soll nach *Huchard* unter der Einwirkung dieses Medikamentes in solchem Masse abnehmen, « dass die glühendsten Verehrer der *Brand*'schen Wasserbehandlung eifersüchtig werden könnten ». Auch Complicationen kamen während der Zeit, in welcher das Medikament permanent gebraucht wurde, ausserordentlich selten vor. Dabei besitzt es den Vorzug, selbst in grossen Dosen (3—6 gr. täglich) keine unangenehmen Nebenwirkungen zu verursachen.

Laut der *Soc. de méd. pratique* vom 22. Dez. 1887 verwendet *Huchard* als der Leiter der zur Pariser Universität gehörenden med. Klinik im Hôpital Bichat das beschriebene Medikament gegen typhöses Fieber seit einem Jahre mit beständigem guten antithermischen und antiseptischen Erfolge in der Dosis von 3—6 gr. täglich. — Selbst in den Fällen einer reichlichen Diarrhöe ist es nicht contraindicirt; denn erst in den erhöhten Gaben von 6—8 gr. bestimmt es nur einige, d. h. sehr leichte, laxative Wirkung.

Da dieses Salz nach der Formel

$$\left(C_6 H_4 \begin{matrix} COO \\ OH \end{matrix} \right)_2 Mg + 4 H_2 O$$

74,9 % Salicylsäure enthält, so betragen in letzterer die Tagesgaben *Huchard's* kaum mehr als ein Drittel der Dosen von *Vulpian*, der bis zu 6—12 gr. der Säure tale quale in Oblaten täglich gegen typhöses Fieber im Hôtel-Dieu zu verordnen pflegte.

Das Magn. salicyl. der Firma *Dr F. von Heyden Nachfolger zu Radebeul* reagirt sauer; es wird in deren etiquettirten Glasflaschen abgegeben und zwar, der leichteren Dosirung und Löslichkeit wegen, statt der körnigen Krystalle mit Vorliebe als feines *Pulver*, von dem sich z. B. $^1/_2$ g. in einem grossen Esslöffel lauwarmen Wassers unter Umrühren binnen einer Minute klar auflöst.

.·.

Ueber den Samen und das Oel von Calophyllum Inophyllum.

(Apoth.-Ztg.) Nach einer von *L. v. Itallie* erfolgten Mittheilung (Haatmann's Tydschrift und Pharmaceutisch Weekblad, n° 3, 1888) wird aus dem Samen des in Java, Celebes und den Molukken wild wachsenden, in die Familie der Clusiaceen gehörenden grossen Baumes *Calophyllum Inophyllum*, welcher das *Tacamahac* liefert, durch Auspressen ein festes weisses Fett von angenehmem Geruch und Geschmack gewonnen, welches in seinem Vaterlande von den Eingeborenen als Genussmittel sowohl als auch als Beleuchtungsmaterial gebraucht wird.

Das Fett beginnt bei 30—31° zu schmelzen; erwärmt man bis 35° C., so ist dasselbe bis auf einen kleinen Antheil geschmolzen, von welchem man es durch Filtriren befreien kann. Der auf dem Filter bleibende Theil ist in kaltem Alkohol nur wenig, leicht in kochendem Alkohol löslich und scheidet sich beim Erkalten in farblosen 6seitigen Tafeln aus, schmilzt bei 135—137°, bleibt aber mit Schwefelsäure und Chloroform farblos; ist also mit Cholesterin nicht identisch. Das abfiltrirte Fett hat ein spezifisches Gewicht von 0,940, ist leicht löslich in Petroläther, Aether, Chloroform und kochendem Alkohol, schwer löslich in kaltem Alkohol.

Mit Kaliumhydroxyd verseift es leicht unter Ausscheidung von Glycerin. In dem Fette ist freie Fettsäure (1 gr. Fett = 0,0773 KOH) enthalten, so dass die Koetstorfer'sche Zahl (1 gr. Fett = 0,1993 KOH zum Verseifen) 0,1993 — 0,0773 = 0,122 KOH für die Glyceride beträgt. Die Hübl'sche Jodadditionszahl ist 62,3.

Die aus der Seife ausgeschiedenen Fettsäuren zeigen 36,5° Schmelz- und 30,5° Erstarrungspunkt und 0,944 spezifisches Gewicht. Dieselben sind ein Gemisch von Oelsäure, Palmitinsäure und Stearinsäure, doch hat Itallie eine quantitative Trennung nicht ausgeführt.

Mitchella repens L. *E. Breneiser (Americ. Journ. of Pharmacy* Vol. 59, Nr. 5, p. 228 u. *Pharm. Post)* unterwarf diese amerikanische Rubiacee einer genaueren chemischen Analyse und fand darin eine Wachsart, ein Harz, Glucose, Dextrin, einen schleimigen Stoff, einen saponinähnlichen Körper und Albumin. Die Beeren dieser Pflanze hatten früher in ihrer Heimat eine medicinische Verwendung.

Leptandra Virginica Nutt. Diese nordamerikanische Scrophularinee enthält nach *Reeb* und *Lloyd* ein Harz, das *Leptandrin*, und dann wahrscheinlich ein Glycosid. Neuerdings untersuchte *Steinmann (Americ. Journ. of Pharm.*, Vol. 59 u. *Pharm. Post)* die Pflanze. Er erhielt mit Benzol aus circa 100 gr. der Droge 0·5 gr. einer krystallinischen Masse. Nach wiederholtem Umkrystallisiren aus Aether zeigten sich blasscitronengelbe Krystalle von sehr bitterem Geschmack und einem eigenthümlichen angenehmen Geruch; sie sind in Petroleumbenzin unlöslich, löslich hingegen in Alkohol, Aether und Benzol, weniger in kaltem Wasser. Aus seinen Lösungen wird der Körper nicht durch *Mayr*'sche Lösung oder Tannin ausgefällt und liefert beim Kochen mit verdünnter Schwefelsäure keine Glucose. Durch wiederholte Reinigung verliert der Körper seinen bitteren Geschmack vollständig.

THERAPIE UND MEDICINISCHE NOTIZEN
Rédacteur : Dr Med. WYSS.

Ueber die medicinische Behandlung der Dysmenorrhoë von Dr Armand *Routh* in London (*The Provincial Medical Journal*, 1. Juni 1888).

Allgemeinbehandlung : Der Erfolg derselben beruht hauptsächlich auf der Auffindung und Beseitigung der ursächlichen Momente. Es ist irrationell den Schmerz durch Verabreichung von *Opiumpräparaten* zu verdecken. Dieselben sind nur bei schweren Paroxysmen erlaubt. Besser ist jedoch an deren Stelle *Atropin, Belladonna* oder *Hyoscyamus* zu verabreichen. Sie erschlaffen den Muskelspasmus und ermöglichen kleinere Opiumdosen, deren lästige Nebenwirkungen (Brechlust, Verstopfung) auf diese Weise vermieden werden. Der Hauptgrund, warum man Opium und Chloral vermeiden soll, ist die leichte Angewöhnung an diese Medikamente. Dasselbe gilt von der Anwendung der *Alcoholika*, welche leicht zu Abusus führt. *Nitroglycerin* und *Amylnitrit* sind ausgezeichnete Medicamente für spasmodische Fälle, ihre Wirkung ist prompt und sicher, oft jedoch nur vorübergehend. Ihre Anwendung ist namentlich in den Fällen von Dysmenorrhoë angezeigt, welche der Gegenwart von Fibroïden ihre Entstehung verdanken und wobei die Menses spärlich sind. Die *Bromsalze* finden Verwendung bei ovarialer Dysmenorrhoë, namentlich in Fällen von Menorrhagie tubalen oder ovarialen Ursprungs. Cannabis indica Extract in Dosen von 0 gr. 015 — 0 gr. 03 oder Cannab. tannic. in Dosen von 0 gr. 10—0 gr. 50 sind gute Ersatzmittel des Opiums, namentlich in Fällen von Menorrhagie sowie bei obstructiver durch veranlasste Dysmenorrhoë. Wegen der variablen Stärke der Präparate müssen sie aber mit Vorsicht gegeben werden. *Tinct. Cardamom.* mit *Syrup. Chloroform.* ist eine angenehme Combination, welche in einfachen Fällen gute Dienste leistet. Tinct. Chloroform. oder Syrup. Aether. wirkt ähnlich. Ihre Wirkung wird noch erhöht durch Hinzufügung grosser Dosen Liquor. Ammon. acet. (8 —30 gr.). Eine beliebte Formel ist folgende :

Tinct. Cardamom. compos. 2,0
Syr. Chloroform.   XX gtt.
Liq. ammon. acetic.   15,0
Tinct. belladonn.   X gtt.
    Aq. cinnamom.   ad 30,0

Wenn heftige Schmerzen vorhanden sind, kann man einen Tropfen einer einprocentigen Nitroglycerinlösung hinzufügen. Der Gebrauch kleiner Dosen Guaiacum oder Natr. salicylic. wird auf rheumatischer Grundlage beruhende Dysmenorrhoëanfälle oft verhindern.

Gegen Stirnkopfschmerz und Migraine, welches so oft die Catamenien einleitet, gibt es kein besseres Mittel als Antipyrin in Dosen von 0 gr. 75, alle zwei Stunden wiederholt.

In allen Fällen muss auf Offenhalten des Darmes grosses Gewicht gelegt werden.

Behandlung der congestiven Dysmenorrhoë : Secale cornut. kann verabreicht werden, um Blutanschoppung des Uterus zu verhindern oder zum Verschwinden zu bringen. Kleine Dosen von Hydrargyr. perchlorat. sind ebenfalls oft von guter Wirkung.

Folgende Pillen, zwischen den Menstruen gegeben, vermindern die Blutanschoppung der Beckenorgane :

Ergotini   0.05
Extr. aloës aquos.   0.015—0.03
Extr. nucis vomic.   0.03
Hydrargyr. perchlorat. 0.0025
Extr. belladonn.   0.02

M. f. pilul.
D. tal. Dos. n° XX
Täglich 2 Pillen.

* *

Nouveautés anesthésiques :

1° Le *bromure d'éthyle* présente d'après le Dʳ *Szunan (Therap. Monatshefte*, April u. Mai 1888) des avantages réels sur le chloroforme et les autres anesthésiques dans tous les cas où il s'agit d'obtenir une anesthésie rapide et de courte durée. Il peut être administré avec le masque ordinaire. Il produit un degré d'analgésie suffisant pour la plupart des petites opérations sans qu'on ait besoin d'aller à une perte de connaissance complète. Le malade se reveille très vite et sans éprouver d'effet désagréable (nausées, vomissement, faiblesse, etc.). Le bromure d'éthyle paraît être moins dangereux (aux doses habituellement nécessaires : 10 à 30 gr.) que le chloroforme ou des injections de cocaïne. Il peut être administré sans autre assistance médicale chez des malades du dehors.

2° Le Dr *Witzinger* à Vienne (*Wiener med. Presse* N° 2, 1888) recommande un *mélange de protoxide d'azote et d'oxygène* dans la proportion de 88 : 12. Ce mélange, après avoir été expérimenté sur des animaux et dans la pratique dentaire, fut ensuite employé avec succès à la Policlinique générale de Vienne et dans le service de M. le Prof. v. Mosetig pour plusieurs grandes opérations. W. vante l'innocuité de son emploi, le manque de la période d'excitation et d'autres avantages dont il parlera dans une monographie plus détaillée.

• • •

Ueber eine neue Applicationsweise des Cocains, von *E. H. Fenwick (The Lancet,* 5 Mai 1888). In Fällen von neuralgischen Schmerzen irgend welchenKörpertheiles ohne tiefergreifende Ursache wie Carcinom, Blasenstein etc. (Torticolis, Intercostalneuralgien, neuralgische Schmerzen in den untern Extremitäten) hat der Autor durch Einspritzung einiger (20—30) Tropfen einer 20 % igen Cocainlösung in die Urethra ein bis drei Minuten nach der Einspritzung ein gewöhnlich mehrere Stunden anhaltendes, vollständiges Verschwinden der Schmerzen beobachtet. F. glaubt diese Wirkung nicht nur therapeutisch sondern auch diagnostisch verwenden zu dürfen, so z. B. bei Schmerzen in der Nierengegend, Wenn die Cocaineinspritzung sogleich die Schmerzen zum Verschwinden bringt, so ist die Ursache eine leichte, vorübergehende wie Congestion, Druck des Mastdarms etc.; wenn die Einspritzung die Schmerzen nicht modifizirt, so haben wir auf die Existenz ernsterer Ursachen zu schliessen (Nierensteine, Carcinoma).

• • •

Ueber die Behandlung der Krankheiten der Bursa pharyn- **gea.** (Aus *Walb,* Erfahrungen auf dem Gebiete der Nasen- und Rachenkrankheiten, Bonn 1888).

Die von Thorwaldt 1885 über die Bedeutung der Bursa pharyngea für die Erkennung und Behandlung gewisser Nasenrachenkrankheiten veröffentlichte Arbeit hat die Specialisten zu neuen Forschungen und Beobachtungen in diesem Schlupfwinkel unseres Körpers angeregt. Während von einigen Autoren *(Reimer. Broich)* die Thorwaldt'schen Ansichten bestätigt wurden, erklärt *Schwabach* die Bursa für nichts weiter als einen durch Veränderung der Rachentonsille entstandenen Hohlraum, also ein pathologisches Produkt an einer Stelle, wo wir normaliter nur eine leichte Grube finden.

Das hauptsächlichste durch Erkrankung der Bursa hervorgerufene Krankheitssymptom besteht in einer beständigen eiterigen Borkenbildung, welche am Rachendache lokalisirt oder sich mehr oder weniger im ganzen Rachenraum ausbreiten kann.

Walb hat nur selten die galvanocaustische Zerstörung der Bursa vorgenommen, sondern meist die Ausheilung durch Aetzung mit Höllenstein angestrebt. Die lokale Behandlung der Bursa muss begleitet sein von gewissen allgemeineren Massnahmen, wozu besonders zu rechnen wäre die fortdauernde Desinfection des Nasenrachenraumes und eventuell auch der Nase. Gewöhnlich erreicht man dieses durch die Anwendung einer Kochsalz-Karbollösung vermittelst Nasendouche oder auch Schlundsonde. Es hat sich W. als zweckmässig erwiesen, eine gewisse Reihenfolge bei Anwendung der einzelnen therapeutischen Eingriffe einzuhalten, wozu ihn die Beobachtung führte, dass unmittelbar nach Anwendung einer Douche die Rhinoscopie schwieriger ist, da die Reflexerregbarkeit sich dann erhöht zeigt. Es gelingt selten, durch Anwendung dieser Douchen die überaus zähen Massen aus dem Nasenrachenraum heraus zu befördern, schon allein aus dem Grunde, weil sie einen zapfenförmigen Fortsatz in das Innere der Bursa besitzen und wegen der Zähigkeit von demselben nicht abreissen. Es erscheint rationell zuerst die Borken mit der Zange zu entfernen und dann erst die Durchspülung folgen zu lassen. Dann muss noch einige Zeit gewartet werden, ehe man die Aetzung vornimmt. Gerade bei diesem Schlussakt ist es wichtig, dass der Patient sich so ruhig wie möglich hält, damit man, ohne Nebenberührungen zu machen, die Aetzsonde direkt in die Bursa einbringen kann. Da wir es bei der von Thorwaldt beschriebenen Krankheit um eine Lokalerkrankung und nicht um eine Allgemeinerkrankung des ganzen Nasenrachenraumes zu thun haben, so muss auch die Therapie möglichst lokalisirt werden. Die von den meisten Aerzten auf's Gerathwohl gemachten oder den Kranken verschriebenen Jod- oder Höllensteinpinselungen führen meistens eine Verschlimmerung der Krankheit herbei, da dabei nichtkranke Stellen von den Medikamenten getroffen und gereizt werden. Der Sachkundige wird durch alleinige Behandlung der lokalen Heerde in kurzer Zeit mehr · erreichen als wochenlange vorausgegangene allgemeine Pinselungen.

* * *

Ueber die Aufpfropfung (Trapiantamento) **aseptischer Schwæmmchen bei der Behandlung von Wunden und Geschwüren** von *d'Ambrosio* (Italienisch. Chirurgen-Congress in Neapel, März 1888. *Deutsche Med. Ztg.*, 11 Juni).

Nach der Methode *Hamiltons* machte der Autor wiederholt Anwendung von diesen Schwämmchen und basirte seine Erfahrungen bezüglich dieser Behandlungsweise hauptsächlich auf 30 Beobachtungen von Geschwüren und Wunden, welche allen anderen Heilmethoden getrotzt hatten. Die Schlussfolgerungen seiner bezüglichen Forschungen lauten :

1. Kleine aseptische Schwämme von der Dichtigkeit von 3 mm, welche in der Entfernung von 2—3 cm unter sich und von der Peripherie auf mit Sublimatlösung aseptisch gemachte, atonische Wunden und Geschwüre gebracht werden, verwachsen daselbst oft hinreichend fest nach den ersten 8—9 Tagen und befördern in der Weise die lokalen Veränderungen, dass durch diese die Adhäsion zu einer sehr innigen wird.

2. Vom klinischen Standpunkte und mit blossem Auge beobachtet man, dass die Sekretion und Eiterung abnehmen und eine günstigere Wendung annehmen; die Granulationen werden sichtbar und üppig, die Ränder erweichen, werden nachgiebiger und von diesen aus geht bald ein epithelialer Halo aus, welcher sich allmälich verbreitet gegen das Centrum der Kontinuitätslösung. Gleichzeitig verändern die adhärenten Schwämmchen ihre Färbung, wird ihre Dichtigkeit geringer, verwickeln sie sich mit den Granulationen und verschwinden schliesslich vollständig. Andere und zwar wenige nicht verwachsene oder theilweise reduzirte fallen ab und endlich werden nicht gänzlich verschwundene von dem epithelialen Halo umgeben und bleiben in der Narbe eingeschlossen. Bei einigen Aufpfropfungen bemerkt man ausserdem das Auftreten so kleiner weisslicher Furchen gleich Fäden, dass sie die verschiedenen Schwammfragmentchen untereinander und mit der Peripherie in Verbindung zu setzen scheinen und mit einer Feder leicht entfernt werden können. Der Wiederherstellungsprozess vollzieht sich bei der Mehrzahl der erwähnten Wunden

und Geschwüre in relatif kurzer Zeit bis auf wenige Ausnahmen.

3. Seitens der freieren Vorgänge und der Histologie entwickeln sich noch wichtigere Erscheinungen, so ein mässiger und salutärer Entzündungsprozess, aus dem die Zellenvervielfältigung und die Auswanderung der weissen Blutkörperchen, welche sich zum Theil sofort in Bildungszellen umwandeln, hervorgeht. Diese vertheilen sich auf die Oberfläche der Schwämmchen und dringen bis hinter die Spalten oder Höhlungen, welche diese darstellen, und gehen, sobald sie genährt sind, denselben Entwickelungsprozess ein wie bei den Granulationen und bilden sich, wie es oft bei ähnlichen Vorkommnissen geschieht, zu vielkernigen und Riesenzellen, welche an allen entzündeten Stellen leicht zu finden und als Elemente zu betrachten sind, die mit grosser Thätigkeit begabt einen ziemlich energischen Stoffwechsel an den Tag legen. Es ist jedoch gewiss, dass die neuen Zellenelemente, unter denen die Riesenzellen prädominiren, durch Eindringen in die Trabekeln der Schwämmchen, deren Zerstreuung und Zerfaserung einleiten, woraus sich der partielle und totale Schwund derselben herleitet. A. ist bestimmt der Ansicht, dass ein chronischer Prozess sich ebenfalls in den aufgetragenen Schwämmchen entwickelt gleich demjenigen, welcher zur Resorption derselben in den Geweben vor sich geht.

4. Um die Art des Verhaltens der Schwämmchen zu der Peripherie der Kontinuitätstrennung und die Uebertragung der zellulären und primitiven Thätigkeit aus den aufgepfropften Centren in die Ränder, woraus das Verschwinden des epithelialen Halo sich entwickelt, zu erklären, bestehen zwei Hypothesen ; entweder die, dass der losgetrennte Theil den Gefäss- und plasmatischen Wegen folgend, die Peripherie erreicht und die Zellenaktion sowie die formative Thätigkeit der epithelialen Elemente erregt, oder dass die Schwämmchen durch Verdrängung einiger Ursachen, welche bis dahin· die Vernarbung behindert hatten, den Heilungsprozess auf diese Weise begünstigen.

Diese zweite Hypothese erscheint sehr rationell und erinnert daran, dass eine der Bedingungen, welche oft bei rebellischen, atonischen Geschwüren der Vernarbung hinderlich im Wege steht, die reichliche Exsudation ist, sowie die kopiöse Eiterung und die überschüssige Feuchtigkeit der Kontinuitätstrennung.

Die Schwammteilchen würden agiren wie solche Kapillarröhrchen und würden denselben Einfluss ausüben wie gewöhnliche Drains, welche bei einigen Stellen und Herden von Eiterung applizirt aus diesen die abundanten Flüssigkeiten hervorbefördern, die Oberfläche austrocknen und so die Heilung anregen. Die Apposition jener erwähnten fadenförmigen, weisslichen Furchen bei einigen überdeckten Geschwüren, welche die Schwämmchen untereinander und mit der Peripherie zu verbinden scheinen, und welche evident aus Eiterkügelchen bestehen, möchte diese zweite Theorie erhärten.

5. Aus den mikroskopischen Präparaten ausgeschnittener Läppchen, bei welchen noch nicht losgelöste Schwämmchen in der epidermoidalen Narbe eingeschlossen bleiben, resultirt das Fehlen jeder Spur von Schwammsubstanz. Hieraus ergiebt sich, dass auch auf einer vollständigen Narbe der Lostrennungsprozess sich zu vervollständigen fortfährt·

6. Die bei vielen Fällen dieser spezialen Behandlungsmethode erzielte Heilung stellt unzweifelhaft den Nutzen des Verfahrens in der Praxis fest.

. .
.

La toux des phtisiques traitée

par l'oxalate de cérium. Le D' *Chees-man (The Medical Record,* 2 Juin 1888) a pu se convaincre de l'efficacité de ce remède dans plus de la moitié des cas auxquels il l'a administré. Son efficacité est surtout très manifeste dans la toux irritative, coqueluchoïde de la période initiale de la phtisie. Son emploi n'est aucunement dangereux. Ch. a pu donner 1,0 plusieurs fois par jour sans inconvient. Le seul symptôme désagréable accusé par les malades est une sensation de sécheresse dans la bouche et la gorge. Généralement les malades dorment et se reposent mieux pendant qu'ils prennent l'oxalate ; rarement il survient un état d'assoupissement.

Il est préférable de faire prendre le médicament à l'état sec, pendant que l'estomac est vide, plutôt à des doses un peu fortes. La dose initiale était de 0.25, prise le matin a jeûn, on peut ensuite aller à 0.50 à prendre plusieurs fois dans la journée jusqu'à soulagement. Son efficacité diminue quelquefois par un usage prolongé, de sorte qu'il paraît indiqué de diminuer la dose ou d'interrompre son emploi de temps en temps.

En résumé, Ch. dit que l'oxal. de cérium est un remède utile dans les cas de toux due à différentes causes, mais surtout dans la toux des phtisiques. Dans un grand nombre de cas il remplace avantageusement les opiacés.

Ajoutons que le D' *Gardner* recommande l'oxalate de cérium comme le meilleur remède contre le *mal de mer* ainsi que contre les *nausées et les vomissements* dépendant de désordres gastriques, de la grossesse. Il le considère comme un sédatif du pneumogastrique et du sympathique.

* * *

De l'emploi du salicylate de mercure dans la pratique syphilidologique par le D' *Karl Szadek* à Kiew (tirage à part du *Monatshefte für Prakt. Dermatologie,* n° 10, 1888).

Silva Araujo (Rio de Janeiro) est le premier qui ait employé avec succès cette nouvelle combinaison mercurielle obtenue en 1886 par précipitation d'une solution aqueuse de nitrate de mercure au moyen d'une solution alcoolique de salicylate de potasse. Elle se présente sous forme d'une poudre amorphe blanche sans goût ni odeur. De réaction neutre, elle se dissout difficilement dans l'eau et l'alcool, plus facilement dans la glycérine ajoutée de soude ou de sel de cuisine, surtout lorsqu'on chauffe le mélange. Elle contient 0,2 °/₀ d'eau et 59,52 °/₀ de mercure et correspond à la formule

$$C_7 H_4 O_3 Hg. = C_6 H_4 \diagdown \begin{matrix} COO \\ O \end{matrix} \diagup Hg.$$

Les résultats thérapeutiques obtenus par *Szadek* sont les suivants :

1° Dans la *blennorrhagie* le salicylate de mercure n'a aucune influence sur la durée du processus pathologique. Il exerce une action antiseptique incontestable, mais il est inférieur sous ce rapport aux solutions de sublimé.

On prescrit :

   Hydrargyr. salicylic. 0,10
   Aq. destillat.   250,0
   Natr. bicarbonic.   1,0—1,3
   M. D. S. Pour injections.

2° Dans la *syphilis.* Dans les affections spécifiques primaires et secondaires (chancre et condylômes) S. a fait usage d'un mélange de salicyl. de mercure avec du sousnitrate de bismuth ou sous forme d'onguent (0,10 - 0,50 : 30,0) qu'il fit appliquer directement sur les endroits malades. Pour l'usage interne il prescrit :

   Hydrargyr. salic.   1,0
   Extr. et pulv. Liquirit. q. s.
   ut. f. pilul. n° 60.

A prendre 3 à 6 pilules par jour, *après les repas.*

Dans une douzaine de cas, S. a fait en

outre des injections intramusculaires, en
se servant de la formule suivante :

Hydrargyr. salicylic.   0,2
Mucilag. gummi arab.   0,3
Aq. destillat.   60,0

Le nombre des injections a varié de 6
à 16 par malade, avec des intervalles de
2 à 3 jours entre deux injections. Il n'y
eut que peu ou point de réaction locale
(douleur, inflammation réactive, etc.). Point
d'indurations, point d'abcès, ni symptômes généraux d'hydrargyrie. 8 à 12
injections suffisent ordinairement pour
faire disparaître les symptômes syphilitiques.

Comme conclusion, il résulte des observations de S. que le salicylate de mercure
est au moins aussi efficace que les autres
préparations mercurielles jusqu'à présent
en usage. Il présente sur ces derniers
l'avantage de ne pas donner lieu à des
phénomènes d'irritation locale ni à des
symptômes d'intoxication générale.

• • •

Ueber die Behandlung der chronischen Sycosis

der behaarten
Gesichtshaut verlangte ein Arzt im *Lancet*
vom 26. Mai letzthin Aufschluss. Er sagt,
dass er in einem Falle alle möglichen Mittel
ohne Erfolg angewendet habe. Hebra's
Salbe leistete ihm noch am meisten
Dienste, ohne jedoch, selbst mit Epilation
verbunden, definitive Heilung herbeizuführen.

Bis jetzt sind demselben im Correspon-
denzentheil obigen Blattes folgende Antworten zu Theil geworden :

1° Dr W. J. Peddie aus Edinburg räth
ihm an, die Barthaare kurz schneiden
zu lassen und darauf eine blasenziehende
Flüssigkeit (flüssiges Vesitator) einzu-
pinseln.

2° Ein anderer College verschreibt folgende Salbe :

B. Naphtol   1,0
Sulf. praecip.   4,0
Vasel. flav.
(siv. lanolin. pur.) }
Sapon. virid.   } aā 20,0

M. leniter terendo fiat pasta.

S. in dünner Schichte auf die kranke
Haut aufzutragen, und nach 15—20 Minuten abzureiben und Talcpulver aufzu-
streuen.

3° Dr A. Leach in London hat mit Erfolg folgende Behandlung durchgeführt :

Die kranke Stelle ist jeden Abend mit
sehr warmem Wasser abzuwaschen und
dann zu trocknen. Dann ist eine gewärmte
Salbe aufzutragen z. B. :

Jodoform. praecip. opt.   4,0
Lanolin.   30,0

M. f. unguent.

Auf diese Weise hat L. einen sehr
hartnäckigen Fall pustulöser Sycosis
barbi in einigen Wochen vollständig geheilt.

• • •

Encalyptol in der Behandlung des Abdominaltyphus

(Aus : *Der
Abdominaltyphus* von Dr *F. Seitz*, Prof.
der Medicin in München, 1888).

Die Mittheilung *Benjamin Bells* von
der erfolgreichen Anwendung des En-
calyptols im typhösen Fieber (*Edinburg.
med. Journal* 1881, August) brachte uns
Versuche in Erinnerung, die wir schon
im Jahre 1870 bei intermittirenden und
typhösen Fiebern mit diesem Mittel angestellt haben. (*Aerztl. Intelligenzbl.* 1870
n° 24). Dasselbe ist nach Buchholz ein
mehr als dreimal so starkes Bacterien-
gift als die Carbolsäure. Es hat vor dem
ihm in seiner chemischen Zusammensetzung und physiologischen Wirkung
nahestehenden, als Gährung und Eiterung
beschränkendes Antiparasiticum angewendeten Terpentinöl einen bessern Geruch und Geschmack voraus, und wird,
wie wir uns bei seiner Anwendung bei

chronischer Bronchitis und Tuberculose überzeugt haben, von Kranken jenem vorgezogen. Wir haben es einige Male, zuerst in einem von schweren Erscheinungen in den Athmungswegen begleiteten Fall angewendet. In einem andern Fall, in welchem wir das Mittel versuchten, waren lange anhaltende Delirien und Erscheinungen von Bronchitis vorhanden, zu welchen sich eine Magenblutung gesellte. Endlich wurde das Mittel noch versucht bei einer 30jährigen früher gesunden, kräftigen, normal menstruirten Taglöhnersfrau. Bei sehr ausgeprägten typhischen Symptomen stieg das Fieber in den Abendstunden auf 39°5. Es wurde ihr Ol. Encalypt. 30,0 zu 10 Tropfen alle drei Stunden verschrieben. Sie nahm, in dem Glauben, dass grössere Dosen ihr mehr helfen würden, solche in kürzeren Zwischenräumen, so dass sie innerhalb 3 Tagen die 30,0 vollständig verbrauchte. Ausser leichter Angina traten keine Erscheinungen ein, welche auf Rechnung des Mittels gesetzt werden konnten. Auffallend schnell blieben darnach die Fiebertemperaturen weg. Die Kranke trat in Reconvalescenz und kam zwei Wochen später zur Genesung.

Gegen Comedonen empfiehlt Dr J. V. Shoemaker in New-York (*Practical Treatise on Diseases of the Skin*) folgendes innerlich zu verabreichende Mittel :

Ferr. dialysat.   30,0
Glycerin   60,0
Ol. ricini   60,0

M. S. Ein bis zwei Esslöffel morgens und abends einzunehmen ; oder

Ol. jecor. asell. 15,0
Aether. sulfur. XX gutt.

für eine Dosis, dreimal täglich zu nehmen.

REVUE BALNÉAIRE ET CLIMATOTHÉRAPIQUE

Les bains du Schimberg (Entlebuch-Lucerne). L'établissement des bains du Schimberg dirigé par le Dr *A. Schiffmann* de Lucerne fut détruit le 6 Juin 1885 par un incendie, puis réédifié par une Société anonyme. Dans la construction du nouvel hôtel on a adopté les dispositions les plus efficaces en matière d'hygiène. Les trois étages contiennent 86 chambres avec 120 lits. Le bâtiment des bains qui s'élève un peu au-dessous de l'hôtel est pourvu du chauffage à la vapeur et contient 14 chambres de bains. Il s'y trouve également une installation de douches avec les perfectionnements les plus récents. La source sulfureuse est recouverte d'un pavillon (Trinkhalle).

Ce que, parmi tous les établissements similaires, le Schimberg seul peut offrir et ce qui assure son avenir d'une manière toute spéciale, c'est le fait qu'il possède, à une hauteur de 1425ᵐ deux sources minérales, l'une *ferrugineuse*, et l'autre *sulfureuse* (sulfure de sodium), toutes deux utilisables pour l'usage interne et pour l'usage externe, en d'autres termes, comme boisson et comme bains.

Au point de vue de la composition chimique, l'eau sulfureuse du Schimberg a beaucoup d'analogie avec la source thermale de Teplitz, dans laquelle prédomine également le carbonate de soude et qui présente une somme de parties solides à peu près égale à celle de l'eau de Schimberg.

Parmi les principales affections traitées avec succès à Schimberg nous remarquons la chloroanémie et les catarrhes des voies respiratoires, digestives et urinaires.

Les bains de Heustrich (Oberland bernois) sous la direction médicale du D' *M. Neukomm* se sont acquis, depuis nombre d'années, une renommée méritée dans le traitement des affections catarrhales des différentes muqueuses. L'air d'Heustrich (680" s/m.) est tonique et se distingue par une absence complète de poussières. L'humidité relative est de 80°/₀ et en cela Heustrich présente une certaine ressemblance avec Weissenburg.

La source sulfureuse de Heustrich n'est pas très abondante (1 ½/₄ litres par minute); sa température ne dépasse guère 6°. Elle est caractérisée par la présence du sulfate de soude (0 gr. 20 par litre) et du bicarbonate de soude (0 gr. 67 par litre). En outre un litre contient 11 cc. d'hydrogène sulfuré. La source d'Heustrich doit ainsi être rangée dans la classe des *eaux sulfureuses alcalines*.

Ce qui frappe avant tout dans la cure d'Heustrich, c'est l'abondante *diurèse* qu'elle provoque et qui doit être attribuée à la présence du bicarbonate de soude. Toutes les autres secrétions sont également augmentées.

Heustrich est pourvu de tous les appareils modernes d'inhalation. Un cabinet pneumatique y fonctionne depuis 1880.

Le D' Neukomm trouve son emploi indiqué dans les exsudats pleurétiques, les catarrhes des sommets, la chlorose, la coqueluche, mais il ne tient pas, et avec raison, à en faire une panacée pour toutes les maladies. A noter encore qu'à Heustrich, les tuberculeux sont exclus de la cloche pneumatique par crainte de contagion.

En résumé, les eaux de Heustrich sont indiquées dans les catarrhes chroniques du nez, du pharynx, du larynx, dans la bronchite chronique et l'emphysème. Quant à la tuberculose, les malades avancés, à fièvre hectique et ayant perdu la plus grande partie de leur forces de résistance ne doivent pas y être envoyés. Les catarrhes chroniques des voies digestives accompagnés ou non de cardialgie ou de diarrhée se trouvent très bien d'une cure à Heustrich.

La haute saison de Heustrich comprend les mois de juillet et août. La durée de la cure varie selon les maladies. La cure de 21 jours doit être considérée comme un minimum. Les malades sont placés sous la surveillance médicale du médecin de l'établissement qui, dans l'intérêt d'un traitement bien entendu, désire qu'ils soient pourvus d'une courte notice médicale délivrée par leur médecin habituel.

CHRONIK

Suisse. *Les médecins anglais en Suisse.* Nous empruntons au *Journal de Genève* l'article suivant :

« Une dépêche de Londres nous apprend que des explications ont été échangées, à la Chambre des communes, au sujet de condamnations prononcées dans certains cantons suisses, pour exercice illégal de la médecine, contre des médecins anglais qui viennent, pendant la saison, résider dans nos stations climatériques et balnéaires. La réponse faite par sir James Fergus-son à la question posée à ce sujet nous paraît correcte. Quelques explications sont pourtant nécessaires pour la compléter et dissiper tout malentendu.

La loi fédérale du 19 décembre 1877, édictée en exécution de l'article 33 de la Constitution fédérale, fixe les conditions auxquelles les médecins, pharmaciens et vétérinaires doivent se soumettre pour avoir le droit d'exercer librement leur profession dans toute l'étendue de la Confédération.

Ce droit est accordé en particulier 1º à toutes les personnes vouées à ces professions qui ont obtenu un diplôme fédéral ; 2º *à toutes celles qui, à la suite d'un examen d'Etat subi dans un Etat étranger, ont obtenu un diplôme les autorisant sans aucune restriction à pratiquer dans le territoire de cet Etat, — pour autant que la réciprocité est stipulée dans un traité.*

Aucun traité de réciprocité n'existe entre la Suisse et la Grande-Bretagne : les cantons ne sont donc pas tenus d'accorder aux médecins anglais qui n'ont pas obtenu le diplôme fédéral l'autorisation d'exercer leur profession sur leur territoire.

La Grande-Bretagne ayant fait des démarches en vue de mettre fin à cet état de choses, la Société vaudoise de médecine a écrit au Conseil fédéral pour combattre, au point de vue des intérêts professionnels, l'adoption d'une convention de réciprocité. La Société fribourgeoise s'est jointe à cette démarche, « par des raisons de justice et de confraternité. » Quant à la Société de Genève, n'ayant été consultée, ni par le gouvernement anglais, ni par le Conseil fédéral, elle a refusé d'entrer en matière.

Nous ne saurions, quant à nous, nous associer en aucune façon aux protestations de messieurs les disciples vaudois et fribourgeois d'Esculape. La loi fédérale de 1877 a pour but de fixer, dans l'intérêt du public, les garanties de savoir et de capacité qui doivent être exigées des médecins qui veulent pouvoir exercer leur profession dans toute l'étendue du territoire suisse, et nullement de protéger les médecins suisses contre la concurrence étrangère.

Ce protectionnisme d'un nouveau genre serait aussi contraire à nos traditions libérales qu'aux intérêts bien entendus de notre pays. Si les médecins anglais cessent d'envoyer leurs malades en Suisse, leurs confrères du pays n'y gagneront rien et les maîtres d'hôtel y perdront beaucoup.

La seule question que le Conseil fédéral ait à examiner, c'est la valeur des diplômes anglais. S'ils équivalent au diplôme fédéral, il n'y a aucune raison sérieuse pour refuser la réciprocité demandée. »

— **Graubünden.** Zwei englische Aerzte, H. Holland und H. Wise, die sich immer zur Kurzeit in Davos aufhalten, hatten ein Gesuch an den Grossen Rath eingereicht, in dem Sinne, man möge ihnen die Ausübung der ärztlichen Praxis für Engländer und Fremde im Gebiete des Kantons gestatten.

Gestützt auf die Sanitätsordnung des Landes, welche bestimmt, dass jedem Arzte, der den Beweis seiner wissenschaftlichen Ausbildung beibringen kann, die Ausübung des ärztlichen Berufes gestattet werden darf, hat nun der Grosse Rath die Angelegenheit in diesem Sinne erledigt.

Deutschland. — Berlin. Die *Pharmac. Ztg.* bringt auf S. 338 folgendes, sehr beachtenswerthes Referat :

« Wenn die in Nº 44 wiedergegebenen Aeusserungen in der *Nordd. Allg. Ztg.* über das *Geheimmittelwesen*, wie man annehmen muss, offiziösen Ursprungs waren, so ist auf ein Reichsgesetz, welches das Anpreisen und Feilbieten von Geheimmitteln unter Strafe stellt, ganz sicher *nicht* zu rechnen. Der Artikel führt aus, dass der Staat in dieser Frage sich nicht ausschliesslich auf den Standpunkt des Arztes stellen kann, sondern dass seine Aufgabe lediglich darin besteht, seine Bürger vor direkt schädlichen Substanzen zu bewahren und sie vor Uebervortheilungen thunlichst zu behüten. Im Uebrigen seien Geheimmittel, Sympathiekuren etc. Glaubenssache und es würde als eine Vergewaltigung der persönlichen Freiheit empfunden werden, wenn der Staat den Gebrauch derartiger Dinge schonungslos unter Strafe stellen wollte. Die Gewerbeordnung gestatte zudem die Ausübung des ärztlichen Berufs in gewissem Umfange Jedermann und hierauf gründe sich vielfach die Anpreisung von Heilmitteln in öffentlichen Blättern. Der Artikel schliesst mit der die gegenwärtige « Geheimmittelhetze » scharf verurtheilenden Mahnung an die Aerzte : « Es gibt eine grosse Menge von sonst recht gebildeten Menschen, die der medizinischen Wissenschaft kein sehr grosses Vertrauen entgegenbringen und sich lieber gegen bestimmte Leiden ein Mittel kaufen, ehe sie den Arzt konsultiren. Es würde unseren Aerzten vielleicht besser anstehen und ihnen grössere Werthschätzung auch in den gezeichneten Kreisen einbringen, wenn sie bei ihrem Verkehr mit dem Publikum aufklärend zu wirken suchten, als wenn sie gegen ihren Feind bei Verachtung ihrer Wissenschaft die Gesetzgebung zu Hülfe rufen. »

Im Interesse der Sache ist es werthvoll, dass auch einmal der staatliche Gesichtspunkt in dieser Frage zum Ausdruck gebracht worden ist, denn man war dem Anschein nach hier auf dem besten Wege, das Kind mit dem Bade auszuschütten. Wie wir auf religiösem Gebiet Jeden glauben lassen und glauben lassen müssen, was er will, so können wir, namentlich der noch immer sehr grossen Ohnmacht der offiziellen Medizin gegenüber, auch nicht gut verlangen, dass in medizinischen Dingen alle Menschen eines Glaubens sind. Wer die vollkommene Rath- und Hülflosigkeit der offiziellen Medizin gewissen Krankheiten gegenüber sogar in ihren berufensten Vertretern tagtäglich sieht, der muss den Anspruch der Aerzte auf Unterdrückung aller Geheimmittel und Sympathiekuren doch als einen recht verfrühten empfinden. Das Geheimmittelwesen wurzelt in der Unzulänglichkeit der Heilmethoden und -Mittel der offiziellen Medizin und ehe die diese nicht überwunden ist, wird keine Macht der Welt den von dem Lebenstriebe mächtig beherrschten Menschen verbieten können, Hilfe und Rettung da zu suchen, wo er sie zu finden glaubt. Der einst so viel verhöhnte, verspottete und verfolgte Hoff'sche Malzextrakt, der jetzt eins der geschätztesten Mittel der Pharmakopöe ist, sollte doch den Aerzten für ewig eine Warnung vor allzu radikaler Verurtheilung des Geheimmittelwesens sein. »

— Zu den Gesellschaften, welche, die ungemein vielfachen und zahlreichen Beispiele des Auslandes nachahmend, endlich auch in Deutschland sich gebildet haben, um die reichen Schätze jenseits der Weltmeere den Deutschen zu Gute kommen zu lassen, hat sich eine neue gesellt, welche den Namen *Deutsch - Brasilianische Plantagen- und Handelsgesellschaft* führt, und welche speziell die Zwecke verfolgt :

1) Die Urbarmachung und kulturelle Ausnutzung bereits erworbener und noch zu erwerbender Ländereien in Brasilien, insbesondere Plantagenbau in Verbindung mit dem desfallsigen Exporthandel und allen damit zusammenhängenden geschäftlichen Unternehmungen.

2) Die zur Erreichung der vorgenannten Zwecke erforderlichen industriellen Anlagen und Einrichtungen herzustellen, insbesondere Handelsfactoreien und Pflanzungen anzulegen und die für den Exporthandel der Gesellschaft event. erforderlichen Kauffahrteischiffe zu erwerben.

3) Brasilianische Naturproducte jeder Art, besonders Papayotin (oder Papaïn, Mittel gegen Diphterie, Dyspepsie und Magenkrebs), Vasicine, (Gift gegen Algen, Infusorien, Blattläuse, Reblaus, überhaupt niedere Insekten), Cocaïn, Vetivéröl, Speise- und ätherische Oele, Ramié-Faser, Luffa-Gurke und verschiedene Früchte, Fruchtsäfte und Conserven, Hölzer für Drechsler und Möbelfabrikanten, Färb- und Gerbstoffe nach Deutschland (oder auch nach andern Ländern), Werk-

zeuge und Düngemittel nach Brasilien einzuführen.

Jede weitere Auskunft ertheilt der Vorstand der « Deutsch-Brasilianischen Plantagen- und Handelsgesellschaft », Dr A. v. Eye, F. V. Brückner, Dr E. Wolsborn. Berlin W., Potsdamerstrasse 82 c.

Elsass. — Strassburg. Hier verschied am 27. Mai abhin der Spitalapotheker F. Musculus, ein um unsern Beruf, besonders aber um die Elsass-Lothring'schen Apotheker- und Landwirthe-Vereine sehr verdienter College, der eine fühlbare Lücke lässt und allgemein betrauert wird. Von seinen zahlreichen Arbeiten haben mehrere hohes wissenschaftliches Interesse, so dass der Name des Autors nicht so schnell vergessen wird.

Musculus wurde am 16. Juli 1829 in Sultz, wo sein Vater Apotheker war, geboren. Nach Absolvirung der Lehrzeit begab er sich nach Paris, wo er seine Studien beendigte und bald als Apotheker I. Classe in den Militärdienst trat. Hier bis zum Grad eines Apotheker-Major vorgerückt und nachdem er die Feldzüge von Italien, Afrika, sowie den deutsch-franz. Krieg mitgemacht hatte, nahm er 1872 die von Hrn. Schlagdenhauffen verlassene Stelle eines Spitalapothekers in Strassburg an, wo er auch bis zu seinem Tode verblieb. Sein ganzes Leben hat er der Wissenschaft und dem Vaterlande gewidmet, daher Ehre seinem Andenken !

Frankreich. Das unerklärlicherweise gemachte Verbot der Einfuhr von natürlichem Carlsbadersalz in Frankreich wurde wieder aufgehoben.

— Die Unterhandlungen zwischen Frankreich und der Schweiz, behufs eines Vertrages über die Ausübung der ärztlichen Praxis an der Grenze haben noch kein Resultat erzielt. Der bundesräthliche Bericht betont besonders, dass die Schwierigkeiten von den savoyeschen Aerzten herrühren, da sie sich auf eine Reciprocität nicht einlassen wollen, indem sie die Concurrenz der Genfer Aerzte zu sehr fürchten.

Spanien. Pharm. Congress. Aus Anlass der internationalen Ausstellung wird in *Barcelona*, vom 9. bis 15. Sept. d. J. ein Pharmac. Congress stattfinden. auf welchem Fragen nach folgendem Programm zur Verhandlung kommen. 1. Allgemeines, 2. Pharmakologie, 3. Praktische Pharmacie, 4. Chemie. Officiell ist bei diesem Congresse die spanische, zulässig jedoch jede dem lateinischen Sprachstamm angehörende Sprache. Geschriebene· Abhandlungen können in jeder Sprache eingereicht werden, nur müssen die

Schlusssätze und das Resumé in der officiellen Sprache beigeschlossen sein.

VARIA

Resultat einer Consultation.

Arzt (nach einer Consultation) : « Ich gratulire Ihnen bestens. »

Patient (lächelnd) : « Bin ich denn bald geheilt ? »

Arzt : « Das gerade nicht ; aber aus unserer Consultation ergiebt sich, dass Ihr Fall ein Unicum ist ; auch haben wir beschlossen, der Krankheit Ihren Namen zu geben, insofern die Autopsie unsere Diagnose bestätigt. »

(Journal de Médecine.)

Welches ist das populärste unter den neuern Medikamenten ?

In einer in dem *Chemist and Druggist* (16. Juni

1888) veröffentlichten Postkarten-Abstimmung von 635 Abonnenten finden wir folgende Liste :

Antipyrin	147
Menthol	108
Cascara sagrada	98
Cocaïn	79
Saccharin	45
Vaselin	31
Strophantus	28
Warner's Safe Cure	25
Andere Mittel	74
Total	635

Wir können nicht umhin, diese originelle beweiskräftige (sic) Probe den Erfindern neuerer reklamebedürftiger Medicamente bestens zu empfehlen.

BIBLIOGRAPHIE

Die natürlichen Pflanzenfamilien nebst ihren Gattungen und wichtigeren Arten inbesondere den Nutzpflanzen bearbeitet unter Mitwirkung zahlreicher hervorragender Fachgelehrten von *A. Engler*, ord. Prof. der Botanik und Director des botan. Gartens in Breslau und *K. Prantl*, Prof. der Botanik an der Forstlehranstalt Aschaffenburg. Leipzig, Verlag von *Wilhelm Engelmann* 1888.

Es hat bisher an einem umfassenden Werke gefehlt, welches, nach streng wissenschaftlichen Grundsätzen und von anerkannten Autoritäten bearbeitet, ein *Gesammtbild der Pflanzenwelt* in systematischer und dabei doch allgemeiner verständlicher Weise zur Darstellung zu bringen suchte. Die « natürlichen Pflanzenfamilien » hoffen dies zu erreichen ; nicht nur die Art der Bearbeitung des Textes, sondern vor allem auch die Zahl und Güte der *Abbildungen* lassen erwarten, dass ebensowohl Botaniker von Fach, als einigermassen vorgebildete Laien (*Lehrer* der Naturwissenschaft, *Apotheker* und *Pharmaceuten Aerzte*, *Forst-* und *Landwirthe*, *Gärtner*, wissenschaftliche *Reisende* und *Kolonisten)* eine Fülle von Anregung und Belehrung finden werden. Die Namen der Herausgeber wie der

zahlreichen Mitarbeiter bieten die Gewähr einer, auch die strengste Kritik bestehenden Behandlung des Stoffes.

Die *Abbildungen* liefern ein kostbares, bisher nur Wenigen zugängliches Material und dürften zur Verbreitung des Werkes in weiten Kreisen ganz besonders beitragen.

Der *Umfang* des Ganzen soll etwa 300—330 Bogen Lex.-8º betragen ; jährlich erscheinen ca. 50 Bogen, in Heften (Lieferungen) von 3 Bogen ; zunächst beginnen die Phanerogamen, 4 Theile, jeder zu mehreren Abtheilungen oder Bänden. Der *Subskriptionspreis* eines Heftes beträgt nur Mark 1.50, der Einzelpreis Mark 3.—. Die Abtheilungen (Bände) sind je nach Vollendung für sich, zu höherem Preise, käuflich.

Die 18. und 19. Lieferung dieses in jeder Beziehung praktisch und zugleich reich, ja grossartig angelegten Werkes enthalten wieder eine Fülle der glänzendsten Illustrationen nebst gedrängtem Text der Ranunculaceen, Lardizabalaceen, Berberidaceen, Menispermaceen, Calycanthaceen, Monimiaceen, Fagaceen, Ulmaceen und Moraceen. Von den in der Medicin und in den Gewerben gebrauchten Pflanzen stehen in den beiden neuen Lieferungen wieder eine grössere Anzahl in den gewohnten vorzüglichen Abbildungen vor uns. Nebenbei verleihen grössere landschaftliche Bilder wie z B. das Blatt « Kastanienbäume am Aetna » dem Werke einen ungemein anziehenden Schmuck. Uns befreundete Botaniker und Vorsteher botanischer Instituten mit welchen wir das Buch besprachen, sind über dasselbe ebenfalls des Lobes voll und darf man es füglich zur grössten Verbreitung empfehlen.

Les champignons comestibles et les espèces vénéneuses avec lesquelles ils pourraient être confondus, décrits et peints d'après nature par *F. Leuba*, pharmacien. Ouvrage se composant de 12 à 13 livraisons de 4 planches avec texte, au prix de fr. 2.50, paraissant de deux en deux mois. Souscription ouverte chez tous les libraires. Neuchâtel, *Delachaux et Niestlé*, éditeurs.

Notre savant confrère du canton de Neuchâtel poursuit la tâche qu'il s'est donnée avec le plus grand zèle et une grande connaissance de son sujet. Les quatre planches de la septième livraison qui vient de nous arriver confirment entièrement ce jugement et nous recommandons de nouveau vivement cet ouvrage si éminemment utile.

La nouvelle livraison contient outre les huit pages habituelles de texte les figures, coloriées avec grand soin, des espèces suivantes : Agaricus acris ; Ag. deliciosus ; Ag. alutaceus ; Ag. emeticus; Cantharellus cibarius et C. aurantiacus.

Un texte court et clair accompagne ces belles planches et complète tout ce qui ne peut trouver place dans les dessins, de sorte que l'amateur recevra un atlas qui lui fera certainement beaucoup de plaisir.

Recherches expérimentales relatives à l'action des médicaments sur la secrétion biliaire et à leur élimination par cette secrétion par *J.-L. Prevost* et *Paul Binet*. (Tirage à part de la Revue médicale de la Suisse romande, 20 Mai 1888). Les recherches expérimentales que les auteurs ont exécutées au laboratoire thérapeutique de l'Université de Genève sont d'un intérêt multiple. La plupart des substances actuellement employées en thérapeutique ont été passées en revue. Les auteurs résument les résultats de leurs recherches en disant que l'élimination par la bile des médicaments introduits dans l'organisme est peu importante. Ils n'y passent généralement qu'en faible quantité. Les matériaux d'autre part qui constituent la bile, notamment les acides biliaires

trouvent dans le foie un lieu d'élimination élective ; de là, la polycholie intense et constante que l'on observe à la suite de l'ingestion de bile. Il n'y a pas de rapport constant entre l'élimination d'une substance par la bile et l'action qu'elle peut exercer sur l'activité de la secrétion biliaire.

Nous aurons l'occasion de revenir en détail sur cette intéressante publication.

Dans la cinquième livraison des **Mittheilungen aus der dermatologischen Klinik des Königl. Charité-Krankenhauses zu Berlin** publiée sous la direction du Prof. Dr *E. Schweninger* nous trouvons d'abord une *contribution à l'histogénèse des tumeurs perlées* par notre ami, le Dr *F. Buzzi*, assistant de la clinique dermatologique. En se basant sur des recherches micropathologiques personnelles, contrôlées par les professeurs *Schweninger* à Berlin et *Zahn* à Genève, l'auteur croit, dans son intéressant travail, établir la classification suivante :

1º Tumeurs perlées homologues provenant du tissu épithélial normalement préexistant.

2º Tumeurs perlées homéoplastiques hétérotopes, provenant du tissu épithélial anormalement préexistant.

3º Tumeurs perlées metaplastiques provenant d'une transformation du tissu conjonctif.

Cette livraison contient en outre deux leçons cliniques du Prof. Schweninger : *Considérations à propos du carcinôme et de son diagnostic; et remarques sur les eczémas et leur traitement diététique.*

Fragekasten und Sprechsaal.

23) M. A. D. à St. en A. Il est très probable que nous donnerons déjà dans le prochain numéro un compte-rendu sur le Soya et l'alimentation avec le Soya. Bien à vous.

24) Hrn. S. F. j. Mineralwasserhandlung in B. Wie Ihnen bereits schriftlich angedeutet, finden Sie die *Adressen der Apotheker und Aerzte der Schweiz* im schweiz Medicinal-Kalender von A. Baader, II. Theil. Ob ein Verzeichniss der Droguisten besteht, ist uns unbekannt. Darauf würde vielleicht ein grösserer Droguist besser antworten können.

25) Hrn. Prof. Dr G. D. in Dorpat. Besten Dank für die liebenswürdige Zusendung der Thesen von P. B , C. B. und R. K. Sollen nächstens resümirt werden.

26) Mons. J. L. M. rédacteur à N. Nous donnerons très prochainement un résumé commencé depuis longtemps au point de vue des extraits fluides. Espérons que ces quelques renseignements pourront avoir de l'utilité pour le travail que vous avez l'intention de publier. Salutations confraternelles.

27) Hrn. A. W. cand. med. in B. Wir konnten keine genaue Vorschrift für *Injection Brou* finden. Sie soll aber aus einer ziemlich schwachen Lösung von Plumb. acetic. und Zinc. sulfuric. mit etwas Zusatz von Tinct. catechu bestehen.

DER FORTSCHRITT
LE PROGRÈS

Rédacteurs : **B. REBER**, Pharmacien, et Dr Med. **A. WYSS**.

N° 13.   GENF, 5. Juli 1888.   IV. Jahrgang.

Inhaltsverzeichniss.

Wissenschaftliche Arbeiten werden mit Fr. 50 der Bogen (16 Seiten) honorirt.
Les travaux scientifiques seront rémunérés à raison de Fr. 50 la feuille (16 pages).

PHARMACIE UND CHEMIE

Stereochemische Studien
Berichterstattung von *M. C. Traub* in Bern.

In einer der letzten Nummern dieser Fachschrift hatte ich Gelegenheit, dar zu thun, in welcher Richtung die Theorien über die Constitution des chemischen Moleculs ihrer Weiterentwicklung entgegengeführt werden. Es ist klar, dass dieses nicht ohne Einspruch vor sich gehen kann ; handelt es sich doch zumal darum, der vorgefassten Meinung, dass es dem menschlichen Geiste verwehrt sei, in die discretesten, häuslichen Verhältnisse des Moleculs einzudringen, den Boden zu entziehen, ein Experiment, welches nur dann mit einer gewissen Sicherheit auf Erfolg rechnen kann, wenn dessen Ausführung in so ausgezeichnet geistreicher Weise begonnen wird, wie dies eben von van t'Hofft und Wislicenus geschehen ist.

Fasse ich nun zunächst Alles zusammen, was wir über die allgemeinen Sätze, für das Kohlenstoffatom gültig, kennen, so ist dies Folgendes :

1) Das C:atom ist in der Regel vierwerthig.

2) Die vier Valenzen sind untereinander gleichwerthig.

3) Die vier Valenzen sind im Raume gleichmässig vertheilt, sie entsprechen den Ecken eines in eine Kugel eingeschriebenen Tetraeders.

4) Sie wirken also in den Richtungen, welche den Mittelpunkt der Kugel mit den Tetraederecken verbinden und welche mit einander einen Winkel von 109°28' bilden.

5) Die mit den vier Valenzen verbundenen Gruppen können nicht ohne Weiteres ihre Plätze tauschen.

6) Die C:atome können sich untereinander mit ein, zwei oder drei Valenzen verbinden.

7) Diese Verbindungen bilden entweder offene oder ringförmige geschlossene Ketten.

8) Zwei mit einander einwerthig verbundene C:atome können sich in ent-
gegengesetzter Richtung um eine gemein-
schaftliche Axe drehen, axialsymetrische
Anordnungen daher durch Einwirkung
der Affinität der gebundenen Radicale
oder Elemente in plansymetrische übergehen. Eine derartige Drehung ist bei
2 oder 3fach gebundenen C:atomen nicht
möglich.

Das sind im grossen Ganzen die Haupt-
grundlagen, auf welchen sich die Theorie
von der Constitution der C:verbindungen
bis vor Kurzem aufbaute.

Suchen wir nun die wunden Stellen
dieses Systems auf.

Eine derselben besteht offenbar darin,
dass van t'Hofft der Uebersichtlichkeit
und des klaren Bildes halber das Tetraeder als sinnlichen Ausdruck der C:ver-
bindung wählte, dessen unbeugsame
Kanten jedoch ein Uebelstand sind. Es
ist dies ein Einwand, welchen W. Lossen
erhoben hat und zwar mit vollem Recht.
So lange wir es mit einem oder mit zwei
einfach gebundenen C:atomen zu thun
haben, lässt sich nichts gegen die Verwendung des Tetraeders als Molecul-
modell einwenden. Geht aber die gesättigte Verbindung in eine solche mit zwei
oder dreifacher Bindung über, so entspricht das van t'Hofft'sche Modell entschieden nicht mehr der Wirklichkeit.

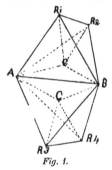

Fig. 1.

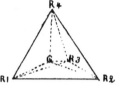

Fig. 2.

Indem van t'Hofft die Verbindung
C_2H_4 durch Figur 1 wieder gibt, bleibt
er nicht stehen bei einer Darstellung der
Lage der Atome im Raum, er geht darüber
hinaus und stellt noch eine von der Lage
der Atome unabhängige Lage der Affinitätseinheiten im Raume dar. Es ist Nichts
dagegen einzuwenden, wenn man in Figur
2 die Linien CR_1, CR_2, CR_3, CR_4 als die
Lage der Affinitätseinheiten bezeichnet;
man gibt dadurch nur Richtungen, welche
ohnehin schon durch die Lage der Atome
im Raume bestimmt sind, einen besonderen Namen. In Figur 1 dagegen ist die
Richtung der Linien CA und CB nicht mehr
durch die Lage der Atome gegeben, denn
in A und B befinden sich keine Atome.
In einer C:verbindung mit doppelter Bindung können unmöglich die beiden, die
Brücken zwischen den zwei C:atomen
bildenden Affinitäten in derselben Richtung wirken wie bei einfacher Bindung.

Wollen wir die doppelte oder dreifache
Bindung überhaupt nicht wegleugnen,
wozu wir auch keinen Grund haben, so
müssen wir unter Berücksichtigung der
Leichtigkeit, mit welcher mehrfache Ver-
kettung gelöst oder gar ganz gesprengt
werden kann, ich erinnere nur an die
Explosivität der Acetylen: und Poly-
acetylenverbindungen, eine mehr oder
weniger grosse Ablenkung der hier in
Frage kommenden Affinitäten des C:atoms
von ihrer gewöhnlichen Lage annehmen;
Hand in Hand damit geht eine mit der
Grösse der Ablenkung wachsende Spannung.

Es wurde dieser neue allgemeine Satz

über die Natur des C:atoms zuerst von Baeyer aufgestellt.

Eine solche Ablenkung der Affinitäten können wir mit Hülfe des van t'Hofft'schen Tetraeders nicht zum Ausdruck bringen. Sehr leicht gelingt dies aber mit Hülfe des Kekule'schen Kugelmodells, dessen Drähte wir zweckmässig durch elastische Federn ersetzen.

Macht man nun den Versuch, eine grössere Anzahl von C:atommodellen in der Richtung der Axen ohne Zwang mit einander zu verbinden, so erhält man entweder eine Zickzacklinie oder einen aus 5 Atomen bestehenden Ring, was auch ganz selbstverständlich ist, da der Winkel des regelmässigen Fünfecks 108° ist, also nur sehr wenig von 109° 28' abweicht. Bei Herstellung eines grösseren oder kleineren Ringes müssen die Axen von ihrer Lage abgelenkt werden, es tritt also eine Spannung ein.

Wie gut diese Anschauung mit der Thatsache übereinstimmt, ergibt sich aus der Betrachtung der aus mehreren Methylengruppen gebildeten Ringe.

Als der einfachste Methylenring erscheint das Aethylen, welches als ein Dimethylen aufgefasst werden kann. Zur Herstellung der darin vorkommenden doppelten Bindung müssen unter der Voraussetzung, dass beide Axen eine gleichmässige Ablenkung erfahren, diese so weit abgelenkt werden, bis sie parallel sind. Jede Axe muss um $^1/_2$ 109° 28' von ihrer Ruhelage abgebogen werden. Das Trimethylen kann als ein gleichseitiges Dreieck gedacht werden, der Winkel, den die beiden Axen mit einander bilden müssen, beträgt 60°, ihre Ablenkung also $^1/_2$ (109° 28'—60°) = 24° 44', beim Tetramethylen 9° 44', beim Pentamethylen 0°44', beim Hexamethylen — 5° 16'.

Es ergibt sich dieses am deutlichsten aus folgender Zusammenstellung :

$$CH_2 \\ \| \\ CH_2 \\ + 54° 44'$$

$$CH_2 \\ \diagup\diagdown \\ CH_2 - CH_2 \\ + 24° 44'$$

$$CH_2 - CH_2 \\ | \quad\quad | \\ CH_2 - CH_2 \\ + 9° 34'$$

$$CH_2 \\ \diagup\diagdown \\ CH_2 \quad CH_2 \\ | \quad\quad | \\ CH_2 - CH_2 \\ + 0° 44'$$

$$CH \\ \diagup\diagdown \\ CH_2 \quad CH_2 \\ | \quad\quad | \\ CH_2 - CH_2 \\ \diagdown\diagup \\ CH_2 \\ - 5° 16'$$

Und in der That ist das Dimethylen der lockerste Ring, welcher durch Bromwasserstoff, Brom und sogar Jod gesprengt wird, das Trimethylen wird nur durch Bromwasserstoff, aber nicht durch Brom aufgelöst, das Tetra und Hexamethylen endlich sind nur schwer oder gar nicht zu sprengen. Zu berücksichtigen ist aber, dass sechsgliedrige C.ringe sehr häufig, fünfgliedrige dagegen nur sehr selten sind, dass aber der sechsgliedrige Ring fast nur in der wasserstoffärmeren Form als Benzol vorkommt. Es ist daher wohl möglich, dass das Pentamethylen sich ein wenig leichter bildet und ein wenig beständiger ist, als das Hexamethylen.

Die dreifache Bindung entsteht unter denselben Bedingungen wie die doppelte, man ist daher berechtigt, die Eigenthümlichkeit beider auf dieselbe Ursache zurückzuführen, d. h. anzunehmen, dass bei dem Uebergange der doppelten Bindung in die dreifache ebenso eine Spannung eintritt, wie beim Uebergange der einfachen in die doppelte. Die Verbrennungswärme des Acethylens liefert hierfür den Beweis.

Für die Wärmetönungen, welche bei der Sättigung der einzelnen Valenzen der C:atome im Aethan, Aethylen und Ace-

tylen auftreten, hat Thomsen folgende
Werthe berechnet :
Für die einfache Bindung $+ 14{,}807$ Cal.
Für den Uebergang der
einfachen in die doppelte
Bindung . . . . . $+ 0{,}234$ Cal.
Für den Uebergang der
doppelten in die drei-
fache Bindung. . . . $— 14{,}339$ Cal.
Man sieht hieraus, dass durch den
Uebergang der doppelten in die dreifache
Bindung die Festigkeit so abgeschwächt
wird, dass 0,7 Cal. zur Lösung der letz-
teren ausreichen.

Es stimmt dies im Allgemeinen sehr
gut mit dem Principe der Ablenkung
überein. Im Aethylen beträgt die Ablenkung zweier Axen je $54° 44`$, im Acetylen dagegen wird jede um die Ergänzung
von $109° 28`$ zu $180°$ d. h. um $70° 32`$ gebogen, wenn man die Richtung der drei
Affinitätsaxen im Acetylen als parallel
annimmt. Es muss daher die Spannung im
Acetylen sehr viel beträchtlicher sein
als im Aethylen.

Die schwarze Kohle entspricht offenbar einer möglichst stabilen Anordnung
der C:atome, d. h. es werden in ihr möglichst viel einfache Bindungen und möglichst wenig Ablenkungen der Affinitätsaxen vorkommen. Beim Uebergange des
Acetylenkohlenstoffs in gewöhnliche
Kohle wird daher die in ersterem in
Form von Spannung enthaltene Kraft
frei werden und entweder als Wärme
oder als Bewegung in die Erscheinung
treten. Dadurch erklärt sich die heftige Explosion der Polyacetylenverbin-
dungen.

Auf Grund dieser Ausführungen, welche Baeyer vor einiger Zeit gegeben hat,
können wir unzweifelhaft als neunte
allgemeine Eigenschaft des C:atoms betrachten :

« Die Richtung der Anziehung, der Affinitäten, welche zwei C:atome mit ein-

ander mehrfach verbinden, kann eine
Ablenkung erfahren, welche eine mit der
Grösse der Letzteren wachsende Span-
nung zur Folge hat. »

Dieser von Baeyer aufgestellte Lehrsatz hat durch die sich an Arbeiten von
Victor Meyer über die Substituirbarkeit
der Wasserstoffatome in Benzylcyanid,
Desoxybenzoin und ähnlichen Körpern
knüpfenden theoretischen Erklärungen
eine wesentliche Erweiterung erfahren.

Der experimentelle Theil von Meyers
Untersuchungen mag, soweit er als Basis
für den theoretischen wichtig ist, hier zunächst in gedrängter Form wiedergegeben sein.

Es ist eine längst bekannte Thatsache,
dass durch den Eintritt stark negativer
Gruppen sonst indifferente Wasserstoffatome des Methans sauren Character erwerben, d. h. durch Metalle ersetzbar gemacht werden. Es sei hier nur an die
Knallsäure und das Nitroform erinnert,
alle primären und secundären Nitrokör-
per sind ja Säuren. Wislicenus und Conrad zeigten ferner, dass allgemein der
Wasserstoff einer CH oder CH_2 gruppe
vertretbar ist, wenn diese sich zwischen
zwei COgruppen befinden ; ferner fand
Henry, dass das Malonitril zwei Atome
Silber aufnimmt, um die Verbindung
$CN—CAg_2—CN$ zu bilden. Victor Meyer
trat nun an die Lösung der Frage heran,
ob die Phenylgruppe, deren Negativität
durch die saure Natur des Phenols und
durch die abgeschwächte Basicität, welche das Di- und Triphenylamin dem
Anilin gegenüber zeigen, bewiesen ist,
eine ähnliche Wirkung auszuüben vermag wie die COgruppe.

Die nun zunächst mit dem Desoxybenzoin angestellten Versuche zeigten,
dass dieser Körper die Reactionsfähig-
keit des Acetessigester und des Malon-
säureesters vollkommen theilt, obwohl
seine Structurformel $C_6H_5.CH_2.CO.C_6H_5$

zeigt, dass nur eine COgruppe der Methylengruppe benachbart ist. Es gelingt mit Leichtigkeit, Methyl-, Aethyl-, Butyl- und Benzyldesoxybenzoine zu erhalten und zwar genau nach denselben Methoden, wie die homologen Acetessig- und Malonsäureester.

Es zeigt also die Phenylgruppe einen gleichen Einfluss auf die Methylengruppe wie das Carbonyl, der Wasserstoff wird acidificirt. Ein ganz gleiches Verhalten finden wir beim Benzylcyanid $C_6H_5.CH_2.CN$, welches unter der Einwirkung von Natriumaethylat und Chlorbenzyl in das schön krystallisirende benzylirte Benzylcyanid

$$\begin{array}{c} H \\ | \\ C_6H_5.\overset{|}{C}.CN \\ | \\ \dot{C}H_2 \\ | \\ C_6H_5 \end{array}$$

übergeht. An einer grossen Reihe von geglückten Versuchen zeigt Meyer, dass ausser dem Phenyl und Nitril noch viele andere Radicale eine acidificirende Wirkung auf die Wasserstoffatome des Methylens ausüben. Es sei hier noch erwähnt das Naphtyl, das Thienyl, die Radicale des Diphenyls, Phenanthrens und so weiter. Versuchte man nun im einfach alkylirten Benzylcyanid

$$\begin{array}{c} H \\ | \\ C_6H_5.\overset{|}{C}.CN \\ | \\ \dot{R} \end{array}$$

noch das zweite Wasserstoffatom zu substituiren, so zeigte es sich, dass dies nicht mehr möglich war, wenn das Radical R durch Substitution in das Benzylcyanid eingeführt worden war. Leicht dagegen gelingt die Einführung eines zweiten Radicals an Stelle des Wasserstoffatoms, wenn man das Nitril einer zweifach alkylirten Essigsäure, welches von der Säure ausgehend dargestellt wurde, verwendete. Das Diphenylessigsäurenitril $(C_6H_5)_2.CH.CN$ wirkt auf Natriumaethylat

und Chlorbenzyl unter Bildung der Verbindung

$$(C_6H_5)_2.C\overset{\displaystyle -C_7H_7}{\underset{\displaystyle -CN}{}}$$

mit derselben Leichtigkeit ein, wie das Benzylcyanid unter Bildung der Verbindung

$$C_6H_5.CH\overset{\displaystyle -C_7H_7}{\underset{\displaystyle -CN}{}}$$

reagirt.

Vergleicht man nun die Formel des Diphenylessigsäurenitril mit der des Benzylcyanides, so findet man, dass sie sich nur dadurch unterscheiden, dass erstere an Stelle eines H eine Phenylgruppe enthält; beiden kommt daher die Structurformel

$$\begin{array}{c} C_6H_5 \\ | \\ R-\overset{|}{C}-H \\ | \\ CN \end{array}$$

zu. R. bedeutet in dem einen Fall ein Wasserstoffatom, im anderen eine Phenylgruppe. Das eine Wasserstoffatom R des Benzylcyanides ist alkylirbar, das zweite jedoch nicht, während dasselbe Atom im Diphenylessigsäurenitril durch Alkyle vertreten werden kann. Ein ganz gleich constituirter Körper ist ferner das Nitril der Hydratropasäure

$$\begin{array}{c} C_6H_5 \diagdown \quad \diagup H \\ C \\ C H_3 \diagup \quad \diagdown CN \end{array}$$

Wie das Diphenylessigsäurenitril, so reagirt auch dieses Nitril mit Leichtigkeit mit Chlorbenzyl und Natriumaethylat, während das aus Benzylcyanid erhaltene

$$\begin{array}{c} C_6H_5--\diagdown \quad \diagup H \\ C \\ C_6H_5.CH_2-\diagup \quad \diagdown CN \end{array}$$

nicht mehr alkylirt werden kann.

Es ist somit erwiesen, dass die beiden Wasserstoffatome des Benzylcyanides ungleichwerthig sind.

Victor Meyer erklärt diese räthselhafte

Erscheinung auf stereochemischer Grundlage durch eine Erweiterung der van t'Hoff'schen Hypothese, indem er annimmt, dass in zweifach substituirten Methanen, welche Radicale von sehr ungleicher Negativität enthalten, die beiden Wasserstoffatome nicht mehr gleichwerthig seien, sondern dass das eine in grössere Nähe zum negativen Radicale gezogen und daher acidificirt d. h. substituirbar werde. Das substituirbare Diphenylessigsäurenitril, das Phenylbenzylcyanid ist dann durch die Formel

$$CN-\underset{\underset{H}{|}}{\overset{\overset{C_6H_5}{|}}{C}}-C_6H_5$$

auszudrücken, welche es erklärlich macht, dass dasselbe ebenso leicht wie Benzylcyanid selbst substituirt werden kann. Das indifferente, benzylirte Benzylcyanid ist dagegen

$$CN-\underset{\underset{C_7H_7}{\diagup}}{\overset{\overset{C_6H_5}{|}}{C}}-H$$

zu formuliren; das von der CNgruppe entfernte Wasserstoffatom ist nicht acidificirt.

Victor Meyer macht also die Annahme, dass bei ungleichen Radicalen die Richtung des Kohlenstoffvalenzen von der Lage, welche sie im Methan und Tetrachlorkohlenstoff haben, eine Ablenkung erfahren kann, er erweitert also den Lehrsatz Baeyers, welcher die doppelte und dreifache Bindung zweier C:atome durch Ablenkung der Affinitäten erklärt, indem er denselben auf gesättigte Kohlenstoffverbindungen anwendet.

Als Resultat meines heutigen Referates glaube ich den Baeyer-Meyerschen Lehrsatz über die Eigenschaften des Kohlenstoffatoms constatiren zu können, welcher jetzt lautet :

« Die Valenzen der C:atome können durch Affinitätswirkungen aus der regulär : tetraedrischen Lage abgelenkt werden. »

Der Affinität kommt also nicht nur eine richtende Kraft zu, welche ein chemisch unbegünstigtes System in das begünstigte überführen kann, wie das Wislicenus annimmt, sondern auch eine ablenkende. Alle diese Auseinandersetzungen können wir uns klar machen an der Hand eines Kekule'schen Kugelmodells, welches vor dem van t'Hoff'schen den Vorzug der Beweglichkeit seiner Affinitäten hat.

PRAKTISCHE NOTIZEN UND BERICHTE

Cortex Condurango. Die Pharmacopöe - Commission des deutschen Apotheker-Vereines schlägt für dieses Medicament folgenden Text vor :

« Die muthmasslich von *Gonolobus Condurango* gelieferte Rinde, welche ungefähr 1 dm. lange und 1 bis 7 mm. dicke, verbogene Röhre oder rinnenförmige Stücke darstellt. Ihre bräunliche oder braungraue Oberfläche ist längsrunzelig und höckerig, die Innenfläche hellgrau, derb längsstreifig. Der Querschnitt zeigt unter dem dünnen braunen Korke ein gleichmässiges, weissliches, schlängeligstrahliges Gewebe mit grossen, braunen Steinzellen und reichlichen Mengen Stärkemehl. Die Rinde ist leicht schneidbar; aus ihrem körnigen Bruche ragen vereinzelte Fasern hervor. Der Geruch der Rinde ist eigenthümlich, schwach aromatisch, der Geschmack bitterlich, schwach kratzend. Der kalt bereitete, klare wässerige Auszug (1 : 5) der Rinde trübt sich stark beim Erhitzen, beim Erkalten wieder klar werdend.

Da die Abstammung der Condurangorinde von Gonolobus Cundurango Triana noch gar nicht genügend feststeht, wurde das Wort « muthmasslich » im Texte eingeschoben. Hinzugefügt wurde die Erwähnung des schwach aromatischen Geruches der Rinde, welche zumal bei der wässerigen Abkochung derselben sich auffällig macht. Besonders wichtig erscheint aber die starke Trübung eines kalt bereiteten und klar filtrirten wässerigen Auszuges beim Erhitzen, eine Eigenschaft, welche dem in der Rinde enthaltenen eigenthümlichen Glykoside zukommt und daher für die Condurango höchst bezeichnend ist. Insofern man in diesem, dem Vincetoxicin ähnlichen Glykoside den wirksamen Bestandtheil der Rinde vermuthen muss, wird man bei rationellem Verfahren die Abkochung derselben nicht heiss, sondern erst nach dem Erkalten abkoliren dürfen. »

Hydrargyrum amidopropionicum (Alaninquecksilber).

Dieses, in weissen Nadeln krystallisirende Quecksilbersalz scheint eine gewisse Zukunft zu haben. Nach den Berichten, die Dr *De Lucca* in der *Riforma medica* niedergelegt hat, ist es ein unübertroffenes Mittel gegen Syphilis, dessen Anwendung ohne jedwede unangenehme Nebenwirkung statt hat. *De Lucca* gab das Alaninquecksilber innerlich, als auch in subkutaner Form ; die höchste Dosis, die er, um Erfolg zu erreichen, pro die gab, war 0,10 g. meistens bedurfte er aber weit geringerer Gaben. Das neue Präparat zeichnet sich demnach von anderen Quecksilberpräparaten durch die geringe Quantität aus, die der Patient zu nehmen nöthig hat. — Die Amidopropionsäure CH_3CHNH_2COOH (Alanin) stellt man bekanntlich durch Er-

wärmen von Aldehydammoniak mit Blausäure und Salzsäure dar. Die so gewonnene Amidopropionsäure wird in 19 Theilen Wasser gelöst, die Lösung zum Sieden erhitzt und in die erhitzte Lösung nach und nach so viel Quecksilberoxyd eingetragen, als sich nur eben löst. Die filtrirte Lösung wird dann rasch verdampft, wobei das Hydrargyrum amidopropionicum in Krystallen ausschiesst. Infolge der *De Lucca*'schen Veröffentlichungen hat sich auch bei uns in Deutschland schon Nachfrage nach dem neuen Antisyphiliticum geltend gemacht.

(Apoth. Ztg.)

Sozojodol. Ersatz für Jodoform.

Die chemische Fabrik von H. Trommsdorff in Erfurt stellt diesen neuen Körper dar. (S. *Fortschritt* d. J. S. 6.) Schon lange strebt man danach, für das so sehr übelriechende Jodoform ein gleich gut wirkendes und möglichst geruchloses Ersatzmittel zu finden. Nach jahrelangen Versuchen ist es mir endlich gelungen, eine Verbindung herzustellen, welche wohl allen Anforderungen, die man an ein derartiges Präparat stellen darf, entspricht und in vielen Fällen vorzügliche Resultate erzielte, da wo andere Antiseptica den Dienst versagten.

Das Sozojodol vereinigt in sich mehrere an und für sich schon als bedeutende Antiseptica bekannte Stoffe, nämlich Jod (52 %, resp. 54 %), Carbolsäure (20 %), Schwefel (7 %), und zwar in einer für die allgemeine Anwendung ausserordentlich günstigen und handlichen Form.

Dieser Körper löst sich leicht in Wasser und Glycerin ; in beiden Fällen lassen sich bei gewöhnlicher Temperatur 7—8 %ige Lösungen herstellen, von denen besonders die Lösung in Glycerin, dem Lichte ausgesetzt, sich vollständig unverändert verhält, während die wässerige Lösung sich erst nach längerer

Zeit allmählich färbt. Dagegen löst es sich nur sehr wenig in Wasser, Glycerin etc. (ca. 2 %) und ist in allen Fällen dem leichtlöslichen Sozojodol vorzuziehen, in denen es sich um solche Krankheiten handelt, bei welchen die Behandlung mit schwer löslichen Producten wegen ihrer länger anhaltenden Wirkung in Form von Streupulver etc., angezeigt ist.

Die Wirkung des Sozojodol, leichtlöslich, ist genau dieselbe, wie die des Sozojodol, schwerlöslich. Es wurde bisher nicht nur in obengenannten Glycerin- und Wasser-Lösungen angewandt, sondern auch als 10 %ige Mischungen mit Talcum venet., Lanolin oder Milchzucker und in vielen Fällen, mit sehr gutem Erfolg, direct in Substanz.

Das Sozojodol ist vollständig geruchlos und nach den bisherigen Erfahrungen ohne jegliche schädlichen Nebenwirkungen, und scheint dadurch berufen zu sein, eine nicht unbedeutende Rolle in der Reihe der Antiseptica zu spielen.

Das Sozojodol, leichtlöslich, ist das saure Natriumsalz der Dijodparaphenolsulfonsäure und entspricht der Formel

$$C_6 H_2 J_2 SO_3 Na (OH) + 2H_2O$$

oder

$$C_6 H_2 \underset{\diagdown J_2}{\overset{\diagup OH}{\diagup}} SO_3 Na + 2H_2O$$

während das Sozojodol, schwerlöslich, das saure Kaliumsalz der Dijodparaphenolsulfonsäure ist. Beide Producte sind von tadelloser Reinheit, und crystallisiren in feinen, vollkommen farblosen Nadeln.

Das Sozojodol, resp. dessen Salze haben in den Kliniken, in denen sie bis jetzt versucht wurden, nicht nur ausgezeichnete Resultate bei hartnäckigen Hautkrankheiten, chronischen Nasenkatarrhen etc. erzielt, sondern zeigten auch vorzügliche Wirkungen bei Geschlechtskrankheiten, wie Gonorrhoe und selbst bei tertiärer Syphilis; ausserdem hat es sich für die allgemeine antiseptische Wundbehandlung als ganz vorzüglich und von einer ausgezeichneten Heilkraft gezeigt.

Ausser dem Sozojodol selbst stelle ich noch analoge Salze dieser Verbindung her und werde auch diese in den Handel bringen, wie das schwerlösliche Sozojodol-Quecksilber, -Silber und -Ammon. und das leichtlösliche Sozojodol-Zink, -Blei, -Aluminim u. a. m., und haben auch diese Verbindungen schon für gewisse Krankheiten einen hohen Werth erlangt, wie aus vielen ärztlichen Urtheilen ersichtlich.

* * *

Injection Brou. Aus competenter Quelle kommt uns die genaue Zusammensetzung der Injection Brou zu. Da wir letzthin darnach befragt wurden, so wollen wir dieselbe hier veröffentlichen :

Rp. Opii puri
Catechu   āā 0.5
Croci   1,0
infund. ad col.   200 g. adde
Plumb. acetic.   1,5
Zinc. sulfuric.   3,0.

* * *

Cacao lacté à la viande. Un de nos confrères M. Paul Brandt, pharmacien à Genève, vient de présenter sous ce nom au public médical un nouveau produit alimentaire condensé sur lequel nous attirons particulièrement l'attention de nos lecteurs.

Frappé des nombreuses insuccès que donnent les préparations destinées au même but — poudre de viande, peptones fluides ou liquides, vins et élixirs à base de ces substances — malgré leur immense valeur, par suite du *dégoût* qu'elles provoquent chez les malades, M. Brandt, après avoir minutieusement étudié les causes de cette répugnance, a su triompher de cet obstacle. Son cacao lacté à la viande est en effet à la fois un aliment agréable au goût, facile à digérer, partiellement peptonisé et partant très assimilable ; en outre, c'est l'aliment mixte le plus riche (il contient plus de 20 %, de substances azotées). Deux cuillerées à soupe, qui sont la dose indiquée pour un repas, contiennent en effet, outre le cacao diastasé et le sucre, le produit condensé de 150 grammes lait frais et de 60 gr. muscles frais de bœuf.

L'essai clinique qui en a été fait sur une très grande échelle depuis plus d'une année dans nos hôpitaux et par plusieurs professeurs et médecins de Genève, Lausanne, Zurich, etc., a donné les résultats les plus favorables, particulièrement dans les cas suivants :

1° Dans l'alimentation intensive des tuberculeux, surtout lorsque ceux-ci éprouvent de la répugnance pour toute espèce de nourriture, et en particulier pour la viande. Son emploi ne provoque chez eux ni dégoût, ni nausées et l'appétit disparu reparaît bientôt.

2° Dans l'alimentation des malades souffrant d'affections de l'estomac et des intestins (dilatation d'estomac, dyspepsie, etc.) auxquels on doit donner une nourriture suffisante sous une forme facile à digérer et sous un très petit volume.

3° Dans l'alimentation infantile et dans celle des convalescents.

Par suite de procédés spéciaux le cacao lacté à la viande Brandt est parfaitement stérilisé et partant inaltérable.

Vu le sérieux de cette préparation nous en recommandons vivement l'emploi à tous les médecins, qui posséderont en en elle une arme nouvelle et puissante contre les affections consomptives et celles du tube digestif.

* *

Des dangers de l'antipyrine.
(*L'Eclaireur pharmaceutique.*) De même que « la langue est la meilleur et la pire des choses », disait Ésope, il arrive parfois un moment où le médicament le plus vanté qui, pour quelques-uns, semblait une panacée, est conduit devant le tribunal d'une Académie par un juge qui lui attribue nombre de méfaits. Alors de nombreux accusateurs surgissent, et l'on fait le procès de l'agent thérapeutique qui se trouve être bientôt, si on les en croit, la cause de tous les maux. Il en a été ainsi pour l'antipyrine. Jadis ce n'étaient que louanges à l'adresse de ce merveilleux médicament. On sait dans combien de cas on l'emploie : abaissant la température dans la fièvre, il apaise encore la migraine, les douleurs des diverses affections nerveuses, empêche le mal de mer, etc. ; on l'a même proposé comme un antiseptique, un antihémorrhagique, etc., etc.

Malgré l'engouement et ces bons effets à son actif, on s'est aperçu que, dans certains cas, il produisait des phénomènes, sinon graves, tout au moins inquiétants, et pouvant causer des ennuis au médecin ; on a même prononcé le gros mot d'intoxication. C'est M. le professeur Ball qui, au nom du Dr O. Jennings, est venu relater ces accidents devant l'Académie de médecine. Puis, ce fut M. le professeur Peter qui, dans une clinique sur les médications réfrigérentes dans la fièvre typhoïde, dirigea ses attaques contre l'antipyrine, en même temps que contre les autres « réfrigérents internes » dont l'usage est répandu dans nos hôpitaux. »

C'est ainsi que débute un article remarquable de M. A. *Raoult*, du *Progrès médical.*

Que nos lecteurs suivent l'excellent conseil de notre confrère, qu'ils ne se laissent pas engouer !

Il ne faudrait pas donner raison à ce médecin rétrograde qui nous disait dernièrement : les malades passent, les thérapeutistes restent.

THERAPIE UND MEDICINISCHE NOTIZEN

Rédacteur : Dr Med. WYSS.

Das **Ueberanstrengungsfieber** von Dr *V. M. Rendon* (Fièvre de sur-menage, thèse de Paris 1888).

Der typhusähnliche Fieberzustand, der oft nach physischer Ueberanstrengung oder Ermüdung eintritt, ist vor einigen Jahren schon von unserem geschätzten Lehrer, Professor *Revilliod* in Genf zum Gegenstand einer ausgedehnten Arbeit gemacht worden [1]. Später hat Keim [2] die gleiche Krankheitserscheinung in Bezug auf Hygiene (namentlich der marches forcés beim Militär) und gerichtliche Medizin studirt.

Rendon, welcher seine Arbeit unter der Leitung des Prof. Peter, eines der angesehensten Pariser Kliniker ausgeführt und vielfach auf die angedeuteten Arbeiten Bezug nimmt, kommt zu folgenden allgemeinen Schlüssen :

Physische Ueberanstrengung kann einen typhusähnlichen Krankheitszustand hervorrufen, welcher auf Blutveränderung und Anhäufung im Körper von Leucomainextractivsubstanzen beruht. Darauf beruhen namentlich gewisse Komplikationen dieser Krankheit, wie Myositis, Thrombosen und spontane Gangräu. In der Menge der Harnstoffausscheidung besitzen wir ein wirkliches Kriterium dieser pathologischen Zustände. Die Frage nach der Herkunft der im Harn enthaltenen Extractivstoffe sowie der speziellen Wirkung derselben auf den Organismus verdient ein eingehendes Studium und wird zur Erklärung der Krankheitssymptome neue Stützpunkte herbeiführen. Je nach dem Grad der Erschöpfung und

[1] De la fatigue. Mémoire lu à la Soc. Méd de Genève, 1880.
[2] De la fatigue et du surmenage au point de vue de l'hygiène et de la médecine légale. Thèse de doctorat, Lyon 1886.

der Konstitution des Kranken wird man drei Hauptformen unterscheiden können :

1° Eine apyretische typhoïde Form (Kräfteveränderung).

2° Eine febrile typhoïde Form ohne Läsion der festen Körperbestandtheile (Flüssigkeitsveränderungen).

3° Eine typhoïde Form mit mehr oder weniger ausgeprägten Veränderungen des Herzens, der Gefässe, des Rückenmarks (Veränderungen der soliden Körperbestandtheile).

Die mit dem Wachsthum verbundenen typhösen Zustände, gewöhnlich als Wachsthumsfieber (fièvre de croissance) bezeichnet, gehören nach R. meist auch in die Kategorie der Erschöpfungsfieber.

Bei der Behandlung spielt vollständige Ruhe die Hauptrolle. Die Diuretica sind angezeigt zur Herausbeförderung der im Körper aufgehäuften Desassimilationsprodukte ; am besten eignet sich dazu die Milch, welche zugleich Nahrungsmittel ist, namentlich in Fällen von Herzermüdung. Die Nahrung soll wenig stickstoffhaltig sein. Limonadewässer sind nach Revilliod zur Neutralisirung der im Ueberschuss vorhandenen Milchsäure von Nutzen. Tonica, Sauerstoffeinathmungen, Chinin und d. gl. sind ebenfalls angezeigt. Keim befürwortet in allen Fällen von Erschöpfung das *Terpentinœl*, welches am besten in Form von Perlen oder in Milch verabreicht wird. Durch schnelle Ausscheidung aus dem Körper reisse es die Extractivsubstanzen mit und befördere die Oxydationsvorgänge, welche zur Wiederherstellung der erkrankten Körperbestandtheile beitragen. Für die hyperacuten Fälle scheint der Aderlass angezeigt, welcher dem Organismus viel mehr Extractivstoffe zu entziehen im Stande ist, als die gewöhnlichen Eliminations-vorrichtungen.

Ueber die lokale Anwendung der Kampfersæure von D' *M. Reichert (Deutsch. Med. Ztg.*, 14. Juni 1888).

Die schon zu Anfang dieses Jahrhunderts bekannte, aber therapeutisch noch nicht dargestellte Kampfersäure hat R. seit 1'/₂ Jahren für die Behandlung von akuten und chronischen Affectionen der Schleimhaut des Kehlkopfes, der Nase, des Rachens, der Luftröhre, bei chronischen Erkrankungen der Bronchien und Lunge, endlich bei akuten Erkrankungen der äusseren Haut verschiedentlich verwerthet. Die Kampfersäure krystallisirt in weissen Nadeln, schmeckt etwas sauer, ist in Wasser schwer löslich, leicht dagegen in Alkohol und Aether, bis zu 2 °/₀ in Fetten und Oelen. Schon aus der 1prozentigen Lösung der Kampfersäure scheiden sich nach dem Erkalten bei niedriger Zimmertemperatur Kampfersäurekrystalle in geringer Menge aus, wesshalb es zweckmässig erscheint, entsprechende Mengen Alkohol (11 °/₀) zuzusetzen. Eine 3—6prozentige Kampfersäurelösung übt nach zwei Minuten auf der äusseren Haut, wie der Schleimhaut eine zusammmenziehende Wirkung aus, die sich auch in einer blasseren und weisslicheren Färbung der betreffenden Hautstellen, besonders auf Mund- und Lippenschleimhaut deutlich kennzeichnet. Diese zusammenziehende Wirkung der Kampfersäurelösung, welche durchaus nicht auf den Alkoholgehalt derselben zurückzuführen ist, veranlasst auf entzündeten Schleimhaut- und Hautpartieen das subjektive Gefühl der Erleichterung, Abschwellung und Linderung der Schmerzempfindung objektiv eine wesentliche Ermässigung der Entzündungserscheinungen. Ausserdem besitzt die Kampfersäure die werthvolle Eigenschaft, dass schon

verhältnissmässig *schwache Lösungen* derselben *aseptisch* sind (0,9 °/₀), dass sie ferner die *Granulationsbildung befördert und keine ätzende Nebenwirkung hat.*

Was die Krankheiten betrifft, in denen die Kampfersäure indizirt erscheint, so empfiehlt R. zunächst bei der akuten Angina faucium et tonsill. die 3stündliche Anwendung einer '/₂—1prozentigen Lösung. Bei Diphtherie dagegen hat er in den wenigen Fällen, in denen er eine 1prozentige Lösung mittels Sprayapparats anwendete, einen günstigen Einfluss nicht beobachten können. Von äusserst wohlthätiger Wirkung ist die Kampfersäure bei der akuten und subakuten Pharyngolaryngitis und Tracheitis. Bei der Empfindlichkeit der Schleimhäute ist in diesen Fällen die anfängliche Applikation einer '/₄—'/₂prozentigen, später einer '/₂—1prozentigen Lösung mittels Einstäubungsapparats empfehlenswerth.

Auch die Inhalation einer 1—2 °/₀ Kampfersäurelösung hat bei dieser Krankheitsgruppe einen günstigen, zur Heilung führenden Erfolg. Bei akutem Schnupfen hat R. wiederholt beobachtet, dass derselbe durch Nasendusche mit Kampfersäurelösung (1 : 500) oder Einführung von 2°/₀ Lösung auf Watte koupirt wird. Nach R.'s Ansicht ist die Kampfersäure ein verhältnissmässig nicht starkes Adstringens und eignet sich daher nicht zur Einwirkung auf widerstandsfähige Schleimhäute, wohl aber in 2—6°/₀ Lösung bei chronischen Katarrhen von geringerer Resistenz, namentlich bei chronischen Entzündungen des Rachens und der Nase. In vorzüglicher Weise eignet sich Anwendung der Kampfersäure bei chronischer Bronchitis. Die reichliche Absonderung von Schleim und Eiter bei Bronchektasien und Verdichtungen der unteren Lungenlappen, sowie bei chronisch verlaufenden Pneumonieen, welche asthmatische Beschwerden und quälenden Husten veranlassen, wird durch die Kampfersäure in hohem Masse befördert und dadurch eine möglichst vollständige Entleerung von den betreffenden Absonderungsprodukten und zugleich eine adstringirende und desinfizirende Wirkung auf die affizirten Bronchien ausgeübt. Als ein angenehm empfundener Vorzug dieser Behandlung ist noch zu erwähnen, dass sich die Patienten 4—6 Stunden vollkommen frei von ihren Athembeschwerden fühlen. Die mit der Kehlkopfspritze applizirte Kampfersäurelösung war meist 1—2 %. — Auch bei Geschwüren des Kehlkopfes ist die Anwendung des Mittels von wesentlichem Nutzen, indem es die Absonderung beschränkt, die Zusammenziehung begünstigt. Unter Einstäubung von 2—6 % Lösung ist jedesmal die Heilung nach 6—10 Wochen erfolgt, allein auch bei diesem Mittel hat R. die Erfahrung gemacht, dass bei Unterbrechung der Behandlung und unregelmässigem Leben der Patienten neue Geschwüre an anderen Stellen entstehen. Vortheilhaft erwies sich die Kampfersäure auch bei Geschwüren der Mund- und Nasenschleimhaut, ebenso bei kleineren Wunden der äusseren Schleimhaut. R. glaubt, dass nach genauer Prüfung das Mittel nicht blos für die spezialistische Behandlung der inneren Luftwege, sondern auch für andere Erkrankungen Verwendung finden wird.

Pouvoir antiseptique de l'eau chloroformée, par le prof. *E. Salkowski* à Berlin *(Deutsche med. Wochenschrift* n° 16, 1888).

Depuis quelques années S. ajoute du chloroforme aux urines qu'il tient à conserver pendant quelque temps. En effet, l'urine mélangée avec du chloroforme et conservée dans un flacon. ne s'altère pas. Ce fait a engagé S. a étudier l'influence du chloroforme sur la vie des microorganismes. Dans ce but il a préparé de l'eau chloroformée en ajoutant 5 cc = 7 g. 5 de chloroforme à un litre d'eau. En agitant bien, le chloroforme se dissout entièrement. Cette eau chloroformée présente des propriétés antiseptiques remarquables.

D'abord elle empêche toute fermentation due à la présence de micro-organismes. Les spores du charbon résistent à l'action de l'eau chloroformée, mais pas les bacilles du choléra.

L'eau chloroformée peut être employée :

1° Dans le but de *conserver des liquides normaux ou pathologiques* (urine, secrétions) à l'exception du sang qui se coagule peu à peu, ou pour la réussite d'expériences avec des ferments digestifs, etc.

2° Dans le but de *conserver des préparations anatomiques.* Dans ce cas, l'eau chloroformée peut être remplacée par des vapeurs de chloroforme dégagées sous cloche.

3° Dans un but *thérapeutique,* soit pour stériliser des solutions destinées à des injections sous-cutanées, soit pour l'usage interne : désinfection gastro-intestinale, choléra. L'eau chloroformée paraît très indiquée comme collutoire, gargarisme, etc.

REVUE BALNÉAIRE ET CLIMATOTHÉRAPIQUE

Baden près Zurich en Suisse. Les *thermes* de Baden, connues déjà du temps des Romains, sont situées près du point d'intersection des trois grandes vallées de l'Aar, de la Reuss et de la Limmat, au milieu de deux chaînes parallèles du Jura. La ville de Baden, grâce à la nature de son sol, à sa canalisation bien comprise, à son excellente eau potable a de tous temps été préservée d'épidémies. La position géographique constitue à cette contrée un climat privilégié. La température moyenne du mois de janvier est de 0°43 et celle du mois de juillet de 17°48, l'humidité moyenne de janvier 88.8 %, de juillet 77.1 %.

Les eaux de Baden appartiennent à la classe des eaux sulfureuses-chlorurées-sodiques. Les sources se trouvent à dix minutes environ de la ville, des deux côtés de la Limmat et fournissent plus d'un million de litres par jour, à la température de 48° C. Les installations balnéaires se trouvent dans les hôtels mêmes qui sont situés au-dessus ou dans le voisinage immédiat des sources thermales. L'usage des bains est ainsi absolument indépendant de la température extérieure et des saisons. Outre les hôtels il existe à Baden un établissement de bains pour pauvres dans lequel les malades nécessiteux de toute nationalité et de toute confession sont reçus à peu de frais. La saison actuelle a bien commencé. Jusqu'au 21 juin dernier le nombre des baigneurs était de 3506.

Rappelons brièvement les principales indications des bains de Baden : Affections rhumatismales et goutteuses, pléthore abdominale, intoxications métalliques, syphilis.

Outre les bains, on emploie à Baden le massage d'une manière générale et rationnelle. Les masseurs et les masseuses de Baden font une concurrence de bon aloi à ceux d'Aix-les-Bains dont la réputation est universelle.

• • •

Les Eaux de Vals (Département de l'Ardèche, France). Le Dr *Clermont* de Lyon, médecin consultant à Vals, vient de publier un *recueil* d'observations physiologiques et cliniques sur les eaux minérales de Vals, auquel nous nous permettons d'extraire quelques indications générales.

Les eaux alcalines gazeuses, parmi lesquelles il faut ranger les eaux de Vals présentent, d'après l'auteur :

1° Une action commune, qui a pour effet la stimulation du système nerveux, et, en conséquence, l'amélioration de la nutrition, de la respiration et de la circulation, une plus grande activité des organes secrétoires et des fonctions de la peau.

2° Des actions électives, résultant de principes autres que le bicarbonate de soude et l'acide carbonique libre.

D'après ces données, on peut diviser les eaux carbosodiques de Vals sous les trois chefs suivants :

1° *Eaux toniques, reconstituantes*, très minéralisées et contenant en plus grande proportion les éléments stimulants et reconfortants. Les eaux des sources *Rigolette* et *Magdeleine* en sont les types.

2° *Eaux laxatives*, qui contiennent de la magnésie, et qui, par leur effet purgatif, agissent d'une manière toute opposée aux précédentes : sources *Désirée* et *Précieuse*.

3° Enfin les *eaux tempérantes et sédatives*, dont le type est fourni par l'eau de la source *Saint-Jean*, qui contient des atomes d'arsenic, forment la troisième catégorie et se distinguent par leur faible minéralisation.

Quant à l'eau de la source *Dominique*, ses propriétés *reconstituantes* et *antipériodiques*, mises au jour par la cure célèbre du Dominicain, il y a près de trois siècles, ont été, depuis cette époque, bien souvent constatées et sont connues aujourd'hui de tous les médecins. Elle doit ses effets altérants et sédatifs à l'arséniate de fer qu'elle contient.

Ajoutons que les eaux minérales de Vals se trouvent placées sous la surveillance d'un Comité scientifique composé de professeurs de la Faculté de Médecine de Paris.

CHRONIK

Schweiz. — Genf. Die Academia medico-farmaceutica in Barcelona hat Hrn. Apotheker B. Reber, Redactor des « Fortschritt » zum correspondirenden Mitgliede ernannt.

— Die hiesige Chemie-Schule feierte am 30. Juni ein Fest, dessen sich alle Theilnehmer lange erinnern werden. Dasselbe galt Herrn Prof. Græbe, Director der Anstalt und gegenwärtiger Rector der Universität, zu seiner 10jährigen segensreichen Wirkung als Lehrer. Frühere und gegenwärtige Schüler des Gefeierten, sowie einige Freunde, etwa 70 Personen im Ganzen, versammelten sich im geziemend geschmückten Saale des Hôtel Bellevue zu einem wirklich glänzenden Bankett, wobei die Klänge einer italienischen Kammermusik den Reiz noch erhöhten. Hr. Dr A. Pictet war bestimmt, die Festrede zu halten und das Geschenk, eine künstlerische Bronzen-Gruppe mit Inschrift zu übergeben.

In kurzen Zügen schilderte der Redner die grossen Verdienste des Herrn Prof. Græbe um die Chemie im Allgemeinen und die Chemie-Schule im Besondern. Er sprach allen Theilnehmern aus vollem Herzen als er hervorhob, wie sehr es diesem Lehrer gegeben sei, seinen Schülern Geschmack und Liebe für das Studium einzuflössen und durch seinen liebenswürdigen Charakter die Zuneigung aller zu gewinnen. Die Rede war allerseits mit begeisterten Kundgebungen begleitet. Andere Reden wechselten nun mit humoristischen Productionen ab und das Ganze gestaltete sich zu einem sehr gemüthlichen und gelungenen Abende.

Oesterreich. — Wien. Prof. Hyrtl wird an der Wiener Hochschule 6 Stipendien für würdige mittellose Hörer der Medicin stiften. Nationale und konfessionelle Rücksichten werden bei der Beleihung ausgeschlossen sein.

(Deutsch. Med. Ztg.)

Belgique. — Le Comité de l'*Exposition d'Hygiène d'Ostende,* rappelle à l'attention des intéressés, le concours de publications relatives à l'hygiène publique ou privée. La participation est absolument gratuite. Il suffit d'envoyer au secrétariat général, rue du Quai, 59, à Ostende, un exemplaire des ouvrages, qui restera la propriété du Comité organisateur. Le nombre des récompenses (diplômes de médailles d'or, d'argent et de bronze, mentions honorables) sera en raison de l'importance des concours : Publications périodiques, ouvrages, brochures, etc. Le secrétaire Jules Daveluy.

Amerika. — Herr Senator Dr Witte aus Rostock gibt nach einem längeren Besuche in diesem Lande über die Apotheker-Verhältnisse dort in der *Pharm. Ztg.* von Berlin folgendes Urtheil ab :

« Der Hauptunterschied zwischen dem Deutschen und dem Amerikaner, wobei auch der Deutsch-Amerikaner den letzteren völlig beizählt, lässt sich kurz so ausdrücken, dass Ersterer durch Erziehung und durch, seit Jahrhunderten überkommene und im Grossen auch festgehaltene Staatsorganisation und Lebensgewohnheit, in der Durchbildung des Selbständigkeitsgedankens geradezu abgehalten ist, und dass dafür in den weitesten Kreisen des Volkes ein Bedürfniss der Anlehnung an den Staat und seine Einwirkung und eine Anschauung über die Nothwendigkeit der letzteren bei den verschiedenartigsten Dingen hervortritt und auch heute noch besteht, welches der Gesammtentwicklung unserer Verhältnisse fort und fort als ein gewaltiges Hinderniss entgegen steht. Wer die entgegengesetzten Anschauungen vertritt, wird kurzweg als « Manchester-Mann » verschrieen, seine Herzlosigkeit gebührend hervorgehoben, seine nationale Gesinnung mindestens bezweifelt und er wird schliesslich mit überlegenem Lächeln bei Seite geschoben.

In Amerika dagegen hat Jeder das Gefühl, dass er auf eigenen Füssen zu stehen hat und andernfalls untergehen werde, schon mit der Muttermilch eingesogen ; die unbedingte Nothwendigkeit der Anspannung der gesammten Kraft des Einzelnen ist hier das Selbstverständliche und Natürliche ; das Gesetz mengt sich nirgends ein, wo nicht eine unbedingte Nothwendigkeit zur Verhütung öffentlicher Schäden dies gebietet und so ist im wahren Sinn des Wortes das Feld frei für die Bethätigung jeder Kraft und für die vielseitigsten und eigenartigsten Leistungen. Welche Hindernisse für den Erfinder, ja schon für die Durchführung praktischer Neuerungen bieten unsere zahllosen polizeilichen Vorschriften, Bauordnungen und Ueberwachungsmassregeln, welche meist nur in sehr geringem Grade durch die Rücksicht auf das öffentliche Wohl gerechtfertigt werden können. Und sind die Folgen solchen Vorgehens für uns von wirklichem Nutzen gewesen ? ... »

« Was mich nach Amerika gerufen hat, sind in erster Linie geschäftliche Angelegenheiten gewesen : die Absicht, die grossen Drogengeschäfte und ihre Leiter persönlich kennen zu lernen und ebenso Einblick in die chemische Industrie dieses Landes zu gewinnen, die Art des Geschäftes zu studiren und neue Verbindungen anzuknüpfen. Nach allen diesen Richtungen habe ich meine Zwecke in grossem Umfange erreicht, und ich darf wohl sagen, dass ich hierbei durch die wesentliche Verschiedenheit, welche ich in der Auffassung und Behandlung des Geschäftes hier gegen Deutschland gefunden habe, sehr zu meinen Gunsten unterstützt bin. Das ganze Geschäftsleben hier, soweit ich es bis jetzt habe beobachten können, ist von einem weitschauenden, scharfblickenden und vertrauenden Geiste

erfüllt, frei von Engherzigkeit, Geheimnisskrämerei und kleinlichem Neide, und unterscheidet sich sehr vortheilhaft von den deutschen Geschäftsgewohnheiten. Man ist mir hier allseitig mit einer Offenheit entgegengetreten, welche mich wahrhaft in Erstaunen gesetzt hat ; alle Verhandlungen wurden kurz und klar geführt ; jeder Irrthum ist ausgeschlossen und Hintergedanken scheinen nicht vorhanden zu sein. Die Konkurrenz besteht hier wie drüben ; man hat aber kein Verlangen, den Alleinherrscher zu spielen ; die Welt ist so gross, dass Viele gut in derselben leben können. Das kleinliche Unterbieten, durch welches bei uns das Geschäft ruinirt wird und Niemandem ein Vortheil erwächst, kennt man hier weniger ; kommt es vor, so war sicherlich der Anstoss dazu von Europa herübergebracht, und der Nachtheil wird sich auch dorthin wieder bemerkbar machen. Wie auf allen Gebieten, so können wir auch auf diesem hier sehr viel lernen, und ich kann nur den lebhaften Wunsch aussprechen, dass man in Deutschland in weiteren Kreisen beginnen möge, die Ueberzeugung von der Nothwendigkeit mehr und mehr zu gewinnen, sich selbst in Amerika umzusehen, Land, Leute und Geschäft zu studiren und auf solche Weise die Verbindung zwischen Deutschland und Amerika immer enger und immer gesunder zu gestalten, — eine wahrhafte Zukunftsarbeit von grossartiger Ausdehnung, nützlich und gewinnreich für beide Theile ! »

VARIA

In eigener Sache. Der Redactor eines in Zürich erscheinenden Blattes betitelt « Schweizerische Blätter für Gesundheitspflege » schreibt es in seiner letzten Nummer (22. Juni 1888) dem « Fortschritt » beinahe als ein Verbrechen an, dass er in seinen Inseratentheil eine Annonce betr. Brandt'sche Schweizerpillen aufgenommen hat, worin der Annoncirende (Herr Sauter in Genf) sagt : « Keine grössere Apotheke wird im Interesse ihres Renommés (!) sich des Verkaufs ächter Schweizerpillen entschlagen. »

Herr Dr Custer, prakt. Arzt in Zürich, so heisst dieser Redactor, bemüht sich seit einiger Zeit, sich als berufenen Bekämpfer des Geheimmittelschwindels in der Schweiz hervorzuthun und scheint es namentlich auf die Zeitungsannoncen abgesehen zu haben. Ob er durch die Art und Weise, wie er diesen Kampf führt, zu seinen Zielen gelangen wird, ist mindestens zweifelhaft. Vielleicht wäre es im Interesse des ärztlichen

Standes besser, den Geheimmittelschwindel todtzuschweigen, als mit einer unschädlichen Luftblase darauf zu schlagen und die Aufmerksamkeit des Publikums noch mehr auf gewisse Volksausbeuter zu lenken. Fast möchte es uns scheinen, als ob diese blutdürstigen Artikel, mit denen Herr Custer alles verschlingen möchte, mehr dazu bestimmt wären, für sein Blatt selbst Reklame zu machen. Das sind also die wirklichen hygienischen Interessen des Schweizervolkes, welche Sie in Schutz nehmen, Herr Custer ? Aber abgesehen davon und nur die Sache betreffend glauben Sie dieser Aufgabe gewachsen zu sein ? Glückliche Einfalt !

In dem Custer'schen Blatte finden wir nämlich Annoncen von Küpfer's Leberthran Emulsion, Zomose und andere mehr, deren Verkauf gerade so wie Scott's Emulsion, Brandt'sche Pillen etc. eine reklamebedürftige Speculation und nichts anderes darstellt. Andererseits könnten wir

Herrn Custer in Erinnerung bringen, dass z. B. das *Correspondenzblatt f. Schweizerärzte*, dessen neuer Redactor als Kampfesbruder ihm die Hand zum Bunde reicht, Annoncen über Granules dosimétriques (siehe Jahrgang 1883, 15. Juli), homöopathische Heilmittel (siehe Jahrgang 1883, 15. December) und amerikanische Pflaster (siehe Jahrgang 1885, 1 November) und dergl. aufgenommen hat und noch aufnimmt. In der neu gegründeten *Wiener Klinischen Wochenschrift*, dem Organ der k. k Gesellschaft der Aerzte in Wien, finden wir (No 1, 5. April 1888) eine grosse Annonce von Popp's Mundwasser, mit Empfehlungen der Professoren Oppolzer, Drasche und andern. Nehmen wir von medicinisch-pharmac. Journalen, was uns gerade in die Hände fällt, so finden wir z. B. in der *Südd Apotheker-Ztg.* 1888, No 14 eine halbe Folio-Seite über Homöopathie; in der *Pharmac. Ztg.* von Berlin, vom 19. und 24. Mai 1888, 1 Seite (Fol.) Brandt'sche Schweizerpillen, ferner in der gleichen No 45 d. J. Rich. Brandt'sche Schweizerpillen und No 48 ¹/₂ Seite Homöopathie; in der *Pharmac. Centralhalle* von den Prof. Hager und Geissler v. 1. Juni d. J. eine ganze Seite Homöopathie; in der *Schweiz. Wochenschrift f. Pharmacie*, dem officiellen Organe des schweizer. Apothekervereines 1879, No 35, eine Seite Homöopathie und Electro-Homöopathie, 1887, Nr 15, Homopathie u. s. w. Ohne 'die geringste Anzüglichkeit citiren wir unsere Collegen einfach als Belege. Niemand anderm als Herrn Custer würde es aber einfallen, die Redactionen dieser Blätter für den Inhalt einer Annonce verantwortlich zu machen. *Mass halten in allen Dingen,* an dies Sprichwort sollte sich der hygienische Redactor der « Gesundheitsblätter » gelegentlich erinnern, wenn er im Begriffe steht, über den Zaun zu hauen und sich in die Angelegenheiten anderer, die ihn nichts angehen, zu mischen.

Unsern Lesern und Inserenten gegenüber möchten wir noch kurz unsern Standpunkt betreffs der Annoncen darlegen. Unser Journal, welches sich zum Ziele gesetzt hat, seine Leser mit den wissenschaftlichen Fortschritten auf dem Gebiete der Pharmacie und Therapie sobald wie möglich bekannt zu machen und ein innigeres wissenschaftliches Zusammenleben zwischen Apothekern und Aerzten herbeizuführen, sieht sich genöthigt, wie übrigens alle andern Zeitschriften, selbst die Custer'sche, durch Aufnahme von Annoncen seine Existenz sicher zu stellen. Auf materiellen Gewinn hat es die Redaction nicht abgesehen, im Gegentheil bringen wir, um unserm Ziel näher zu rücken, persönliche Opfer

dar, und zwar namentlich seitdem der Fortschritt in den alleinigen Besitz der Redaction übergegangen.

In Bezug auf die Aufnahme der Annoncen lassen wir uns von den gleichen Grundsätzen leiten, wie alle andern medicinischen und pharmaceutischen Zeitungen, *Correspondenzblatt, Wiener Klinische Wochenschrift* und andere. Die hämischen Auslassungen im Custer'schen Blatte lassen uns in der Beziehung gleichgültig, Mückenstiche sind ja nicht lebensgefährlich. Wenn uns aber Herr Custer für den Inhalt unserer Annoncen verantwortlich machen will, so stempelt er sich zum Pharisäer und möchten wir ihn bitten, zuerst das Unkraut auszurotten, das er in seinem eigenen Garten grosszieht.

DIE REDACTION.

* *

A propos de la *saignée* qui paraît de nouveau trouver quelques adhérents timides dans les pays de langue anglaise, nous trouvons dans un auteur français du 17e siècle, *Regnier-Desmarais,* les vers suivants :

Le sang, qui coule dans nos veines
Ne nous a pas été donné,
Pour être au moindre mal par nous abandonné
Aux effusions inhumaines
D'un Docteur ignorant à saigner obstiné.
Tout ce qu'à le répandre un malade a de peine,
Ce froid, cette langueur et ce teint tout fané,
N'est-ce pas des preuves certaines,
Que le cours précieux de ces vives fontaines
Ne veut point être détourné ?

A Paris il est des médecins comme des almanachs, les plus nouveaux sont les plus consultés : mais aussi leur règne, comme celui des almanachs, finit avec l'année courante.

DUFRESNY CH. RIVIÈRE († 1724).

* *

Ein spanischer Magistrat, aus gerechter Entrüstung über wiederholte Nahrungsmittelverfälschung, liess folgende Proclamation veröffentlichen . « Alle Sorten Wein, Speceriewaaren und Nahrungsmittel, welche nach stattgehabter Untersuchung sich als gesundheitsschädlich erwiesen haben, werden fortan confisquirt und an die verschiedenen Wohlthätigkeitsanstalten vertheilt werden. » *(The Medical Record.)*

Fragekasten und Sprechsaal.

28) Hrn. Prof. Dr F. G. in Z. Wir sind ihnen für Ihre liebenswürdige Auskunft sehr verbunden. Geben, wie Sie sehen, die Vorschrift heute im Text.

29) Wie leimt man Pergamentpapier
    a) solches ohne Fettung
    b) solches mit Wachs oder Paraffin getränkt?

DER FORTSCHRITT

LE PROGRÈS

Rédacteurs : **B. REBER**, Pharmacien, et Dr Med. **A. WYSS**.

N° 14. | GENF, 20. Juli 1888. | IV. Jahrgang.

Inhaltsverzeichniss.

Wissenschaftliche Arbeiten werden mit Fr. 50 der Bogen (16 Seiten) honorirt.
Les travaux scientifiques seront rémunérés à raison de Fr. 50 la feuille (16 pages).

PHARMACIE UND CHEMIE

Beiträge zur Prüfung der Extracte
von *G. M. Kyritz* und *M. C. Traub* in Bern.

Einer der erfreulichsten Fortschritte auf dem Gebiete der Arzneimittelprüfung ist die Inangriffnahme von Versuchen, die galenischen Präparate in gleicher Weise der Analyse zu unterwerfen, wie wir diese schon lange mit den chemischen Körpern ausführen.

Dieses Ziel zu erreichen, ist um so wünschenswerther, als es sich gerade hier um Producte handelt, welche, bis vor Kurzem noch im eigenen Laboratorium dargestellt, nun immer mehr und mehr der Grossindustrie zufallen, die einerseits mit der billigeren Arbeitskraft, andererseits durch maschinelle Einrichtungen bedeutend Besseres zu leisten im Stande ist als das kleine Apothekenlaboratorium.

Durch diese sich allmählig vollziehende Verschiebung der Productionsstätte galenischer Präparate muss der Consument, der sich nicht von vornherein durch Kauf der billigsten Waare der Qualität gegenüber auf einen bestimmten Standpunkt stellt, unbedingt Mittel und Wege zur Verfügung haben, sich von der Güte der bezogenen Waare überzeugen zu können ; es muss an Stelle des Glaubens an die Zuverlässigkeit des Producenten die möglichst weitgehende Prüfung seiner Producte treten.

Von diesem Standpunkte aus begrüssen wir die bisher gemachten Untersuchungen über die Prüfung der Extracte, Tincturen etc., welche nach einigen wenigen, nur die qualitative Seite der Frage berücksichtigenden Arbeiten von Bekurts, Dieterich, Schweissinger, Vulpius, Kremel und Anderen sofort in die richtige Bahn gelenkt wurden, dadurch, dass man die quantitative Zusammensetzung dieser Präparate in den Vordergrund brachte.

Auch wir wollten einer so wichtigen Frage gegenüber nicht neutral bleiben und so traten wir denn zunächst an die Untersuchung einer Reihe wichtiger Extracte heran, welche hauptsächlich den Vorschriften der Schweizer Pharmakopoe entsprechend dargestellt sind, in der Hoffnung, durch unsere Arbeiten einige, wenn auch kleine Bausteine zum weiteren Ausbau des zur Lösung dieser Frage nöthigen Materials beitragen zu können.

Ehe wir an die Mittheilung der von uns erhaltenen analytischen Daten gehen, mögen uns einige Worte über die in Anwendung gebrachten Methoden im Allgemeinen gestattet sein.

Die Werthbestimmung der Extracte wird bekanntlich in der Weise ausgeführt, dass zunächst der Feuchtigkeitsgehalt, resp. ihre Trockensubstanz, sodann die Menge ihrer mineralischen, nicht verbrennbaren Bestandtheile bestimmt wird. Die Asche selbst wird in einen wasserlöslichen und wasserunlöslichen Theil getrennt, in ersterem die Menge der vorhandenen Alkalien festgestellt. Wir haben diese Bestimmungen ausgeführt, indem wir die Asche nach den Angaben von Dieterich und Kremel bereiteten, die Alkalinität des wasserlöslichen Theiles mit $^1/_{10}$ Normalsäure unter Anwendung von Cochenilletinctur als Indicator ausmassen. Die Asche wurde ferner einer qualitativen Analyse unterworfen.

Wir wollen schon hier mittheilen, dass diese in der Hauptsache übereinstimmende Resultate lieferte. Fast durchweg finden wir Sulfate und Chloride von Eisen, Calcium, Aluminium, Magnesium in wechselnden Mengen neben den Carbonaten des Kalium und Natrium. Characterisirt sind die Strychnosextractaschen durch das Fehlen von Calcium und Vorherrschen von Magnesium, welches auch in der Asche des Bilsen-, Tollkirschen und Stechapfelkrautextractes am meisten vertreten ist. Andererseits besteht die Asche der Chinarindenpräparate vorwiegend aus Aluminiumsalzen.

Wir legen diesem Theil der Untersuchung zunächst keinen grossen Werth bei.

Bei Bestimmung der Trockensubstanz gingen wir von der Verwendung des gewöhnlichen Trockenkastens in der Weise ab, dass wir die Extracte im luftleeren Gefäss resp. bei 740^{mm} negativen Druck bei der Temperatur des Wasserbades bis zu constantem Gewichte austrockneten. Wir fanden auch dieses Mal die Vorzüge des schon früher von dem Einen von uns beschriebenen Verfahrens bestätigt und werden vorläufig nicht davon abgehen.

Diesen drei Abschnitten der Prüfung schliesst sich die Abscheidung isolirbarer wirksamer Bestandtheile, der Alkaloide, ihre quantitative Bestimmung an. Von den hier zunächst in Frage kommenden Methoden berücksichtigten wir das Bekurt'sche Ausschüttelungsverfahren und die Dieterich'sche Kalk-Aethermethode. Wir versuchten nach beiden Vorschriften zu arbeiten, um uns ein Bild von der Brauchbarkeit derselben zu machen, und entschieden uns endlich für die Bekurts'sche.

Nicht dass wir mit dem Dieterich'schen Verfahren schlimme Erfahrungen gemacht hätten, wie dies Kremel und Bekurts widerfuhr, im Gegentheil erhielten wir mit ein und demselben Extracte nach beiden Methoden ganz gut übereinstimmende Resultate. So lieferte z. B. ein Extractum Belladonnae spirituos. nach Dieterich behandelt

2,046 %, u. 2,100 %, u. 2,084 % Atropin nach Bekurts :

2,095 %, u. 2,023 %, u. 2,167 % »

Allerdings liessen wir das Extractkalkgemenge nicht unnöthig lange mit einander in Berührung, sondern unterwarfen es sofort der Aetherbehandlung. Der einzige Missstand, welchen zu beseitigen uns nicht gelang, ist das von Bekurts schon hervorgehobene Uebergehen von Kalk in den Aether, welches durch die nothwendigerweise abzuwartende Ausscheidung desselben eine bedeutende Verzögerung der ganzen Analyse zur Folge hat.

Was uns hauptsächlich für Bekurts' Verfahren bestimmte, ist seine Einfachheit, sowohl in Bezug auf die einzelnen auszuführenden Operationen, als auch die geringen Anforderungen, welche dasselbe an die Apparate stellt. Das Uebergewicht dieser Methode über die andere liegt nicht nur in den übereinstimmenden Resultaten, sondern auch darin, dass sie in dem, auch nur mit den allernöthigsten Instrumenten ausgerüsteten pharmaceutischen Laboratorium ausführbar ist.

Neben der quantitativen Prüfung geht noch eine qualitative einher, welche wir auf die Ermittlung der Löslichkeit der Extracte beschränkten. Wir verfuhren dabei in gleichem Sinne, in welchem Feldhaus kürzlich im Archiv der Pharmacie referirte.

2,5 gr. des Extractes werden in Wasser oder verdünntem Weingeist gelöst und das Ganze schliesslich auf 100 cc. gebracht. Die Stärke des Weingeistes richtet sich natürlich nach derjenigen des zum Extrahiren verwendeten Alkohols. Sie wird in Fällen, in welchen mit verschieden starkem Sprit gearbeitet wird, immer nach der geringeren Stärke bemessen. So beträgt sie z. B. für Extr. Belladonnae, Hyoscyami etc. 50°.

Die Feststellung der Identität wird einfach mit den aus den Extracten isolirten Alkaloiden bei Gelegenheit ihrer quantitativen Betimmung vorgenommen. Von sonstigen characteristischen Merkmalen begegneten wir einzig bei Extract. Belladonnae dem bekannten Schillerstoff der Chrysatropasäure. Wir erwähnen noch, dass sämmtliche Extracte mit destillirtem Wasser bereitet, im Vacuum eingedampft und wo nöthig im luftleeren Raume getrocknet sind, dass die Zahlen der Alkaloide und Aschen auf das feuchte Extract

bezogen sind, dagegen der Kaliumcarbonatgehalt der Asche auf diese selbst berechnet wurde.

Wir konnten uns nicht entschliessen, in diesem Punkte Dieterichs Vorgang, auch diese Zahl auf das feuchte Extract zu berechnen, nachzuahmen, da wir es hier mit einem Werthe zu thun haben, welcher in der Regel erst durch den Glühprozess gebildet wird, im Extracte selber als solcher nicht immer besteht.

Endlich wurde versucht, für die untersuchten Extracte an Stelle der Consistenz einen bestimmten Gehalt an Trockensubstanz zu setzen. So weit sich bis jetzt beurtheilen lässt, kann man für wässerige Extracte 25 %, für spirituöse dagegen 20 %, Feuchtigkeit als zulässiges Maximum normiren.

Nach diesen allgemeinen Betrachtungen gehen wir auf die einzelnen untersuchten Extracte über.

a) *Extract. Aconiti aquosum.*

Vor Allem möchten wir darauf hinweisen, dass die wässerigen Extracte der narcotischen Kräuter, wie Aconit, Belladonna, Conium, Hyoscyamus und Stramonium lediglich aus wässerigen Auszügen bereitet sind. Sie sind nicht in der Serie der Pharmacopöe enthalten, finden aber hauptsächlich zu Veterinärzwecken lebhaften Absatz. Das Extract ist als solches nicht für das Bekurts'sche Ausschüttelungsverfahren geeignet, da hier noch viel mehr Emulgiren des Chloroforms eintritt, als bei den spirituösen Präparaten. Leicht wird es in folgender Weise zu diesem Zwecke geeignet gemacht.

Man löst 4 gr. des Extractes in 10 cc. Wasser und bringt das Ganze mit einer Mischung von 25 cc. Sprit u. 5 cc. Ammoniak auf 40 cc. Nach einiger Zeit filtrirt man und verwendet vom Filtrate 20 cc. = 2 gr. Extract zur Behandlung mit Chloroform. Es hat sich als zweckmässig bewährt, vor dem zweiten und dritten Ausschütteln einen erneuten Spritzzusatz zu machen und so dem hier und da wieder eintretenden Emulgiren vorzubeugen.

Die Analyse des Extractes ergibt folgende Zahlen :

Feuchtigkeit	Alkaloid	Asche
1) 25 %	2) 2,665 %	6) 18,495 %
	3) 2,897 %	7) 18,100 %
	4) 2,756 %	8) 17,995 %
	5) 2,569 %	9) 18,546 %

$K_2 CO_3$ der Asche
10) 40,347 %
11) 40,56 %

b) *Extract. Aconiti spirituos.*

Das aus Blättern bereitete Extract zeigt nachstehende Zusammensetzung :

Feuchtigkeit	Alkaloid	Asche
12) 20 %	13) 3,198 %	17) 12,645 %
	14) 3,275 %	18) 13,038 %
	15) 3,246 %	19) 12,864 %
	16) 2,998 %	

$K_2 CO_3$ der Asche
20) 48,77 %
21) 48,69 %
22) 48,95 %

c) *Extract. Belladonnae aquos.*

Seinen Bestandtheilen nach gebildet aus :

Feuchtigkeit	Alkaloid	Asche
23) 25 %	24) 1,626 %	27) 16,303 %
	25) 1,734 %	28) 15,940 %
	26) 1,653 %	29) 16,203 %

$K_2 CO_3$ der Asche
30) 32,982 %
31) 32,727 %
32) 33,050 %

d) *Extract. Belladonnae spirituos.*

Wir finden hier :

Feuchtigkeit	Alkaloid	Asche
33) 20 %	34) 2,095 %	38) 12,517 %
	35) 2,167 %	39) 12,686 %
	36) 2,023 %	40) 13,108 %
	37) 2,096 %	41) 13,200 %

$K_2 CO_3$ der Asche
42) 44,136 %
43) 43,405 %
44) 43,670 %

(Forts. in nächster Nummer.)

Ueber cyanwasserstoffsaures Morphin.

Von *F. A. Flückiger.*

Mit Bezug auf die Notiz des Hrn. Neuss in der *Pharm. Ztg.* N° 38 (12. Mai 1888), S. 282, sei mir die Bemerkung gestattet, dass das Hydrocyanid des Morphins, die in der Ueberschrift genannte Verbindung, nicht dargestellt werden kann.

Im Neuen Jahrbuche für Pharmacie, Band 38 (1872) S. 138, habe ich Folgendes angegeben :

« Aus einer Lösung von essigsaurem Morphin erhält man durch Fällung mit Cyankalium einen Niederschlag, welcher sich nach kurzem Abwaschen auf dem Filtrum cyanfrei erweist. Wird er mit Blausäure von ungefähr 20 % Gehalt an NCH digerirt, so nimmt er kein Cyan auf und in Lösung geht nur äusserst wenig Morphin. Wenn man Morphin in möglichst wenig Aetzlauge löst, so bewirkt die geringste Menge Cyanwasserstoffdampf, welche in das Gefäss eintritt, schon ohne die Flüssigkeit zu durchstreichen, einen Niederschlag, welcher aber aus Morphin besteht. Die Ursache der Fällung ist wohl die alkalische Beschaffenheit des hierbei entstehenden Cyankaliums. So gut wie die alkalischen Carbonate führt also auch Kaliumcyanid die Abscheidung des Morphins aus neutraler oder alkalischer Lösung herbei. Wird Morphin in absolutem Alkohol gelöst und Cyanwasserstoff bis zur Sättigung durchgeleitet, so tritt keine Veränderung ein und bei freiwilligem Verdunsten des Alkohols schiessen Krystalle von reinem Morphin an. Dass auch die wässrigen Lösungen von Morphinsalzen durch Blausäuredampf, den man einleitet, nicht gefällt werden, versteht sich von selbst. »

Meine Versuche, welche auch im Chemischen Centralblatte 1872, 748 und im Jahresberichte der Chemie 1872, 748, zu finden sind, berechtigen mich zu dem Schlusse, dass es überhaupt *keine Verbindungen* von *Cyanwasserstoff* mit *Alkaloiden* gibt; bei der grossen Zahl so höchst verschiedenartiger Substanzen der letzteren Art ist es jedoch vielleicht allzu gewagt, meine Behauptung ganz allgemein zu fassen, doch habe ich sie für Berberin, Chinin und Strychnin bestätigt gefunden und schon anderen Beobachtern verdanken wir gleiche Angaben, wie z. B. Hesse in Liebig's Annalen 122 (1862) 237 und Weith, Berichte der deutschen chemischen Gesellschaft 1871, 527.

Es wäre also immerhin einer weiteren Untersuchung werth, die angeregte Frage neuerdings zu bearbeiten.

Der Niederschlag, den Herr Neuss erhielt, als er Morphinhydrochlorid zu Bittermandelwasser gab, wird wohl nichts Anderes als Morphin gewesen sein, was allerdings auffällt, weil Blausäuredampf aus einer Lösung von Morphinsalz nicht das Alkaloid, oder gar sein Cyanid niederschlägt. Der genannte Beobachter hat hierüber fernere Mittheilung in Aussicht genommen, so dass ich mich damit begnüge, noch auf meine Pharmaceutische Chemie II (1888) S. 500 und folg., zu verweisen. Die hier niedergelegten Thatsachen, in Verbindung mit den obigen Erörterungen über das Morphinhydrocyanid, sind in hohem Grade geeignet, in der Receptur Schwierigkeiten, d. h. Gefahren für den Patienten und Unannehmlichkeiten für den Apotheker zu veranlassen. Von den Aerzten ist wohl kaum die Bekanntschaft mit diesem Verhalten der Morphinsalze vorauszusetzen; es ist daher um so mehr Pflicht des Apothekers,

darauf Acht zu geben. (*Als Sonderabdr. aus der Pharmac. Ztg. 1888, N° 48, vom Verfasser eingesandt.*)

Ueber einen Kœrper von organischer Herkunft, welcher Schwefel in der Kælte in Schwefelwasserstoff verwandelt.

Von *J. de Rey-Pailhade* [1].

Bekanntlich geht der Schwefel, innerlich genommen, in den Kreislauf des Blutes über und wird als schwefelsaures Salz oder phenylschwefelsaures Salz ausgeschieden. Bei Versuchen, diesen physiologischen Vorgang zu erklären, habe ich einen in der organisirten Welt verbreiteten Körper entdeckt, welcher im Stande ist, dem Schwefel in der Kälte Wasserstoff zuzuführen. Ich lege der Akademie die ersten Ergebnisse meiner Untersuchungen vor.

Die Zelle der Bierhefe enthält diesen Körper, welcher ihr durch Alkohol zu entziehen ist. Man vertheilt gut getrocknete Oberhefe in ihrem gleichen Gewicht 86 prozentigen Alkohol und schüttelt zwei Tage lang in einer verstopften Flasche häufig um, dann giesst man ab und filtrirt den oberen klaren Theil. Man erhält auf diese Weise eine gelbliche, vollkommen klare Flüssigkeit von schwach saurer Reaktion.

Vermischt man diese Flüssigkeit mit Schwefel, welcher vorher mit Alkohol angefeuchtet wurde, so liefert sie Dämpfe von Schwefelwasserstoff, welche Bleipapier rasch schwärzen.

Nach den mittelst eines besonderen Apparates angestellten Bestimmungen ergiebt sich, dass man leicht eine alkoholische Flüssigkeit erhalten kann, welche

[1] Comptes rendus des Séances de l'Académie des Sciences 1888, 106, 1683. *Chemisch-technische Ztg.*, 1888, S. 428.

auf 100 ccm. ungefähr 1 mg. Schwefelwasserstoff liefert. Dieser Körper, welcher
den Schwefel mit Wasserstoff verbindet,
entsteht nicht etwa durch die Einwirkung
des starken Alkohols auf die Bierhefe, er
ist vielmehr in diesem Organismus im
physiologischen Zustande bereits enthalten.

In der That, wenn man, wie früher
J. B. Dumas gethan, mit Schwefel ange-
riebene Hefe in Zuckerwasser bringt, be-
obachtet man eine Entwickelung eines
Gasgemisches, das aus Kohlensäure und
Schwefelwasserstoff besteht.

Die chemische Wirkung dieses Körpers
auf den Schwefel ist bei 34—40° kräftiger
als bei 0°. Seine nach der oben gegebenen
Vorschrift dargestellte alkoholische Lösung trübt sich nach 2 stündigem Erhitzen auf 70° und nachherigem Erkalten-
lassen und ist dann ohne Wirkung auf
Schwefel. Dieselben Erscheinungen beobachtet man, wenn die Lösung längere
Zeit gestanden hat.

Vertheilt man frische Hefe in starken
Säuren oder kräftigen Basen, oder zerreibt man sie mit Pulvern von neutralen
Salzen (Salmiak, Chlorcalcium, schwefelsaure Magnesia), so verliert sie mehr
oder weniger rach das Vermögen, Schwefel mit Wasserstoff zu verbinden. Rührt
man frische Hefe mit Wasser oder Aether

an, so wirken die erhaltenen Flüssigkeiten
nicht auf Schwefel ein.

Auch die thierischen Gewebe enthalten
diesen Körper. Nimmt man Muskelge-
webe eines kurz vorher getöteten Ochsen,
zerreibt dieses fein und lässt es dann mit
dem gleichen Gewicht 86 prozentigen Alkohols zusammen stehen, so erhält man
nach einigen Tagen eine Masse von Ge-
webstheilen, welche nach dem Abfiltriren
des Alkohols in Berührung mit Schwefel
merkliche Mengen Schwefelwasserstoff
entwickelt. Der filtrirte Alkohol hingegen
enthält diesen Körper nicht.

Die Ochsenleber, das Gehirn von Scha-
fen, der Dünndarm von Lämmern und
der Fischmuskel verhalten sich wie der
Ochsenmuskel.

Die Versuche beweisen, dass dieser
Körper in dem thierischen Gewebe vorhanden ist, aber in einem etwas anderen
Zustande als in der Bierhefe. Ich schlage
vor, diesen den Schwefel in der Kälte
mit Wasserstoff verbindenden Körper,
der Kürze wegen, mit *Philothion* zu bezeichnen. Das Philothion spielt demnach
dem Schwefel gegenüber, welchen es in
eine lösliche, von dem Organismus auf-
nehmbare Verbindung überführt, eine
ähnliche Rolle. wie das Haemoglobin gegenüber dem Sauerstoff.

PRAKTISCHE NOTIZEN UND BERICHTE

Aristotelia macqui L'Hérit. Die
Beeren dieses von einigen Forschern zu
den Tiliaceen, von andern zu den Cistoï-
deen, auch Rhamneen und Aristoteliaceen,
neuestens aber wieder zu den Tiliaceen
gerechneten Strauches dienen jetzt als
Weinfarbe für ein künstliches Produkt
und werden aus Italien oder Chili bezogen.
Hier benützt man die Beeren auch zu
Confitüren, aber die Anwendung zur

Färbung der Weine ist nicht weniger bekannt und verbreitet.

Der Strauch ist sehr ästig, die Blätter
gegenständig mit hinfälligen Neben-
blättern, Blüthen in endständigen Trauben mit kleinen Bracteen, Kelche 5—6
spaltig, kreiselförmig, innerhalb mit einer
sehr breiten Scheibe bedeckt. Krone 5—6
blättrig, die Kronenblätter alternirend mit
den Kelchzipfeln, auf dem äusseren

Theil der Scheibe eingesetzt. 15—18 Staubblätter sind an derselben Stelle eingesetzt, wo die Blumenkrone und zwar in Gruppen von je 3 mit den Blumenblättern alternirend, Filamente kurz, Antheren länglichgerade.

Die Macqui-Beeren, als Abkochung zeigen eine täuschende Weinfarbe. Rosinenweine oder verdünnte Rothweine werden mit $^1/_2$ oder $^1/_4$ der conc. Abkochung versetzt. Zu erkennen ist diese Verfälschung mit einer 10 % Alaun- und Natriumcarbonatlösung wodurch das Macquiroth in der Kälte blau, in der Hitze gelb wird. (Auszug aus Revue internat. des falsificat. des denrées alimentaires.)

* *

Ueber die verschiedenen Ersatzmittel für arabisches Gummi. Die schwere Beschaffung und die dadurch bedingten hohen Preise des arabischen Gummis haben die Importeure Ostindiens und Brasiliens veranlasst, so zahlreiche, mehr oder weniger dem arabischen Gummi gleichkommende, dabei aber bedeutend billigere Gummisorten in den Handel zu bringen, dass es angezeigt erscheint, die einzelnen Sorten in einem Gesammtartikel hier kurz zu besprechen und auf die Eigenschaften derselben und ihre Verwendbarkeit hinzuweisen.

Ghatti-Gummi besteht aus mehr oder weniger runden, innen klaren, durchsichtigen, aussen runzeligen, rauhen, farblosen bis bräunlichgelben Stücken, welche mit Wasser (1 : 3) je nach ihrer Reinheit eine schwach gelbliche bis braune, halbfeste, sehr fest klebende Masse geben, die in Verbindung mit Wasser durch Bleisubacetat gefällt wird, mit Borax coagulirt und mit Ammoniumoxalat eine nur schwache Trübung gibt. Der Aschenrückstand von 2,55 % besteht hauptsächlich aus Kalium- und Calciumcarbonat; Sulfate sind nur in Spuren vorhanden. Das Ghatti-Gummi gibt sehr

gute, schöne und haltbare Emulsionen und scheint am meisten geeignet, das arabische Gummi für pharmaceutische Zwecke zu ersetzen; in Folge dessen ist dessen Preis auch von 3,5 Mark auf 4,5 bis 5,5 Mark per Kilo gestiegen.

Amrad-Gummi. Von diesem kommen hauptsächlich die Sorten « East India Amrad », « Glassy-Amrad » und « Pale Amrad » in den Handel.

« *East India Amrad* » bildet kleine rundliche oder eckige, röthlich gefärbte Stücke, die sich mit Wasser zu einem gelblichen bis braunen Schleim lösen, der geschmacklos ist, mit Oel gelbliche Emulsionen gibt und etwas weniger klebt als arabisches Gummi. Seine Lösung gibt mit Bleisubacetat einen dicken, opaken Niederschlag, mit Borax coagulirt sie nicht; Ammoniumoxalat gibt nur einen schwachen Niederschlag; Eisenchlorid ruft eine dunkle Färbung hervor.

« *Glassy-Amrad* » kommt in grösseren, meist runden, schwach glänzenden, gelblichen bis dunkelbraunen Stücken vor. Die wässerige Lösung (1 : 3) ist geschmacklos, gelb bis braunroth gefärbt und gibt mit Oel leicht Emulsion. Bleisubacetat erzeugt darin einen schwachen, nicht gelatinirenden Niederschlag, Borax gelatinirt dagegen die Lösung; Eisenchlorid färbt sie braun; Alkohol und Ammoniumoxalat erzeugen einen festen weissen Niederschlag.

« *Pale-Amrad* » stellt kleine runde Stückchen mit zuweilen opalescirender Oberfläche dar. Die Lösung ist schwach gelblich bis bräunlich gefärbt und gibt mit Oel leicht fast farblose Emulsion. Mit Bleisubacetat bildet die Lösung einen dicken, opaken, mit Ammoniumoxalat einen weissen Niederschlag, ebenso auch mit Eisenchlorid und Alkohol.

« *Oomra-Whatti* » kommt in verschieden geformten, dunklen, innen durchsichtigen, aussen schmutzigen gelben bis

röthlichen Stücken in den Handel, die mit
Wasser einen dunkel gefärbten, stark
klebenden, Oel leicht emulgirenden
Schleim geben. Bleisubacetat bewirkt
keinen Niederschlag, dagegen aber Alkohol und Ammoniumoxalat. Borax gelatinirt die Lösung, Eisenchlorid färbt sie
dunkel.

Die Amrad-Sorten, die circa 5,61 %
Asche hinterlassen, eignen sich in ihrer
gegenwärtigen Beschaffenheit sämmtlich
nur zu gewerblichen Zwecken. Ueber
ihre Stammpflanzen herrschen vorläufig
noch Meinungsverschiedenheiten. *Ainsley*
hält die beiden: Acacia arabica und Feronia elephantum für die Stammpflanzen,
während *Birdwood* neben den letzteren
noch Mangifera indica, Azadirachta indica, Terminalia bellerica u. a. als Stammpflanzen bezeichnet.

Dhaura-Gummi besteht aus wenig gefärbten Stücken, die den Geschmack des
ächten Gummis haben und mit Wasser
eine farblose eigenthümlich riechende
Lösung geben. Dhaura-Gummi stammt
von Anogeïssus latifolia, einem in Indien
häufig vorkommenden Baume und wird
dort für Färbereizwecke verwendet.

Den oben angeführten Gummiarten, die
sämmtlich aus Ostindien stammen, ist
nun noch das brasilianische *Para-Gummi*
anzuschliessen. *(Ztschr. d. österr. Apoth.-*
Ver., 1888, 239 u. Pharmac. Ztschr. für
Russland.)

Cortex Rhamni Wightii hat *Da-*
vid Hooper sowohl einer qualitativen als
auch quantitativen Prüfung unterworfen.
Rhamnus Wightii W. und A. ist ein häufig
und gewöhnlich in höheren Gebirgsge-
genden vorkommender Strauch; als
seine Heimath werden Madras, Bombay
und Ceylon angegeben.

Zur Untersuchung dienten *Hooper*
Rindenstücke der Zweige und des
Stammes. In den Handel wird die Rinde
als Röhren oder röhrenförmige gekrümmte Stücke gebracht; die jüngeren Rinden
sind aschgrau, die älteren haben ein mehr
braunes, durch zahlreiche Risse und
Korkwarzen rauhes Aussehen. Die Innenfläche der Rinde ist dunkelbraun und bekommt nach einigen Wochen eine fast
schwarze Farbe; ihr Bruch ist kurz,
innen faserig; sie schmeckt adstringirend
bitter, aber nicht unangenehm, sondern
lässt einen süsslichen Nachgeschmack
im Gaumen zurück.

Der Querschnitt der Rinde färbt sich
mit Kalilösung intensiv roth, mit Eisenchlorid schmutziggrün und mit Jodlösung
schwarz.

Die Rinde enthält an wichtigeren Bestandtheilen 0,47 % eines krystallinischen,
in Aether löslichen Princips; drei verschiedene, in Alkohol lösliche Harze,
2,68 % Tannin, 1,23 % Bitterstoff, 12,32 %
Zucker, 4,42 % Cathartinsäure, 6,67 %
Eiweissstoffe, 7,43 % Calciumoxalat,
7,83 % Stärke neben einigen anderen
weniger wichtigeren Stoffen, Cellulose
und Korksubstanz.

Verglichen mit den Bestandtheilen von
Rhamnus Frangula und Rhamnus Pur-
chianus (Cascara Sagrada), schliesst sich
die Rinde von Rhamnus Wightii am nächsten letzterer an; auch hat dieselbe wie
Cascara Sagrada in Ostindien bereits
medicinische Verwendung gefunden.
(Pharm. Journ. Trans.; Arch. d. Pharm.
1888, 465.)

Ueber den Nachweis von Sali-
cylsæure in Bier. *(Apoth. Ztg.)* In
einem längeren Aufsatze theilt *G. A. Horn*
Pharmaceut. Weekblad, No 7, 1888) die
Resultate mit, welche er bei Untersuchung
von einer grösseren Anzahl Biersorten
(341 aus 10 verschiedenen Brauereien)
auf einen Gehalt an Salicylsäure erhielt.

Einerseits arbeitete H. nach der Rö-
se'schen Methode (Ausschütteln nach An-

säuren mit Schwefelsäure im Scheidetrichter mit einem Gemisch aus Aether und Petroläther, Eindampfen und Prüfen des Rückstandes mit verdünnter Eisenchloridlösung), wodurch $^1/_{10}$ mg. Salicylsäure nachgewiesen werden, andererseits nach der englisch-amerikanischen Methode (Austreiben des Spiritus und der Kohlensäure durch Erwärmen, dann Destillieren des mit Schwefelsäure angesäuerten Bieres und Prüfen des Destillates mit verdünnter Eisenchloridlösung). Während nun durch das Ausschütteln sich in keinem Biere irgend auch nur Spuren von Salicylsäure nachweisen liessen, erhielt H. nach der Destillationsmethode bei allen Biersorten eine Farbenreaktion im Destillat; er bezeichnet die Destillationsmethode als unzuverlässig.

Die Angelegenheit haben nun ·verschiedene holländische Chemiker weiter verfolgt und Kuyper, Kisselada, Wattez u. a. bestätigen (*Pharm. Weekblad* N° 8, 1888) alle die Thatsache, dass [verschiedene Biersorten, in welchen durch Ausschütteln keine Salicylsäure_aufzufinden war, bei der Destillationsmethode stets im Destillat mit Eisenchlorid Farbenreaktionen ergaben.

Kuyper sucht die Erscheinung durch die bei dem Malzen der Gerste erfolgende Gährung und Umsetzung event. Bildung von Phenolen zu erklären, umsomehr, als er beim Destilliren von reinem Hopfen im Destillat keine Reaktion mit Eisenchlorid erhalten konnte. Vollständig aufgeklärt ist hierdurch die Sache noch nicht und jedenfalls bedarf es weiterer, eingehender Untersuchungen, um eine klare Entscheidung in die Angelegenheit zu bringen.

La Saccharine. Dans la Société de Médecine et d'Hygiène, séance du 27 juin passé, M. Wallon a lu un rapport de M. Girard, directeur du laboratoire municipal, sur la *Saccharine*. La saccharine a été découverte en 1879 par Ira Remsen et C. Fahlberg ; dans le cours d'un travail sur les dérivés des Cresylsulfamides, ils obtinrent un corps peu soluble, dont le goût était remarquablement sucré, c'était la saccharine. La saccharine est sensible à la dilution de $^1/_{70000}$. On estime à 280 fois le pouvoir sucrant de la saccharine par rapport au sucre de canne. Ajoutons que la sensation sucrée persiste plus longtemps qu'avec le sucre de canne ; elle est suivie d'une impression de sécheresse dans l'arrière gorge. Les insectes ne paraissent pas trouver de goût sucré à la saccharine, ils s'en détournent avec soin. On a cherché avec la saccharine à frauder les sirops, liqueurs et aliments. Pour sucrer les liqueurs, on emploie une solution au $^1/_{10}$ de saccharine dans l'alcool, ou bien une dissolution de 10 gr. de saccharine et 5 gr. de bicarbonate de soude dans un litre d'eau; celle-ci équivaut à 3 kilogr. de sucre cristallisé de canne ou de betterave. On additionne le sirop de glucose ou le glucose de 1 gr. par kilogr. de saccharine, pour lui donner un pouvoir sucrant équivalant au sucre de canne. Voici la recette d'un sirop de framboises à la saccharine : mélanger à 32 litres de suc de framboises et 8 litres de suc de cerises, 60 kilogr. de sirop de glucose ; faire dissoudre, écumer et filtrer, puis ajouter 140 gr. de saccharine et 100 gr. d'acide citrique. A Zurich, on fabrique du cacao en poudre sacchariné. Les brasseurs font également une bière saccharinée. MM. Aduco et Mosso (de Turin) ont fait des expériences et concluent que la saccharine est inoffensive ; elle passe dans les urines sans subir aucune modification ; elle n'a pas d'action sur les échanges nutritifs ; elle ne passe ni dans le lait, ni dans la salive ; introduite sous la peau, elle est absorbée. Ces expériences ont été reprises par Salkowski, qui est

arrivé aux mêmes conclusions. La thérapeutique s'en est aussi emparée comme
un adoucissant au régime des diabétiques.
Mais, M. le Dr Worms a montré le
10 avril, à l'Académie de médecine. que
la saccharine ne convient pas à tous les
estomacs. Les accidents dus à la saccharine peuvent tenir : 1° à l'impureté du
produit; 2° à une action antifermentescible
qui suspend le pouvoir digestifs des sucs
gastriques et pancréatiques ; 3° à la perméabilité ou à la non perméabilité des
reins.

Il en serait donc de la saccharine comme
de l'acide salicylique, dont elle est, d'ailleurs, très voisine. Ces deux substances
paraissent offrir des dangers quand elles
sont ingérées par les malades dont les
reins ne sont pas en bon état.

THERAPIE UND MEDICINISCHE NOTIZEN
Rédacteur : Dr Med. WYSS.

**Zur Therapie des Tabes dor-
salis,** von Dr *Græupner* (*Der ærztliche
Practiker*, 2. Juli 1888).

Die Therapie vermag bei Tabes wohl
die Remissionen des pathologischen Pro-
zesses zu unterstützen, aber nicht gänzliche Heilung herbeizuführen. Beim Ver-
dacht auf Syphilis hat man zunächst eine
Schmierkur einzuleiten ; 4 gr. täglich ; im
Ganzen ca. 80 gr. Ung. cinerei. Verschlimmerung der Symptome während
der Inunction ist im Beginne der Kur
häufig beobachtet worden. — An die
Inunctionskur schliesst man längeren
Gebrauch von Jodkali (5 : 150 3 × täglich
mit Zusatz von Extr. Belladon. 0,05 um
die Nebenwirkungen des Jodkali zu cou-
piren) ; sehr zu empfehlen zur Nachkur
sind Nauheim und Tölz.

Wenn Jodkali nicht gut vertragen wird,
dann ist Ersatz durch Jodnatrium in derselben Dosis (theurer) zu bieten.

Wenn Syphilis nicht vorhanden, so
versucht man trotzdem längeren Gebrauch
von Jodkali (Leyden). Argentum nitric.
ist viel angefeindet und viel gelobt worden.
(R. : Argenti nitrici 0,3. Argillae qu. s. ut.
f. pilul. No. 30. D. S. : 3 × täglich 1 Pille.)
Gegen Krisen und ausstrahlende Schmerzen bewähren sich Antipyrini 2,0 D. tales
doses No. 3, und noch mehr Antifebrin
in starken Dosen. 2 Pulver à 0,5 ; stündlich 1 Pulver. Antipyrin kann zu diesem
Zwecke auch als Injection verwandt
werden. — (Antipyrini 2,5 : 3,0—5,0 Aq.
destill. 1 ganze Spritze.) Die Injection ist
sehr schmerzhaft, daher wird von Pariser
Autoren gerathen, zunächst nur einige
Theilstriche der Spritze zu injiciren, nach
5 bis 10 Minuten den Rest. — Der erste
Theil der Einsprizung bewirkt lokale
Anästhesie, sodass der Rest der Injection
minder schmerzhaft ist. Auch dürfte sich
empfehlen, der vollen Antipyrininjection
eine Cocaineinspritzung (Cocaini mur.
0,1 : 10,0 1 Spritze) vorangehen zu lassen.
Die Morphiuminjection wird trotzdem
nicht immer zu entbehren sein. Gegen die
Schleuderbewegungen empfahl Ewald :
Physostigmini salicyl. 0,02 : 10,0. ¹/₂ Spritze
täglich. (Nebenerscheinungen : Erbrechen,
Schwindel u. s. w.

Bei torpiden Formen hat eine vorsichtige Kaltwasserkur oft Nutzen gebracht (Zuckmantel). Bei diesen Formen passen von Soolbädern : Nauheim, Rehme, Kissingen, auch Cudowa ;
bei erregbaren Individuen die Indifferenten Bäder : Teplitz, Wildbach, Gastein —
jedoch mit Vorsicht. Auch im eigenen

Hause werden Kleien- und schwache Schwefelbäder von Nutzen sein (1—3 Pfd. Kleie in einem Aufguss von 4—6 Liter Wasser abgekocht und dem Badewasser zugesetzt; — Kali sulfur. ad balneum 50 bis 100,0. — Mehr zu empfehlen Natri subsulfurosi 50 bis 100,0. (stinkt nicht!) mit Zusatz von 30,00 Essig.) Auf der Wirbelsäule applicirt man passend geringe Derivationen mit Unguent. Nucistae, Spiritus camphor. und ähnlichen.

Daran reiht sich Behandlung der Wirbelsäule mit dem constanten und inducirten Strom, am besten jährlich ein Monat lang. Angewandt wird der constante Strom stabil auf- und absteigend, schwache Ströme, der inducirte Strom in Form des faradischen Pinsels.

Hirt (Breslau) empfiehlt die combinirte Methode mit dem Dr Wattenwille'schen Apparat. — Das diätetische Verhalten muss vorgeschrieben werden : leichte, nahrhafte Kost. Psychische Erregungen und Anstrengungen sind zu meiden. Der Tabiker soll täglich spazieren gehen, sich jedoch vor Uebermüdung hüten.

Ueber **Sulfonal** Bayer — « ein neues Schlafmittel » — ist uns von der betreffenden Fabrik in Elberfeld ein Circular zugegangen, in welchem die Vorzüge dieses neuen chemischen Produktes auseinander gesetzt werden. Gleichwie Creolin und andere Substanzen wird das Sulfonal mit einer gewissen physiologisch-klinischen Reklame in die ärztliche Welt eingeführt und namentlich darauf Gewicht gelegt, dass nur absolut reines Sulfonal zur Verwendung kommen darf. Absolut reines Sulfonal wird aber nach obigem Circular nur von der Elberfeld'schen Fabrik produzirt; es darf also nur solches gebraucht werden. Wir haben im Princip nichts gegen die commercielle Seite des modernen Medicamentenhandels. Wir wissen z. B. aus Erfahrung, dass es

Cocaïne verschiedener Qualität giebt und dass man gut thut, in der Auswahl derselben den absolut reinen Produkten den Vorzug zu geben. Auch an das Sulfonal werden wir den gleichen kritischen Massstab anlegen dürfen und daher dem Bayer'schen (Elberfeld) bis auf Weiteres den Vorzug geben. Wir können aber nicht umhin, zu bemerken, dass selbst dieses garantirt vollkommen reine Produkt in physiologischer und namentlich klinischer Beziehung zu wünschen übrig lässt, da, nach den Mittheilungen von Prof. Baumann in Freiburg i. B., Präparate, welche nur eine geringe Verrückung des Schmelzpunktes zeigen, vollkommen wirkungslos sein können.

Das Medicament, unlöslich in Wasser, kommt in Abenddosen von 1—3 Gramm in Pulvern, Oblaten oder comprimirten Tabletten zur Verwendung.

Condurango in der Behandlung des *Magenkrebses* von Prof. Dr *C. A. Ewald* (Klinik der Verdauungskrankheiten, II Die Krankheiten des Magens, Berlin 1888).

Der ersten von Friedreich 1874 aufgeregten Begeisterung ist schnell eine Entnüchterung gefolgt, welche das Mittel in Vergessenheit zu bringen drohte.

Eine methodisch durchgeführte Versuchsreihe ist erst von *Immermann* an einem kleinen Material, dann von *Riess* von einheitlichem Gesichtspunkt in grösserem Massstabe durchgeführt und vor Kurzem veröffentlicht worden. Riess will das Mittel speciell auf den Magenkrebs beschränkt wissen und spricht sich nach seinen Erfahrungen über 80 Fälle mit Condurango und 116 Fälle ohne Condurango für eine specifische Wirkung desselben aus. « Aus einer grösseren Reihe von Fällen erhielt der unbefangene Beobachter den entschiedenen Eindruck, als ob das Leben durch die Condurango-Behandlung zum Theil sehr beträchtlich verlängert worden sei.

Orszewcky und *Erichsen* wollen nach Anwendung der Condurangorinde eine Anregung der Bindegewebsentwickelung mit gleichzeitiger Zerstörung der cellulösen Elemente des Krebses beobachtet haben. »

Ewald will die günstige Wirkung des Condurango auf das Allgemeinbefinden beim Magenkrebs nicht bestreiten. « Ganz mit Recht, sagt er, wird, wohl im Hinblick auf die in dieser Beziehung sehr gewichtigen Beobachtungen von Riess, das Mittel zur Zeit in ausgedehntem Maasse verwendet. Der begleitende Magencatarrh wird gebessert und dieselbe günstige Wirkung auch bei gemeinen katarrhalisch schleimigen Erkrankungen der Magenschleimhaut erzielt, so dass die Condurango mithin ein vortreffliches Stomachicum in allen den Fällen ist, in welchen ein echter Katarrh der Schleimhaut, d. h. eine Absonderung einer mit mehr oder minder reichlichem Eitergehalt versehenen, schleimig-serösen Flüssigkeit stattfindet.

* *

Le **Sozoiodol** a donné au Dr *Fritsche* à Berlin *(Therap. Monatshefte*, juin 1888) de bons résultats dans le traitement des affections rhinolaryngées. Il a employé les sels de potasse, de soude, de zinc et de mercure. Les sels de potasse et de soude se présentent sous forme d'aiguilles bien cristallisées. Appliqués sur la muqueuse sous forme de poudre, ils occasionnent une sensation de brûlement et augmentent la secrétion. Le sel de mercure est trop irritant pour pouvoir être employé sous cette forme.

Dans les cas *d'ozène* F. croit avoir obtenu, par des insufflations régulières d'un mélange du sel de potasse, de zinc ou de mercure avec du sucre de lait (1 : 10 à 20) une secrétion plus liquide et une forte diminution de l'odeur.

Dans les *rhinites hypertrophiques*, l'emploi des mêmes préparations fit diminuer le gonflement des muqueuses.

Les *ulcérations tuberculeuses* du pharynx et du larynx se nettoient et granulent sous l'emploi du sel de zinc surtout. F. n'a cependant pas observé de cicatrisations véritables.

Les affections syphilitiques sont influencées favorablement par le sel de mercure.

Malgré toute la bonne volonté de l'auteur pour trouver des vertus particulières au sozoiodol, on trouve que les résultats obtenus sont loin de dépasser ceux d'autres médicaments généralement employés.

* *

Günstige Einwirkung des Solanins auf das Zittern in einem Falle multipler Herdsklerose, von Prof. Dr *Grasset* und Dr *Sarda* in Montpellier (*Progrès Médical*, 7 juillet 1888). Der Kranke, ein 43jähriger Hirt leidet seit ungefähr 18 Monaten an typischer multipler Herdsklerose. Unter andern Symptomen zeigt derselbe ein manifestes *Zittern* der linken obern Extremität während der willkürlichen Bewegungen. Im Schlafe verschwindet dieses Zittern vollständig. Nebenbei leidet der Kranke seit seiner Aufnahme in's Spital an sehr bedeutender *Dyspnoï* ohne jede objectiv wahrnehmbare Veränderung der Respirationsorgane. Dieses Symptom wurde vom Kranken schon mehrmals anfallsweise beobachtet.

Dem Kranken wurden am 12. März letzthin 3 Cachets von je 5 centigr. Solanin verschrieben. Schon am folgenden Tag war die Athemnoth beinahe verschwunden, und das Zittern beträchtlich vermindert. Das Medicament wird die folgenden Tage zu je 4 und 5 Cachets fortgesetzt. Am 16. März war die Athemnoth vollständig verschwunden und das

Zittern derart modificirt, dass der Kranke mit der linken Hand ein volles Glas an seinen Mund bringen konnte, ohne einen Tropfen auszuschütten. Am folgenden Morgen war auch das Zittern vollständig verschwunden. Das Medicament wurde bis zum 21. in herabsteigender Dosis fortgesetzt.

Am 26. März zeigt sich von neuem leichtes Zittern der Finger der linken Hand, welches bis zum 10. April an Intensität zunimmt, ohne jedoch den bei dem Spitaleintritt vorhanden gewesenen Grad zu erreichen. Von Neuem wird Solanin zu 2—3 Cachets per Tag verschrieben. Am 19. ist es absolut verschwunden. Am 20. April wird das Medicament ausgesetzt und ist das Zittern acht Tage später beim Spitalaustritt des Kranken noch nicht wiedergekehrt.

Diese Krankengeschichte ist also in therapeutischer Beziehung sehr lehrreich. Sie liefert uns den Beweis, dass das Solanin ein ausgezeichneter Moderator der Reflexthätigkeit ist. Die Angewöhnung an das Medicament ist gering, da ja die Wirkung desselben bei erneuerter Einnahme noch stärker und eklatanter hervortrat. Bei Kranken, welche mit erhöhter Reflexerregbarkeit behaftet sind, würde es also genügen, von Zeit zu Zeit schwache Dosen einnehmen zu lassen, um die durch erstmalige mittlere Dosen erhaltene Wirkung aufrecht zu halten. Die Krankheit selbst wird natürlich durch das Medicament nicht beeinflusst. Dem Kranken hingegen wird, infolge Verschwindens des Zitterns nicht nur eine moralische Befriedigung, sondern auch sein materielles Wohlbefinden dadurch gewährt, dass er noch während einer viel längern Zeit seine Beschäftigungen wieder aufnehmen und ausüben kann.

Cornealulcerationen mit Eserin behandelt von Dr *H. Harlan* in Baltimore (*The Medical Record*, 23. Juni 1888). Eserin wurde bekanntlich 1865 von Vée und Levan aus der Calabarbohne (Physostigma venenosum) erhalten. Seine am meisten bekannte physiologische Wirkung besteht in der Contraction der Pupille, welche sich schon nach der Instillation einer sehr verdünnten Lösung manifestirt. Im Jahre 1875 entdeckte Prof. Laqueur in Strassburg seine anti-glaucomatöse Wirkung.

Bei Hornhautulcerationen ist die Photophobie eines der lästigsten Symptome und die grösste Gefahr beruht in der Berstung des Augapfels durch die intraoculäre Pression. Im Eserin besitzen wir nun ein Mittel, welches durch Pupillenverengerung die Lichtscheu vermindert, durch Verminderung des intraoculären Druckes der Berstungsgefahr vorbeugt und so die für den Reparationsprocess günstigen Verhältnisse schafft. In theorethischer Beziehung schon erweist also das Eserin als wirksames Heilmittel für Cornealulcerationen, aber auch practisch hat sich dasselbe dem Autor bestens bewährt. Unter 18 Fällen von Cornealulcerationen, meist traumatischer Natur (öfters durch Austerschalensplitter) hat derselbe 10 Mal sichere und positive Erfolge von der Eserinbehandlung beobachtet. Sieben Fälle wurden nur einmal gesehen ; man kann vermuthen, dass bei ihnen eine einzige Eserininstillation zur Heilung genügte.

Zwei Vorsichtsmassregeln müssen bei der Eserinbehandlung beobachtet werden : Erstens sollen nur schwache Lösungen (0,05 : 30,0) angewandt und zweitens soll der zu behandelnde Fall nicht mit Iritis complicirt sein.

RUNDSCHAU DER BÆDER UND LUFTKURORTE

Herrenalb, das « Paradies des württembergischen Schwarzwaldes », liegt etwa in der Mitte zwischen Baden-Baden und Wildbad. Das *Klima* Herrenalb's ist der geschützten Lage zu Folge ein sehr mildes und kommen jähe Temperaturschwankungen hier nicht vor. Während der Sommermonate beträgt die mittlere Temperatur ca. + 13,5° R. bei einer Höhenlage von ca. 1400 Fuss über dem Meere. Der Ort selbst ist von herrlichen Tannenwaldungen eng umschlossen. Im Süden wird die Waldesmauer von dem hier einmündenden Guisbachthale durchbrochen und gegen Norden erstreckt sich das wiesenreiche Albthal, durch welches die Alb in die nahe Rheinebene enteilt. Vorzügliche Luft, reines dem Granitgestein entspringendes Quellwasser, gut gepflegte Spazierwege, welche nach allen Richtungen die Waldungen durchziehen, prächtige Aussichtspunkte, wie der Falkenstein, der Schweizerkopf etc. machen den Aufenthalt auf diesem Fleck Erde zu einem angenehmen, erfrischenden, idyllischen.

Die Krankheiten, welche hier Heilung, resp. Besserung finden, sind : Nervenleiden, Lungenkrankheiten, Circulationsstörungen, allgemeine Ernährungsstörungen wie Bleichsucht, Scrophulose. Zu Heilzwecken kommen, ausser den natürlichen Hilfsmitteln, welche Lage und Klima bieten, in Anwendung : Electricität, Massage und Bäder (in der Wasserheilanstalt und in der Villa Falkenstein).

Die Aerzte sind : Hofrath Dr Suchier, Dr Mermagen und Dr Denk, die beiden letzteren Aerzte der Wasserheilanstalt.

* *

Les bains de Montbarry dans la Gruyère, canton de *Fribourg*, se trouvent à 45 minutes de la ville de Bulle dans une contrée alpine très pittoresque, à 797 mètres au-dessus du niveau de la mer. « Le triomphe de la Gruyère, l'Oberland de la Suisse française, dit V. Tissot dans sa « *Suisse inconnue* », est dans ses collines boisées aux clairières ouvertes sur de larges horizons de cimes déchirées de gorges profondes et cependant revêtues d'une verdure unique où broutent des centaines de troupeaux. Terre de vigueur et de santé, riche en humus et en azote, et surtout riche en ruisseaux qui l'arrosent et la fécondent de leur limon rocheux. » C'est dans cette ravissante contrée que le Dr Thorin découvrit, il y a environ un siècle, la source sulfatée-terreuse de Montbarry. Le Dr Pégaitaz de Bulle a bien voulu nous donner les quelques renseignements suivants sur l'établissement actuel des bains. Cet établissement, situé sur une colline entre Gruyères et Bulle, a été reconstruit récemment. Il n'est pas grand ; il ne dispose que de quinze chambres dont quelques-unes à deux lits. C'est simple, sans grand confort, mais on dit la pension bonne, et les truites excellentes. Le site est ravissant, la vue bien belle sur la ville de Gruyères, la vallée de Charmey et les alpes fribourgeoises. Il y a des ombrages ; un joli sentier ombragé conduit aux nombreux pâturages voisins.

Les eaux sont froides, 10°, sulfureuses, sulfatées-carbonatées, dans le genre du Stockquelle du Gurnigel. Leur efficacité est incontestable dans les affections cutanées et les rhumatismes. Une particularité de ces eaux que je n'ai rencontrée nulle part à ce degré, c'est qu'elles rendent la peau très douce, savonneuse et qu'à la sortie du bain l'évaporation se fait rapidement sans donner la sensation du froid. Elles se boivent aussi et peuvent rendre des services dans le catarrhe chronique et l'atonie de l'estomac et dans la constipation habituelle.

CHRONIK

Italien. — Pharmaceutische Congresse. Mit den Versammlungen von Rom und Bologna haben die Italiener in diesem Jahre zwei Zusammenkünfte abgehalten, welche wahre Congresse waren ohne jedoch den Luxus dieses Namens zu beanspruchen. Die Versammlungen von Rom und Bologna entprachen empfundenen Nothwendigkeiten des professionnellen Lebens und waren sehr gelungen. Wird nun aber der pharmaceutische Stand, sowie die respectiven Gesellschaften, welche dieses Jahr die Mühe und die Auslagen von zwei Zusammenkünften gehabt, auch noch den guten Willen besitzen, sich an der dritten zu betheiligen, welche im September in Mailand stattfinden sollte? Und in Mailand muss in Bezug auf nummerische Vertretung und Anwendung der Mittel ein gewisser Luxus entfalltet werden, sonst wird sich diese Versammlung nicht zu einem internationalen Wettkampf gestalten.

Im Septembre finden noch pharmaceutische Congresse in Barcelona und in London statt. Das Mailänder Comité wird also gut thun, diese verschiedenen ungünstigen Umstände reiflich zu überlegen bevor es den Zeitpunkt des künftigen Congresses festsetzt. *(Bullettino farmaceutico*, eco delle Società di Farmacia italiane.)

Egypten. — Medicinisches Vereinsleben und medicinische Journalistik scheinen in diesem Lande zu neuem Leben aufzublühen. Der vom arabischen medicinischen Journal *Al Shiffa* an die egyptischen Aerzte gerichtete Appell sich aus, ihrer Letargie herauszurütteln und sich mit den Fortschritten der gegenwärtigen Medicin vertraut zu machen, hat zur Gründung einer egyptischen medicinischen Gesellschaft unter dem Vorsitze H. E. Asfur Pascha's geführt. Professor Virchow wurde während seinem letzten Aufenthalte in Egypten zu einer Sitzung eingeladen und hat bei diesem Anlasse an seine arabischen Collegen eine aufmunternde Ansprache gehalten über die internationale Bedeutung der Medicin im Hinweis auf die Verdienste der alten arabischen Medicin und namentlich der Alexandriner-Schule. Er sprach dabei die Hoffnung aus, es möchte die moderne arabische medicinische Literatur sich der Literatur der Khalifenzeit nicht nur ebenbürtig, sondern überlegen zeigen und die medicinische Schule von Kairo sowie die neugegründete medic. Gesellschaft zur Förderung der wissenschaftlichen und praktischen Interessen des ärztlichen Standes in Egypten ihr Möglichstes beitragen.

BIBLIOGRAPHIE

Real - Encyclopädie der Gesamten Pharmacie. Handwörterbuch für Apotheker, Aerzte und Medizinalbeamte. Mit zahlreichen Illustrationen in Holzschnitt. Von Dr *Fwald Geissler*, Prof. der Chemie und Redakteur der *Pharm Centralhalle* in Dresden, und Dr *Josef Moeller*, Prof. der Pharmakologie und Pharmakognosie an der Universität Innsbruck. Lieferung 61-66 (Band V, Bogen 1—18). Wien und Leipzig 1887. *Urban und Schwarzenberg.*

Die sechs vorliegenden Lieferungen bilden den Anfang des V. Bandes der Real-Encyclopädie der gessmmten Pharmacie, eines Werkes der Neuzeit, dem auf dem Gebiete unserer Wissenschaft kein zweites auch nur annähernd gleichkommt und das heute schon, obwohl nur zur Hälfte erschienen, univeselle Anerkennung findet, dieselbe auch wirklich in jeder Beziehung verdient.

Von « Gracilaria », einer Algengattuug, bis « Hustenmittel » reichend, bleiben auch diese 3 Hefte dem Principe der Vollständigkeit in weitestem Sinne des Wortes treu. Es dürfte wohl kaum etwas in der Pharmacie vorkommen, das nicht seine Erklärung in dem vortrefflichen Werke gefunden hat. Ich babe den Versuch gemacht, seltene, nur entfernt mit der pharmaceutischen Wissenschaft in Beziehung stehende Körper nachzuschlagen, sie aber zu meiner grössten Freude immer gefunden. Auch die allerneuesten Drogen, vorübergehende und bleibende, finden darin ihre Stelle.

Das vorhandene Material wird von den verschiedenen Autoren nicht einfach compilirt, sondern verarbeitet und kritisirt. Die meisten Artikel aber sind eigene, neue Arbeiten, welche sich auf persönliche Erfahrungen und Forschungen der zahlreichen Mitarbeiter stützen.

Collegen und Aerzte mögen sich selbst überzeugen, dass wir nicht zu viel Rühmliches von dem Werke sagen, wenn wir behaupten, es sei das nützlichste Buch das sich in der Bibliothek befinde.

. .

Beiträge zur Chemie der Sinapis juncea und des ätherischen Senföls. Inaugural-Dissertation der k. Universität Dorpat von *Paul Birkenwald*, 1888.

Die dem Hrn. Prof. Dr Dragendorff gewidmete, sehr interessante Schrift, enthält zuerst einen historischen Ueberblick der Studien über Senf und Senföl.

Im 17. Jahrhundert zuerst erwähnt, wurde das ätherische Senföl doch erst von Boerhave dargestellt und beschrieben. Dennoch blieb die Entstehung des Senföls noch lange unklar. Den Einen war es zwar bekannt, dass man das Senfmehl vor der Destillation gähren musste, währendem andere den zerstossenen Samen direkt; ohne vorherige Einwirkung des Wassers der Destillation unterwarfen.

Das myronsaure Kali, dessen Spaltungsprodukt das Senföl bekanntlich ist, wurde von Bussy entdeckt und darauf von Will und Körner näher studirt.

Ein angeblich mit Schwefelkohlenstoff verfälschtes Senföl gab Hrn. Birkenwald Veranlassung zu genauern Untersuchungen. Dabei handelte es sich besonders um die Frage, ob CS_2 eine betrügerische Beimischung oder eine normale Bildung sei. Das fragliche Senföl schleuderte bei Abnahme des Verbandes den Stöpsel heftig heraus, zeigte ein höheres specifisches Gewicht und lieferte schon bei 48°, dem Siedepunkt des CS_2, ein farbloses Destillat, welches nichts anderes als CS_2 selbst darstellte.

Da die natürliche Anwesenheit des CS_2 bestrit-

ten wurde, handelte es sich darum, genauere Methoden der quantitativen Bestimmung zu entdecken. Hofmann hatte im Ol. sinap. nigr. 0,51—0,56 % und im künstlichen Senföl 0,32 % CS_2 vorgefunden, damit war die natürliche Anwesenheit des fraglichen Körpers zur Genüge dargethan. Hrn. B.'s Verfahren war folgendes : 1 Cc. des in einer Pipette abgemessenen und darauf in einem verkorkten Kölbchen gewogenen Senföl wurde in 10 Cc. absolutem Alkohol gelöst und mit 20 Tropfen frisch bereiteter alkoholischer Kalilauge so lange geschüttelt, bis der Senfgeruch vsrschwunden war, darauf wurde in Wasser gelöst, mit Essigsäure angesäuert und mit $^{1}/_{10}$ normaler Kupferlosung (12,47 g. im Liter) titrit. Das Ende der Reaction wurde durch Tüpfelversuche mit Ferrocyankalium festgestellt; die Tüpfelprobe wurde jedoch nicht auf einer Porzellanplatte, sondern auf Fliesspapier, auf welchem die Färbung viel prägnanter auftrat, vorgenommen.

Auf diese Weise wurden ältere, sowie frische, fremde und selbst bereitete Senföle untersucht und von 0,75 bis zu 41,03 % CS_2 darin gefunden. Selbst synthetisch dargestelltes Senföl enthielt 10,78 % CS_2.

Es findet sich im Senf kein eigenthümlicher Körper, der etwa als Spaltungsprodukt Schwefelkohlenstoff geben könnte. Dieser tritt als Zersetzungsprodukt des Senföls auf. Je nach den Bedingungen der Zersetzung kann neben CS_2 auch Kohlenoxyd gebildet werden. Es besteht zwischen den myronsauren Kali aus Sinapis juncea und nigra kein wesentlicher Unterschied.

Neben diesen schönen Resultaten bei der Untersuchung beschreibt der Verfasser noch andere interessante Beobachtungen und empfehlen wir die Schrift solchen die sich speciell mit der Frage beschäftigen wollen.

———

Fragekasten und Sprechsaal.

30) Kennt einer unserer geschätzten Leser ein Verzeichniss der schweiz. Droguisten ? Man hat uns schon oft darum befragt.

31) Apotheker Wien. Die gewünschten Nummern, sowie der ganze Jahrgang sind noch vorräthig und können bei der Administration zu dem gewöhnlichen Preise bezogen werden. Collegialischen Gruss.

32) M. V., pharm. à Y. Nous sommes très sensibles à votre attention et nous espérons que vous voudrez devenir un lecteur régulier. Salutations amicales.

DER FORTSCHRITT
LE PROGRÈS

Rédacteurs : **B. REBER**, Pharmacien, et Dr Med. **A. WYSS**.

N° 15.   **GENF, 5. August 1888.**   IV. Jahrgang.

Inhaltsverzeichniss.

Wissenschaftliche Arbeiten werden mit Fr. 50 der Bogen (16 Seiten) honorirt.
Les travaux scientifiques seront rémunérés à raison de Fr. 50 la feuille (16 pages).

PHARMACIE UND CHEMIE

Beiträge zur Prüfung der Extracte

von *G. M. Kyritz* und *M. C. Traub* in Bern.

(Forts. und Schluss.)

e) *Extract. Conii aquosum.*

Die Bestimmung des Coniins wurde nach vergeblichen Versuchen, das Ausschüttelungsverfahren von Bekurts dem Extracte anzupassen, in der von Kremel empfohlenen Weise vorgenommen.

Nach Kremel werden 7,5 gr. des Extractes in 15 cc. Wasser gelöst und mit 10 gr. Kalkhydrat versetzt ; der Lösung wird nach und nach so viel 95° Alkohol zugesetzt, bis das Gesammtvolumen 150 cc. beträgt. Nach 24 Stunden wird abfiltrirt und das Filtrat mit 1 gr. Weinsäure versetzt. Es scheidet sich jetzt Calcium und Amoniumtartrat aus. Dieses wird wieder abfiltrit und nunmehr 100 cc. des Filtrates = 5 gr. Extract nach Zusatz von 25 cc. Wasser auf dem Dampfbade verdunstet. Den wässrigen Rückstand filtrirt man in einem Scheidetrichter, wäscht das Filter gut aus und schüttelt sodann die saure Flüssigkeit mit Aether aus. Nach der Entfernung des Aethers wird mit Natronlauge alkalisch gemacht und jetzt der Flüssigkeit durch dreimaliges Schütteln mit Aether das Coniin entzogen. Die aetherische Coniinlösung vermischt man mit säurefreiem Alkohol ; nach Zusatz von 25 cc. 1/100 Normalsalzsäure bestimmt man mit gleich starker Lauge und Cochenilletinctur die nicht gebundene Säure. 1 cc. 1/100 Normalsäure entspricht 0,00127 Coniin.

Das Extract ergiebt in dieser Weise behandelt, folgende Zahlen :

Feuchtigkeit	Alkaloid	Asche
45) 25 %	46) 0,292 %,	48) 22,501 %,
	47) 0,271 %,	49) 22,038 %,

$K_2 CO_3$ der Asche
50) 53,600 %
51) 53,616 %

f) *Extract. Conii spirituos.*

In gleicher Weise behandelt, finden wir dafür :

Feuchtigkeit	Alkaloid	Asche
52) 20 %	53) 0,406 %	55) 21,433 %
	54) 0,355 %	56) 21,003 %

$K_2 CO_3$ der Asche
57) 62,980 %
58) 64,000 %

g) Extract. Hyoscyami aquos.

Dasselbe liefert bei der Analyse nachstehende Werthe:

Feuchtigkeit	Alkaloid	Asche
59) 25 %	60) 0,765 %	64) 22,347 %
	61) 0,746 %.	65) 22,255 %
	62) 0,722 %	66) 22,400 %
	63) 0,754 %	67) 22,450 %

$K_2 CO_3$ der Asche
68) 28,240 %
69) 28,310 %
70) 27,949 %

h) Extract. Hyoscyami spirituos.

Seiner Zusammensetzung nach besteht dasselbe aus:

Feuchtigkeit	Alkaloid	Asche
71) 20 %	72) 0,844 %	76) 21,289 %
	73) 0,798 %	77) 21,095 %
	74) 0,766 %	78) 21,154 %
	75) 0,787 %	79) 21,213 %

$K_2 CO_3$ der Asche
80) 34,70 %
81) 34,601 °.
82) 34,65 %

i) Extr. nuc. vomicar. aquos. sice.

Wir finden für dieses Extract folgende Werthe:

Feuchtigkeit	Alkaloid	Asche
83) 2,730 %	84) 8,344 %	87) 7,343 %
	85) 8,281 %	88) 7,123 %
	86) 8,561 %	89) 7,401 %

$K_2 CO_3$ der Asche
90) 34,500 %
91) 34,140 %

k) Extract. nuc. vomicar. spirit. Ph. Helv.

Feuchtigkeit	Alkaloid	Asche
92) 20 %	93) 16,543 %	97) 1,878 %
	94) 16,380 %	98) 1,790 %
	95) 16,740 %	99) 1,846 %
	96) 16,634 %	

$K_2 CO_3$ der Asche
100) 27,973 %
101) 28,015 %

l) Extract. nuc. vomic. spir. Ph. germ.

Das im Gegensatz zu eben angeführtem Extract trockene Präparat liefert bei der Analyse:

Feuchtigkeit	Alkaloide	Asche
102) 2,779 %	103) 21,840 %	107) 2,148 %
	104) 21,936 %	108) 2,050 %
	105) 22,022 %	109) 2,061 %
	106) 22,103 %	

$K_2 CO_3$ der Asche
110) 31,363 %
111) 32,420 %
112) 31,643 %

m) Extract. Stramonii aquos.

Wir finden seine Bestandtheile in nachstehenden Verhältnissen vertreten.

Feuchtigkeit	Alkaloide	Asche
113) 25 %	114) 2,023 %	117) 19,529 %
	115) 2,010 %	118) 17,739 %
	116) 1,984 %	119) 19,646 %

$K_2 CO_3$ der Asche
120) 51,647 %
121) 51,00 %

n) Extract. Sramonii spirituos.

Dasselbe liefert:

Feuchtigkcit	Alkaloid	Asche
122) 20 %	123) 2,456 %	126) 11,541 %
	124) 2,601 %	127) 11,484 %
	125) 2,640 %	

$K_2 CO_3$ der Asche
128) 56,257 %
129) 55,940 %

o) Extract. opii aquos.

Die Morphinbestimmung wurde in verschiedener Weise ausgeführt, wir arbeiteten nach Flückiger, Hager, Kremel und Dieterich. Von allen diesen Methoden geziemt ohne Zweifel der Dieterichschen der Vorzug. Sie liefert bei einfachen, leicht auszuführenden Manipulationen die höchsten und übereinstimmendsten Werthe und das reinste Morphin. Wir führen hier die aus verschiedenen Produkten erhaltenen Resultate an.

Feuchtigkeit	Morphium	Asche
130) 3,316 %	131) 23,850 %	135) 17,732 %
	132) 23,500 %	136) 17,864 %
	133) 25,950 %	137) 18,064 %
	134) 26,150 %	

K₂ CO₃ der Asche
138) 5,060 %
139) 5,075 %
140) 5,165 %

p) *Extract. chinae aquos. sicc.*

Von den bis jetzt von uns verwendeten Methoden der Alkaloidbestimmung lieferte die von Kremel benutzte die übereinstimmendsten Resultate.

Es werden 4 gr. des Extractes in 20 cc. 50° Alkohol so gut, als es möglich ist, gelöst. Dieser Lösung fügt man 180 cc. 90° Spir. und 15 gr. frisch bereitetes Kalkhydrat zu; man wägt nun den Kolbeninhalt genau und kocht dann eine Stunde lang im Wasserbad. Der Verdampfverlust wird nach dem Erkalten durch Zusatz von 90° Alkohol wieder ergänzt. Vom Filtrate werden nun 100 cc. = 2 gr. Extract in einer Schaale unter Zusatz von 20 cc. Wasser und 0,5 gr. Weinsäure durch Erhitzen im Wasserbade vom Spiritus befreit. Den Rückstand, welchem man noch ca. 20 cc. Wasser zugesetzt hat, filtrirt man in einen Scheidetrichter, wäscht das Filter mit Wasser so lange aus, bis sich das Filtrat gegen Pikrinsäure indifferent erweist. Nunmehr macht man mit Natronlauge alkalisch und schüttelt mit Chloroform 3 Mal aus. Die Chloroformlösungen lässt man im Crystallisirschälchen verdunsten und trocknet endlich die Alkaloide bei 100°.

Man erfährt so zunächst den Gesammtgehalt des Extractes an Alkaloiden. Zur weiteren Trennung behandelt man dieselben mit Aether, lässt diesen verdunsten und wiegt wieder den Rückstand.

Es war uns bis jetzt nicht möglich, auch die von Shimogama gegebene Methode mit der Meyerschen und derjenigen der deutschen Pharmacopöe zu vergleichen, wir hoffen dies bald nachholen zu können.

Das Extract lieferte uns nachstehende Zahlen:

Feuchtigkeit	Alkaloid	
141) 2,949 %	142) 3,26 %	Chloroform lösl.
	143) 3,35 %	» »
	144) 2,86 %	Aether »
	145) 2,94 %	» »

Asche	K₂ CO₃ der Asche
146) 6,428 %	148) 67,69 %
147) 6,789 %	149) 68,665 %

q) *Extr. chinae frigide parat.*

In gleicher Weise behandelt finden wir hier:

Feuchtigkeit	Alkaloide	
150) 20 %	151) 3,84 %	Chloroform lösl.
	152) 4,05 %	» »
	153) 3,36 %	Aether »
	154) 3,55 %	» »

Asche	K₂ CO₃ der Asche
155) 5,938 %	158) 73,697 %
156) 6,005 %	159) 74,050 %
157) 6,063 %	

r) *Extract. chinae spirituos. sicc.*

Es ergiebt sich aus der Analyse:

Feuchtigkeit	Alkaloide	
160) 3,381 %	161) 8,33 %	Chlorof. löslich
	162) 8,46 %	» »
	163) 4,80 %	Aether »
	164) 5,03 %	» »

Asche	K₂ CO₃ der Asche
165) 3,625 %	169) 69,000 %
166) 3,622 %	170) 68,481 %
167) 3,657 %	171) 68,75 %
168) 3,652 %	

s) *Extr. chinae spirituos. spiss.*

Feuchtigkeit	Alkaloide	
172) 20 %	173) 6,9 %	Chlorof. löslich
	174) 6,13 %	» »
	175) 4,47 %	Aether »
	176) 4,20 %	» »

Asche	$K_2 CO_3$ der Asche
177) 3,737 %	180) 72,776 %
178) 3,827 %	181) 72,180 %
179) 3,764 %	

Anschliessend an die Extracte haben wir auch ihre Verreibungen mit Milchzucker einer Untersuchung unterworfen: wir geben die erhaltenen Zahlen in folgender Tabelle wieder.

EXTRACTUM	FEUCHTIGKEIT	ALKALOID	ASCHE	K2 CO3 der ASCHE
Aconiti spirit. sicc. . . .	182) 2,65 %	183) 0,977 % 184) 0,923 %	185) 5,23 % 186) 5,34 %	187) 16,36 % 188) 13,45 %
Belladonn. spirit. sicc. . .	189) 3,09 %	190) 0,700 % 191) 0,680 %	192) 5,34 % 193) 5,45 %	194) 15,23 % 195) 15,06 %
Conii » » . .	196) 3,05 %	197) 0,120 % 198) 0,105 %	199) 8,05 % 200) 8,14 %	201) 22,60 % 202) 22,05 %
Hyoscyami » » . .	203) 2,54 %	204) 0,241 % 205) 0,282 %	206) 7,64 % 207) 7,22 %	208) 11,30 % 209) 11,65 %
Nuc. vomic. » » . .	210) 3,206 %	211) 5,28 % 212) 5,46 %	213) 1,008 % 214) 1,050 %	215) 10,34 % 216) 10,02 %
Stramonii » » . .	217) 2,56 %	218) 0,86 % 219) 0,75 %	220) 4,42 % 221) 4,87 %	222) 14,65 % 223) 15,04 %

Vergleichen wir nun, soweit dies möglich ist, die von uns erhaltenen analytischen Resultate mit denjenigen von Dieterich und Kremel. Leider ist uns die Arbeit von R. Kordes in der *Ph. Ztschr. für Russland* in ihren Einzelheiten noch nicht zugänglich, so dass wir auf die Herbeiziehung der Kordes'schen Zahlen verzichten müssen. Wir stellen die Zahlen in folgender Tabelle zusammen und bemerken hierzu, dass sie sämmtlich auf die trockenen Extracte bezogen resp. umgerechnet sind, dass jedoch die Prozentzahlen des Kaliumcarbonats sich auf die Asche beziehen. Fernerhin sei noch erwähnt der Unterschied in der Darstellungsart und der verwendeten Drogen, welchen wir als bekannt voraussetzen.

EXTRACTUM	ALKALOIDE			ASCHE			K2 CO3 der ASCHE		
	K. u. Trb.	Dieterich	Kremel	K. u. Trb.	Dieterich	Kremel	K. u. Trb.	Dieterich	Kremel
Belladonnae spir.	2,66 %	1,65 %	2,60 %	16,17 %	20,58 %	7,38 %	44,136 %	57,04 %	25,39 %
Conii	0,411 %	0,600 %	0,38 %	26,51 %	35,23 %	22,94 %	63,49 %	50,11 %	23,41 %
Hyoscyami . .	0,957 %	1,200 %	0,40 %	21,19 %	28,46 %	16,82 %	34,70 %	43,64 %	17,41 %
Opii aquos . .	26,99 %	26,79 %	26,15 %	6,27 %	6,18 %	5,47 %	5,4 %	3,79 %	1,80 %
Strychni spir. sicc	22,54 %	19,36 %	21,59 %	2,224 %	2,870 %	3,60 %	31,363 %	20,36 %	2,60 %
Chinae aquos sicc	3,33 %	—	1,85 %	6,62 %	—	6,14 %	68,18 %	—	34,32 %
» frigid. par.	3,94 %	—	3,50 %	7,46 %	10,51 %	8,88 %	74,1 %	10,93 %	38,11 %

Die Tabelle weist nicht grosse, ermuthigende Uebereinstimmung auf. Es ist kein Repräsentant vorhanden, dessen Zahlenwerthe in allen Punkten zusammentreffen. Namentlich der Aschen- und Alkaligehalt ist es, welcher oft ganz enorme Abweichungen aufweist.

Ob wir hier mit dem Einflusse verschiedener Standorte der Pflanzen zu rechnen haben, ob wir überhaupt auf letztere Zahlen keinen Werth legen und uns nur mit der Bestimmung der Trockensubstanz und des Alkaloidgehaltes begnügen sollen, diese Frage zu entscheiden, ist die Aufgabe weiterer Untersuchungen.

Asarum Europaeum.

Dieses seit den ältesten Zeiten bekannte und als Heilpflanze benützte Gewächs, das von Dioscorides im ersten Jahrhundert unserer Zeitrechnung erwähnt, sowie auf Karls des Grossen Veranlassung im Jahr 812 nebst vielen anderen Nutzpflanzen angebaut und von vielen älteren Autoren beschrieben wurde, ist neuerdings wieder Gegenstand einer eingehenden Besprechung, und die flüchtigen Bestandtheile derjenige einer interessanten Arbeit von Seite des Hrn. And. S. F. Petersen[1] gewesen, an die wir uns in dieser kurzen Mittheilung halten.

Das als Volksheilmittel bekannte Gewächs wurde im 17. und 18. Jahrhundert auch von den Aerzten häufig als Brechmittel und als Niesspulver benützt, wozu wohl der starke aromatische Geruch Veranlassung gegeben hatte. Es war auch schon bekannt, dass zu starkes Trocknen die Wurzel ihrer Kräfte beraube. Zuerst gleich der radix ipecacuanh. geschätzt, wurde aber Asarum bald von dieser total verdrängt und spielt kaum mehr eine Rolle als Arznei. Als Volksheilmittel und in der Thierarznei hingegen wird es noch sehr häufig verwendet.

Eine vollständige chemische Analyse von Asarum europaeum ergab an eigenthümlichen Substanzen: Asarumkampfer, Asarit, Asarin und aetherisches Oel. Diese

[1] Beiträge zur Kenntniss der flüchtigen Bestandtheile der Wurzel und des Wurzelstockes von Asarum europaeum. Inaugural-Dissertation der Universität Breslau, 1888.

von Gräger aufgestellten Körper erlitten später eine Verminderung, indem es sich herausstellte, dass das *Asarit* nur unreines *Asaron* (Asarumkampfer) war. (Ueber Asaron siehe *Fortschr.* 1885, S. 498). Das *Asarin* oder Asarumbitter ist ein für die Wurzel characteristischer bitterer Extractivstoff. Das *Asaron* setzt sich beim Stehenlassen des Oeles in der Kälte als ein festes Stearopten ab und konnte desswegen nicht lange der Aufmerksamkeit der Beobachter entgehen. Diese crystallisirende Masse hat die chemische Formel $C_{12} H_{16} O_3$ (69,23 % C, 7, 69 % H), nach Boutlerow und Rizza. In reinem Zustande ist dasselbe vollständig geruchlos, schmilzt bei 58—59° C. und besitzt ein spec. G. von 1,165. Durch Zusammenbringen gekühlter Lösungen von Brom und Asaron in Kohlenstofftetrachlorid wird ein festes, aber wenig beständiges *Dibromid* $C_{12} H_{16} Br_2 O_3$ erhalten. Durch Einwirkung von conc. Jodwasserstoffsäure wird Methyljodid abgespalten. Durch Oxydation mit Chromsäuregemisch erhält man glänzende Krystallnadeln eines bei 114° C. schmelzenden Körpers.

Nach F. Staats Untersuchung wäre die Zusammensetzung des Asarons $C_{12} H_{17} O_3$ (70,59 % C, 7,69 % H). Nach seinen spätern Analysen aber kam auch er auf die von Boutlerow angegebene Formel.

Das ätherische Oel besteht aus drei Terebenen, welche bei 160—170°, 175—185° und bei 185—200° C übergehen.

PRAKTISCHE NOTIZEN UND BERICHTE

Die Trehala-Manna ist in europäischen Staaten, die Türkei ausgenommen, eine im Handel nicht vorkommende Droge. Hr. Prof. G. Dragendorff in Dorpat konnte aus Baku schöne Muster bekommen, welche er Hrn. Carl Böning aus Petersburg zum Studium übergab. Dieser veröffentlicht nun darüber eine interessante Arbeit[1] der wir hier einige wichtige Angaben entnehmen.

[1] Untersuchungen des Inversionsproductes der aus Trehalamanna stammenden Trehalose. Inaugural-Dissertation der k. Universität Dorpat, von Carl Boning, 1888.

Die Trehala (Name einer Rumelischen Stadt), ist der Cocon eines in Persien und Syrien einheimischen Rüsselkäfers, Larinus nidificans, zur Familie der Curculioniden gehörig. Dieser Cocon unterscheidet sich jedoch wesentlich von den meist weichen, ein Gespinnstprodukt vorstellenden Cocons durch seine Härte und Sprödigkeit. er ist oval planconvex, von grauer Farbe, bis einen Zoll lang, innen hohl, glatt, aussen aber höckerig, aus lauter kleinen Concretionen bestehend, etwa der Oberfläche der Schwalbennester vergleichbar. Meist haftet das Zweigstück und andere Theile der Echinopsart, an der er befestigt ist, noch daran.

Der Geschmack ist mehlig, süss, wenig adstringirend. Die Hauptmenge der Trehala macht Amglum aus (32 %), darunter 6,7 % löslicher Stärke (Granulose), ferner ein eigenthümlicher Zucker, Trehalose genannt, deren Menge ca. 23 % beträgt. Von den übrigen Bestandtheilen sind zu erwähnen: in Wasser unlöslicher Schleim 11 %; in Wasser löslicher Schleim 8 %; stickstoffhaltige, eiweissartige Substanzen 12 %; ferner 0,16 % Fett und Chlorophyll, Spuren von Gerbstoff und Citronensäure, über 10 % Feuchtigkeit und 3 % Aschenbestandtheile (namentlich Chloride, sowie Posphate).

Um die Trehalose in möglichst reinem Zustande darzustellen verfuhr der Verfasser folgendermassen: Die über 1 K. betragende Menge der Trehalamanna wurde Staubfein gepulvert und in Partien von 200 Gr. mit 1 L. 90° Alcohol ¼ Stunde in einem Blechgefäss mit Rückflusskühler auf dem Dampfbade ausgekocht, worauf der Alcohol heiss in eine Flasche abfiltrirt wurde. Dieselbe Menge wurde noch drei weitere Male ganz auf die gleiche Weise behandelt. Die vereinten Filtrate wurden darauf zum Krystallisiren in verchlossenen Gefässen an einen kühlen Ort gestellt. Nach zwei Tagen hatten sich reine Krystalle an den Wandungen der Flaschen angesetzt; aber der Autor machte die Beobachtung, dass trotz viermaliger Auskochung die Trehalamanna noch Trehalose zurückhielt. Hierauf wurde 80°iger Alkohol verwendet und bemerkt, dass die Trehalose hierin 10 Mal löslicher ist als in 90°igem, dass man also trotz den sehr gefärbten Mutterlaugen dadurch viel schneller zum Ziele kam. Die nach 10tägigem Stehen gesammelten Krystalle. wurden in Wasser gelöst, mit Thierkohle behandelt, filtrirt, zur Syrupdichte eingedampft, mit kochendem Alcohol (90 %) aufgenommen, die Lösung filtrirt und in einen mit Eis umgebenen cylindrischen Porzellantopf gegossen. Auf Zusatz von vorher gekühltem, absolutem Alcohol schied sich fast alle Trehalose als ein vollständig weisses Pulver ab und konnte auf einem Glastrichter abgeschieden werden. Die Gesammtmenge betrug 20 % des Gewichtes der ungetrockneten Trehalamanna, welche ca. 10 % Wasser enthält.

Die Trehalose bildet rhombische Prismen, deren Aussehen und Winkel von denjenigen des Rohrzuckers ganz verschieden sind, ihr Rotationsvermögen ist dreimal grösser als jenes des Rohrzuckers. Sie schmilzt bei 120° C., hat starksüssen Geschmack, ist unlöslich in kaltem, ziemlich leich in siedendem Alcohol, sehr leicht löslich in Wasser. Bei Einwirkung von Bierhefe gährt sie nur langsam, unregelmässig und unvollständig.

THERAPIE UND MEDICINISCHE NOTIZEN

Rédacteur : Dr Med. WYSS.

Behandlung von Urticaria pigmentosa, von Dr A. *Elsenberg* in Warschau. (*Vierteljahresschr. f. Dermatol. u. Syphil.* 1888, 3. Heft).

Seit zwei Jahren beobachtet der Autor ein mit dieser Krankheit behaftetes Kind. Die ganze Körperhaut und namentlich die Haut des Rückens und des Bauches zeigt rothbraune Flecken von der Grösse einer Linse bis eines Groschens und grösser. Etwas über das Niveau der gesunden Haut erhaben, confluiren die Efflorescenzen an verschiedenen Stellen. Der ganze Rücken, wo der Ausschlag zuerst entstanden, zeigt eine vollständig braune Verfärbung. Die älteren pigmentirten Efflorescenzen sind sehr wenig über das Niveau der Haut erhaben, die frisch entstandenen Pomphi bilden in Folge eines umschriebenen Hautödems grössere Erhabenheiten und zeigen eine gewisse Härte. Auf diesen Partien bilden sich oft mit einem flüssigen Inhalt versehene Blasen, welche platzen oder vom Kinde zerkratzt werden. Die meisten entstehen auf dem Kopfe, Hals und Brustrücken. Die Efflorescenzen frischern Datums sind von rosabrauner Farbe, die schon länger bestehenden sind braun verfärbt. Die Farbe verändert sich ein wenig unter dem Einfluss der Wärme, sowie bei Druck.

Das einzige subjektive und zwar sehr peinliche Symptom, welches dieser Ausschlag hervorruft, ist ein fortwährendes Jucken, welches niemals vollständig verschwindet und durch Wärme gesteigert wird.

Der Allgemeinzustand ist bei dem betreffenden Kinde vortrefflich. Die Eltern des Kindes sind gesund. Syphilis ist bei ihnen nicht zu erniren.

In den wenigen bis jetzt namentlich in England beobachteten und veröffentlichten Fällen wird meistens gar nichts von der Behandlung erwähnt. Einige empfehlen die Verabreichung von Natr. salicylic., welches das Jucken aufheben soll und die Heilung beschleunigt. E. hat mehrere Mittel mit Ausdauer angewendet. So wurde Arsenik während vier Monaten dem Kinde gereicht, dann salicylsaures Natron. Leider war es nicht möglich, einen Einfluss dieser Mittel, nicht einmal

eine Linderung des so quälenden Symptomes, des Juckens, constatiren zu können.

Im Monate October wurde dem Kinde nach dem Rathe *Schwimmer's Atropin* in wässeriger Lösung 1/140 Gramm pro die, in zwei Dosen, verordnet. Die Wirkung dieses Mittels war wirklich eine erstaunenswerthe. Es bildeten sich sehr wenige Pomphi und das Jucken hat sich bedeutend vermindert. Eine dauernde Besserung nach zweiwöchentlicher Verabreichung von Atropin wurde jedoch nicht constatirt.

Soeben bekommen wir eine zweite Arbeit über denselben Gegenstand zu Gesicht, welche als Dissertation der Pariser Facultät von D\ *Paul Reymond* vorgelegt worden ist. In dieser sehr vollständigen mit zwei prächtigen farbigen Tafeln ausgestatteten Publikation, welche vom Autor unter der bewährten Leitung Prof. Vidal's ausgearbeitet wurde, finden wir folgende kurzgefasste aber genaue Beschreibung der Krankheit :

Die Urticaria pigmentosa ist eine Krankheit der ersten Kindheit. Selten und wenig bekannt, wurde sie zuerst vor ungefähr 12 Jahren in England studirt. Sie besteht hauptsächlich in der Bildung mehr oder weniger erhabener Efflorescenzen von brauner Färbung. Die Dauer der Krankheit ist verschieden, kann aber auf ungefähr 10 Jahre geschätzt werden. Die Urticaria pigm. ist eine dem Nesselfieber verwandte Angioneurose. Nebenbei scheint noch ein trophoneurotisches Element eine gewisse Rolle zu spielen, welches zur Bildung von sogen. « Mastzellen » in der Hautschichte führt, welche eine Art Granulation (tubercle) der Urt. pigm. darstellt. Die Färbung der « plaques » ist wahrscheinlich der Anhäufung dieser Zellen sowie noch andern hinzugefügten Ursachen zuzuschreiben (Hämatinkrystalle, Pigmentation der tiefliegenden

Zellen der Epidermisschicht).

Die Behandlung hat nach R. nur einen palliativen Zweck : Verminderung des lästigen Juckens wird erreicht durch häufige ? antiseptischer Lösungen. Gegen die congestiven Nachschübe, sowie die Bildung der Efflorescenzen selbst, können die vasomotorischen Medicamente : Belladonna, Valeriana, Chinin, Ergotin mit Nutzen angewendet werden. Warme und namentlich Schwefelbäder sind schädlich. Alle durch Kratzen verursachten Excoriationen sollen antiseptisch behandelt werden, um Lymphangitiden und Drüsenanschwellungen, sowie nach schlechtgepflegten Wunden zurückbleibende Narben zu vermeiden.

Thure Brandt's Methode bei Uterusdeviationen, von Dr *Schilling* in Gross - Wartenberg. (*Der ærztliche Practiker*. 16. Juli 1888.)

Die von dem Schweden *Thure Brandt* seit einer Reihe von Jahren geübte Behandlungsweise von Prolaps, Deviation des Uterus und anderen gynäkologischen Erkrankungen, welche auch in Deutschland Eingang gefunden hat und in der Literatur bereits vielfach Gegenstand der Discussion und wissenschaftlicher Erklärungsversuche geworden ist, besteht im Wesentlichen aus nichts Anderm als manuellen, bei Repositionsversuchen bekannten Eingreifen und bei andern Krankheiten hinlänglich erprobten Massagemethoden. Neu hinzugefügt sind, um das Verfahren als *Brandt'*sches zu bezeichnen, active und passive Muskelbewegungen zur Stärkung der beim Prolaps etc. in Betracht kommenden Musculatur des Beckens.

Vorfälle, welche bis über Tassenkopfgrösse aus der Scheide hervorragten, wurden ohne die. bisher übliche Amputatio port. vag. und die sich anschliessende Colpoperineorraphie resp. Colpo-

perineauxis vollständig auf eine angeblich gefahrlose, leichte Weise geheilt.

Um das Verfahren zu illustriren, denke man sich den gewöhnlichen Befund, wie ihn jeder Arzt, welcher Frauenleiden behandelt, kennt. Die in allen Durchmessern vergrösserte Gebärmutter, deren äusserer Muttermund das bekannte blutende Usur-Ulcus zeigt, liegt vor den äussern Genitalien, die Scheide ist umgestülpt, Cysto- und Rectocele machen sich in ihren lästigen Folgen bemerkbar.

I. Während nun die Patientin auf niedrigem horizontalen Lager die Steinschnittlage einnimmt, reponirt der Arzt den mobilen Uterus und führt den Zeige- und Mittelfinger der rechten Hand in das vordere Scheidengewölbe, um die portio vag. nach hinten und oben aus dem kleinen Becken heraus und den meist retroflectirten Uteruskörper nach vorn über die Symphyse zu heben, wo die linke Hand den Körker von aussen in Empfang nimmt und — bei schlaffen Bauchdecken — langsam bis zum Nabel emporzieht. Hierauf lässt er ihn wieder allmälich unter Controlle der linken Hand in's Becken hinabgleiten. (Das Auf- und Absteigen des Uterus soll bei dünnen Bauchdecken demonstrabel sein). Diese Elevation und Reduction, um diese Ausdrücke der Kürze wegen zu gebrauchen, wird öfters, etwa dreimal wiederholt und in den Zwischenpausen durch circuläre Streichungen des Uteruscorpus unterbrochen.

II. Die activen und passiven Bewegungen, welche sich der Reposition anschliessen, bestehen in Ab- und Adduction der geschlossenen oder gespreizten Schenkel, während die Patientin den Körper in toto vom Lager abhebt und sich nur auf die Ellenbogen und Fersen stützt. Sie schliesst nämlich die Schenkel kräftig aneinander, während der Arzt sie an den Knieen mit seinen Händen zu spalten sucht oder sie bemüht sich die gespreizten Schenkel zu schliessen, während der Arzt sie zurückhält. Diese Procedur, eine Art Gymnastik, wird ebenfalls dreimal hintereinander geübt.

Der Methode I. und II. geht voran oder folgt nach Klopfung-Tapotement der Lendenwirbelsäule, des Kreuzbeins, sowie der angrenzenden Beckentheile, bis sich die Haut röthet. Zum Schluss lässt man die Patientin sich $^1/_2$ Stunde auf den Bauch legen und dann ebenso lange die gewöhnliche Rückenlage einnehmen. Für das Haus erhält sie noch die Anweisung auf den Weg, öfter am Tage, etwa 10—20 Mal den anus zusammen und einzuziehen, während sie die Schenkel in Rückenlage kreuzt. Eine kurze Deutung dieses Verfahrens will ich anschliessen, da der Arzt nicht wie der gewöhnliche Masseur therapeutische Eingriffe vornimmt, ohne sich die Frage vorzulegen und zu beantworten wie und warum?

Fangen wir mit der Schlussregel an, so sollen die Contractionen des anus, an denen der levator ani bekanntlich den kräftigsten Antheil nimmt, sowie die Schenkelmuskelanspannungen die muskulöse Stütze des Beckenbodens, den fächerartig ausbreitenden levator ani, wieder in der ursprünglichen Weise functionsfähig machen. Die Elevation dehnt die Anheftungen des Uterus an die Blase und Beckenwand und die circulaire Friction nach der Reposition regt die Contraction der Uterusmuskulatur und die Entleerung der Blut- und Lymphgefässe an. Das Tapotement bedarf keiner Erklärung.

Durch Herstellung der natürlichen Lagerungsverhältnisse der Beckeneingeweide gestaltet sich der Durchmesser des Diaphragma pelvis günstiger, indem er in der Richtung von vorn nach hinten enger wird; ferner erhält die Scheide wieder den ursprünglichen horizontal-

geneigten Verlauf und schliesslich die Portio ihren ehemaligen Niveaupunkt und die frühere Stütze.

Wie nun *eine* Methode nicht jeden Prolaps zur Heilung zu bringen im Stande ist, so sind auch hier gewisse Bedingungen als erfüllt vorauszusetzen. Frische Entzündungen, Dammdefecte, senile Involution und hochgradige Consumption mit Fettschwund, jahrelang bestehende Dehnung der Scheide durch Pessarien, übermässige Straffheit bei hohem Fettreichthum verdanken dieser Methode keine Erfolge. Dagegen dürfen kräftige, jugendliche Frauen. bei denen das Leiden nur kurze Zeit besteht und deren Beckenboden normal ist, sich der frohen Hoffnung hingeben, gefahrlos und dauernd Heilung ihres hässlichen Leidens zu finden.

Dass die Ligamenta, das Beckenperitoneum mit seinen glatten Muskelfasern, die Gefässe, sowie die Lymphbahnen durch Bewegung und Massage durchaus günstig beeinflusst werden, weiss jeder geübtere Arzt, welcher Massage etc. mit Ausdauer und Anstrengung geübt hat. Ebenso gut ist ihm aber auch bekannt, dass gewaltsame Reposition und Friction, zumal dort. wo die geringsten Entzündungsprozesse noch in der Tiefe schlummern, die heftigsten und nachtheiligsten Entzündungen hervorrufen und oft das ehemalige Leiden der Trägerin unerträglicher und schmerzlicher machen als es vorher war.

Der Zukunft bleibt es überlassen, den kühnen Elevationsversuchen in Verbindung mit activer und passiver Muskelbewegung und Massage, welche in der Gynäkologie ebenso wie in andern Zweigen der Medicin das Bürgerrecht erworben hat, die Grenzen in ihren berechtigten und unberechtigten Triumphen anzuweisen.

* *

Du traitement de la diarrhée par le talc, par M. le docteur *M. De-*

bove, agrégé de la Faculté de Médecine de Paris. *(Tribune Médicale,* 15 Juillet 1888.)

Les moyens recommandés dans le traitement de la diarrhée, quoique nombreux, sont souvent insuffisants et il n'est peut-être pas de service d'hôpital où il ne se trouve un ou plusieurs malades atteints de diarrhée de causes diverses et ayant résisté à tous les traitements. Celui que je préconise n'a échoué dans aucun des cas où je l'ai employé, ce qui ne veut pas dire, bien entendu, qu'il réussira toujours.

Dans cette recherche j'ai été guidé par une idée théorique. J'ai pensé qu'en introduisant dans le tube digestif une très grande quantité de poudre inerte, je provoquerais une sorte d'obstruction qui aurait dans l'espèce une influence heureuse. Cette substance devait présenter plusieurs conditions ; il fallait qu'elle fut absolument inattaquable par les sucs digestifs. très finement pulvérulente et enfin très légère, de façon à ne charger par son poids ni l'estomac, ni l'intestin. Si elle n'eût pas rempli cette dernière condition, elle aurait pu séjourner dans un estomac dilaté et laisser les aliments cheminer à sa surface comme coule un ruisseau sur un lit de sable. Après avoir essayé les substances les plus diverses, nous avons donné la préférence au talc (silicate de magnésie), que recommandent tout à la fois sa finesse, sa légèreté, son inaltérabilité, et qui est si onctueux au toucher qu'il paraît incapable de léser une muqueuse.

J'ai employé le silicate de magnésie du commerce, qui est mélangé à des sels de fer, des sels terreux, mais ne contient pas de sels nuisibles.

Il peut être donné à très haute dose, sans inconvénient ; j'en ai prescrit jusqu'à 600 grammes par jour, volume colossal si l'on se rappelle sa légèreté. Pour arrêter une diarrhée rebelle, il faut employer des doses beaucoup moindres, ordinairement 200 gr. dans les vingt-quatre heures, 400 gr. dans des cas exceptionnels. Il suffit de mélanger le silicate à une boisson aromatique ou à du lait et cela dans la proportion de 100 ou 200 gr. par litre (plus que jamais il est nécessaire de recommander au malades d'agiter avant de s'en servir). Cette préparation n'a pas de goût, mais elle donne une sensation un peut plâtreuse, jamais elle n'a provoqué ni coliques, ni nausées.

Les diarrhées les plus rebelles se sont arrêtées sous l'influence de ce traitement, dans l'espace de deux ou trois jours, et se sont même si bien arrêtées que les malades se sont plaints de ne plus faire que des pierres.

Quand je dis que les diarrhées les plus rebelles ont été arrêtées, je dois ajouter que je n'ai pas eu à traiter de diarrhées chroniques des pays chauds, mais aucune des diarrhées paraissant liées à des ulcérations tuberculeuses ne m'a résisté ; elles ne reparaissaient pas si l'on continuait le silicate à petite dose, mais reparaissaient si on le cessait complètement. Pour les diarrhées non dues à une cause organique, d'emblée elles disparaissaient pour ne plus revenir. Les malades ainsi traités étaient diarrhéiques depuis des semaines ou des mois et avaient résisté aux agents généralement employés, régime lacté, sous-nitrate de bismuth, opium, etc., etc.

Le procédé que je préconise, m'a également permis de faire supporter le lait à des malades qui étaient purgés par cet aliment ; en l'additionnant de 100 gr. de silicate de magnésie par litre, on produisait une véritable constipation alors que le lait seul produisait plus de dix garde-robes en vingt-quatre heures.

En incorporant le silicate de magnésie à des substances indigestes, je les ai fait tolérer sans diarrhée. J'ai pu ainsi donner l'huile d'olive à la dose de 500 gr. en vingt-quatre heures. Il y a là un moyen précieux de suralimentation par les corps gras, et j'aurai un jour l'occasion de vous en entretenir.

Je n'ai pas essayé ce traitement chez les enfants, mais je crois qu'en aromatisant d'une façon convenable le véhicule on n'aurait aucune difficulté à le leur imposer et il me paraît bien vraisemblable qu'on en aurait d'excellents effets.

* *

Experimentelle Untersuchungen über den Einfluss der bittern Mittel auf die Function des gesunden und kranken Magens, von Dr *N. Reichmann* in *Warschau. (Zeitschrift f. klinische Medicin*, XIV Bd., 1. und 2. Heft, 1888).

Reichmann hat seine Untersuchungen an Patienten mit Krankheiten des Verdauungscanals vorgenommen. Bei dem einen war der Magen gesund und der Darm krank, bei den andern war der Magen krank und der Darm entweder gesund, oder auch gleichzeitig erkrankt.

Zu den Experimenten wurden aus der Gruppe der *Amara pura :* Tausendgüldenkraut (Herba centauri), das Dreiblatt (Folia trifolii fibrini), Enzianwurzel (Radix gentianae) und Bitterholz (Lignum quassiæ) aus der Gruppe der *Amara aromatica* der Wermuth (Herba absinthii) in Form von kalten Infusen benutzt, welche alle saure Reaction zeigten.

R. kommt zu folgenden Schlüssen :

1° Wir können in der Wirkung verschiedener bitterer Mittel auf den Magen, welche zu den Experimenten benutzt worden sind, keinen grossen Unterschied constatiren.

2° In jedem nüchternen, nicht verdauenden Magen sowohl in solchem, wo der Magensaft normal secernirt wird, wie auch in solchem, wo die Magensaftsecretion entweder beeinträchtigt oder vermehrt ist, *entsteht unmittelbar nach der Einführung eines bittern Infuses eine viel geringere Secretionsthœtigkeit, als nach dem Einführen von destillirtem Wasser.*

Obgleich bei vielen Experimenten mit bittern Mitteln der Aciditätsgrad der aus dem Magen herausgeholten Flüssigkeit höher als in den Fällen wo zu den Experimenten destillirtes Wasser angewendet wurde, war, so war dieses Resultat nicht von der grössern Quantität von Magensäure abhängig, sondern rührte von dem verhältnissmässig bedeutenden Säuregrade des bittern Infuses her ; im Gegentheil, in vielen Experimenten mit den bittern Mitteln konnte Salzsäure im Mageninhalt entweder gar nicht oder in sehr geringer Menge nachgewiesen werden. Hier muss ich hinzufügen, dass die Infuse, der zu den Experimenten benutzten bittern Mittel, keinen Einfluss auf die Reagentien auf Salzsäure (Methylviolett, Tropäolin, Moor-Rheoch'sche Reagens) ausüben. Die in Rede stehende Verminderung tritt am deutlichsten bei Experimenten mit Quassia hervor, dessen Infus eine neutrale Reaction zeigt : der mittlere Aciditätsgrad einer bei mit Quassia ausgeführten Experimenten, aus dem Magen herausgeholten Flüssigkeit ist augenscheinlich kleiner als die mittlere Acidität eines wässerigen Mageninhaltes.

Die künstliche Verdauung in dem aus dem Magen herausgeholten Mageninhalte nach dem Einführen eines bittern Infuses, ging viel langsamer als nach dem Einführen von destillirtem Wasser von statten, was zum Theil der schädlichen Wirkung auf die künstliche Verdauung des bittern Mittels als solchem zugeschrieben werden muss, zum Theil aber rührt es von der Verminderung der Quantität des Magensaftes, welche in dieser Flüssigkeit enthalten ist, her, denn schon eine Zugabe von entsprechender Quantität von Salzsäure konnte den künstlichen Verdauungsprozess bedeutend steigern, was sogar in solchen Fällen, wo in der aus dem Magen herausgeholten Flüssigkeit kleine Quantitäten von Salzsäure nachgewiesen werden konnten, stattfand.

3. Wenn das bittere Infus auf nüchternen Magen eingenommen wurde, *so wird nach dem Verschwinden dieses Mittels aus dem Magen der secretorische Apparat zu einer gesteigerten Magensaftsecretion angeregt werden.* Bei einer solchen Einwirkung der bittern Mittel steigert sich der Aciditätsgrad des Mageninhaltes, die Reaction auf Salzsäure wird deutlicher, und die künstliche Verdauung viel energischer als in dem Mageninhalte der gleichen Personen, wenn sie früher kein bitteres Infus eingenommen haben.

4. *In dem verdauenden Magen wird bei der gleichartigen Aufnahme von bittern Infusen und Speisen* (resp. Eiweiss eines Hühnereies), *die Magenverdauung mehr oder weniger beeinträchtigt,* dies ist auch aus dem Umstande zu ersehen, dass die nach Verlauf einer gewissen Zeit aus dem Magen herausgeholten Eiweissstücke grösser und an den Rändern dicker erscheinen, als in den Fällen, in welchen Eiweiss mit Wasser (ohne bittere Mittel) in den Magen eingeführt wurde. In einigen Experimenten mit Absinth schien auch die Quantität Pepton geringer zu sein.

Die mechanische Thætigkeit des Magens erscheint bei der Benutzung von bittern Mitteln etwas beeinträchtigt zu sein.

In Fällen wo die Secretion des Magensaftes im verdauenden Magen mehr oder weniger normal ist, üben die bittern Mittel keinen merklichen Einfluss aus. Bei Kranken, bei welchen der Magensaft schwach secernirt wird, wird die Secretion

dieses Saftes durch bittere Infuse gesteigert, was aus dem stärkeren Aciditätsgrad, einer deutlicheren Reaction auf Salzsäure, und einer grössern Quantität Pepton zu ersehen ist. In dieser Hinsicht muss namentlich auf die Herba Absinthii aufmerksam gemacht werden. Im Magen, in welchem der saure Magensaft gar nicht secernirt wird, sind die bittern Mittel nicht im Stande (wahrscheinlich in Folge einer Atrophie der Drüsen), die Schleimhaut zu einer Secretion von saurem Magensaft anzuregen. Schliesslich bewirken die bittern Mittel bei Kranken mit Magensaftfluss eine Steigerung der Acidität der im Magen enthaltenen Flüssigkeit, was entweder von einer Steigerung der Secretion in toto, oder von einer Steigerung der Quantität von Säure im ausgeschiedenen Magensafte, oder schliesslich von einer Störung im Mechanismus (resp. Magenresorption) abhängig sein kann.

5. Ein mehrwöchentlicher Gebrauch von bittern Infusen erzeugt keine Functionsveränderung weder im gesunden nach im kranken Magen : nachdem das Trinken dieser Infuse aufgegeben wird, erweist sich die Funktion des Magens nicht verändert.

Es können also folgende Grundsätze für die practische Anwendung dieser Mittel aufgestellt werden :

Bittere Mittel dürfen nur in den Fællen verordnet werden, in welchen die secretorische Thætigkeit des Magens beeinträchtigt ist ; in diesen Krankheitsfællen müssen die bittern Mittel ungefæhr eine halbe Stunde vor dem Essen eingenommen werden.

Bemerkungen über die therapeutischen Indicationen der Kalksalze in Magenkrankheiten,

von Dr *Klemperer*, Assistent der l. medic. Klinik des Hrn. Geh.-Rath Prof. Dr Leyden in *Berlin (Zeitschr. f. klin. Med.*, Bd. XIV, 3. Heft, 1888).

Hammarsten hat bereits auf die Wichtigkeit der Kalksalze für die Gerinnung der Milch hingewiesen ; ohne eine gewisse Menge von Kalksalzen in der Milch ist die Coagulation nicht möglich, während sie durch viel Kalksalze beschleunigt wird.

Ich wurde hiedurch veranlasst, bei Patienten mit chronischem Catarrh und geringer Salzsäuresecretion, welche die eingenommene Milch nach einer halben Stunde ungeronnen erbrachen, Kalkwasser der gekühlten Milch beizumischen. Der Erfolg war stets ein prompter ; die Milch wurde nicht mehr erbrochen ; die Ausspühlung zeigte, das die Milch geronnen war.

In andern Fällen, wo es bei längerem Milchgenuss zu Dyspepsie und Durchfällen kam, gab ich mit gutem Erfolg Kalkwasser, 2 Esslöffel zu ¹/₈ Liter Milch, oder kohlensauren Kalk als Schachtelpulver, messerspitzenweise mit der Milch zu nehmen ; nach längerer Darreichung der Mittel traten aber die Verdauungsstörungen wieder ein. Ich gab nun Calciumchlorid (Calcium chloratum, nicht zu verwechseln mit Calcaria chlorata, Chlorkalk) in einprozentiger Lösung. Indem diese die organischen Säuren niederschlägt, wird gleichzeitig in demselben Verhältniss Salzsäure gebildet ; durch die antiseptische Wirksamkeit dieser wird auch die weitere Milchsäurebildung wesentlich beschränkt ; durch den kohlensauren Kalk wird dagegen die Salzsäure ebenfalls ausgeschaltet und das Verdauungsgeschäft im Magen dadurch unterbrochen, der neuen Milchsäurebildung aber steht nach der Umsetzung des gegegebenen $Ca\ CO_3$ nichts im Wege. Die Calcaria umriatica hat sich nun in der That oft sehr nützlich erwiesen. Durch eine Behandlung mit den verschiedenen Kalkverbindungen gelingt es sicher die oft so peinlichen Verdauungsstörungen nach Milchgenuss zu beseitigen.

Auch ganz unabhängig von der Milch leisten die Kalkverbindungen bei Dyspepsien gute Dienste, namentlich bei Beschwerden nach Fettgenuss sind die Kalksalze, indem sie die Fettsäuren als weiche Kalkseifen niederschlagen, zur Beseitigung der subjectiven Beschwerden wie der Durchfälle sehr nützlich.

Die Darreichung der Kalkverbindungen hat Hrn. Dr Boas in Berlin ebenfalls gute Erfolge gegeben.

Danach dürfte den Kalkpräparaten in den geeigneten Fällen eine weit grössere practische Bedeutung zukommen als sie die neuere Medicin, im Gegensatze zu derjenigen unserer Vorfahren, ihnen vindiciren zu sollen geglaubt hat.

* *

Ein Antisyphiliticum und Antirheumaticum von Dr *Marion Sims* (*New-York. med. Presse*, Dez. 1887. Referat von *Sternthal* in *Vierteljahresschrift f. Dermatol. und Syphilis*, 1888, 3. Heft).

Als Dr Marion Sims vor einigen Jahren berichtete, welch bemerkenswerthe Resultate bei der Behandlung der Syphilis mittelst einer aus vegetabilischen Stoffen zusammengesetzten Mixtur erzielt wurden, begegnete man ihm mit ungläubigem Lächeln. Dieses Präparat, bekannt unter dem Namen « Succus alterans » (Mc Dade's) wird aus folgenden Pflanzensäften bereitet: Stillingia sylvatica, Lappa minor, Phytolacca decandra, Smilax sarsaparilla und Haematoxylum carolinianum ; es hat schon in ausgedehnter Weise den Gebrauch des Quecksilbers und des Jodkaliums verdrängt, sowohl bei der Behandlung der Syphilis, wie auch bei den zahlreichen Formen der Scrophulose als Tonicum. Durch die Darreichung desselben wird der Appetit gehoben und die Patienten nehmen zu, ganz im Gegensatze zu der Wirkung, welche durch meist heroische Dosen von Quecksilber nndJodpräparaten hervorgerufen werden. Succus alterans wird auch gegen Rheumatismus, namentlich gegen chronischen, sehr gern von den Aerzten verschrieben. Da derselbe in dieser Beziehung nur auf seine wirksamen Eigenschaften hin verschrieben worden ist, ohne besondere Empfehlung, so ist dies gewiss das beste Zeugniss für seinen Werth. Referent fügt hinzu und wir sind ganz seiner Ansicht: Ob das *Succus alterans* wirklich diese grossartigen Eigenschaften besitzt, bleibt weiterer Prüfung vorbehalten.

CHRONIK

Schweiz. Die Jahresversammlung des schweiz. Apothekervereines wird am 26. und 27. August nächsthin in Chaux-de-Fonds und Locle abgehalten werden. Als Haupttractanden sind hervorzuheben : Statutenänderung ; Konditionszeit der Pharmaceuten ; Antrag des Vorstandes betr. ein eidgn. Medicinalgesetz.

— **Genève.** *Commission fédérale des examens pharmaceutiques.* Dans la séance du 18 Juin le Conseil fédéral a nommé cette commission comme suit :

a) *Examen des commis pharmaciens :*

MM. 1 L. Michaud, chimiste, Genève.
2 C.-L. Bader, pharmacien, Genève
3 vacant.
4 suppléant, vacant aussi.

b) *Examen professionnel.*

Membres :

MM. D. Monnier, professeur, Genève, examinateur dirigeant.
L. Soret, prof. de physique, Genève.
J. Muller, prof. de botanique, Genève.
C.-L. Bader, pharmacien, Genève.
B. Reber, pharmacien, Genève.

Suppléants :

MM. Buttin, pharmacien et prof., Lausanne.
O. Kaspar, pharmacien, Genève.

Italie. — Congrès pharmaceutiques. Avec les réunions de Rome et de Bologne les pharmaciens italiens ont tenu, cette année, deux assemblées qui étaient de véritables congrès, quoique sans le luxe du nom. Les réunions de Rome et de Bologne correspondaient à des nécessités bien ressenties de la vie professionnelle et réussirent bien. Mais le corps pharmaceutique et les associations respectives, qui ont subi, cette année, l'inconvénient et les dépenses de deux réunions, auront-ils encore la bonne volonté de se présenter à la troisième qui devrait avoir lieu en septembre à Milan ? Et à Milan faudra-t-il déployer un luxe considérable d'intervention numérique et de moyens, sans quoi cela ne sera pas un tournoi international.

En septembre auront lieu des congrès pharmaceutiques à Barcelone et à Londres ; il faudra que le Comité de Milan réfléchisse bien à ces différentes circonstances défavorables avant de fixer l'époque du futur Congrès.

(Bollettino farmaceutico.)

VARIA

Vin de Malaga. Jusqu'à présent on a été tellement habitué à recevoir sous le nom de Malaga un liquide noir, d'un goût doux-amer rappelant un peu le sucre brûlé, que pour ainsi dire partout on l'acceptait comme vin de Malaga, tout en pensant qu'il y avait là quelque chose d'étonnant et que c'était une fabrication plus ou moins bien exécutée. Aujourd'hui nous savons parfaitement bien, que les vins naturels de Malaga, ville dans le sud de l'Espagne, ont une couleur rouge-clair, une saveur et un bouquet de vin naturel et qu'ils demandent à être traités comme les vins et non pas comme une liqueur.

Le premier qui a le mérite d'avoir introduit chez nous les vins naturels de Malaga, est M. A. Zweifel à Lenzbourg. Il nous a guéri d'une erreur et nous lui devons de la reconnaissance. En effet les vins de Malaga que cette maison nous a fournis depuis quelques années nous ont entièrement satisfaits. Nous les avons employés pour tous les vins médicinaux, soit vins de Quinquina, de Condurango, de Coca, de Bideleux, de Pepsine, etc. et nous devons dire que ces vins, préparés avec le Malaga Zweifel, se présentent bien, se connservent tout ce qu'il y a de mieux et le public les prend avec plaisir. Le pharmacien consciencieux ne peut pas continuer à employer un liquide douteux pour du Malaga, si le véritable et vrai vin de Malaga se trouve à sa disposition et nous rendons attentifs surtout les médecins.

Farine de lin. Nous avons sous les yeux un échantillon de farine de lin, sortant des moulins de MM. A. Panchaud et Cᵉ de Vevey, établis récemment et qui présente toutes les bonnes qualités d'une farine de lin pour usage médical. Du reste la surveillance de la fabrication par un confrère, M. A. Panchaud. pharmacien à Vevey, assurera certainement à cette industrie la confiance de la clientèle.

Salbentöpfe. Die Firma Josef Hussi, Fayence- und Tonwaarenfabrik zu Maierhofen, Post Painten bei Regensburg, Baiern, gegründet 1832, hat uns Salbentöpfe in dreierlei Façon aus Fayence zugesandt : 1) deutsche Cylinderform ; 2) konische Form und 3) französische Cylinderform ; letztere hat innwendig keinen Rand, sondern verläuft sich oben glatt, zeigt hingegen einen Rand am Boden.

Diese Salbentöpfe aus Fayence sind ausgezeichnet durch ihr porzellanähnliches Aeusseres

und ihre Dauerhaftigkeit der Glasur, geschmackvolle Form und richtige Massangabe. Wir glauben daher den Herren Apothekern einen Dienst zu erweisen, wenn wir sie auf dieses Fabrikat des Hr. Josef Hussl aufmerksam machen.

Saccharin wurde von der Sanitätsbehörde des Seinedepartementes, als der Gesundheit schädlich erklärt und als Beimischung zu Nahrungs- und Genussmitteln strengsten verboten.

Cocaïn und Antipyrin dürfen in Russland, auf eine Anordnung des obersten Sanitätsrathes hin in den Apotheken nur noch auf ärztliche Verordnung abgegeben werden.

Weibliche Apotheker. Die *D.-A. Apoth.-Ztg.* berichtet, dass nachdem bereits in Belgien, England, den Niederlanden die Zulassung der Frauen zur Pharmacie erfolgt war, jetzt auch die Regierungen Italiens und Russlands dem schönen Geschlecht dasselbe Privilegium ertheilt haben. Russland hat daran jedoch die Bedingung geknüpft, dass Apotheker, welche weibliche Lehrlinge halten, zu gleicher Zeit keine männlichen haben dürfen. Die Zahl weiblicher Pharmaceuten ist am grössten in den Niederlanden, wo sich dieses Jahr genau ebensoviel Männer wie Frauen zur Prüfung gemeldet haben, nämlich 56 !

— Die Prof. Albertoni und Guareschi erklären öffentlich, dass das sogenannte, als Antisepticum gepriesene *Creolin* nichts weiter ist als eine Lösung von Seife in Phenylsäure (*Annali di Chimica e di farmacologia*).

BIBLIOGRAPHIE

Le moyen âge médical, par le Dr *Edmond Dupouy,* un fort volume in-12, de près de 400 pages. Paris 1888, *Meurillon,* éditeur, 16 rue Serpente. Prix 5 fr.

Cet ouvrage comprend quatre parties distinctes :

1o Les médecins au moyen âge : Maîtres-ès-arts, mires, physiciens, docteurs, chirurgiens, apothicaires, barbiers, étuvistes, ventrières et sages-femmes.

2o Les grandes épidémies : pestes, mal des ardents, Fièvres éruptives, suette, scorbut, lèpre et syphilis.

3o La démonomanie au moyen âge : origines de la magie et de la sorcellerie, théologiens et juges démonologues, médecins démonologues, possédés, sorciers et démonologues, hystéro démonomanie des cloîtres, magie, force psychique et spiritisme.

4o La médecine dans la littérature du moyen

âge : farces, moralités et soties, études médicales sur les poétes, romanciers, chroniqueurs et auteurs dramatiques.

C'est un ouvrage fort bien compris, donnant un coup d'œil sur toute l'histoire médicale du moyen âge, et se lisant très agréablement à cause d'un grand nombre d'anecdotes. Comme l'énumération des chapitres le démontre, l'auteur a tenu compte de tout ce qui a trait à l'art de guérir et il est vraiment intéressant et curieux de voir la science médicale dans son enfance et de suivre son développement.

Du reste, le nom de M. le Dr Dupouy, connu par d'autres œuvres historiqnes d'un mérite incontestable, garantit la grande utilité de ce nouveau livre, et nous pensons que bien des confrères voudront enrichir leur bibliothèque par l'histoire médicale du moyen âge.

*

La prostitution dans l'antiquité, d'après les documents écrits et les monuments figurés de l'histoire, vient de faire le sujet d'un travail très complet et très original de M. le docteur *Dupouy*. En étudiant le culte des idoles de la prostitution sacrée, de Lingam et de Baol-Péor, de Mylitta, d'Astarté, de Moloch, d'Isis et d'Orisis, l'auteur a démontré les origines des maladies vénériennes en général et de la syphilis en particulier. Les preuves fournies par les historiens se trouvent corroborées par de nombreuses citations des médecins de l'antiquité, qui forment à elles seules un dossier complet de la question.

La partie qui a trait à l'archéologie est particulièrement intéressante : elle donne au travail de M. Dupouy un cachet d'originalité véritable, et fournit une nouvelle preuve de l'influence des rapports sexuels antiphysiques sur la genèse des maladies vénériennes.

Cet intéressant ouvrage comprend les différentes formes de la prostitution dans l'antiquité. La prostitution hospitalière, sacrée et légale. Corruption des peuples par les prêtres des religions payennes. — La prostitution dans l'Inde, en Asie-Mineure, en Egypte, chez les Hébreux ; — la prostitution légale, les Dictérions ; — lois sur la prostitution à Athènes ; — la prostitution libre, les courtisanes ; — grands hommes et Hétaïres ; — l'amour antiphysique en Grèce ; — tribaderie et saphisme ; la prostitution sacrée en Italie ; — les fêtes de la prostitution à Rome ;

— la prostitution religieuse en Italie et de la prostitution légale ; — les auxiliaires de la prostitution ; — lois et règlements de la prostitution à Rome ; — la prostitution masculine, corruption des Césars ; — la pédérastie légale ; — dépravation des mœurs dans la société romaine ; — maladies vénériennes chez les grecs et les romains ; — monuments figurés de l'histoire de la prostitution. — 1887, volume grand in-8o — Prix 5 fr., *D. Meurillon*, lihraire, 16, rue Serpente, Paris.

*

Vergleichung der wichtigeren narcotischen Extracte der russischen Pharmacopöe mit der anderer Pharmacopöen unter besonderer Berücksichtigung des Alkaloidgehaltes. Von *Richard Kordes* aus Estland. St. Petersburg, 1888. Druck von Wienesche's Buch- und Steindruckerei.

Diese 100 Seiten starke Inaugural-Dissertation, ausgearbeitet unter der Leitung des Hrn. Prof. Dr G. Dragendorf enthält eine Reihe der fleissigsten Arbeiten, welche für Pharmacopöe-Commissionen noch von besonderer Bedeutung sind, desshalb auch allgemeine Beachtung verdienen. Da die russische Zeitschrift für Pharmacie einen vollständigen Abdruck der verdienstlichen Arbeit bringt und wir selbst über den gleichen Gegenstand in den Nummern 14 und 15 einschlagende Arbeiten veröffentlichten, können wir uns hier nicht näher auf die vielen Details einlassen Eine tabellarische Uebersicht der gesammten erzielten Resultate hätte vielleicht den Werth des Buches noch erhöht.

Fragekasten und Sprechsaal.

Avis. Die Administration ersucht höflich, künftig darauf Rücksicht nehmen zu wollen, dass Annoncen vor dem 3. und 18. jeden Monats auf dem Bureau anlangen müssen, um noch in die folgende Nummer (5. und 20.) aufgenommen werden zu können.

33) M. le Dr Ad. S. Marseille. Nous avons reçu les cahiers de la publication du comité médical, que vous présidez et nous vous expédierons notre journal régulièrement. Les numéros qui ont paru cette année vous ont été envoyés et se trouvent sans doute entre vos mains. Recevez nos salutations confraternelles.

DER FORTSCHRITT
LE PROGRÈS

Rédacteurs : **B. REBER**, Pharmacien, et Dr Med. **A. WYSS**.

N° 16.   GENF, 20. August 1888.   IV. Jahrgang.

Inhaltsverzeichniss.

Wissenschaftliche Arbeiten werden mit Fr. 50 der Bogen (16 Seiten) honorirt.
Les travaux scientifiques seront rémunérés à raison de Fr. 50 la feuille (16 pages).

PHARMACIE UND CHEMIE

Scrophularia nodosa.

Die durch ganz Europa, russisch Asien und einigen Theilen Nord-Amerika's verbreitete, in der Schweiz und Deutschland häufige, an schattigen, feuchten, Stellen, in Gebüschen, auf unkultivirten Plätzen, Waldrändern, in Thälern und auf Hügeln wachsende Scrophularia nodosa Linn., jetzt in der Medicin seit langer Zeit vergessen, früher aber häufig als Radix und Herba Scrophulariae foetidæ s. vulgaris gegen Scropheln, Kropf, Haemerrhoïden u. s. w. verwendet, scheint nun aber wieder auftauchen zu wollen.

Es muss aber gleich hervorgehoben werden, dass die Braunwurzel in einigen Gegenden, z. B. in Frankreich, wenn auch nicht häufig, doch fortwährend gegen oben erwähnte Krankheiten, sowie gegen langsame Geschwüre, gebraucht wurde und dass das Kraut heute noch in der Homöopathie einen ausserordentlichen Ruf geniesst.

Wir wollen zuerst einige ältere Autoren über den Gegenstand vornehmen.

Pet. And, Matthiolus in seinem Buche v. J. 1560, S. 556 gibt eine Beschreibung der Pflanze und was ihre Anwendung betrifft, so behauptet er, wie alle alten Autoren, dass sie besonders Scropheln und Haemorrhoïden heile. Zu diesem Zwecke soll die Wurzel im Herbst der Erde enthoben, dann fein zerrieben, alsdann mit frischer Butter sorgsam vermischt und so in einem gut zugedeckten Gefässe während 16 Tagen an einen kühlen Ort gestellt, nach dieser Zeit das Gemisch auf dem Feuer sorgfältig erwärmt und dann colirt werden. Das auf diese Weise bereitete Medicament wurde für die erwähnten Krankheiten sowohl innerlich als äusserlich verwendet.

D^r med. Joh. Schröder in seiner Pharmacopëia medico-chymica sive Thesaurus Pharmacologicus, Lugduni 1656, p. 576, sagt, dass man diese Pflanze besonders gegen Scropheln, Auswüchse am Anus, bei Geschwüren und Krebseiterungen, Krätze, und ebenso äusserlich gegen Geschwülste und langeandauernde Eiterungen anwende.

Scrophularia nodosa (Scrophularineen) gehört einer ziemlich zahlreichen Gattung an. Die Pflanze bildet ein aufrechtes Kraut von 0,6—1 m. Höhe, gänzlich oder fast kahl mit sehr unangenehmem Geruch. Der Wurzelstock ist mit einer Anzahl kleiner grüner Knoten oder Knollen versehen, der steife, vierkantige, jedoch ungeflügelte Stengel trägt, grosse, breite, eirunde, herzförmig zugespitzte, doppelt gekerbte oder gesägte Blätter und eine locker, pyramidenförmige Rispe. Die Blumenkrone ist olivengrün, auf dem Rücken braun, doppelt so lang als der Kelch.

Neben den erwähnten Krankheiten soll nun, nach den neuesten Nachrichten, das Kraut auch gegen Hydrophobie wirksam sein.

Die chemische Untersuchung der Wurzel ausgeführt von Lloyd *(Ph. J. a T.,* 1887, p. 91) stellte eine äusserst geringe Menge eines geruch- und geschmacklosen Alkaloides, eines Harzes von pfeffermünzartigem Geruch und ein fettes Oel fest. Von *Walz* wurde aus Scrophularia nodosa ein krystallisirbarer Bitterstoff, das *Scrophularin* und ein stearoptenähnlicher Körper, das *Scrophularosmin* isolirt.

Wir halten dafür, dass diese Pflanze etwas Aufmerksamkeit verdienen würde. Ihre Häufigkeit erleichtert überall die erwünschten Versuche.

B. Reber.

Die Soya-Bohne.

Nach verschiedenen Berichten verdient diese Leguminose (Trib. Phaseoleæ, Subtrib. Glycineae) wegen ihrer ausserordentlichen Reichhaltigkeit an Nährstoffen die grösste Beachtung.

Die Gattung Soya ist ziemlich reich an Arten, man cultivirt in China und Japan, sowie jetzt auch schon in Europa, besonders in Frankreich und Ungarn über zwanzig, aber die *Soya Hispida* scheint doch die besten Resultate zu geben.

Im Jahr 1879 lenkten Hr. Dr Adr. Sicard in Marseille *(Revue horticole des Bouches-du-Rhône,* 1879, S. 115 und 254) und 1881 (in der gleichen Revue, S. 78) die Herren Pailleux und C. de Voulx die Aufmerksamkeit auf dieses neue Nährmittel. Ersterer beschreibt eine Art Pflanzenkäse, welche in China zur Ernährung der ärmeren Klassen dient und mit gekochten Soyabohnen bereitet wird. Dieser Käse soll, wenn sorgfältig bereitet, wie Versuche aus in Frankreich gezogenen Bohnen beweisen, vorzüglich und viel besser schmecken, als der chinesische selbst. Er darf nicht zu alt sein, schmeckt aber nach 6 bis 8 Monaten wie der beliebte Sassenage oder wie Roquefort. Aber auch die Vermöglichen des himmlischen Reiches wissen sich die öl- und nährstoffreichen Soyabohnen allein oder mit Gerste und anderen Getraiden, Reis etc. eine Unzahl von angenehmen Gerichten zu bereiten. Geröstet sollen die Soyabohnen einen Kaffee geben, der demjenigen der besten Sorten der Coffea arabica gleich kommt.

Die Soya kommt in fetter wie in magerer Erde gut fort, nur muss sie viel Sonnenschein bekommen, auch darf man sie nicht an Stecken binden, sondern muss sie frei am Boden kriechen lassen. Zwischen Weinreben, unter Bäumen oder in der Nähe der Wälder gedeiht sie nicht. Hingegen an sonnenreichen Stellen bringt ein einziger Stock 40—120 Schoten, jede zu 2—3 Bohnen, also bis zu 360 Samen zur Reife, was doch wohl eine ausserordentliche Fruchtbarkeit und Nützlichkeit bezeugt.

Im April werden die Samen in 25 bis

50 cm. auseinander liegenden Reihen in die Erde gebracht, im September sind die Bohnen reif.

Das Klima von Japan, China, vom südlichen Frankreich, von Ungarn, aber auch dasjenige von noch gemässigteren Ländern behagt der Soya vorzüglich, so-dass sie hier als Nutzpflanze eingeführt zu werden verdient. Nicht blos die Samen enthalten reichen Nahrstoff, sondern auch die Schoten bilden für das Vieh ein gutes Futter.

Das oft 17—18 °/₀ betragende Oel kann auch in der Industrie sowohl, als in der Küche Verwendung finden.

Nach Hrn. Pellet (*L'Union pharma-ceutique*, 1888, p. 355) enthalten aus China (N° 1) bezogene und in Frankreich (N° 2) gereifte Soyabohnen folgende Stoffe:

	N° 1.	N° 2.
Wasser	9,000	9,740
Fett	16,400	14,120
Proteïnstoffe	35,500	31,750
Amidon, Dextrin, Zucker	3,210	3,210
Cellulose	11,650	11,650
Ammoniaque	0,290	0,304
Schwefelsäure	0,065	0,141
Phosphorsäure	1,415	1,631
Chlor	0,036	0,037
Kalium	2,187	2,317
Calcium	0,432	0,230
Magnesium	0,396	0,425
In Säuren unlösl. Körper	0,052	0,061
Mineralische Bestandtheile	0,077	0,247
Diverse organ. Substanzen	19,287	24,127
	100,000	100,000

Die Asche beträgt	4,86 °/°	5,15 °/₀

Dieselbe enthält:

	N° 1.	N° 2.
Phosphorsäure	29,13 °/°	31,68 °/₀
Kalium	45,02 °/°	45,00 °/₀
Calcium	8,92 °/°	4,48 °/₀
Magnesium	8,19 °/°	8,47 °/₀

Nach diesen Analysen enthält die Asche an Phosphorsäure und Kalium allein ⁹/₄

des Gesammtgewichtes. Wie Herr Müntz behauptet, weisen die Soyabohnen 6,40 °/₀ Zucker und Amglum, 36,67 °/₀ Protoïnstoffe und 17 °/₀ Fett auf.

Diese Zahlen sind sprechend genug, um den Werth der Soya zu beurtheilen.

Abgesehen von der Verwendung der Soya als eines der nützlichsten Lebens-mittel schlägt Hr. Dr Lecerf (*Journal de Médecine et de Pharmacie de l'Algérie*, 1888, p. 131) das Soyamehl zur Schnell-Ernährung von Schwächlichen, oder an Auszehrung und Diabet leidenden Per-sonen vor, indem keine andern Speisen von so grosser Nährkraft bekannt sind, zudem sich die Soyabohne oder deren Mehl je nach Belieben zu den verschie-densten Gerichten verwenden lassen.

B. REBER.

Capsella Bursa pastoris.

Cette plante a fait quelque bruit ces derniers temps et on a soutenu d'un côté qu'elle n'a pas encore été connue, et d'un autre, qu'elle était tombée dans un oubli complet après avoir joui d'une grande considération chez les anciens. Ces deux affirmations sont inexactes. La Capsella Bursa pastoris, Moench, mentionnée déjà comme médicament par Dioscoride et Pline, employée beaucoup au moyen-âge et décrite comme une herbe presque mi-raculeuse au XVIᵐᵉ et au XVIIᵐᵉ siècle est sans doute tombée dans l'oubli, après un temps de pareille gloire, comme bien d'autres du reste.

Voici un extrait de ce qu'en dit Mathio-lius dans son livre, édition latine, 1560, p. 315:

« La Bourse à pasteur est rangée parmi les réfrigérants, les desséchants et les astringents. C'est pourquoi on l'emploie, broyée, à la manière des emplâtres, pour les inflammations et les feux sacrés. On la cuit avec de l'eau de pluie, du plantain et de la terre d'Arménie, et l'on boit cette décoction contre la diarrhée et les pertes de sang. Le suc de cette plante ferme les blessures récentes et injecté dans les oreilles qui suppurent, les guérit. Cette plante arrête la surabondance du flux menstruel, si les femmes se l'injectent sous forme de décoction. On la mange et on l'emploie encore à différents usages. Réduite en bouillie fine et frite dans l'huile, elle est efficace contre toutes les fluxions du sang. On l'ajoute aux emplâtres que l'on applique sur les blessures de la tête, et à beaucoup de pommades. »

Paracelse, édition allemande de 1589, p. 132, se prononce fortement en faveur des grandes vertus de la Bursa pastoris dans les hémorragies, dans les menstruations trop abondantes ou trop rapprochées, et surtout dans la dysenterie.

Les pharmacopées du XVIme siècle font entrer cette plante dans un grand nombre de préparations et l'on peut en déduire qu'elle était en très grande estime chez les médecins.

Nous rapportons encore ici, en laissant de côté une longue description de la plante, ce que dit Magneti dans sa Bibliotheca pharmaceutico-medica, 1703, p. 436, sur les propriétés de la Bourse à pasteur :

« C'est un astringent et un constipant, de là sa valeur dans les hémorragies nasales que l'on arrête au moyen de tampons de coton imbibés du suc de cette plante. Dans les diarrhées, la dysenterie, la lientérie, ou la boit en décoction faite dans un vase d'acier avec du vin rouge ou de l'eau de fleuve. Dans la miction sanguinolente, la gonorrhée ou un flux menstruel trop abondant, on emploie le suc exprimé. A l'extérieur, cette plante est employée populairement pour fermer les blessures, et non sans succès. On l'ajoute souvent aux cataplasmes fébrifuges.

La Bourse à pasteur n'est pas seulement d'un bon secours pour ceux qui sont atteints d'hémotypsie, mais elle guérit sûrement aussi la gonorrhée. C'est à Tabernomontanum que nous devons cette observation. »

Nous trouvons toujours la Bourse à pasteur mentionnée dans les livres de médecine et dans les pharmacopées du XVIIIe siècle, par ex. dans la pharmacopée de Genève de 1780, p. 12. Mais, qui le croirait, le Dr Kissel décrit en 1848, dans le livre de Bernhardi et Löffler, vol. II, p. 80, un cas de strangurie (rétention d'urine) guéri par la teinture de Bursa pastoris. Le prof. Husemann *(Pharm. Ztg.* 1888, p. 91) raconte que, d'après Bademacher, c'est Cartheuser, un pharmacologue de Francfort († 1796), qui sous prétexte d'absence de tannin dans la Bursa pastoris a retranché cette plante du rang des styptiques.

Rademacher *(Erfahrungsheillehre*, 1852, vol. II, p. 361) par contre, en dit beaucoup de bien pour les maladies des reins. Il a observé que ce médicament éliminait le gravier avec grande facilité.

Comme styptique et hémostatique la Bourse à pasteur n'a pas été oubliée même dans notre siècle. Le Dr Lange *(Berliner mediz. Vereinsztg.* 1844, n° 2) la recommande vivement dans les cas d'hémorragies utérines, contre les époques trop abondantes ou trop fréquentes surtout chez les personnes faibles. Cet auteur faisait prendre une décoction de 15 gr. dans trois tasses d'eau, réduites à 2 par la cuisson et dont souvent la première suffisait déjà. Tout cela prouve que cet herbage n'était pas simplement un remède populaire, mais que les médecins l'ordonnaient et l'estimaient beaucoup. A ce sujet il faut citer les observations de Lange qui dit que, dans les cas indiqués plus haut, la Bourse à pasteur agit mieux et plus sûrement que les acides minéraux.

le kino, la cannelle et le fer.

Tout récemment le Dr Ehrenwall (*Pharm. Rundschau de New-York*, t. 6, p. 140) a repris les essais avec la Bursa pastoris, et en l'employant en infusion et en extrait fluide dans les cas d'hémorragies, il a pu se convaincre que ce médicament méritait absolument la réputation qu'il avait anciennement. Cet auteur ne craint pas de le déclarer le rival du seigle ergoté.

On suppose que le corps actif de la Capsella Bursa pastoris est un acide particulier, isolé par Bombelon *(D.-A. Apoth. Ztg.* 1888) et appelé par lui acide bursaïque. On obtient cet acide en traitant le suc frais de la plante additionné d'eau, avec de l'acétate de plomb basique et de l'eau ammoniacale ; on sépare le précipité qu'on lave bien à l'eau et ensuite on sépare le plomb par l'hydrogène sulfuré. En filtrant on obtient un liquide jaune, qui évaporé à sec et séché sur de l'acide sulfurique, laisse un résidu amorphe, jaune, très hygroscopique, d'un goût très astringent. Considéré jusqu'à présent comme de l'acide bursaïque ce corps produit, si on le cuit avec de l'acide sulfurique dilué, du sucre qui réduit la solution de Fehling par la coction. Avec la potasse et la soude on obtient des sels très hygroscopiques et par conséquent facilement solubles ; les combinaisons avec les terres alcalines sont insolubles ; on n'a pu constater une réaction sur les sels de fer.

La composition chimique n'a pas encore été trouvée et il est possible que cet acide ait de la parenté avec le tannin, malgré son inaction envers les compositions du fer. Sa grande solubilité le rend particulièrement pratique surtout pour les injections souscutanées.

Outre l'acide bursaïque la plante contient encore la *boursine*, corps amer, puis surtout une essence, ressemblant beaucoup à celle de la moutarde.

La meilleure forme d'administration de ce médicament serait, d'après le pharmacien E. Bombelon l'extrait fluide ; 1 à 2 cuillerées à café avec de l'eau suffiraient à arrêter de fortes hémorragies.

L'histoire de cette plante démontre clairement, qu'elle mérite l'attention des médecins. Si réellement nous possédons dans la Capsella Bursa pastoris, si universellement répandue, non seulement en Europe, mais pour ainsi dire dans le monde entier, suivant partout la civilisation, un hémostatique remplaçant avantageusement le seigle ergoté et l'ergotine, il ne faudra pas tarder à l'introduire définitivement dans la thérapie.

B. REBER.

Alcaloïdes de l'huile de foie de morue

Par MM. *Arm. Gautier* et *Mourgues*

(Comptes rendus de l'Académie des sciences du 9 juillet 1888.)

MM. Gautier et Mourgues ont étudié les huiles de foie de morue incolores et celles qui sont colorées ; les huiles incolores contiennent seulement des traces d'alcaloïdes (leucomaïnes) ; les huiles qui en contiennent le plus sont les huiles blondes ou fauves, qui sont réputées les plus actives au point de vue thérapeutique. Voici pourquoi ces huiles contiennent davantage d'alcaloïdes : les foies, mis en tonneaux après avoir été lavés, laissent s'écouler spontanément l'huile blanche ou légèrement ambrée ; puis, ils subissent un commencement de fermentation (non de putréfaction), qui les acidifie ; au contact du contenu des cellules hépatiques, l'huile se charge de matière biliaires et prend la coloration fauve, couleur madère, qui lui est propre ; c'est à ce moment qu'elle dissout les alcaloïdes.

Pour extraire les alcaloïdes de l'huile de foie de morue, MM. Gautier et Mourgues ont eu recours au procédé suivant : ils traitent l'huile par son volume d'alcool à

33° centésimaux, contenant 4 grammes d'acide oxalique par litre ; la liqueur alcoolique décantée est saturée presque exactement par la chaux, filtrée et distillée à 45 degrés dans le vide ; on fait digérer le produit distillé avec du carbonate de chaux précipité, et on sature par l'eau de chaux ; on évapore à sec dans le vide et on reprend le résidu par l'alcool à 90° ; la solution alcoolique ainsi obtenue est distillée dans le vide, et le résidu est repris par un peu d'eau saturée par la potasse caustique ; puis la liqueur est épuisée par l'éther en abondance ; cet éther s'empare des alcaloïdes, qu'on précipite par l'acide oxalique en solution éthérée ; les oxalates ainsi obtenus sont dissous dans l'eau et traités ensuite par la potasse ; on voit alors surnager une substance huileuse, brune, épaisse, très alcaline, qu'on sèche sur la potasse fondue. On obtient ainsi, suivant les huiles, de 35 à 50 centigrammes d'alcaloïdes secs par kilogramme.

Parmi ces alcaloïdes, les uns sont volatils, les autres sont fixes ou à peine volatils.

Les bases volatiles peuvent être séparées en soumettant l'ensemble des bases à la distillation fractionnée, au bain d'huile ; ces bases sont :

1° La *butylamine*, qui bout de 87 à 90 degrés ;

2° L'*amylamine*, qui bout de 96 à 98 degrés ;

3° L'*hexylamine*, qui bout un peu au-dessus de 100 degrés ;

4° L'*hydrolutidine* (base nouvelle), qui bout de 198 à 200 degrés.

Parmi les bases fixes, se trouvent :

1° L'*aselline* (base nouvelle), qui forme un chlorhydrate précipitable à froid ;

2° La *morrhuine* (base nouvelle), qui forme un chloroplatinate assez soluble, cristallisant des eaux mères de la base précédente.

Enfin, on constate la présence d'une petite quantité de lécithine et d'un acide azoté cristallisable *(l'acide gaduinique)*, qui est, à la fois, un alcaloïde capable de donner des chloroplatinates cristallisés.

PRAKTISCHE NOTIZEN UND BERICHTE

La Saccharine, acide orthosulfamine-benzoique anhydre, $C_7 H_5 SO_3 N$, ce nouveau corps, sucrant environ 280 fois autant que le sucre de canne et dont l'emploi comme médicament et aliment semblait tout naturel et se pratiquait même déjà sur une très large échelle vient d'être interdit totalement dans le département de la Seine par le Conseil supérieur de santé publique. Cette autorité prétend que l'emploi régulier de la saccharine est nuisible, mais en attendant, la source dans laquelle on a puisé cette argumentation reste inconnue. En effet, d'après toutes les publications, on serait autorisé à admettre plu-

tôt le contraire. Il est prouvé que la saccharine passe par l'organisme sans la moindre décomposition et qu'on la retrouve dans l'urine absolument intacte. Quel avantage ne présente donc pas ce corps pour l'alimentation des diabétiques ? Le sucre leur est défendu et voilà un autre corps chimique qui le remplace pris en une proportion excessivement minime et qui, d'un autre côté, appartient à un tout autre groupe de composition que les hydrates de carbone. La saccharine, un dérivé de l'acide benzoïque montre même des qualités antiseptiques et empêche la fermentation. D'autre part, malgré son emploi déjà passablement répandu, on n'a pas constaté d'effets fâcheux. Que de plus amples recherches physiologiques et études chimiques se fassent encore sur cette nouvelle combinaison, d'accord, mais qu'on n'empêche pas les essais dans l'emploi journalier, vu que son indifférence au point de vue d'une action nuisible, est suffisamment prouvée.

Detannirung der Fluidextracte.

(Apotheker-Ztg.) Die Frage, ob die gerbsäurehaltigen Fluidextrakte zu detanniren seien, beschäftigt die Fachpresse der Vereinigten Staaten sehr. Die nach der Pharmakopee of U. St. offizinellen 80 Fluidextrakte begreifen 30 tanninhaltige unter sich. Das Bedürfniss nach Detannirung liegt indess nur bei einigen wenigen vor, d. h. bei solchen, die in Verbindung mit Eisensalzen ordinirt werden. Die Detannirung der Fluidextracte beruht auf der Entfernung deren adstringirender Eigenschaften und kann bekanntlich mittels Eiweiss, Gelatine, Kalkhydrat und Eisenoxydhydrat geschehen. In praktischer Hinsicht freilich kommt nur Kalkhydrat und Eisenoxydhydrat in Betracht. Die Detannirung de Fluidextracte hat ihre bedenkliche Seite. Bei der Cinchonarinde werden z. B. verschiedene Pflanzensäuren dadurch mit ausgeschieden, die gerade die Pflanzenalkaloide in Lösung erhalten. Ferner gibt die Detannirung der Fluidextrakte zu bedenken, wenn man erwägt, dass es gerade der Zweck der Fluidextrakte ist, die wirksamen Bestandtheile der Drogen nicht blos in toto, sondern auch, wenn irgend nur möglich, in dem natürlich vorkommenden Zustande aus dem Rohstoff zu gewinnen und zu erhalten.

Bernstein. *(Apoth. Ztg.)* Hinsichtlich

dieses Produktes eines vorweltlichen Koniferenbestandes müssen uns die neuesten Arbeiten von *Klebs* (Schriften der physikalisch-ökonomischen Gesellschaft zu Königsberg) sehr von Interesse sein. Auf Grund seiner Untersuchungen kommt der Verfasser zu folgenden Schlüssen über die Entstehung der Bernsteinarten. Der Bernstein ist ursprünglich als klare Masse im Stamme de Bernsteinkonifere enthalten gewesen; floss er aus totem Holze, bezw. aus toten Stammteilen ohne Beimischung von Zellsaft, so ergab er einen ganz *klaren* Bernstein, die sogen. *Shlaube*, floss er jedoch mit Zellsaft gemengt aus, so resultirte der gewöhnliche Bernstein, von dem man bekanntlich verschiedene Modificationen unter mehreren Namen kennt. Anfänglich war derselbe weich. Im Laufe der Jahre veränderte er sich durch Einwirkung der Sonne und es entstanden durch Zusammenfliessen der im Innern befindlichen kleinen Bläschen alle Uebergänge vom sogen. knochigen Bernstein bis zum klaren, so wie sich heute die verschiedenen Varietäten im Handel vorfinden. Die im Bernstein befindlichen Bläschen schwanken hinsichtlich ihrer Grösse ungemein, und zwar von 0,0008 bis 0,02^{mm} im Durchmesser. Am kleinsten sind sie beim gewöhnlichen, knochigen Bernstein. In vielen dieser Bläschen konnte man Bernsteinsäure nachweisen.

Klebs findet sich hinsichtlich seiner Meinung über die Entstehung der verschiedenen Modificationen des Bernsteins im Wiederspruch zu andern Forschern, die den klaren Bernstein als Urprodukt annehmen, von dem aus die einzelnen knochigen Varietäten durch *Hydratbildung* entstanden seien. Dass aber die Ansicht von *Klebs* die richtige zu sein scheint, geht daraus hervor, dass der Bernstein durch Lagerung an der Sonne einen klaren Mantel mit der Zeit erhält, während der Kern noch trüb ist, ebenso wie auch Cigarrenspitzen durch den Gebrauch heller werden.

Von selteneren Sorten Bernstein ist der *blaue* zu erwähnen. Seine Farbe beruht auf einer Interferenzerscheinung, die durch die allerkleinsten Bläschen erzeugt wird, über die Ursache des *grünen* Bernsteins reservirt *Klebs* vorerst noch sein Urtheil. Brauner oder rothbrauner Bernstein ist ein durch Brände in der Tertiärzeit nachgedunkelter Bernstein, oder überhaupt kein solcher, sondern Harz anderer Bäume aus der Vorzeit. Die recht häufig gewordenen Bernsteinimitationen sind leicht zu erkennen: Glas durch seine Härte und sein Kältegefühl beim Anfassen, Kopal wird beim Reiben klebrig und verliert, in Essigäther eingeweicht, seinen Glanz und quillt auf. Celluloid flammt, in Feuer gehalten, sofort auf und explodirt beim Erwärmen oder bei starkem Schlage.

Jodoformium bituminatum ist wohl das neueste Antiseptikum. Dr *Ehrmann*, Dozent der Wiener Universität, (*Südd. Apoth.-Ztg.*), kam aus therapeutischen Erwägungen, deren Erörterung nicht hierher gehört, dazu, Jodoform mit Theer zu tränken und daraus einen glimmerähnlichen Körper herzustellen, der sich bei Behandlung von Wunden ausserordentlich bewährt haben soll. Infolge dessen hat die bekannte Firma *G. Hell & Cie* in Troppau die fabrikmässige Darstellung von Jodoform bituminat. glimmerähnliche, durchsichtige und durchscheinende Schuppen von bräunlich metallisch glänzender Farbe dar, die sich leicht pulverisiren lassen und in denen der characteristische Geruch des Jodoforms vollkommen untergegangen und nur ein leises durchaus nicht unangenehmer Theegeruch zurückgeblieben ist. Derselbe ist auf die Kombination von Jodoform und Theer zu beziehen und leicht würzig. Dieser Theergeruch ist so schwach, dass man ihn nur bei grösseren Massen des Präparates empfindet, während er bei geringen Quantitäten kaum wahrnehmbar erscheint. Sollte es wünschenswerth erscheinen, auch diesen geringen, durchaus nicht unangenehmen Theergeruch zu decken, so würde ich nach meinen Erfahrungen eine äusserst geringe Spur von Styrax liquidus mit einer grösseren Quantität des Pulvers verreiben. Hr. *Hell* stellt auc ein solches Präparat dar. Der Jodoformgeruch stellt sich ein, wenn man das Jodoformium bituminatum mit grossen Quantitäten Wasser schüttelt; geringe Quantitäten beeinträchtigen die Geruchlosigkeit nicht.

Atropa Mandragora. Diese schon den Alten bekannte Droge ist neuerdings von *Richardson (Pharm. Journal)* hinsichtlich ihrer physiologischen Wirkung wieder untersucht worden. Der wässerige Auszug der Wurzel erwies sich als ein starkes Narcoticum und Anaestheticum, von welchem toxische Dosen den Tod in tiefer Bewusstlosigkeit unter Respirationslähmung bedingen. Es war Mandarachwein bei den Alten wohlbekannt und wurde namentlich seiner schmerzstillenden und schlafbringenden Wirkung wegen vielfach angewendet. In Palästina wurden zur Zeit der Römerherrschaft Schwämme mit diesem Wein getränkt den Gekreuzigten heraufgereicht um ihre Qualen abzukürzen. Da es jedoch häufig genug vorkam, dass die so Behandelten nach Abnahme vom Kreuze wieder erwachten, so erhielten die die Exekution beaufsichtigenden römischen Soldaten den Befehl, die Gerichteten zu verstümmeln, bevor sie ihren Angehörigen ausgeliefert wurden.

Notiz über Methysticin von Dr C. *Pomeranz*, aus dem chem. Laboratorium des Prof. v. Barth. *(Pharm. Post.)*
Das Methysticin oder Kawatin wurde zuerst von *Cuzent* in dem Alkoholischen

Auszuge der Wurzel von *Macropiper Methysticum*, einer in Polynesien einheimischen Piperacee, aufgefunden. *Gobley, Procher, Nölting, Kopp* und zuletzt *Levin*, welche sich später mit der Untersuchung der Kawawurzel beschäftigten, förderten keine Thatsachen zu Tage, welche einen Rückschluss auf die Constitution des Methysticins gestatten würden und selbst die chemische Formel desselben ist noch zur Zeit nicht festgestellt.

Es war daher von Interesse, das Studium dieses seit nahezu drei Decennien bekannten Körpers wieder aufzunehmen und ich will nun im Nachstehenden die zwar noch unvollständigen Ergebnisse meiner diesbezüglichen Untersuchung mittheilen.

Das Methysticin habe ich nach der von den vorerwähnten Verfassern angegebene Methode dargestellt. Die gepulverte Wurzel wurde mit Alkohol mehrmals extrahirt und die vereinigten Auszüge bis auf $^1/_{10}$ ihres Volumens concentrirt. Die sich ausscheidenden Krystalle werden dann durch sehr häuhgesUmkrystallisiren gereinigt.

Das Methysticin stellt weisse, seidenglänzende Nadeln dar, die um 131 Grad schmelzen. Es ist nicht flüchtig, löst sich leicht in heissem Alkohol, Chloroform und Benzol, schwerer in kaltem Alkohol und Aether. Heisses Wasser und Petroläther nehmen nur geringe Mengen davon auf.

Schmilz man das Methysticin mit Aetzkali und etwas Wasser, so entsteht neben Kohlen- und Essigsäure vorwiegend Protocatechusäure, welche durch Bestimmung ihres Schmelzpunktes. 195 Grad (uncor.), sowie auch desjenigen vom Brenzcatechin, 104 Grad. in welches ich sie durch Erhitzen überführte, ferner mittelst der ·charakteristischen Eisen-, Silber- und Bleireaction nachgewiesen wurde.

Eine merkwürdige Umwandlung erleidet das Methysticin durch siedende Kalilauge.

Erhitzt man es nämlich mit der dreissigfachen Gewichtsmenge einer 10 %igen Kalilauge mehrere Stunden lang am Rückflusskühler, so löst sich dasselbe vollständig auf und aus der deutlich nach Piperonal riechenden Flüssigkeit fällt, nachdem man dieselbe zuvor mehrmals mit Aether ausgeschüttelt hat, nach dem Ansäuern mit Chlorwasserstoff ein gelblich gefärbter flockiger Körper heraus, der unter Zuhilfenahme von Thierkohle aus Alkohol mehrmals umkrystallisirt, zarte seidenglänzende Kryställchen darstellt, die bei 180 Grad unter Zersetzung schmelzen. Dieser neue Körper löst sich leicht in ätzenden und kohlensauren Alkalien und liefert bei der Oxydation mit Kaliumpermanganat *Piperonylsäure* , welche durch ihren Schmelzpunkt 227 Grad und durch Ueberführung in Protocatechusäure nach der Methode von *Fittig* und *Remsen*, leicht identificirt werden konnte.

Obwohl ich einstweilen von der Aufstellung einer Formel des Methysticins noch absehe, so kann ich dennoch schon jetzt behaupten, dass dasselbe ein Derivat des Methylenäthers vom Brenzcatechin ist.

* * *

Von **Mauritia vinifera**, *(Ztschrft. d. o. ö. Apoth.- Ver.)*, die auch ein Mehl enthält, stellen die Blattknospen einen vorzüglichen Palmkohl und die Fruchtpulpe ein Nahrungsmittel dar. Der tägliche Genuss der Fruchtpulpe färbt merkwürdiger Weise das Weisse der Augen und die Haut des Körpers gelb, jedoch ohne weiter zu schaden. Durch Kochen der Pulpe mit Wasser erhält man auch ein fettes Oel, das als Speiseöl benutzt wird. Das Oel kommt selten in den Handel, ist blutroth, transparent, von schwachem Obstgeruch und angenehmem mildem Geschmack, specifisches Gewicht 0·890.

Anhalonium Lewinii. In der

Therap. Gazette findet sich eine Arbeit Dr *Lewin's* über diese mexikanische Cactee, die in ihrem Ursprungslande unter dem Namen *Muscale buttons* bekannt ist und von Mr. *Henning* als eine neue Art bestimmt wurde. Die Pflanze ist nur 1 ¹/₂ cm. hoch, 3 bis 4 cm. breit und mit knolligen Erhöhungen spiralförmig besetzt. Die Frucht ist eine Beere, die ungefähr 6 mm. lang ist und ca. 14 Samen von der Grösse der Senfkörner enthält. *Lewin* beschreibt das active Principe der Pflanze, das er *Anhalonin* nennt, und erwähnt, dass es sich physiologisch als ein starkes Gift erwies und dem Strychnin in seiner Wirkung sehr ähnlich ist. Lewin schliesst nicht aus, dass die Droge auch therapeutisch vielleicht sich nützlich erweisen wird.

Ueber Ingluvin, von *A. Gava-*

lowski, Brünn *(Pharm. Post*; vergl. *Fortschritt* 1887, S. 202 und 219). In dem 1883 erschienenen Suplementbande zu seinem vortrefflichen Werke *Handbuch der pharmaceutischen Praxis* erwähnt bereits *Hager* auf pag. 905 das obige Präparat und definirt selbes folgendermassen :

« Ingluvin hat man das aus dem Kropfe der Vögel dargestellte Pepsin genannt (von ingluvis d. i. Vormagen oder Kropf der Vögel). Die Firma W. R. Warner u. Cie bringt dieses Pepsin (30 gr. = 1 Dollar) in den Handel. » *(Hager.)*

Ich hatte Gelegenheit ein derartiges, aus New-York stammendes Ingluvin, welches per Gramm um 60 kr. ö. W. verkauft und als amerikanisches Specificum gegen das Erbrechen der Schwangeren angepriesen wird zu analysiren.

Es stellt ein lehmgelb-weissliches Pul-

ver, von ausgesprochenem Geruche des Knochenmehles , salzigem Geschmack und neutraler Reaction dar, welches in kaltem Wasser sehr langsam, in solchem von 35 bis 37 Grad Celsius Wärme blassbräunlich, schwach fadenziehend, jedoch nur theilweise löslich ist, und einen ungelöst bleibenden flockig-faserigen, zum Theil griesigen Rückstand hinterlässt.

Die Analyse ergab :

Wasser . . . . . =	8·500
Chlornatrium . . . =	2·925
Sonstige in Wasser vollständig lösliche Aschenantheile . . =	1·725
Pepsin . . . . . =	27·000
Stärkemehl, Fleischfasern und Extractivstoffe . . . . =	59·860

Gesammtasche = 4.650 "

und erscheint sonach das Ingluvin als ein Gemenge von 3 Theilen Chlornatrium und 97 Theilen eines ziemlich rohen, mit Stärkemehl verdünnten Pepsinpräparates.

Angeblich soll speciell dieses Ingluvin aus dem Hühnermagen dargestellt sein. (Hager erwähnt des Umstandes, dass in Buenos-Aires ein rohes Pepsinpräparat, speciell aus dem Magen des Strausses (Rhea americana), unter dem Namen *Buche de Avestruz* erzeugt und gebraucht wird.) Ob dies auch wirklich der Fall ist, will ich weder behaupten, noch bestreiten, da eines Theils wegen der geringen Menge des mir zur Verfügung gestellten Pröbchens eine detaillirte Analyse nicht durchführbar, anderentheils eine mikroskopische Untersuchung des Pulvers aus gleichem Grunde unthunlich war.

Immerhin scheint mir der Preis sehr hoch gegriffen.

Aus dieser Ursache konnte ich auch keinen Versuch auf die fibrinlösende Wirkung dieses Pepsin-Präparates vornehmen.

Auch scheint mir die Frage, wie viel

der fibrinlösenden Wirkung eines Pepsin-Präparates man auf Rechnung des Pepsin und wieviel auf die des beigemengten *Kochsalzes* schreiben soll, durch J. R. *Green's* Arbeit (Journ. Physiol. VIII. 372) in ein neues Stadium getreten zu sein. Jedenfalls dürften die bisherigen dies betreffenden Löslichkeitszahlen nunmehr zu modificiren sein.

Weitere Studien über dieses interessante Thema werden mich vielleicht später zu einem Resultate führen und empfehle ich selbe auch den Herren Collegen.

So viel scheint vorläufig festgestellt, dass die Pepsin-Präparate im Allgemeinen und das mir vorliegende Ingluvin insbesonders, derzeit noch bedeutend überschätzt, jedenfalls überzahlt werden.

Theophillin. *(Drog. Ztg.)* Wie die Berliner-Berichte mittheilen, fand A. Kossel im Theeextract neben dem Coffeïn eine neue Base, welche er *Theophyllin* nennt. Dasselbe ist in Wasser und Alkohol bedeutend löslicher als das Theobromin, sein Schmelzpunkt ist bei 264° und hinsichtlich seiner chemischen Zusammensetzung ist es als Dimethylxanthin zu betrachten, während Coffeïn bekanntlich ein Trimethylxanthin ist.

Nerium Oleander. *(Pharm. Ztschr. f. Russl.)* In einer der jüngsten Sitzungen der Pariser therapeutischen Gesellschaft hat *Dujardin-Beaumetz* das aus der Wurzel des Oleanders dargestellte Extract als Substitut für Digitalis, bei Herzkrankheiten empfohlen. *Nerium Oleander* (Riesenlorbeer, Lorbeerrose) ist ein baumartiger Strauch, welcher der Gattung der Apocyneen angehört, in Südeuropa und dem Oriente heimisch ist, bei uns aber häufig kultivirt wird. Alle Theile der Pflanze gehören zu den narkotisch scharfen Giften, doch ist die Wirkung der wildwachsenden Pflanze eine bedeutend kräftigere als die der cultivirten. *O. Schmiedeberg* hat Oleanderblätter aus Tunis chemisch untersucht und als wirksame Bestandtheile das *Neriantin* oder *Oleanderdigitalin* und das *Oleandrin* dargestellt. Das Oleandrin besitzt alle für die Digitalisgruppe charakteristischen Eigenschaften; das Neriantin ist als Glycosid anzusehen. *Dujardin-Beaumetz* fand bei seinen Experimenten, dass das aus den Wurzeln und Stielen von Nerium Oleander dargestellte Extract in Gaben von 0,2 eine Verlangsamung des Pulses und gesteigerte Harnabsonderung zur Folge hat.

Anagyris foetida. Die Blätter dieser Leguminose verwendet man in Griechenland und auf der Insel Cypern als Ersatzmittel für Sennesblätter, mit denen sie identische Wirkungen haben. Die Samen der Anagyris foetida enthalten ein fettes Oel, Resinoide, ein Glykosid und ein Alkaloid. Dr Reale hat den Samen näher untersucht und das Alkaloid, dem er die Formel $C_{11}H_{11}NO_4$ zutheilte, *Anagyrin* genannt. Dasselbe ist ein amorphes, sehr bitteres, äusserst hygroskopisches Pulver das mit organischen und anorganischen Säuren Salze bildet. Sein Platinsalz ist beständig. Am besten erhält man das Alkaloid durch Präzipitation aus wässeriger Lösung vermittelst Tannin und Zersetzung des Tannats mit Bleihydrat.

Plumeria alba Linné, ist eine Apocynee von den Antillen. Der Baum ist ungefähr 9 bis 18 Fuss hoch, seine Blüthen sind weiss, in Ebensträussen blühend. Die ganze Pflanze führt einen milchfarbenen Saft der nach Art des Euphorbiums wirkt. Den getrockneten Saft reicht man in Dosen von $^1/_4$ bis 1 gr. und zwar am liebsten als Emulsion. Das Mittel erregt

gallige, ausserordentlich ergiebige Stuhl-
gänge wesshalb es von den Eingebornen,
die die Pflanze durchgängig Tobaïba
nennen, auch gegen Wassersucht angewendet wird. Die Wurzelrinde sieht man
als Spicificum gegen Blennorrhöe der Ge-
schlechtstheile an; bei anfänglichem Gebrauche wirkt sie etwas purgativ, bei
längerem Gebrauche jedoch nur ausschliesslich auf das Sexualtsystem. Die
Plumeria alba wird in Verbindung mit
andern, zumal *Cynosurus sepiarius* von
den Einheimischen in Dekoktform gegen
Syphilis angewendet, und in der That soll
sie syphilitische Ulcerationen schnell heilen und dürfte deshalb auch nach dieser
Richtung hin Beachtung verdienen. *(Apotheker-Ztg.)*

Ueber Methylenbichlorid als Narcoticum. *(Südd. Apotheker-Ztg.)*

Die bis jetzt gewonnenen, in vielen Punkten sich diametral gegenüberstehenden
Resultate über die Wirkungsweise des
Methylenbichlorids als Narcoticum, seine
Vorzüge und Nachtheile dem Chloroform
gegenüber haben *Alfred Metzenberg* (In-
augur. Diss. der Med. Facultät, Berlin,
Juli 1888) veranlasst, eine Reihe von Versuchen an Thieren mit reinem Methylenbichlorid in dem Laboratorium des Pro-
fessors Liebreich in Berlin anzustellen.
Die Resultate zu denen der Verfasser auf
Grund seiner zahlreichen Beobachtungen
gelangt, fasst er in dem Schlusse zusammen, dass das Methylenbichlorid bezüglich seiner Wirkungen auf den Respira-
tions- und Cirkulationsapparat vollkommen die Eigenschaften der übrigen
zweifach gechlorten Narcotica theile, bei
denen sich bekanntlich die toxische Wirkung auf die Medulla oblongata d. h.
durch Sistierung der Athmung äussert.
Durch künstliche Respiration gelingt es
also, die Thiere bei allzu starker Narkose
mit Methylenbichlorid am Leben zu er-

halten, während bei den dreifach gechlorten Narcotica, also auch bei dem Chloroform, infolge der schnell eintretenden
lähmenden Wirkungen auf die Herz-
ganglien selbst eine sofort eingeleitete
Respiration in den meisten Fällen einer
allzu starken Narkose nicht mehr im
Stande ist, die Thiere in das Leben zurückzuführen. Einen grossen Nachtheil
bei den Narkosen mit Methylenbichlorid
bilden die eigenthümlich schlagenden Bewegungen der Extremitäten, die bereits
früher von *Regnauld* und *Villejean* tref-
fend als « Schwimmbewegungen » bezeichnet werden. Versuche, durch verschiedene Kombinationen diesen Uebelstand zu beseitigen, führten bislang zu
keinem Resultat, doch ist zu hoffen, dass
es gelingt, das Hinderniss zu entfernen,
und das sonst mit Recht empfehlens-
werthe Mittel wird sich dann rasch Eingang in die Praxis verschaffen.

Cassia Tora L. Die Samen und

Blätter der in Ostindien, den Sunda-
Inseln, Molukken einheimischen Caesal-
pinee werden von den Eingeborenen zu
medizinischen Zwecken, besonders Pur-
girmittel, verwendet. Die Samen speciell
dienen, mit Buttermilch verrieben, gegen
die Krätze. Ab und zu werden die reichlich schleimhaltigen, unangenehm riechenden Blätter gegessen oder in Form eines
Decoctes beim Zahnen der Kinder gereicht. Die Verwendung der Pflanze ist
bereits früher bekannt gewesen. Das
wirksame Princip soll Chrysophansäure
sein. *(The Chem. a. Drug.* 1887, pag. 550.
— *Dymock Mater. medic. of W. Ind.*,
pag. 267 und *Pharm. Post).*

Hedeoma pulegioides Persoon.

Nach *Amer. Journ. of Pharm.*, 1888, p.
161 und *Apoth.-Ztg.* hat Hr. Franz das
äther. Oel von Hedeoma pulegioides
näher untersucht. Dasselbe besitzt, bei

schwach gelblicher Farbe, einen stechenden pfeffermünzähnlichen Geruch und Geschmack, löst sich in allen Verhältnissen in Alkohol auf, reagirt schwach sauer, welche Reaktion leicht übersehen wird, und hat, gut getrocknet, bei 15° C. ein spez. Gewicht von 0,931 und einen Siedepunkt von 180° bis 206° C. Mehrere Stunden hindurch unter — 17° C. abgekühlt, krystallisirt nichts aus und ebensowenig gibt das Oel mit Eisenchlorid oder Schwefelammonium oder Natriumbisulfit irgend welche Reaktionen, enthält also keinerlei Aldehydverbindungen. Bei der fraktionirten Destillation ergaben die zwischen 200° bis 215°, 217° bis 218° und 218° bis 220° siedenden Antheile die grössten Ziffern mit resp. 17,5 °/₀, 33,3 °/₀ und 14°/₀ des rohen Oeles. Der zwischen 217° bis 218° übergehende Theil hat bei 16° C. 0,928 p. sp., aus der Verbrennung und Dampfdichte berechnet, die Formel $C_{10}H_{18}O$ und lenkt die Polarisationsebene (200^{mm} lang) 43,6° nach rechts ab; der zwischen 218° bis 220° destillirende Theil lenkt 44,6° nach rechts. Analyse und Dampfdichte des zwischen 220° bis 225° siedenden Theiles ergaben die Formel $C_{10}H_{17}O$, mit Ablenkung um 45,6° nach rechts. Dagegen lenkt der bei 200° bis 215° übergehende Theil 11,0 nach links und der bei 180° bis 185° destillirende sogar 25,9° nach links ab. Für den zwischen 165° bis 170 übergehenden Antheil wurde durch Verbrennung und Dampfdichte die Formel $C_6H_{12}O$ festgestellt. Als freie Säuren wurden in dem Oele Ameisensäure (0,5 °/₀), Essigsäure und Isoheptoicsäure nachgewiesen; das Baryumsalz der letzteren unterscheidet sich von der isomeren Heptoicsäure durch die leichte Löslichkeit des amorphen, nicht krystallisirenden Barytsalzes.

THERAPIE UND MEDICINISCHE NOTIZEN
Rédacteur : Dr Med. WYSS.

Angina tonsillaris. Nach der *Philad. Med. News* (26. Nov. 1887) behandelt D' *H. von Hoffmann* die Tonsillitis follicularis indem er einen Druck auf die Mandeln ausübt und zwar von unten nach oben mittels eines, in eine Mixtur von Tinct. jod. und glycerin. aa, getauchten und in kleinfingerdicke um die Spitze einer gewöhnlichen Zange gewickelten Wattebausches. Die Entfernung fremder Massen aus den Tonsillarcysten und Follikeln, wo sie die Tendenz zu entzündlichen Processen haben, erregt, nach dieser Methode, anfangs etwas Schmerzen, aber die dadurch erzielte Besserung ist eine sehr grosse. Gurgelungen mit Kali chloric. und nächtliche Darreichung von mässig grossen Dosen Chinin unterstützen die Kur wesentlich.

D' *W. E. Green (Brit. Med. Journal,* 28. Mai 1887) empfiehlt folgende Medicin bei Erwachsenen, welche, wenn sie in den ersten 48 Stunden gegeben wird, in den meisten Fällen die Tonsillitis coupirt :

Tinct. aconit.   6,0
Tinct. Guajac.   15,0
Glycerin. ad   30,0

20 Tropfen zuerst ein-, dann viertelstündlich zu nehmen.

Rovira y Oliver aus Barcelona *(Gaceta Medica catalona,* n° 22, 1877) publicirt drei Fälle aus der Praxis des D' *J. Roviralta,* in denen der Gebrauch des doppelkohlensauren Natrons in Pulverform mittelst Einblasung nach der von Prof. *Giné* eingeführten Methode einen günstige Erfolg hatte.

Praktische Winke für junge

Aerzte. Vor uns liegt in deutscher Uebersetzung, Dr Fothergill's Therapeutisches Hilfsbuch, dessen Lecture wir angehenden Collegen auf's Beste empfehlen. Sie werden darin eine ganze Menge aus dem reichen Erfahrungsschatze des englischen Praktikers entnommene nützliche Rathschläge finden.

Als Beispiel citiren wir folgende Stelle: « Wenn der junge Arzt ein erfolgreicher Praktiker zu werden wünscht, so muss er noch manche Kleinigkeiten in sich aufnehmen wollen, welche in Spitälern nicht gelehrt und abseits von jedem Examen liegen. Sollte er nicht gerne daran glauben, so kann er die folgenden Blätter übergehen — er möge sie herausreissen und sich seine Pfeiffe damit anzünden. .

Neuere Experimente haben mit dazu beigetragen, einige klinische Kleinigkeiten aufzuklären, auf welche unsere Vorfahren viel Gewicht legten, welche aber unsere jetzigen modernen Lehrer, die pathologischen und mikroskopischen Männer ignoriren oder belachen, weil sie zufällig nicht viel, wenn überhaupt etwas davon verstehen. Wenn die spätere Studienzeit von den jungen Aerzten als Assistenten bei irgend einem in guter allgemeiner Praxis stehenden Mann zugebracht werden würde, so würden sie weniger ihrem Skepticismus vertrauen — der durch Unwissenheit erzeugt, und durch Täuschung und Betrug grossgezogen wird.

Da jedoch die allgemeine Praxis das Loos der meisten angehenden Aerzte ist, so mögen diese Bemerkungen nicht am unrechten Platze sein. Mittel welche die Leber stimuliren und gallige Stühle bewirken, sind hauptsächlich Mercurialia, Ipecacuanha und Natronsulfat. Nun weisst Du, dass die Leber der Ofen ist in welchem Umsatzstoffe und überschüssige Albuminoïde in Harnstoff und Harnsäure oxydirt werden. Die Gallensäuren- Glycochol- und Taurocholsäure- sind auch

stickstoffhaltige Körper. Die Functionen der Leber und der Nieren sind eng mit einander verbunden und in jenen Zuständen, in denen der Harn ein dickes Sediment aufweisst und die Unterleibsfunctionen gestört sind, war der altmodische Doctor, der bedeutungsvoll den Kopf schüttelte und orakelhaft das Wort « Leber! » aussprach, nicht ein solcher Dummkopf, für welchen man ihn in der Regel bis in die jüngste Zeit zu halten beliebte. Wenn daher stickstoffhaltige Stoffwechselproducte im Blute vorhanden sind, so verrichte zwei Dinge: Erstens reducire stark die Menge der Eiweissstoffe, welche mit Speise und Trank eingenommen werden, um die Ansprüche an die Leber zu vermindern. Zweitens schaffe diese Umsatzstoffe aus dem Blute fort durch eine zur Bettzeit zu nehmende Pille von :

Pulv. Pip. nigr.	0,15
Extr.Coloc. co. cum Calom.	0.20.

und am Morgen durch die Mixtur :

Sulf. Sod.	15—20.
Natr. Kal. tart.	4.
Tinct. Zing.	2.
Tufus. Gentian.	35.

welche mit einer gleichen Menge heissen Wassers gemengt, die zum Trinken angenehme Temperatur erhält. Lasse diess 2—3 Mal in der Woche wiederholen, bis die Zunge rein geworden ist. Ist dies geschehen, so gebe dann :

Sulf. Sod.	4.
Natr, Kal. tart.	2.
Tinct. nuc. vomic. gutt	X
Infus. Cascar.	35,
DS. 3 Mal des Tages.	

Für den ganzen Tag die dreifache Menge mit der entsprechenden Signatur — vor den Mahlzeiten zu nehmen und die Pille blos 2 Mal in der Woche. — Ist auch allgemeine Schwäche vorhanden, so gebe nicht eher Eisen, bis die Zunge rein, der Urin klar und der Appetit gut geworden ist. Beginne mit zwei bis drei

Tropfen von Ferr. dialys. täglich einmal nach dem Essen. Hier willst Du ja das Eisen blos als Haematicum geben; gibst Du es aber in tonischen Dosen, so wirst Du den Assimilationsprozess stören und wahrscheinlich auch mit dem Patienten in Wiederspruch gerathen. — In andern Fällen, wo nur eine leichte Verstopfung und Sedimate im Harn, besonders nach den Mahlzeiten, vorhanden sind, gebe die altmodische Mittagspille :

Pulv. Ipeca	0.07
Pulv. Capsic.	0.04
Extr. Al. et Myrrh.	} aä 0.07
Extract. Cinchon	

Für etwa 10 Pillen die zehnfache Menge zu verschreiben und 10 Pillen machen zu lassen — täglich nach dem Mittagsmahle. Du wirst sie sehr wirksam finden. Der junge Arzt muss aber seine Fälle sorgfältig studiren, um den richtigen Weg in diesen Störungen der Assimilation herauszufinden. Wirkt diese Mittagspille nicht genügend, so gebe ausserdem das Morgenlaxans 2—3 Mal in der Woche so lange, als der Darm es noch erfordert. Diese Einzelheiten mögen Manchen zu sehr « nach dem fashionablen Doctor riechen, » für diesen « Manchen » habe ich nur ein Lachen, oder ignorire ihn. »

VARIA

Riechsalz. *(Pharm. C.-II.)* Zur Füllung von Riechfläschchen verwendet man nach *E. Mylius* am besten das gröbliche Pulver von frisch zerriebenem durchscheinendem, nicht zerfallenem Ammonium carbonicum; man gibt das Pulver in die Fläschchen und befeuchtet es mit ein wenig Liquor Ammonii caust. von 0,91 spec. Gewicht. Durch das starke Ammoniak wird die Kohlensäure des Ammoniumbicarbonats gebunden und man erhält eine sehr lange nach Ammoniak duftende Füllung. (Das oft zur Füllung verwendete Gemisch von Kalk und Salmiak wird in kurzer Zeit geruchlos) — Das echt englische Riechsalz besteht nach M. fast ganz aus carbaminsaurem Ammoniak, und verflüchtigt sich bis auf einen ganz geringen Rest, während das deutsche einen sehr bedeutenden Rückstand hinterlässt; man erhält es, wenn man kohlensaures Ammoniak des Handels sehr langsam und unter sehr sorgfältiger Kühlung der Vorlage sublimirt, so dass dessen Bicarbonat zurückbleibt.

Phlogosin, von *Henry Lafite (Pharmac. (Ztschr. f. Russl.).* Die mehrfach bestrittene medicinische Hypothese, dass es ohne Microorganismen keine Eiterung gebe, hat durch die Beobachtungen und Experimente des bekannten Ophtalmologen *Theodor Leber* eine starke Erschütterung erlitten.(Vergl. *Wiener med. Blätter* XI. 1888 p. 834.) Schon in früheren Arbeiten hatte sich der genannte Autor jenen Forschern angeschlossen, welche wie *Orthmann* und *Councilmann* das Zustandekommen einer eitrigen Entzündung durch rein chemische, unorganische Substanzen z. B. Kupfer, Quecksilber etc. für möglich erklärten. — Bei Versuchen an der Cornea, die nach jeder Richtung hin das geeignete Object für Untersuchungen über Entzündungen ist, konnte sich dieser Forscher überzeugen, dass auch durch Hitze getödtete Microorganismen eitrige Entzündungen erregen können und entzündungserregende Substanzen enthalten. *Leber* hat nun mit Culturen, der erwiesenermassen bei allen Eiterprocessen vorkommenden *Staphylococcus aureus* Experimente angestellt und gefunden, dass eine Injection einer Aufschwemmung dieser Bacterien, welche durch stundenlanges Kochen im Dampfe sterilisirt war, intensive eitrige Entzündung des Auges hervorrief. Es erhellt hieraus, dass auch in den abgetödteten Micrococcen ein Gift enthalten ist, welches entzündungserregend wirkt. Auf Grund dieser Beobachtungen stellte *Leber* weitere Untersuchungen an und gelang es ihm endlich unter erheblichen Schwierigkeiten aus dem Staphylococcus aureus eine crystallinische Substanz zu isoliren, welche er wegen ihrer eigenthümlichen Wirkung *Phlogosin* nennt. Da es nicht möglich war eine Elementaranalyse dieses Korpers vorzunehmen und auch die Angaben über die chemischen Reactionen desselben unzureichend sind, konnte man bisher die chemische Natur des Phlogosins nicht bestimmen. Stickstoffgehalt konnte in demselben bei wiederholt vorgenommener Lasseigne'scher Probe nicht nachgewiesen werden. Alcaloidreactionen fielen mit den meisten gebräuchlichen Alcaloid-Reagentien wie

Platinchlorid, Goldchlorid, Quecksilberchlorid, Phosphor-Molybdänsäure, Tannin, negativ aus. Dagegen erzeugte:

Kalium - Quecksilberchlorid einen gelblich-rothen Niederschlag ;

Kalium - Cadmiumjodid einen gelben Nieder schlag ;

Kalium - Wismuthjodid einen braunen Nieder-schlag.

In Alcohol und Aether ist das *Phlogosin* leicht, in kaltem Wasser schwierig löslich. Aus seinen Lösungen crystallisirt es in feinen Nadeln, wel-che ohne sichtbaren Rückstand sublimirbar sind. Bei dem herrschenden Einflusse welchen die Bacteriologie in den letzten Jahren auf die Ent-wicklung der pathologischen Anschauungen ge-nommen hat, dürften die Beobachtungen über diesen neuen Körper gewiss in weitesten Kreisen das grösste Interesse hervorrufen.

CHRONIK

Suisse. *44ᵐᵉ Réunion générale de la So-ciété helvétique des pharmaciens*, les 22 et 23 août à la Chaux-de-Fonds et au Locle. Les pharmaciens des Montagnes neuchâteloises adressent à leurs collègues une circulaire par-ticulière à laquelle nous empruntons le passage suivant :

« Deux des objets à l'ordre du jour de cette réunion, réclament de la part de tous les phar-maciens suisses, soucieux de leurs intérêts, une sérieuse attention et une discussion approfondie, ce sont :

1° La durée du stage d'apprentissage des élèves en pharmacie réduite à deux ans et, celle du stage des commis-pharmaciens réduite à une année, malgré le préavis contraire de la Com-mission d'examen professionnel pour notre branche.

2° La motion des pharmaciens des montagnes neuchâteloises tendant à modifier les statuts qui nous régissent actuellement.

Nous estimons que pour le premier poste, une pétition doit être adressée au Conseil fédéral. Comme tous nos confrères suisses, nous pro-fessons pour nos hautes autorités fédérales, l'estime et le respect que chaque bon citoyen doit avoir à leur égard. Mais de là à décerner un brevet d'infaillibilité dans toutes les questions et dans tous les domaines, à nos honorés magistrats, il y a loin, et nous nous réservons d'user dans une juste mesure de notre droit inaliénable de protestation, chaque fois que nous estimons que nous avons été lésés dans nos intérêts.

Devant une manifestation aussi unanime, nous ne doutons nullement de la prise en considéra-tion de notre revendication, en haut lieu.

Quant à ce qui concerne le second poste, nous croyons être dans le vrai en demandant une modification, une réforme sérieuse dans l'or-ganisation de notre Société. Celle-ci, chacun de vous a pu le constater, n'a pas fait avancer d'un pas les questions pratiques et matérielles, se rattachant à l'exercice de notre profession.

Loin de nous la pensée d'incriminer les diffé-rents Comités qui se sont succédés et ont dirigé notre Société. Ils ne sont pas responsables de cet état de choses, au contraire, nous leur sommes profondément reconnaissants de la peine qu'ils se sont donnée, du zèle dont ils ont fait preuve, pour mener à bien la tâche qui leur était confiée.

Le mal réside dans l'organisation même de notre Société, organisation qui paralyse les efforts tentés maintes fois, pour obtenir des résultats pratiques. »

Italien. Der internationale pharmaceutische Congress, der dieses Jahr in Mailand abgehalten werden sollte, ist nach *Boll. Farm.* auf 1889 verschoben worden. Nachdem man von Anfang an keinerlei Vorbereitungen der ital. Apotheker sah, kann diese Nachricht nicht überraschen.

Fragekasten und Sprechsaal.

34) Hrn. Dᵣ H. in W.-Z. *Baroscop.* Das bei der Esbach'schen Methode der Harnstoffanalyse ver-wendete Baroscop unterscheidet sich, unseres Wissens, vom gewöhnlichen Barometer dadurch, dass sich im leeren Raume über der Queck-silbersäule ein Wassertropfen befindet.

35) College S. E. K. in K. Von *Gieshübler-wasser* konnten wir bis jetzt die Zusammen-setzung nirgends angegeben finden. Leser die im Stande wären, eine gute Vorschrift für künst-liches Gieshüblerwasser mitzutheilen, könnten durch deren Einsendung an die Redaction einem unserer Collegen einen Dienst erweisen.

DER FORTSCHRITT
LE PROGRÈS

Rédacteurs : **B. REBER**, Pharmacien, et Dr Med. **A. WYSS.**

N° 17.   **GENF, 5. September 1888.**   **IV. Jahrgang.**

Inhaltsverzeichniss.

Wissenschaftliche Arbeiten werden mit Fr. 50 der Bogen (16 Selten) honorirt.
Les travaux scientifiques seront rémunérés à raison de Fr. 50 la feuille (16 pages).

PHARMACIE UND CHEMIE

Nouvelles recherches chimiques et thérapeutiques sur le Baobab.

(Adansonia digitata, L.)

(1. Sur le péricarpe, la pulpe et les graines du fruit de ce végétal.)

Par MM. *Edouard Heckel et Fr. Schlagdenhauffen.*

Le Baobab n'est pas seulement le géant de la végétation tropicale africaine, il en est encore, il en est surtout une'des plantes les plus utiles à l'homme. Toutes ses parties constituantes sont, en effet, employées sur le sol africain, soit pour des usages économiques ou industriels (*écorce*), soit pour l'alimentation indigène (*graines*), soit pour les applications thérapeutiques (*pulpe du fruit, semences, feuilles, écorces*). Dans ces conditions, il nous a paru intéressant de connaître la composition chimique de ces diverses parties afin de juger si l'usage empirique qu'elles reçoivent journellement se trouve scientifiquement justifié. Ce travail nous a paru d'autant plus utile que jusqu'ici aucune étude chimique suffisante de ces divers produits du Baobab n'a été même tentée, bien que ce végétal, depuis plus de deux siècles, ait fixé l'attention du monde civilisé sur ses propriétés thérapeutiques bien réelles.

Sans faire ici l'histoire botanique si intéressante du géant africain, nous croyons utile de rappeler que le fruit du *Baobab* en est la partie la plus utilisée et la plus anciennement connue au point de vue médicinal. Toutefois, hâtons-nous d'ajouter que le *péricarpe* et les *graines* n'ont reçu jusqu'ici, en thérapeutique indigène, qu'un emploi très limité. Cette utilisation est purement industrielle pour le *péricarpe* dont les nègres africains font un ustensile peu volumineux et commode autant qu'imperméable à l'eau. Une fois incinérée, cette coque donne des cendres employées pour la saponification de l'huile de palme. L'emploi est purement bromatologique pour les graines à l'exception toutefois de la Nubie et du Darfour où, comme les feuilles et la pulpe du fruit, les semences servent à une préparation antidysentérique.

Nous allons passer en revue ces diverses parties du fruit nommé vulgairement *Pain de singe*, sans doute parce que ces animaux montrent une préférence marquée pour son contenu.

Sous la forme d'un jeune melon vert, velu et allongé porté par un long pédoncule, le fruit renferme outre ses graines nombreuses, noires et assez grosses, une pulpe blanc-rougeâtre, acidulée, rafraîchissante, dans laquelle les semences sont absolument noyées. Desséchée et réduite à l'état de farine, cette pulpe s'expédiait autrefois en Europe sous le nom de *Terre sigillée de Lemnos* ou *Terra Lemnia* des anciens médecins, et était apportée par les caravanes du *Darfour* et de la *Nubie* en Egypte où on l'utilisait contre des affections diverses. « Cette poudre, dit Prosper Alpin, qui le premier la signala comme une matière végétale originaire de l'Ethiopie et non comme une terre de l'Archipel grec, « est d'un « usage familier au Caire et dans presque « tout le Levant, où on en fait prendre un « drachme en dissolution dans l'eau de « plantain, ou, à son défaut, en infusion « ou en décoction dans l'eau, comme pour « les *crachements de sang*, *le flux de sang* « *hépatique*, *les fièvres putrides et pesti-*« *lentielles où l'alcali domine*, dans la « *lientérie*, la *dysenterie* et pour *procurer* « *la menstruation.* »

Quelle est donc la composition de cette pulpe si précieuse et de propriétés si multiples dont les nègres africains ont fait une véritable panacée contre la dysenterie [1] sous le nom yoloff de *bouy ?* Nous allons le rechercher, mais non sans avoir fait remarquer toutefois que l'emploi

---

[1] M. le Dr Rançon, médecin de la marine, dans sa récente thèse sur la *Dysenterie endémique des pays chauds et notamment au Sénégal* (Faculté de Lyon 1886) s'exprime ainsi (page 90): « Le pain de singe est considéré par tous les « indigènes comme le médicament antidysen-« térique par excellence. Il est mélangé aux

---

de cette terre sigillée de Lesbos aujourd'hui absolument limité aux contrées africaines où végète le Baobab et rejeté impitoyablement des formulaires médicaux, a été en faveur en Europe jusqu'au commencement de ce siècle, si on en juge par un article signé H. C. paru dans le *Bulletin de la Société philomatique* de Paris (année 1822, p. 105). Le pain de singe (son contenu) y est présenté sous la protection de multiples essais fructueux du Dr Franck, premier médecin et conseiller privé de la duchesse de Parme, et de quelques autres praticiens européens, comme le remède héroïque de la dysenterie.

I. *Pulpe de Baobab.*

1° Mise au contact de l'eau, puis traitée par une goutte d'iodure ioduré de potassium, la matière pulpeuse ne se colore ni en bleu ni en jaune : elle ne contient donc ni amidon, ni principes albuminoïdes.

Cependant Vauquelin *(Mémoires du Muséum d'hist. nat.* VIII. p. 1 et *Journal de chim. et pharm.* 1823, T. IV) prétend qu'en mettant les graines dans l'eau, elles se dépouillent d'une fécule dont la plus grande partie est soluble et qu'il appelle pour cette raison *fécule soluble* et qui communique à l'eau de la viscosité. Cette dernière propriété est facile à constater, mais elle n'est pas due à de la fécule soluble puisque l'eau, ainsi que nous venons de le dire, ne se colore pas en bleu par l'iode ; elle tient à la présence de la gomme et du mucilage.

Au bout d'un quart d'heure le produit de la macération s'épaissit à la façon d'un mucilage. Le liquide filtré et traité par

---

« aliments mêmes. Ainsi l'indigène se nourrit « surtout de bouillie de farine de mil avec du « lait caillé. On désigne ce mélange sous le nom « de *sanglé*. Lorsqu'il est atteint par la dysen-« terie, le nègre mélange le pain de singe à cette « bouillie. »

l'alcool fournit un précipité gélatineux très abondant.

Suivant qu'on opère à froid ou au bain marie pendant un temps plus ou moins long, la solution aqueuse reste incolore ou devient jaune-orange. Diluée au $^1/_{80}$, elle précipite encore par l'alcool en si forte proportion qu'on peut renverser le verre à expérience sans en laisser écouler une goutte. L'acétate neutre et triplombique, le chlorure de zinc, le chlorure ferrique ainsi que les chlorures de baryum, de strontium et de calcium produisent le même effet.

La solution aqueuse traitée par l'acide azotique fournit de l'acide mucique et de l'acide oxalique :

De l'ensemble de ces caractères il est permis de conclure que la pulpe renferme des matières mucilagineuses et gommeuses.

La saveur de la pulpe est aigrelette.

L'eau de macération présente une réaction franchement acide et indique la présence d'un acide libre ou d'un sel acide. Nous verrons plus loin la façon dont cette acidité a été déterminée.

Dans le but d'étudier d'une façon complète les divers principes contenus dans la pulpe nous avons épuisé la matière par un certain nombre de réactifs appropriés et examiné séparément chaque solution isolément.

2° *Traitement à l'éther de pétrole.* Nous traitons 10 gr. de pulpe par de l'éther de pétrole, dans un appareil à déplacement continu : au bout de trois heures nous arrêtons l'opération et nous distillons. L'extrait obtenu est jaune-clair. Il contient des traces de résine soit 0 gr. 032 $^o/_o$; il ne contient pas de principes solubles dans l'eau ni colorables au contact du chlorure ferrique.

3° *Traitement au chloroforme.* Ce dissolvant enlève à la pulpe une matière de même nature que la précédente, verte

au lieu de jaune en raison d'une faible quantité de chlorophylle dissoute, ainsi que le révèle le spectroscope. Son poids $= 0$ gr. 021 $^o/_o$.

4° *Traitement à l'alcool.* L'alcool fournit dans les mêmes conditions une solution rouge-brun, sans action sur le spectre. Le liquide alcoolique obtenu, distillé, puis concentré au bain-marie jusqu'à siccité laisse un résidu couleur rouille qui ne se dissout qu'en partie dans l'eau. La portion insoluble analogue à de l'oxyde de fer hydraté constitue un phlobaphène, c'est-à-dire un produit d'altération d'un tannin spécial : en effet, ce dépôt, repris par l'alcool, s'y dissout partiellement et fournit un liquide colorable en bleu-vert par le chlorure ferrique. Poids du dépôt $= 0$ gr. 1218.

Quant à la portion soluble, elle rougit au contact d'une goutte de ce réactif et réduit abondamment la solution cupropotassique. Elle contient donc un acétate en même temps que du sucre réducteur. Elle présente en outre une réaction acide au tournesol.

Dosage du sucre. La liqueur de Bareswill indique 0 gr. 2787 de glucose pour 5 gr. de matière, soit 5 gr. 575 $^o/_o$. L'opération a été faite avec le produit d'évaporation de la solution aqueuse étendue à 50 cc.

Dosage de l'acide. L'acide libre a été titré avec la solution de soude normale ajoutée à 10 cc. de la liqueur précédente. Exprimée en acide sulfurique, la quantité d'acide libre est de 0 gr. 0642 pour 5 gr. de matière ou en transformant en acide tartrique 0 gr. 0983. Par conséquent dans 100 gr. de matière la quantité d'acide tartrique serait de 1 gr. 9663.

L'acétate alcalin, de potasse ou de soude n'a pas été dosé en raison de la minime quantité qui se trouve dans la matière ; mais sa présence a été très nettement accusée au moyen des réactifs

5° *Traitement à l'eau*. En épuisant par l'eau bouillante la pulpe traitée par les divers dissolvants, nous lui enlevons 54 gr. 284 de principes solubles. Ces derniers consistent principalement en matières mucilagineuses et gommeuses, en bitartrate de potasse et en glucose. Le produit d'évaporation de la solution aqueuse se présente sous forme de masse cornée qui se détache de la capsule au fur et à mesure que la matière se dessèche. En incinérant cet extrait on n'y trouve pas traces d'azote, donc pas de matières albuminoïdes.

Dosage du sucre. L'opération a été faite comme ci-dessus. On a évaporé d'abord au bain-marie la solution aqueuse, puis traité de nouveau par de l'eau et dosé avec la liqueur de Bareswill. Le poids de la glucose a été trouvé de 0 gr. 4419 pour 5 gr. soit 8 gr. 8397 °/$_0$.

Dosage de l'acide. Nous avons de même employé la soude normale, calculé en acide tartrique d'abord et en bitartrate de potasse ensuite ce qui nous a fourni pour 5 gr. de matière 0 gr. 5891 de crème de tartre soit 11 gr. 782 °/$_0$.

Dosage des principes mucilagineux et gommeux. Ce dosage a été effectué par différence en retranchant la gomme des deux premiers nombres (sucre et crème de tartre) du poids de l'extrait aqueux total. Or ce dernier est de 2 gr. 7142 donc nous aurons :

	pour 5 gr.	°/$_0$
Extrait total . . . =	2.7142	54.284
Sucre et crème de tartre . . . . =	1.03108	20.6217
Matières mucilagineuses et gomm. =	1.683115	33.6623

6° *Incinération*. En opérant sur 20 gr. de pulpe provenant d'une opération antérieure, nous trouvons que la gomme des extraits au pétrole et au chloroforme, ainsi qu'à l'alcool et à l'eau, retranchée du poids primitif, donne le poids du résidu,

ligneux et des sels, contenus dans la portion qui a résisté à l'action des réactifs. En rapportant ce nombre à 100 nous trouvons donc :

Extrait au chlorof. et à l'éther de pétrole	0.0530
Extrait à l'alcool	9.9783
Extrait à l'eau	54.2840
	64.3153
Liqueurs, matières colorantes et sels, par différence . . .	35.6847

Quand on traite le ligneux par la potasse à 1 ou 2 °/$_0$ ou par l'ammoniaque on obtient un liquide rouge violacé précipitable par l'acide chlorhydrique. Ce précipité contient en majeure partie la matière colorante de la pulpe.

7° *Résumé*. Les nombres ci-dessus nous permettent donc de fixer comme suit la composition de la pulpe du fruit de Baobab °/$_0$.

1. Principes solubles dans l'éther de pétrole et le chloroforme. . .	0.053	
2. Principes solubles dans l'alcool . . 9.9783 dont :	2.437 phlobaphènes 5.5753 glucose 1.966 acide tartrique traces d'acétate alcalin	
3. Principes solubles dans l'eau . 54.284 dont :	8.8397 glucose 33.6623 mucilage e gomme 11.782 crème de tartre	
4. Incinération par différ. 35,6847 dont :	32.235 ligneux et matières colorant. 3.4497 sels.	
	100.000	100.000

En somme, nous voyons réunis dans cette drogue des principes lénitifs (sucrés et gommeux), altérants et légèrement laxatifs (acide tartrique et tartrates), astringents (tannin), émollients (gommes et mucilages) qui rationalisent son emploi contre la dysenterie tropicale pendant la période aiguë où l'ensemble de ces substances peut trouver son indication dans une médication polypharmaque.

Graines.

1. Les graines entières pèsent entre 0 gr. 575 et 0 gr. 493 ; débarrassées du testa leur poids varie entre 0 gr. 235 et 0 gr. 163 ainsi que l'attestent deux pesées faites sur des lots divers :

Testa	0,343	0,330
Graine mondée	0,235	0,163
Poids total	0,575	0,493

2. Les graines mondées, épuisées par l'éther de pétrole, perdent le $^1/_5$ environ de leur poids par la soustraction d'une huile jaune-orange pâle. Cette huile se colore en brun au contact de l'acide sulfurique ; ce mélange additionné de chloroforme ne rougit pas ; de plus l'addition de chlorure ferrique à la solution chloroformique ne fait pas apparattre de coloration violette en présence de l'acide sulfurique : l'huile ne contient donc pas de cholestérine.

L'acide nitrique fumant n'a pas d'action sur l'huile au premier moment ; ce n'est qu'au bout d'une demi-heure qu'elle affecte une teinte légèrement rosée. L'extrait pétroléique pèse 34,632 $^o/_o$.

3. En épuisant le résidu par l'alcool bouillant on obtient un liquide jaune pâle, qui fournit par concentration un extrait dont le poids = 8,758.

En cherchant à reprendre ce résidu par l'eau, une partie reste insoluble : ce sont des corps gras qui ont échappé à l'action de l'éther de pétrole. L'autre partie se dissout. Cette solution aqueuse ne réduit pas la liqueur de Bareswill immédiatement, mais seulement après interversion au moyen de l'acide chlorhydrique. Le dosage effectué à l'acide de la liqueur titrée indique, conjointement avec le principe sucré, la présence d'une autre substance dont nous n'avons pas déterminé la nature mais qui ne possède pas les caractères alcaloïdiques. L'extrait alcoolique se compose donc de :

3,268 corps gras
3,619 sucre non réducteur directement.
1,871 composé non déterminé.
8,758

4. L'épuisement de la graine par l'eau, après les deux traitements précédents, fournit 12,85 $^o/_o$ d'extrait contenant des matières gommeuses et azotées.

5. Quand la partie insoluble est calcinée avec du sodium et que le résidu repris par l'eau est mis au contact d'un sel ferroso-ferrique, on obtient un précipité abondant de bleu de Prusse ce qui indique la nature azotée de la substance et par conséquent la présence de matières albuminoïdes insolubles.

Ce résidu contient en outre de la cellulose.

En opérant l'incinération de 3 gr. 850 de ce produit on trouve 0 gr. 379 de sels fixes et 3 gr. 471 de mélange de cellulose et de matières albuminoïdes. Ajoutons encore — ce que nous aurions dû indiquer dès le début — que les graines mondées sur lesquelles ont porté notre analyse contenait 5 gr. 260 d'eau hygrométrique.

La composition de la graine mondée peut donc être établie comme suit :

1. Eau hygrométrique	. .	5.260
2. Partie soluble dans l'éther de pétrole	. . .	34.632 huile
3. Partie soluble dans l'alcool 8,758	. . . .	{ 3.268 corps gras 3.619 sucre 1,871 composé indét.
4. Partie soluble dans l'eau		{ 12.850 mat. gomm. et albuminoïdes
5. Incinération	. . .	3.79 sels fixes
6. Par différence	. . .	{ 34.71 mat. album. et cellulose
		100.00

Comme on le voit par cette analyse sommaire, la forte proportion de corps gras (38 $^o/_o$ environ), de matières albuminoïdes et le sucre renfermés dans ces graines justifient largement leur emploi dans l'alimentation des indigènes africains. Quant à leur emploi thérapeutique contre la dysenterie aiguë il ne s'explique guère que par l'abondance des corps gras qui, suspendus par les matières gommeuses, peuvent constituer un léger laxatif et un émollient. Ce remède n'est du reste guère employé contre cette affection que dans l'Egyte, le Darfour et la Nubie où « le fruit du Baobab est con- « sidéré comme très efficace contre la « dysenterie, affection si redoutable dans « ces pays par la rapidité de sa marche. « Dès les premiers symptômes de cette « maladie, les indigènes observent une « diète rigoureuse et boivent une légère « décoction de tamarin. Si le mal ne cède « pas bientôt, ils emploient le baobab. — « C'est la substance rouge du fruit (pulpe) « qui passe pour la plus efficace d'abord ; « mais au bout de quelques jours, s'il n'y « a pas d'amendement, on en pile l'écorce « et on en fait avec l'eau une pâte dont « on administre plusieurs fois par jour, « gros comme une châtaigne. Quelque- « fois même *on fait torréfier les graines,* « *on les pile et on en fait prendre au ma-* « *lade plusieurs doses dans la journée.* »

III. *Coque du fruit (péricarpe).*

1. La dessication à l'étuve à 110° indique une perte de poids à la fin de l'opération. La quantité d'eau hygroscopique s'élève à 12.176 °/₀.

2. L'éther de pétrole n'enlève pas trace de graisse à la coque pulvérisée.

3. Le traitement par l'alcool dans l'appareil à déplacement continu, fournit un liquide brun-rouge qui, après évaporation, laisse un résidu peu soluble dans l'eau et jouissant à peine de la propriété de se colorer en vert en présence du chlorure ferrique. Ce dépôt constitue un mélange de matières colorantes, de phlobaphènes et d'un peu de matières albuminoïdes ainsi que l'indique le résultat de l'incinération avec le sodium. Poids de l'extrait 3 gr. 860.

4. En reprenant ultérieurement par l'eau le produit insoluble de l'opération précédente, on parvient à dissoudre une grande quantité de principes colorants brun-foncé, mélangés à des matières salines, gommeuses et albuminoïdes, soit en tout 7 gr. 357.

5. La matière qui résiste à l'action de l'eau bouillante fournit, après incinération, un résidu fixe de 5 gr. 278. La matière organique détruite est constituée par du ligneux.

Les cendres se dissolvent en partie dans l'eau. Dans un dosage effectué avec 0 gr. 972 de matière, on obtient comme poids de la partie soluble 0 gr. 720 et comme produit insoluble 0 gr. 252, par conséquent les 5 gr. 258 sont formés de

sels solubles . . . . . 3 gr. 894
insolubles 1 gr. 364
———————
5 gr. 258

soit 74,063 partie sol. dans l'eau
25,937 » insol. » »
———————
100,000

La partie soluble est principalement formée de carbonate de potasse et de soude.

Le dosage alcalimétrique indique 0 gr. 3286 évalués en carbonate de soude sec, sur 0 gr. 720 du produit soluble, soit 33.739 sur 74.063 ou ¹/₂ du poids des sels dissous. Indépendamment des carbonates de potasse et de soude, les sels solubles renferment encore des phosphates et sulfates de ces deux bases en faible quantité, pas de chaux et des traces seulement de chlorure.

Les sels insolubles sont formés presque uniquement de phosphate de chaux. Ils contiennent des traces d'alumine et de fer, mais point de sulfate de chaux.

L'analyse immédiate nous permet donc d'établir comme suit la nature des principes constitutifs de la coque %.

Eau hygroscopique	12.176
Extrait alcoolique : mat. color., album. et phlobaphènes . .	3.860
Extrait aqueux : traces de mat. album., mat. color., sels et mat. gommeuses.	7.357
Incinération : Sels fixes (carbon. de potasse et de soude surtout)	5.258
Par différence : Ligneux . . .	71.349
	100.000

La présence d'une quantité notable de sels alcalins justifie l'emploi indigène de cette écorce après incinération qui consiste à saponifier l'huile de palme rance.

La forte proportion de ligneux répond bien à la résistance connue du péricarpe dont la consistance fibreuse est utilisée dans la fabrication de vases ou calebasses précieux pour les usages domestiques et qui remplacent bien, dans ce pays, nos ustensiles en bois. Ces vases n'ont qu'un inconvénient, ils sont de petite taille, et ne peuvent rivaliser avec les mêmes produits américains des *Crescentia cujete* L. qui donnent les calebasses vraies dont les dimensions sont considérables et la résistance à toute épreuve.

(A suivre.)

PRAKTISCHE NOTIZEN UND BERICHTE

Explosive Arzneimischungen: Wie die „*Ztschrift des a. ö. Apotheker-Ver.*" nach „*Arch. de Pharm.*" berichtet, wurde, nach *Pelletier*, beim Zusammenmischen einer gegen Zahncaries verordneten Arznei aus 5·0 Acid. nitric., 2·0 Kreosot und 3·0 Chloroform der Inhalt aus dem Glase herausgeschleudert. Die heftige Reaction dürfte auf die Einwirkung der Salpetersäure auf das Kreosot zurückzuführen sein, wobei sich die Mischung derart erwärmt, dass das Chloroform zu sieden beginnt. Bei der Bereitung einer solchen Arznei empfiehlt es sich, die Säure mit dem Kreosot vor dem Chloroformzusatze stark abzukühlen.

Das „*Apotheker-Journal von Elsass-Lothringen*" berichtete letzhin ebenfalls folgenden Fall. Ein Arzt verschrieb:

„Rp. Kali chloric 8,0
Mel. rosat 40,0

unter Anwendung von Wärme zu mischen." Zum Erstaunen des Apothekergehülfen entzündete sich der Inhalt der Schale plötzlich, wie letztere auf die Flamme kam.

Anknüpfend an diese zwei Fälle bringen wir hier eine Zusammenstellung anderer gefährlicher Gemische, wie sie in den Recepten vorkommen können, entnommen aus „*Bulletin de la Soc. royale de Pharmacie de Bruxelles*", 1888, S. 245.

Verreibungen von chlorsaurem Kali mit Schwefsl, Schwefelantimon, Kermes, Tannin; Mischungen von oxidirenden Körpern, wie chlorsaures Kali, Chromsäure, übermangansaures Kali, Eisenperchlorid mit Glycerin.

Gemische von Terbenthin oder Terbenthinöl mit Schwefelsäure; von Chlorkalk mit Schwefel; von Jodtinktur mit Ammoiak oder einem ammoniakhaltigen Liniment; ebenso von Chlor, Jod oder Brom mit ammoniakalischen Zusammensetzungen; Verreibungen von Kalkhypophosphit oder Natriumhypophosphit; Bereitungen von Pillen mit Silberoxyd, übermangansaurem Kali mit Ferr. reduct.; concentrirte Lösungen von übermangansaurem Kali mit Alkohol oder Wasser; ebenso entzündet sich ein Gemisch von chromsaurem Kali und Alkohol.

Astragalus mollissimus. Wir haben über diese Pflanze schon 1887, S. 305 eine kurze Notiz gebracht und entnehmen nur der *„Apotheker-Zeitung"*, 1888, Nr. 65, einige weitere Nachrichten darüber.

Astr. m. (Loco Weed) (Herba Loco). Diese Pflanze ist eine 8 bis 12 Fuss hohe, krautartige, perennirende Leguminose. Die Blätter sind abwechselnd gefiedert, die einzelnen Fiederblättchen sind elliptisch, ganzrandig, weichhaarig, etwas weniger als einen Zoll lang. Die sitzenden Bluthen sind von purpurartiger Färbung, der Kelch ist fünfzähnig, unterständig. Die Pflanze gilt in Central- und Südamerika als Mittel, um bei dem Menschen Tollheit, Wahnsinn zu erzeugen, man hält sie für sehr giftig und sie spielt im Aberglauben des Volkslebens eine grosse Rolle. Dieselbe ist unlängst von *James Kennedy* näher untersucht worden. In der Asche wies er Magnesiumsulfat, Natriumchlorid, Thonerde, Kieselsäure und Spuren von Eisen nach, im wässerigen Extract eine nicht näher zu definirende organische Säure, Gerbsäure, Gummi, Farb- und Extractivstoffe. Die Destillation mit Wasser ergab Spuren eines flüchtigen Oeles. Die wässrige Abkochung der Pflanze ist von strengem, ekelhafem Geschmack und Geruch, indessen scheint die Pflanze nach allen von Kennedy angestellten Versuchen *völlig ungiftig* zu sein. Demnach ist es ein Räthsel, wie die Herba Loco zu dem vorzugsweise in Texas ausgebreiteten Rufe ihrer unheimlichen Eigenschaften gelangt ist, in welchem Lande man allgemein glauben soll, dass zwar das Rindvieh den Genuss von Astragalus molissimus vertragen könne, er jedoch für Pferde und Esel von tötlichen Folgen begleitet sei.

Rauwolfia Canensis L (Apocy-neen), der Milchbaum, „Palo de leche". *(Ztschr. d. a. ö. Apoth.-Vereins*) Diese Pflanze, die als Strauch und Baum vorkommt, enthält in allen Theilen einen Milchsaft, der als sehr giftig gilt und innerlich genommen starke Entzündung hervorruft. Gemischt mit Ricinusöl ist das Extract der Pflanze sehr wirksam bei parasitischen Hautkrankheiten. Auch gegen Syphilis und Geschwüre wird die innerliche Anwendung empfohlen.

Zum Nachweis des Zuckers im Harn empfiehlt *C. Schwarz* in der *Pharmac. Ztg.* 1888, 465 in nachdrücklicher Weise die Phenylhydracinprobe, die in *nachstehender* Weise auszuführen ist:

10 ccm Harn werden mit 1 bis 2 ccm Bleiessig versetzt und filtrirt; 5 ccm des Filtrates werden hierauf mit 5 cmm Normalkalilauge und 1 bis 2 Tropfen Phenylhydracin durch Umschütteln gemischt und bis zum kräftigen Sieden erhitzt; die Flüssigkeit nimmt bei Gegenwart von Zucker eine citronen- bis orangengelbe Farbe an und wird nach dem *Uebersättigen* mit Essigsäure durch eine sich *sofort* bildende fein vertheilte gelbe Fällung bis zur Undurchsichtigkeit getrübt. Diese Fällung tritt niemals bei zuckerfreien Harnen auf.

Der botanische Ursprung der Ghaiti. Nach Annahme einiger Autoren stammen alle indischen Gummiarten aus Ostafrika, von wo sie auf arabischen Schiffen nach Bombay gebracht und von dort nach England exportirt werden. Da aber die ausgedehnten Forschungsreisen der letzten Jahre in diesem Continent ergeben haben, dass sehr wenig, wenn überhaupt Gummi von diesem Theile Afrika's exportirt wird, so haben wir uns nach den gummigebenden Bäumen in Indien selbst umzusehen. Einheimische Gummiarten sind, wie Literaturangaben in Bezug auf die Materia medica der Hindus ergeben, lange Zeit daselbst in Gebrauch gewesen und ist Amra einer der dort einheimischen Namen für den Baum *Spondias mangifera*. Nach Ainslee liefern *Acacia arabica* und *Ferronia elephantum* grossen einen Theil der an Stelle von Gummi arabicum verwendeten Harze. Dr. Birdswood gibt an, dass « Gummi Gattie » eine Mischung von « Babool » und Ausschwitzung von *Feronia elephantum*, *Mangifera indica*, *Azadirachta indica* und *Terminalia bellerica* ist. Unter diesen stammt Babool von Acacia arabica her, ist aber, wie die Illustration zeigt, dunkel gefärbt und hat geringere Qualität als das von Acacia Senegal stammende; Feronia elephantum auf dem Coccus ficus lebt, gibt eine dem arabischen Gummi sehr ähnliche Ausschwitzung, und zwar sowohl in chemischer wie in physikalischer Hinsicht, wird aber von den eingeborenen Drogenhändlern vielfach mit anderen Varietäten gemischt. Feronia-Harz ist so klar und durchscheinend, dass es das beste Zusatzmittel für Farben bildet. Dieser Gummi war lange über ganz Indien für Arzneizwecke verbreitet, wurde aber zur Zeit, als Birdswood's Buch erschien, (1843), nicht nach England exportirt. Das von Mangifera indica erhaltene Harz ähnelt dem Tragacanth in seiner theilweisen Löslichkeit in Wasser, wobei der Rückstand (nach Dymock) in sehr unerwünschter Weise zu einer copiösen gelatinösen Masse aufschwillt. Dr. Cooke erwähnt in seinem Bericht über Gummi und Harze im indischen Museum ebenfalls Azadirachta als eine der Quellen für Ghatti. Drury berichtet, dass ein dem Gummi arabicum gleichendes Gummi dem verwundeten Stamm von Terminalia bellerica entfliesst, welches im Wasser löslich und brennbar wie eine Kerze ist. Die neuesten Veröffentlich-

ungen hierüber sind die von Dymock, nach welchen einige Feroniaarten ein Gummi liefern, welches als Ghatti bekannt ist, und ungefähr 16 Rupien (ca. 8 Pf. St.) pro Centner in Bombay kostet. Es unterscheidet sich aber von Gummi arabicum dadurch, dass es den polarisirten Lichtstrahl nach rechts statt nach links dreht, von dem durch Mander untersuchten Ghattiharze dadurch, dass es von Bleiacetat und nicht von Borax gefällt wird, während es ihm durch seine Viscosität und seinen hohen Gehalt an Arabin gleicht (*D.-A. Apoth.-Ztg.*)

Catalpin. (*Apoth. Ztg. 1888, Nr. 63.*) Die auch, so viel uns bekannt, in manchen deutschen Ziergärten vielfach angepflanzte *Catalpa bignonioides*, ein durch seine grossen, herzförmigen Blätter und seine bunten, weiss und purpurn gefärbten Blüten auffallender Baum, enthält in seinen Samenschalen und in den Plazenten einen Bitterstoff, den unlängst *Edo Classen*, Apotheker in Cleveland, näher untersuchte und *Catalpin* nannte. Dieser Bitterstoff ist nach den Classen'schen Forderungen ein Glykosid und bildet weisse, nadelförmige, fast seidenglänzende, oft gekrümmte Krystalle, die in Büscheln vereinigt sind. Erhitzt schmelzen sie zu einer farblosen Masse. Das Catalpin löst sich in Amylalkohol, leicht in kaltem Alkohol und Wasser, noch leichter in heissem Weingeist und Wasser; schwer löslich ist es in Benzol, beinahe unlöslich ist es in Chloroform. Der Geschmack ist ein höchst bitterer. — Die Samen der Catalpa bignonioides enthalten ungefähr 24 Proc. eines dickflüssigen, gelblichgrünen Oeles von eigentümlichem Geruch, aber mildem Geschmack.

Tylophora astmatica. (*Apoth.-Ztg. 1888, Nr, 63.*) Von französischer

Seite wurde jüngst auf die Tylophora astmatica hingewiesen, deren Blätter und Wurzeln nach der indischen Pharmakopöe bereits officinell sind. Die Pflanze ist eine auf sandigen Strecken Bengalens auf der Halbinsel Madras und anderen Theilen Indiens und Ceylons einheimischen Asklepiadee, die in Indien selbst unter dem vulgären Namen *Antamul* bekannt ist. Man benutzt sie dort schon seit langer Zeit als Emeticum, Diaphoreticum und Expectorans, kurzum in allen Fällen, wo man bei uns Ipecacuanha anzuwenden pflegt. Als Diaphoreticum gibt man sie in Dosen von 0,2 bis 0,3 g., als Emetikum in der Dosis von 1.5 bis 2 g., in noch stärkeren Dosen wirkt die Radix Thylophorae als catharticum. In ihrer Heimat soll man sie auch mit Erfolg bei dysenterischen Fällen anwenden.

Panicol nennt *G. Kassner (Arch. Pharm. 225, 395 u. Pharm. Centralhalle 1888, Nr. 33)* einen aus dem fetten Oel der Hirse isolirten krystallinischen Körper, welcher die Zusammensetzung $C_{12}H_{20}O$ hat und nach des Verfassers Ansicht als gemischter Aether aufzufassen ist. *Kassner* stützte diese Vermuthung auf die bei der Einwirkung von Jodwasserstoff beobachteten Erscheinungen und beweist neuerdings gelegentlich der Wiederaufnahme der Untersuchung (*Arch. Pharm. 226, 536)*, dass das Panicol bei Einwirkung von Jodwasserstoff in der That Jodmethyl liefert. Es kann somit kein Alkohol sein, sondern muss in die Reihe der gemischten Aether gehören und eine Oximethylgruppe besitzen. Den bei der Einwirkung von Jodwasserstoff gebildeten und nach der Destillation des Jodmethyls zurückbleibenden festen Körper, welcher schon unter 78° schmilzt (Panicol schmilzt erst bei 285° C.), vermochte *Kassner* nicht in den krystallinischen Zustand überzuführen. Zur Elementaranalyse verwandte Verfasser den durch Abscheidung aus Alkohol erhaltenen, hellgelb gefärbten Körper und erhielt Zahlenwerthe, aus welchen sich die Formel $C_{12}H_{17}(OH)$ für denselben berechnen liess. Die Formel des Panicols $C_{12}H_{20}O$ besitzt daher zunächst folgende Gestalt: $C_{12}H_{17}OCH_3$. Dieser Körper gehört indessen nicht in die Reihe der primären und secundären Alkohole, sondern kann nur ein tertiärer Alkohol sein, da es nicht gelang, denselben in einen Ester überzuführen. Es ist jedenfalls ein Phenol. Mit conc. Schwefelsäure färbt er sich prächtig roth (himbeerfarben) und löst sich darin vollständig auf; beim Eingiessen dieser Lösung in viel Wasser wird er in hellen Flocken gefällt, wahrscheinlich als Sulfosäure.

Tabernaemontana Neriifolia ist ziemlich giftig, die Rinde wird aber von den Schwarzen bei Wechselfieber, Syphilis und Geschwüren angewendet.

Thevetia Neriifolia enthält in der Rinde und den Samen ein starkes Drasticum, das nur in sehr kleinen Dosen angewendet werden darf. *Amadeo* theilt mit, dass diese Apocyneen in Portorico sehr häufig seien und, da dieselben alle giftige Eigenschaften besitzen, bei näherer Untersuchung wohl noch manches medicinisch verwendbares Princip enthalten werden. (*Ztschr. d. a. ö. Apoth.-Ver.)*

Phyllanthus Niruri, das Chininkraut aus der Familie der Euphorbineen wird nach der „*Ztschrift des ö. a. Apoth.-Vereins*" als Mittel gegen Wechselfieber in Form eines Decoctes sehr geschätzt und bestätigt *Amadeo* die ihr zugeschriebenen Eigenschaften durch seine eigenen Erfagrungen. Amadeo gebrauchte eine Tinctur, die er aus der ganzen Pflanze bereitete und in Dosen von 7 g gab. Gegen Wechselfieber wird auch *Leonotis Nepetaefolia* angewendet und verwendet Amadeo eine Tinctur dieser Pflanze oft mit der von Phyllanthus Niruri zusammen.

* *

Petiveria alliacea, eine *Phytolaccee* hat antispasmodische Eigenschaften und wird von den Negern zum Abtreiben benutzt. Die Wirkung scheint in einem flüchtigen Oel zu suchen zu sein. Dasselbe hat einen zwiebelartigen Geruch und geht in die Milch der Kühe über, so dass die Farmer es vermeiden, ihr Vieh in der Nähe der Pflanze weiden zu lassen. Im Jahre 1855 wurde ein Decoct der Wurzel und der Blätter oft gegen Cholera asiatica vom Volke benutzt und mancher soll sich durch zeitigen Gebrauch des Mittels vor der Krankheit gerettet haben.

*

Folia Agari-Bai. *(Apoth. - Zeitg.,* 1883, Nr. 37.) Unter diesem Namen kommt in letzter Zeit eine Droge in den Handel, die man in Argentinien und andern südamerikanischen Staaten mit Erfolg als Infusum gegen katarrhalische Affektionen anwendet. Die *Folia Agari-Bai* sind die Blätter und Stengel einer noch näher zu bestimmenden *Papilionacee.* Die Blätter sind mit Oeldrüsen besät, schmecken aromatisch bitter, ihr sehr starker Geruch erinnert sehr an den von Semen foeni graeci. Die einzelnen, eiförmigen, an dem Rande etwas schrotsägeförmig ausgezahnten Fiederblättchen sind bis zu 8 mm breit, 1,5 cm, lang.

* *

Camphora phenylica. *(Apot.-Ztg.,* 1888, Nr. 37) In neuerer Zeit wird man wieder in vermehrtem Masse auf den karbolsauren Kampfer aufmerksam, der freilich schon seit vielen Jahren in einzelnen Listen mit Mk. 15 bis 17 pro Kilo notirt wurde, also kein *neues* Produkt ist, wie ausserdeutsche, beziehungsweise amerikanische Zeitungen behaupten. Camphora phenylica ist eine ziemlich dünne, klare, gelbliche, sehr stark nach Kampfer riechende Flüssigkeit; der Beigeruch nach Karbolsäure ist ein minimaler. Auch schmeckt es weit mehr nach Kampfer, als nach Karbolsäure. Man stellt den karbolsauren Kampfer dar, indem man ca. 3 Theile Kampfer in 1 Theil Karbolsäure auflöst. Das Präparat ist mit allen möglichen, noch so heterogenen Körpern gut mischbar. Innerlich gibt man es bis zu 10 Tropfen in Kapselform als magenerwärmendes Mittel. Mit der gleichen Menge Oel gemischt thut es als Verbandsmittel bei Wunden ausgezeichnete Dienste. Es verhindert Eiterung und verursacht keinerlei Schmerz, da es die beruhigenden Eigenschaften des Kampfers mit den antiseptischen der Karbolsäure verknüpft, ohne die ätzenden der letzteren im Gefolge zu haben. Als ausgezeichnetes Beimittel wird ein Proc. Jodoform zu Camphora phenylica und Ol. Olivar. aa partes aequales für Verbandzwecke empfohlen. Diese Mischung soll obendrein beinahe frei von dem hässlichen Jodoformgeruche sein.

* *

Vernonia nigritiana aus der Familie der Compositen, und nicht *Veronica nigritiana,* wie es auf Seite 179 d. Bdes. steht, heisst die in Senegambien besonders gegen Fieber häufig angewendete Pflanze.

THERAPIE UND MEDICINISCHE NOTIZEN
Rédacteur : Dr Med. WYSS.

Zum Nachweis von Eiweiss im Harn. *Posner* mahnt zur Vorsicht bei der Prüfung des Harnes auf Eiweiss und dass man ohne Anstellung der Kochprobe nie Albuminuire diagnosticiren solle. Gerade diese Prüfung sei durch die verschiednen Eiweissreagenspapiere, Kapseln etc. in den Hintergrund gedrängt worden.

Die Anwesenheit von denjenigen Körpern, welche zwischen Albumin und Pepton die Mitte halten und gewöhnlich als Hemialbumose oder Propepton bezeichnet werden, gibt leicht zu Täuschungen Veranlassung, wenn die Kochprobe unterlassen wird.

Propeptonurie ist bis jetzt als seltenes Vorkommniss nicht gross in Betrachtung gezogen worden, Posner weist jedoch nach, dass im Samen ein propeptonartiger Körper, sowie wohl auch Spuren von Pepton enthalten sind. Zu ähnlichen Ergebnissen sind auch frühere Untersucher gekommen, ohne sich jedoch so bestimmt darüber ausgesprochen zu haben.

In allen den nicht seltenen Fällen, in denen dem Harn Samenbestandtheile selbst in geringer Menge beigemengt sind, enthält der Harn Propepton und kann also dann eine Verwechselung mit Eiweiss zu Stande kommen.

Die Reactionen des Propeptons sind in folgender Zusammenstellung mit denen des Serumeiweiss und Peptons verglichen, wobei + positiven, — negativen Ausfall der Probe bezeichnet.

	Serumeiweiss	Propepton	Pepton
Kochprobe . .	+	—	—
Essigsäure u.			
Blutlaugensalz	+	+	
Essigsäure u.			
Kochsalz . . .	+	+	—
Pikrinsäure . .	+	+	+
Biuretprobe . .	—	+	+

Den Hauptbeweis für Propepton bildet die Fällung mit Salpetersäure beim Erkalten, die bei neuem Erhitzen unter Gelbfärbung wieder verschwindet. Auch die Pikrinsäurereaction tritt nur in der Kälte ein und verschwindet beim Erwärmen. *(Berliner Klinische Wochenschr.* 1888, 417; *Pharm. Zeitschr. f. Russland,* 1888, Nr. 31.)*

CHRONIK

Schweiz. Aus dem Rundschreiben des Apothekervereins des Neuenburger Jura wollen wir, nachdem wir in der letzten Nummer den französischen Wortlaut im Auszuge wiedergaben, auch einiges aus der deutschen Abfassung zur Kenntniss unserer Leser bringen. Wir haben vor bald vier Jahren und seither bei mancher Gelegenheit der Statutenrevision des schweiz. Apothekervereines lebhaft das Wort geredet, von dem Grundsatze ausgehend, dass der Apotheker sich in jeder Beziehung auf der Höhe der Zeit halten, mit der Gesammtheit vorwärts schreiten müsse und dass es ihm heutzutage nichts mehr nütze, sich an längst veraltete Traditionen zu klammern. Wir verweisen hiermit auf die zahlreichen diesbezüglichen Aeusserungen früherer Jahrgänge und wollen bei diesem Anlasse nur besonders unsere Freude darüber äussern, dass unsere Bestrebungen Anklang gefunden haben.

„Hauptsächlich 2 Punkte der Tagesorduung verlangen von Seite sämmtlicher Schweizer Apotheker. denen ihre Interessen am Herzen liegen, die grösste Aufmerksamkeit und gründlichste Besprechung, nämlich:

1. Die Reduction der Lehrzeit in der Apotheke auf 2 Jahre und die der Gehülfenzeit auf 1 Jahr, trotz der gegentheiligen Aeusserung des leitenden Ausschusses für pharmaceutische Examina.

2. Der Antrag der Apotheker des Neuenburger Jura betreffend Statutenänderung des Schweizerischen Apothekervereins.

Was den ersten Punkt anbelangt, so sind wir der Ansicht, dass eine allgemeine Petition an den Bundesrath eingereicht werden muss.

Wie alle unsere Schweizer Collegen, hegen wir für unsere hohen Bundesbehörden die Achtung und den Respekt, den jeder gute Bürger ihnen zollen muss.

Aber eine ganz andere Frage ist es, ob man

unsern hohen Beamten in allen professionellen Fragen, die sie zu entscheiden haben, ein Unfehlbarkeitszeugniss ausstellen könnte und wir erlauben uns mit Mass und Ziel von unserm unveräusserlichem Rechte der Protestation Gebrauch zu machen, jedesmal wenn wir Grund haben zu glauben, dass unsere persönlichen Interessen verletzt worden sind.

Gegenüber einer einmüthigen Kundgebung sind wir sicher, dass die Zurückforderung unserer Rechte hohen Ortes in Betracht gezogen werden wird.

In Bezug auf das zweite Thema glauben wir richtig zu handeln, wenn wir eine Aenderung und eine ernstliche Reform in der Organisation unseres Vereines verlangen.

Jeder von Ihnen hat constatiren können, dass derselbe die praktischen und materiellen Fragen, die auf die Ausübung unseres Berufs Bezug haben, nicht um einen Schritt vorwärts gebracht hat."

Den verschiedenen sich folgenden Vorständen werde kein Vorwurf gemacht und dann fährt das Circular weiter:

„Das Uebel liegt in der Organisation unseres Vereines selbst, da dieselbe eben häufig die zu wiederholten Malen gemachten Anstrengungen, ein praktisches Resultat zu erzielen, paralysiert.

Wir befinden uns in einer socialökonomischen Uebergangsperiode, hervorgerufen durch die industrielle Krisis die wir passiren und durch den fortwährend schwieriger werdenden Kampf ums Dasein.

Natürlicherweise leidet auch unser Beruf darunter — ein Beweis dafür ist das Project einer Staatsapotheke in Basel; — wir müssen daher mit vereinten Kräften uns bemühen, die Gefahr zu beschwören und in dem Masse der Mittel, die uns zu Gebote stehen, das Sinken unserer Wissenschaft und unseres theueren Berufes zu vermindern und sind der Ansicht, dass wir in erster Linie, um zu diesem Resultat zu gelungen, die Basis unseres schweizerischen Apothekervereins befestigen müssen, indem wir sie in Einklang bringen mit den Verhältnissen und Anforderungen der Jetztzeit."

Motion présentée à la 44me réunion annuelle de la « Société helvétique de pharmacie » à la Chaux-de-Fonds et au Locle, les 22 et 23 août 1888, par les pharmaciens des montagnes neuchâteloises avec le concours de la Société neuchâteloise de pharmacie.

Monsieur le Président et Messieurs,

La question que nous avons l'honneur de développer aujourd'hui devant vous, n'est pas nouvelle : depuis tantôt quarante ans, nous la voyons revenir sans cesse sur le tapis, tantôt sous une forme, tantôt sous une autre, dans presque toutes nos assemblées générales. Ainsi, en parcourant les procès-verbaux de la Société helvétique, nous voyons qu'en 1850 déjà, M. Stein se plaint de l'apathie des pharmaciens Thurgoviens, et réclame la révision de la loi sanitaire.

En 1851, M. Trog déplore le même état de choses et réclame l'élaboration d'une loi nouvelle.

En 1852, M. Stein revient à la charge et regrette à nouveau, le mauvais vouloir et le laisser aller de ses confrères.

En 1857, à Berne, les pharmaciens des cantons de Lucerne et de Thurgovie, ainsi que les pharmaciens de l'Oberland Bernois se plaignent amèrement des abus criants créés par la libre dispensation des médicaments accordée aux médecins.

En 1860, mouvement énergique des confrères de Thoune, démontrant de quelle façon grotesque et écœurante se fait la récepture chez le médecin.

En 1881, magnifique rapport de la commission nommée par la Société helvétique de pharmacie, pour s'occuper de la situation faite au pharmacien et à la pharmacie en Suisse ; ce rapport très complet, parfaitement rédigé, indique le mal, propose des réformes, mais paraît être demeuré sans résultat pratique.

Depuis lors, la même question revient à toutes nos assemblées : nos Présidents et nos Comités ont à s'en occuper sans cesse, et toujours nous voyons les pharmaciens demander à l'Etat, et à lui seul, le relèvement de notre profession, sans vouloir directement s'en occuper eux-mêmes : ils me rappellent ainsi, ces parents qui attendent tout de l'école et de l'instituteur, et qui ne font absolument rien à la maison pour contribuer à l'éducation et à l'instruction de leurs enfants, donnant souvent, au contraire, l'exemple de la mésintelligence, de l'égoïsme et de la paresse, sans s'inquiéter des conséquences que ce genre de vie pourra avoir sur l'avenir de ceux qui leur sont confiés.

Eh bien, Messieurs, durant assez longtemps nous avons imité ces parents-là ; durant assez longtemps, nous avons tout attendu de l'Etat et de la révision des lois ; si pour une fois, nous tentions d'examiner, si peut-être il n'y aurait rien à reviser chez nous-mêmes, si notre organisation, en tant que société, est réellement le nec plus ultra de ce qu'on peut désirer, si enfin, notre individualisme poussé à l'excès, n'est pas peut-être, ce qui nous fait le plus de mal ! nous arriverions, j'en suis persuadé, à découvrir que, si les tentatives faites pour le relèvement de notre profession n'ont pas répondu comme résultat à ce qu'on pouvait en attendre, il faut l'attribuer en bonne partie à l'organisation défectueuse de notre Société, plutôt qu'à l'indifférence, ou au manque de confiance de ses membres.

En effet, Messieurs, que pourrions-nous faire avec une organisation qui pêche par la base ? nos forces trop disséminées n'offrent en aucun cas la résistance voulue : malgré tous ses efforts, notre comité, qui se trouve généralement reparti entre trois localités différentes, n'a pas la cohésion voulue et ne peut s'occuper de nos intérêts d'une manière suivie et efficace.

Les sociétés cantonales ne sont souvent pas non plus à la hauteur de leur mission ; on y cultive par trop l'amitié et pas assez le travail ; au lieu de propager l'esprit de corps et de suivre aux discussions des Assemblées générales, qu'on pourrait ainsi mûrir, et qui porteraient alors leurs fruits, que fait-on ? On se rend à telle ou telle réunion, histoire de se changer les idées, pour y saluer un ancien patron, voir un ami, serrer la main à un vieux camarade, revivre quelques heures du bon vieux temps d'autrefois, ou même tout simplement pour faire, du même coup, quelques commissions en ville, puis un peu banqueter et finalement rentrer chez soi content de sa journée. Des questions professionnelles, il en a bien été dit quelques mots, tout comme on a bien entendu un petit travail de Monsieur un tel sur les couleurs de l'arc-en-ciel, ou les propriétés de l'Aspérule odorante, mais c'était tellement secondaire, qu'on pourrait presque croire que ce n'était que pour la forme ; aussi qu'arrive-t-il ? petit à petit ces réunions qu'on trouvait si gentilles les premiers temps, perdent de leur saveur et ne sont bientôt plus fréquentées que par un noyau très restreint ; ce qui n'aurait certainement pas eu lieu, si à côté du plaisir on avait su ménager les intérêts de la profession.

C'est pourquoi, Messieurs, tant au fédéral qu'au cantonal, nos sociétés ont besoin d'une réorganisation complète, nos statuts doivent non seulement être révisés, mais entièrement refondus ; la solidarisation loyale de nos intérêts et de nos forces, le groupement et la concentration de tous nos efforts, pour l'amélioration de notre situation présente. Voilà le grand, le vrai, le seul moyen d'arriver à un résultat ; c'est le but vers

lequel nous devons tendre, et qui devra être inscrit en tête de nos statuts.

C'est pourquoi, Messieurs et chers confrères, au nom des pharmaciens de la Chaux-de-Fonds et du Locle, appuyés par l'unanimité des membres de la Société neuchâteloise de pharmacie, nous avons l'honneur de vous proposer :

1o La révision, ou mieux la refonte complète des statuts de la Société helvétique de pharmacie.

2o La nomination d'une commission, chargée de rapporter sur le projet de statuts qui va suivre, et cas échéant de le compléter. Cette Commission devra faire rapport à notre comité au plus tard pour fin février prochain et lui remettre, s'il y a lieu, le projet élaboré ou complété par elle.

3o Le Comité de la Société helvétique est chargé de faire imprimer le rapport de la commission et de l'expédier à tous les pharmaciens établis en Suisse, sans distinction. Il devra en outre provoquer tant au sein des sociétés cantonales, que par l'entremise de l'organe de la société, une discussion sur ce rapport.

4o Le jour avant la prochaine assemblée générale se réuniront au lieu de la fête, sous la présidence du président de la Société helvétique, les membres de la commission du projet et les délégués des sociétés cantonales, et des pharmaciens ne faisant pas partie d'une des sociétés. Cette assemblée, chargée d'examiner les desiderata de chacun, devra être convoquée par les soins du Comité de la Société helvétique, au moins six semaines d'avance, avec communication de l'ordre du jour.

Les cantons ayant une société cantonale, nomment un délégué ; la société cantonale est tenue de convoquer pour cette élection tous les pharmaciens du canton.

Dans les cantons où il n'existe pas de société de pharmacie, c'est le comité de la Société helvétique qui est chargé de provoquer une réunion des intéressés. Aux fins de pourvoir à leur représentation, le comité de la Société helvétique pourra, s'il y a lieu, grouper plusieurs cantons ensemble.

Le procès-verbal de la séance des délégués est fait par le secrétaire de la Société helvétique.

5o Les frais d'impression et d'expédition du rapport de la commission, seront payés par la Société helvétique de pharmacie, qui indemnisera également les membres du comité de la Société helvétique, et ceux de la commission, des frais de voyage, que nécessiterait le dit rapport.

PROJET DE STATUTS
Société Suisse de pharmacie.

I. But.

ARTICLE PREMIER. — La Société de Pharmacie a pour but le développement théorique et pratique de la pharmacie, elle s'occupe de discussions commerciales et concernant la position des pharmaciens vis-à-vis de l'Etat et du public.

ART. 2. — Pour atteindre ce but, la Société cherche :

a) A provoquer la formation de sections dans les cantons où il n'en existe pas encore.

b) A établir entre les sections et les membres de la Société, une correspondance suivie et un échange de vues, sur les affaires de la Société.

c) A créer une caisse d'assurance mutuelle, contre les erreurs en pharmacie.

d) Elle intercède auprès des autorités fédérales et cantonales, pour obtenir si possible des lois et règlements mieux appropriés aux intérêts de notre profession.

e) Elle publie un journal hebdomadaire.

f) Elle possède une Caisse de Secours, destinée à venir en aide aux familles de confrères qui se trouveraient dans une position gênée.

II. Membres.

ART. 3. — Font partie de droit de la Société, tous les pharmaciens patentés établis en Suisse.

Les demandes d'admission devront être adressées au Président d'une des sections : le Président central et le Président de la Section signent le diplôme qui sera expédié au nouveau membre par les soins du Caissier central, lequel prélève par la même occasion, la finance d'entrée à payer à la caisse centrale. Si un membre change de domicile, il a le droit de rester membre de sa section ou de se joindre à une autre.

ART. 4. — Chaque membre ordinaire est tenu:

a) A une contribution annuelle de fr. 5 à la Caisse centrale.

b) A l'acquisition d'un exemplaire de l'organe de la Société.

c) A faire partir de la Caisse de Secours de la Société.

d) A faire partie de la Caisse d'Assurance contre les risques civils, en cas d'erreur faite par un membre ou un de ses employés autorisés.

ART. 5. — La nomination de membres honoraires se fait, par l'Assemblée générale, sur une proposition du Comité central ou d'une section.

Les qualités requises pour devenir membre honoraire, devront être prévues aux statuts.

ART. 6. — La Société Suisse de pharmacie se groupe suivant les cantons ou les contrées en sections qui se constituent commme elles l'entendent mais d'une manière conforme au but général de la Société.

Chaque section est tenue d'adresser au Président central, à la fin de décembre, un court rapport annuel sur son activité ; elle est tenue en outre d'envoyer au Caissier central, dans le courant de février, les contributions annuelles de ses membres, avec une liste exacte de ces derniers.

III. Comité Central.

ART. 7. — A la tête de toute la Société se trouve un Comité central de sept membres, nommé pour trois ans. L'assemblée générale élit le Président central, et la section à laquelle il appartient nomme les 6 autres membres.

Ceux-ci choisissent dans leur sein un Vice-Président un Secrétaire et un Caissier.

ART. 8. — Le Comité central est chargé de la direction des affaires de la Société, de la surveillance de la Caisse de Secours et de la Caisse d'Assurance, de la publication de l'organe de la Société dont il nomme le rédacteur ; il cherche à provoquer la formation de sections dans les cantons où il n'en existe pas encore, et prend des décisions sur les subventions à accorder à la Caisse de Secours ; il condense les rapports annuels des sections et en fait un résumé sommaire pour l'organe de la Société; il présente à l'Assemblée générale un court rapport sur son administration, la clôture des comptes de fin d'année après approbation des vérificateurs des comptes et l'état de la Caisse centrale et des Caisses de secours et d'assurance.

Le rapport administratif doit être accompagné des comptes imprimés, bouclés au 31 décembre.

Le Comité central est indemnisé par la Caisse de ses frais de voyage et de ports de lettres pour les affaires de la Société.

IV. Commission de fête.

ART. 9. — L'assemblée générale fixe chaque année le lieu de la réunion pour l'année suivante et choisit le Président de fête ; la section à laquelle il appartient nomme la Commission de fête, qui se met en rapport avec le Comité central pour tout ce qui concerne la réunion.

V. Assemblée Générale.

ART. 10. — Les dispositions règlant l'assemblée générale seraient à peu près les mêmes que celles qui nous régissent aujourd'hui.

VI. Assemblée des délégués.

Art. 11. — Le jour qui précède l'Assemblée générale, l'assemblée des délégués se réunit au lieu de fête, sous la présidence du président central. Le Comité central doit inviter les sections à cette assemblée au moins six semaines d'avance et doit en même temps leur en communiquer l'ordre du jour.

A cette assemblée, chaque section de plus de trente membres est représentée par deux délégués ; les autres, chacune par un seul. Les propositions de sections ou de membres de la Société devront être présentées au plus tard quinze jours avant l'assemblée des délégués au Comité central, qui rapportera sur elles. Le président central ne vote qu'en cas d'égalité de voix ; les membres du Comité central ont voix consultative.

Le secrétaire central rédige le procès-verbal de la séance.

Art. 12. — L'assemblée des délégués nomme les vérificateurs des comptes, approuve, sur la proposition de ces derniers, les comptes de l'année, fixe les honoraires du rédacteur du journal de la Société, prend les décisions sur les affaires de la Société qui sont d'une importance secondaire et adresse à l'assemblée générale, sur l'initiative du Comité central, des propositions sur la nomination du Comité central, le choix des travaux de sections, des lieux de fête et la nomination de membres honoraires.

VII. Rédaction du journal de la Société.

Art. 13. — La Société suisse de pharmacie publie un journal hebdomadaire, par l'intermédiaire du rédacteur désigné à cet effet pour une période de trois ans par le Comité central. Le but principal de cette publication est le développement de la pharmacie.

Art. 14. — Les membres de la Société reçoivent le journal à prix réduit.

Art. 15. — Le Comité central conclut avec un libraire, d'accord avec la rédaction, un contrat relatif à l'édition du journal de pharmacie et présente chaque année à l'assemblée des délégués un rapport et le compte du produit du journal de pharmacie.

VIII. Caisse de secours.

Art. 16. — La Caisse de secours destinée à venir en aide aux familles des confrères qui se trouveraient dans une position gênée, est régie par un règlement spécial.

Chaque membre est tenu d'en faire partie.

IX. Caisse d'assurance.

Art. 17. — Il est institué dans la Société une Caisse d'assurance contre les erreurs en pharmacie ; elle est administrée par le Comité central avec un règlement particulier.

Chaque sociétaire est tenu de s'en faire recevoir.

X. Révision des Statuts.

Art. 18. — L'assemblée des délégués prononce sur les propositions relatives à des changements aux statuts ; mais ces propositions ne peuvent être prises en considération que si elles proviennent du Comité central ou d'une section et si elles ont été communiquées aux différentes sections au moins six semaines avant la séance de l'assemblée des délégués.

XI. Dispositions transitoires.

Art. 18. — Les anciennes sociétés cantonales de pharmacie deviennent de droit des sections de la Société helvétique de pharmacie ; elles auront à mettre leurs statuts en harmonie avec les statuts de la Société suisse ; les membres des dites sociétés ne faisant pas déjà partie de la Société suisse de pharmacie auront à payer la finance d'entrée prévue à l'art. 3.

XII. Dispositions finales.

Art. 19. — Dans aucune circonstance les membres ne peuvent partager la fortune de la Société.

———

Maintenant, Messieurs et chers confrères, il ne nous reste plus qu'à faire des vœux pour que ce petit travail soit étudié et porte ses fruits : aujourd'hui que les questions économiques priment toutes les autres et que l'Etat chargé de nous protéger, tente au contraire de se substituer à nous, il nous faut absolument réorganiser nos forces et solidariser nos intérêts.

Aussi nous espérons qu'aucun de vous ne se montrera indifférent ou hostile à la tentative faite par les pharmaciens neuchâtelois, mais qu'au contraire tous vous y applaudirez. C'est notre seul désir et notre seule ambition.

Au nom des pharmaciens de la Chaux-de-Fonds et du Locle, appuyés par la Société neuchâteloise de pharmacie :

Le rapporteur,
A. GAGNEBIN.

La Chaux-de-Fonds, le 10 Août 1888.

∙ ∙

Rapport sur la fête. — Vu l'importance et l'intérêt général des tractandas, les pharmaciens de Neuchâtel avaient invité tous leurs collègues suisses, faisant ou non partie de la Société helvétique. D'après la liste que nous avons sous les yeux, 63 confrères ont assisté à la réunion. Ils ont trouvé un accueil amical et cordial. Les Neuchâtelois ont bien et grandement fait les choses. Chaque membre de la fête a reçu une description illustrée du pays et de ses merveilles, et les cartes de fête et de banquet se distinguaient par leur bon goût et une note de grande gaîté.

Malgré la pluie du premier jour, la fête a admirablement réussi ; chacun avait le sentiment qu'une grande partie était engagée et que, des discussions, surgirait une nouvelle ère de prospérité pour notre profession ou que c'en était fait de la pharmacie.

Après le rapport présidentiel retraçant les faits saillants de son activité pendant l'année écoulée, est venue la question d'une loi fédérale sur l'exercice des professions médicales, qui est en chantier depuis tant d'années ; puis la réception des candidats au nombre de 25 ; ensuite la motion des pharmaciens de la Chaux-de-Fonds, laquelle a amené une discussion très nourrie, presque orageuse ; tout le monde sentait le besoin d'une révision des statuts , mais tous n'étaient pas d'accord sur les moyens proposés : une majorité de plus des deux tiers de l'assemblée appuyait les propositions du rapporteur ; le comité au contre, soutenu par la minorité, trouvait ces propositions pas assez mûries et surtout pas suffisamment connues de chacun. Il y avait peut-être un peu de vrai dans cette manière de voir, aussi par esprit de corps et surtout pour donner au comité une marque de confiance, la majorité s'est ralliée à sa proposition qui consiste à lui renvoyer la motion des pharmaciens de la Chaux-de-Fonds pour étude et rapport ; il devra toutefois s'adjoindre pour ce travail un certain nombre de confrères pris dans toutes les parties de la Suisse.

Après la motion, arrive le travail de M. Fleischmann sur la caisse d'assurance prévue aux nouveaux statuts ; puis un travail de M. Burmann sur la question des commis pharmaciens ; il conclut en maintenant la maturité, trois ans d'apprentissage et deux ans de stage en Suisse.

Tous les membres présents ont ensuite profité d'une éclaircie pour se faire photographier *in corpore*; l'opération a très bien réussi.

Banquet très bien servi au Cercle du Sapin et soirée familière au Cercle Montagnard; beaucoup d'entrain, de verve et de brio.

Le lendemain, journée magnifique, soleil radieux. Course au Saut-du-Doubs, collation, puis séance à l'Hôtel du Saut. Rapport du Comité sur la question de la pharmacopée ; nomination d'un secrétaire en la personne de M. Rosenmund qui remplace M. Keller ; rapport et souscription pour la Caisse de secours (la souscription a donné mille francs), puis choix du lieu de fête pour l'année prochaine qui sera Brunnen ou Lucerne et enfin retour au Locle.

Visite de la magnifique fabrique de M. Klaus, qui met tout en œuvre pour être agréable à ses hôtes et ensuite, dîner au Cercle de l'Union républicaine. Le soir, visite de l'usine de M. Burmann, qui reçoit très bien ses confrères.

Rentrée à la Chaux-de-Fonds à 11 heures et réunion des pharmaciens qui ne sont pas\trop fatigués au Cercle Montagnard, où les attend la section de chant du Cercle.

Le lendemain, par une journée exceptionnellement favorable, visite des gorges de l'Areuse et des turbines de la Chaux-de-Fonds. Encore au nombre de 45, tous très heureux de la journée, confiants dans l'avenir, les participants de cette belle fête se donnent rendez-vous à Brunnen pour l'année prochaine.   A. G.

Deutschland. — CLAUSIUS †. In die Reihe der grossen Gelehrten dieses Jahrhunderts hat der Tod eine schmerzliche Lücke gerissen. Am 24. August starb in Bonn einer der bedeutensten Physiker, Professor Dr. phil. et med. Rudolf, Julius, Emanuel Clausius.

R. Clausius wurde am 2. Januar 1822 zu Cöslin in Pommern geboren. Nach Absolvirung des Gymnasiums zu Stettin studirte er von 1840 ab in Berlin, promovirte 1848 in Halle, wurde 1850 als Lehrer der Physik an der Artillerie- und Ingenieurschule zu Berlin angestellt und habilitirte sich zugleich an der dortigen Universität. 1855 wurde Clausius als Professor der Physik an das Eidgenössische Polytechnikum in Zürich berufen, woselbst ihm 1857 auch die ordentliche Professur an der dortigen Universität verliehen wurde. Im Jahre 1867 verliess er Zürich, einem Rufe an die Universität zu Würzburg folgend, von welch' letzterer er 1869 schied, um von da an, nahezu 20 Jahre, an der Universität zu Bonn als einer der hervorragendsten Lehrer dieser Hochschule zu wirken.

Clausius' litterarische Thätigkeit wurzelte hauptsächlich in theoretischen Deductionen und bewegten sich seine wissenschaftlichen Arbeiten auf den verschiedensten Gebieten der mathematischen Physik. Seine hervorragendsten Entdeckungen betreffen die mechanische Wärmetheorie, welche er mathematisch begründete. Die

Grundzüge zu dieser neuen Hypothese « Die mechanische Wärmetheorie » legte Clausius in einer Abhandlung « Ueber die bewegende Kraft der Wärme und die Gesetze, welche sich daraus für die Wärme selbst ableiten lassen », nieder. Die hier aufgestellten Grundsätze über die Aequivalenz von Wärme und Arbeit und ihre durch weitere Forschungen sich naturgemäss ergebenden Erweiterungen, finden sich in den zunächst in Poggendorffs Annalen der Physik und Chemie erschienenen « Abhandlungen über die mechanische Wärmetheorie », welche später in zwei Bänden gesammelt herausgegeben wurden (Braunschweig 1864 — 67). Dieses Hauptwerk des grossen Gelehrten erschien 1876 — 79 in zweiter Auflage unter dem Titel : « Die mechanische Wärmetheorie. »

Von nicht geringerer Wichtigkeit war die Abhandlung über « Die Art der Bewegung, welche wir Wärme nennen », da durch sie das Gebiet der mechanischen Gastheorie erschlossen wurde, auf welcher zum grossen Theil der Ausbau unserer Molcular- und Atomtheorie begründet ist, wodurch dieselbe von einschneidender Wichtigkeit für die moderne Chemie wurde.

Auch auf dem Gebiete der Elektricität, auf welchem der Entschlafene erfolgreich die Grundsätze der mechanischen Wärmetheorie auf die elektrischen Erscheinungen zu übertragen suchte, führten Clausius' Untersuchungen zu werthvollen Resultaten.

Von sonstigen litterarischen Arbeiten R. Clausius' seien hier noch genannt : « Ueber das Wesen der Wärme » (Zürich 1857). « Die mechanische Behandlung der Elektricität » (Braunschweig 1876 und 1879). « Die Potentialfunktion und das Potential » (Leipzig 1859, 4. Aufl. 1885). « Ueber den Zusammenhang zwischen den grossen Agentien der Natur » (1885).

Als akademischer Lehrer leistete Clausius ebenfalls hervorragendes und zeichnete sich sein Vortrag stets durch seltene Klarheit und Verständlichkeit aus.

Aeussere Ehrenbezeugungen wurden dem Gelehrten , der Mitglied zahlreicher in- und ausländischer wissenschaftlicher Gesellschaften war, viele zu Thei! ; er war Inhaber vieler Orden, u. A. des Ordens pour le mérite für Wissenschaften und Künste, des bayerischen Maximiliansordens für Wissenschaft und Kunst, der goldenen Medaille der British Royal Society in London, der Huygens-Medaille der Société Hollandaise des sciences etc. — Im verflossenen Jahre wurde Clausius zum Mitglied des Curatoriums der physikalisch - technischen Reichsanstalt zu Berlin ernannt.

Clausius hat sich durch seine Arbeiten ein dauerndes Denkmal gesetzt und wird sein Name in der Geschichte der physikalischen Wissenschaften stets an hervorragender Stelle genannt werden.   L. D.

Italien. Aus den Tagesblättern erfahren wir, dass die grosse Firma Erba in Mailand, über deren verstorbenen Chef, Carlo Erba, wir früher verschiedene Notizen brachten , ihre Fabrik pharmaceutischer Producte nach der Schweiz zu verlegen gedenkt, woran die Zollerhöhung auf Alkohol und Tamarinden die Schuld trägt, Es ist dem Hause unmöglich, die Alkaloidefabrication in Italien weiter zu betreiben, da der Zoll des dazu nöthigen Alkohol per Kilo fs. 3.15 beträgt. Ebenso steht es mit den Tamarinden, welche von der besagten Fabrik in enormen Quantitäten verarbeitet und die jetzt als Frutta candida mit fs. 100 die 100 k besteuert werden.

Spanien — Barcelone. Du 9 au 15 Sept. prochain se tiendra dans cette ville un congrès médico-pharmaceutique, dont nous venons de recevoir le programme, que nous faisons suivre ci-après.

Congrès médical. I. — Séances générales.

1. Le tissu épithélial considéré comme système et son importance en physiologie et en pathologie.

2. Fonctionnement intime du système nerveux.

3. L'antisepsie en général. Les antiseptiques comment agissent-ils ?

4. Contagiosité et prophylaxie de la tuberculose.

5. Manière de mettre l'esprit et le langage du droit pénal en harmonie avec l'état actuel des connaissances phrénopathiques.

6. Déterminer dans les processus morbeux d'orgine parasitaire la part que prennent dans leurs variations, d'un côté la nature des microorganismes et de l'autre les conditions de l'individu, celles du tissu et de la région où se développent les processus susdits.

7. L'hypnotisme et la suggestion sous le point de vue gouvernemental.

8. Dans l'état actuel de la science doit-on tenir en compte pour la pénalité le temps employé dans la guérison des blessures — sens médicolégal de ce mot — et leurs résultats? Serait-il convenable d'établir une classification médicolégale des blessures fondée sur les idées de la chirurgie contemporaine ?

9. Mesures gouvernomentales qu'il conviendrait d'adopter en Espagne pour prévenir et obvier à

la cécité et améliorer les conditions physiologiques, morales et sociales des aveugles.

10. Etat actuel de la lèpre en Espagne et moyens d'éviter la diffusion de cette maladie.

11. Histoire de la Médecine catalane.

II. — Sections. A — de médecine. 1. De l'antisepsie dans la médecine interne.

2. Le traitement antipyrétique; ses indications et contre-indications.

3. Etiologie et pathogénie de la pneumonie.

4. Traitement de la tuberculose.

5. Indications précises de l'intervention chirurgicale dans l'occlusion intestinale.

6. Rôle que les maladies extra-cardiaques jouent dans le développement de l'asystolie.

7. Indications de l'intervention chirurgicale dans les processus pleuro-pulmonaires.

8. Pathogénie de l'éclampsie puerpérale.

9. Pathogénie et traitement des catarrhes intestinaux des enfants.

10. Identité ou dualisme entre la scrofule et le tubercule.

11. Différenciation des processus morbeux encéphaliques des enfants.

12. Dans quels cas est-il possible de localiser les maladies des centres nerveux?

13. Rôle que la syphilis joue dans l'étiologie des maladies mentales.

14. Applications de l'hypnotisme et de la suggestion au traitement des névropathies.

15. La paralysie générale des aliénés est-elle toujours incurable?

16. Les micro-organismes des eaux minérales; influence qu'ils exercent sur la nature chimique et les effets de ces eaux.

17. Le nitrogène (azote) des eaux minérales agit-il en vertu de ce qu'il soustrait l'organisme à l'influence de l'oxygène ou par son action propre?

18. Quel rôle les courants électriques (galvaniques et faradiques) doivent-ils jouer dans la thérapeutique des processus morbeux médullaires, de ceux de foyer aussi bien que de ceux de système?

B. — De chirurgie. 1. Modifications qu'il convient d'établir dans les doctrines oncogénétiques actuelles en vue des études micro-biologiques modernes.

2. Déterminer les cas où, étant risquée l'extraction du projectile des blessures par arme à feu, il faut y renoncer et se confier en le pansement antiseptique.

3. Plaies pénétrantes de l'abdomen: vu la gravité qu'elles présentent généralement, surtout celles par arme à feu, la laparotomie est-elle justifiable comme moyen explorateur et préliminaire du traitement?

4. Etude de la loi de l'accommodation dans le mécanisme de l'accouchement et des conséquences qui en dérivent.

5. Antisepsie obstétricale.

6. De l'involution (rétraction) de l'utérus et des causes qui peuvent la troubler.

7. Traitement de l'hystéroptose.

8. Traitement chirurgical du carcinome utérin.

9. Valeur comparative de l'asepsie et de l'antisepsie en chirurgie oculaire.

10. Parmi les procédés de la méthode d'extraction de la cataracte, lequel est généralement préférable?

11. Quelles sont les modifications que les connaissances chirurgicales actuelles imposent dans le traitement des blessés en campagne?

12. Qu'est-ce qu'on entend actuellement par herpétisme?

13. La lèpre mutilante est-elle une trophonévrose?

14. La syphilis est-elle transmissible aux animaux? Dans le cas affirmatif, déterminer l'époque, l'ordre et la manière comme se présentent les manifestations qni correspondent aux différentes périodes. Y a-t-il des espérances fondées d'obtenir l'atténuation du virus syphilitique?

15. Le lupus: sa nature et son traitement.

16. Valeur thérapeutique de l'électricité dans le traitement des arthropathies.

C. — D'hygiène et de démographie. 1. Etiologie et prophylaxie de la fièvre jaune et du choléra.

2. Etiologie et prophylaxie des maladies infectieuses indigènes.

3. Mesures pratiques pour empêcher le développement de la flore cryptogamique pathogénique.

4. Le droit de la Société de se défendre contre les maladies contagieuses est-il absolu, ou faut-il le concilier avec celui de l'individu malade? Quelle doit être la ligne limitative entre les deux?

5. Influence de la densité de la population sur la santé et la longévité des individus.

6. Origine, polymorphisme et hétéroïcité des microbes.

7. Chimie des diastases.

8. Les édifications modernes de Barcelone accomplissent-elles les préceptes de l'hygiène? En cas négatif, quelles sont les réformes qu'il faut introduire dans les maisons construites déjà, et quelles sont les règles qu'il faut suivre dans les constructions neuves?

9. Différences physiques et chimiques qui existent dans un même aliment selon qu'il procède de différentes régions de l'Espagne.

Congrès pharmaceutique. I. — Séances générales. 1. A laquelle des deux théories qui se disputent à présent le domaine de la chimie, convient-il de donner la préférence pour l'enseignement de la pharmacie?

2. Quels sont les procédés de désinfection les plus convenables dans les diverses épidémies? Quelle est l'action chimique des désinfectants et quels sont ceux qui méritent la préférence?

3. L'imitation des eaux minéro-médicinales a-t-elle de l'importance? Quelles sont les conditions qu'il faudra remplir pour établir un jugement bien fondé et définitif sur cette matière?

4. La pharmacologie naturelle est-elle l'expression du point de vue le plus élevé sous lequel il faut étudier les matériaux médicamenteux naturels?

5. Influence des auteurs espagnols dans les progrès de la pharmacologie: comparaison de leurs travaux scientifiques avec ceux publiés par les pharmacologistes étrangers.

6. Les théories de la fermentation.

II. — Sections. A. — De pharmacologie.

1. Nature de la gomme laque. L'étude de cette substance correspond-elle à la pharmacozoologie ou à la pharmacophytologie?

2. Les renonculacées considérées au point de vue pharmacologique. Dans quelles conditions faut-il les employer pour que les médicaments, dans la préparation desquels elles entrent, jouissent du degré d'activité le plus haut possible?

3. Localisation des principes actifs dans les plantes: importance pharmacologique de cette étude.

4. Est-ce que l'extraction des essences des labiées peut constituer une industrie importante dans notre pays? En cas affirmatif, quels sont les moyens et procédés les plus à propos pour réaliser ce problème avec le plus grand succès possible?

B. — De pharmacie pratique. 1. Le sousazotate de bismuth préparé selon le procédé de la pharmacopée espagnole, est-il un médicament inaltérable dans sa composition et constitution? S'il n'en est pas ainsi, quel procédé faut-il suivre pour le préparer? ·

2. L'emploi de la lanoline et de la vaseline présente-t-il des avantages sur l'emploi des graisses communes dans la préparation des pommades?

3. Les extraits et les méthodes de leur préparation.

4. Quelles modifications la législation pharmaceutique en vigueur doit elle subir, eu égard aux progrès de la science?

C. — De chimie. 1. Quels moyens pourrait-on employer pour rendre les astringents chimiquement compatibles avec les ferrugineux, sans qu'il en résultât des altérations dans les propriétés des préparations où ils entrent?

2. Etude chimique et pharmaceutique des préparations d'antimoine.

3. Quels sont les réactifs les plus à propos pour l'analyse chimique de l'urine?

4. Importance de l'analyse spectrale.

BIBLIOGRAPHIE

Der practische Receptar. Ein Hand- und Hilfsbuch am Receptirtisch. Von *C. Sprenger*, Apotheker, Leipzig, Verlag von *Ernst Graubner* und *Genf* bei *Burkhardt*, Place du Molard 2.

Das Büchlein enthält auf 53 Seiten eine gedrängte Zusammenstellung von Erfahrungen am Receptirtische eines seit 37 Jahren thätigen Praktikers. Zudem vervollständigt er den Inhalt durch viele Receptformeln und folgende Tabellen: Maximaldosen; Löslichkeit der hauptsächlichsten chem. Verbindungen; Guttapercha-Pflastermulle, Gehalt an Arzneistoffen; Saturation; Tropfen auf ein Gramm; kalte Zeichen.

Fragekasten und Sprechsaal.

36) Auf Frage 35 sind uns mehrere Briefe und Karten mit Analyse unnd Quellenangaben über *Gieshübler* eingegangen. Wir danken besonders bestens den Herren Collegen E. Sch. in O. und F. Sch. in B. Die Redaction ist eben manchmal derart mit Arbeit überhäuft, dass sie es bequemer findet, eine ihr gestellte Frage in unserm Sprechsaal zu bringen, besonders wenn die Zeit zum Nachschlagen fehlt.

37) Herr College F. E. K. in K. Angaben über Gieshübler-Wasser finden Sie in Hager's Manuale pharmaceuticum Adjumenta varia chemica et pharmaceutica atque subsidia ad parandas aquas minerales, 1876 (vol. alterum, pag. 383). Ferner enthält die Real-Encyclopädie f. d. ges. Pharmacie von Dr. Ewald Geissler und Dr. Josef Moeller, Bd. IV, S. 619 ebenfalls Angaben über Zusammensetzung. Sollten Ihnen diese Bücher nicht zugänglich sein, so schreiben Sie uns gefälligst eine Karte, und im nächsten Sprechsaal soll die genaue Analyse erscheinen.

38) Herrn Collegen F. Sch. in B. Das Buch wurde bei *Urban und Schwarzenberg* in Wien und Leipzig gedruckt (wird aber in jeder Buchhandlung zu finden sein). Der Titel heisst: Therapeutisches Hilfsbuch zur rationellen Behandlung in der internen Praxis. Von J. Milner Fothergill, übersetzt von Dr. J. Krakauer. Preis fr. 4.—.

39) Mons. A. G., pharm, à la Ch.-de-F. La rédaction vous remercie sincèrement pour les pièces que vous avez si aimablement mis à sa disposition et vous présente les plus cordiales amitiés.

Prof. Dr. August Vogl

DER FORTSCHRITT
LE PROGRÈS

Rédacteurs : **B. REBER**, Pharmacien, et Dr Med. **A. WYSS**.

N° 18.   **GENF, 20. September 1888.**   IV. Jahrgang.

Inhaltsverzeichniss.

Wissenschaftliche Arbeiten werden mit Fr. 50 der Bogen (16 Seiten) honorirt.
Les travaux scientifiques seront rémunérés à raison de Fr. 50 la feuille (16 pages).

GALLERIE HERVORRAGENDER THERAPEUTIKER UND PHARMAKOGNOSTEN.

AUGUST EMIL VOGL.

Heute werden wir es versuchen, in sehr kurzen Zügen das Leben eines österreichischen Fachmannes zu schildern. Es ist dies der um das naturwissenschaftliche Studium im Allgemeinen und um die Pharmacie insbesonders hoch verdiente derzeitige Rector der Universität Wien, Herr Prof. Dr *A. E. Vogl.*

Er wurde am 3. August 1833 zu Weisskirchen in Mähren als der Sohn des dortigen Apothekers geboren. Es gebührt dem liebevollen Vater das Verdienst, seinen Kindern besonders Hang und Verständniss für die Schönheiten der Natur und alle ihre Erscheinungen beigebracht zu haben. Diese Anregung war von ganz besonderm Einfluss auf den Sohn August und natürlich von der grössten Bedeutung für sein ganzes Leben. Als Kind schon eifriger Sammler von Pflanzen und Mineralien, durfte man von dem jungen Vogl etwas später behaupten, dass er, besonders als Gymnasiast, der kenntnissreichste Florist von Olmütz sei. In diese Zeit fällt auch wirklich seine erste litterarische Thätigkeit als Botaniker, indem er die Flora von Olmütz damals schon veröffentlichte. Ueberhaupt zeichnete er sich in fast allen Lehrfächern aus, sodass er 1854 die Maturitätsprüfung am Olmützer Gymnasium mit Auszeichnung bestand. Hierauf bezog er den höheren Lehrkurs der gerade in diesem Jahre wieder eröffneten medicinisch-chirurgischen Josefsakademie in Wien. Wie er sich mit der Vorbereitung zu den medicinischen Rigorosen befasste, brach der italienisch-österreichische Krieg aus und ohne noch vorher zum Doctor der Medicin promovirt worden zu sein, wurde der junge Vogl als provisorischer Oberarzt auf den Kriegsschauplatz beordert. Auf dem Verbandplatze von Nabresina und in den Lazarethen von Mantua hatte Vogl Aufgaben zu lösen, wie solche wohl nur selten einem so jungen Feldarzte zufallen werden.

Doch der Krieg sollte für Herrn Vogl einen ganz besonders angenehmen Ausgang nehmen. In Mantua lernte er nämlich eine schöne junge Italienerin kennen, welche später seine Gemahlin wurde und jetzt glückliche Mutter mehrerer Kinder ist.

Aus dem Kriege zurückgekehrt, erwarb er sich an der Josefs-Akademie den Grad eines Doctors der gesammten Heilkunde und damit den eines Oberarztes. Weniger von Neigung für den ärztlichen Stand beseelt, als für das Studium der Naturwissenschaften, musste es ihm ganz besonders erwünscht sein, die Stelle eines Assistenten bei der Lehrkanzel der Naturgeschichte erhalten zu können. Hier verblieb er fünf volle Jahre, indem er seinem Lieblingsfache, der Botanik, nach Herzenslust obliegen durfte. 1864 habilitirte sich alsdann der junge Gelehrte als Privatdocent für Pharmacognosie an der medicinischen Facultät der Universität Wien.

Im Jahre 1866 zum Regimentsarzt befördert, beschäftigte sich Dr Vogl sehr thätig in mehreren Militärspitälern, ohne jedoch seine theoretischen Arbeiten aus den Augen zu verlieren. Im Gegentheile gibt er 1867 einen schlagenden Beweis seiner fortwährenden wissenschaftlichen Bethätigung durch seine gründliche und werthvolle Monographie über die Chinarinden des Wiener Handels. Diese Arbeit leistet den schönsten Beweis, wie sehr sich damals der Autor schon in das Studium der Anatomie der Drogen vertieft hatte. Im genannten Jahre nahm Dr Vogl die Stelle eines Bibliothekars am Josefinum an und begann sofort, ohne die grosse Mühe zu scheuen, eine vollständige Reorganisation der reichen Büchersammlung.

Als Dr Vogl zwei Jahre später zum Adjunkten am chemischen Laboratorium, damals von Prof. Dr *Schneider* geleitet, ernannt wurde, ging er mit seinem Chef sofort an die Bearbeitung des Commentars zur österr. Pharmacopöe. Er übernahm den naturgeschichtlichen, Schneider den chemischen Theil. Neben diesem klassischen Werke arbeitete Vogl besonders an gerichtlich chemischen und mikroskopischen Untersuchungen.

Im Frühjahr 1870 folgte Vogl einem Rufe als Professor der Botanik und Zoologie an das deutsche Polytechnicum in Prag, woselbst er ausser seinen Vorlesungen noch regelmässig Vorträge über technische Waarenkunde und Mikroskopie hielt. Seine dortige Thätigkeit war von dem grössten Erfolge gekrönt. In Anerkennung seiner Verdienste wurde ihm vom böhmischen Landesausschusse und auf den Vorschlag des Professorencollegiums hin, eine bedeutende Personalzulage bewilligt und bald darauf erfolgte vom Kaiser die Ernennung zum ordentlichen Professor in „wohlverdienter Anerkennung vorzüglicher Leistungen."

Von 1872 an leitete Vogl die Redaction der naturwissenschaftlichen Zeitung „Lotos" während vier Jahren mit dem grössten Fleisse und so ausserordentlichem Geschicke, dass der Verein „Lotos" in einem Dankschreiben an den Redactor die vier Jahre unter Vogl's Leitung als eine glänzende Periode bezeichnet.

Bei so unermüdlicher wissenschaftlicher und lehramtlicher Thätigkeit musste der Gelehrtenruf Vogl's bald in die weitesten Kreise dringen und so ereignete sich der seltene Fall, dass er im Frühjahr 1874 zwischen zwei ehrenvollen Berufungen zu wählen hatte. Zum Professor der Botanik an die fürstliche Hochschule Mariabrunn gewählt und zugleich auf den von Prof. Hofrath Dr *von Schroff* verlassenen Lehrstuhl der Pharmakognosie und Pharmakologie an die Universität Wien berufen, wählte er natürlich letzteren. Damit erreichte der als Pflanzenanatom und Pharmakognost gleich ausgezeichnete Forscher mit einem Schlage das Ziel seiner Wünsche.

Wenn Vogl auch sehr ungern von seinen Prager Collegen schied, so erwarb er sich in Wien wie vorher in Prag doch sehr bald das vollste und allseitigste Vertrauen und musste sich heimisch fühlen.

Seither bekleidete Herr Prof. Dr Vogl schon vier Mal das Amt eines Dekans und für das Studienjahr 1887/88 dasjenige eines Rectors der Universität Wien. 1879 zum Mitgliede des obersten Sanitätsrathes berufen, steht er heute als Vicepräsident dieser hohen Behörde vor und wurde neuestens überdies zum k. k. Hofrath befördert.

Schon 1878 ist über Prof. Dr Vogl in der österreichischen botanischen Zeitschrift von *J. Wiesner* eine Biographie erschienen, an die wir uns in dieser Skizze anlehnen. Dort spricht sich der Freund folgendermassen aus:

„Vogl's Charakter ist schlicht, offen, vom Grunde aus herzlich, von strengster

Ehrenhaftigkeit und peinlicher Gewissenhaftigkeit. Jeder, der ihn, den bedeutenden und doch so bescheidenen Mann kennt, begreift es rasch, wie gross die Zahl seiner Freunde und Verehrer ist und dass er keine Feinde und keine Gegner, ja nicht einmal Neider haben kann."

Wir dürfen noch beifügen, dass wir bei Gelegenheit der Ernennung zum Rector magnificus schon eine kurze Notiz über Vogl brachten (Fortsch. 1887, S. 244).

Neben den schon erwähnten Schriften Vogl's wollen wir nur noch die hauptsächlichsten, für die Pharmacie und Medicin bedeutenden Werke kurz erwähnen.

Nahrungs- und Genussmittel aus dem Pflanzenreiche. Wien 1872.

Commentar zur österreichischen Pharmakopöe (mit Dr Schneider), 3. Aufl. 1880.

Die gegenwärtig am häufigsten vorkommenden Verfälschungen des Mehles. Wien 1880.

Lehrbuch der Arzneimittellehre (mit W. Barutzck), Wien, 1886.

Anatomischer Atlas zur Pharmakognosie, Wien, 1887 (Siehe Fortschritt 1887, S. 104, 174 und 228.)

Neben diesen grösseren Werken hat Herr Prof. Dr Vogl eine bedeutende Anzahl Abhandlungen in verschiedene Zeitschriften geliefert, so in die österr. botan. Zeitschrift; in die k. k. zoolog.-botan. Zeitschrift (über Convolvulus arvensis, Lignum Quassiae, falsche Chinarinden); in Pringsheim's Jahrb. f. wissensch. Botanik; in die botan.Zeitung (Spiraea Ulmaria, Portlandia grandiflora, etc.); in den Sitzungsberichten der k. k. Akademie der Wissenschaften; in der landwirthsch. Zeitung; in „Lotos"; in den medicin. Jahrbüchern; in der Zeitsch. des allg. österr. Apotheker-Vereines (Scamonium, Traganth, Sem. tonco, Ammoiakharz, Folia Cocæ, Seifenwurzel, Ipecacuanha, Sarsaparilla, Condurango, Cortex Remigiae); im neuen Jahrbuch der Pharmacie (Chinarinden), u. s. w. B. REBER.

PHARMACIE UND CHEMIE

Ueber die Darstellungskosten der Fluid-Extrakte im Grossen und im Kleinen.

Bereits Seite 136 dieses Bandes brachten wir eine Notiz über Herstellung von Eluidextracten durch den Apotheker. Ueber denselben Gegenstand bringt nun die *Pharmac. Rundschau* von New-York (Juli 1888) eine vollständige Arbeit, die jene erste Mittheilung ergänzt.

Dr *Squibb* spricht in einer Arbeit in seiner *Ephermis* (Juni 1888) seine völlige Uebereinstimmung mit der vielfach geäusserten Ansicht aus, dass die Darstellung der Fluidextrate von allen competenten Apothekern selbst betrieben werden sollte, anstatt dieselben, wie andere pharmaceutische Präparate, von Fabrikanten zu kaufen. Mit dem Zugeständniss, dass der des allgemeinen Vertrauens theilhaftige Apotheker für die *selbst dargestellten*

Präparate höhere Preise erhalten kann, als für gekaufte, hebt Dr Squibb indessen die bekannte Thatsache hervor, dass bei dem Einkauf der Drogen und bei der Darstellung im Grossen manche Vortheile bestehen, welche ein besseres Product ermöglichen, sowie dass die Herstellungskosten der Fluidextracte im kleinen Massstabe zum Theil beträchtlich höher sind, als im Grossbetriebe. Obwohl diese Thatsache jedem erfahrenen Praktikanten wohlbekannt ist, so hält Dr Squibb es doch für angezeigt, dafür durch detaillirte Angaben an zwei Beispielen, dem *Extract. Secale corn.* und *Extract. Rhamni.* unter Annahme der günstigsten Bedingungen, den Nachweis beizubringen. Wir entnehmen diesen Angaben das Folgende:

Die Darstellungskosten der Fluidextracte beziffern sich zuvörderst nach dem

Werthe der *Droge*, des erforderlichen *Menstruums* und der zur Verwendung gelangenden *Kenntniss* und *practischen Tüchtigkeit* des Darstellers; demnächst nach der *Quantität* jeder Darstellung und damit im Zusammenhang nach der Menge des unvermeidlichen Verlustes und Mehrverbrauches von Menstruum zur Erschöpfung der Droge. Der Kostenpunkt des fertigen Extractes steht keineswegs immer in bestimmtem Verhältniss zu dem Preise der Droge und dem des Menstruums; bei dem hohen Preise des Alkohols mag eine an sich billige Droge ein theures Menstruum und, je nach ihrer Natur, einen beträchtlichen Ueberschuss und Verlust desselben erfordern, so dass das Product einer an sich billigeren Droge dadurch einen relativ hohen Preis herbeiführen mag, während das Extract einer theureren Droge durch ein billigeres Menstruum und einen geringeren Verbrauch und Verlust desselben sich verhältnissmässig billiger herstellen lassen mag.

Die Fluidextracte von *Cubeben*, von *Ipecacuanha* und *Lupulin* gehören zu den theuersten, weil das Material, Menstruum und Herstellungskosten hochwerthig sind. Als ein Beispiel für den durchschnittlichen Werth der Darstellung im Grossen und im Kleinen mag das Fluidextract von Secale cornutum dienen. Der Handelswerth des besten spanischen *Ergot* variirt je nach Ernte und Conjuncturen in dem amerikanischen Markte zwischen 22 bis 62 Cents pro Pfund, der Durchschnittspreis mag also 35 Cents angenommen werden. Als ein wesentlicher Factor kommt dabei die Güte der Droge in Betracht, ob diese frisch geerntet oder eine Mengung von frischem, kräftigem und altem, weniger wirksamem Mutterkorn ist. Dafür hat nun beim Einkauf die pharmakognostische Sachkenntniss des Fabrikanten zur Geltung zu kommen; derselbe hat im Weiteren zu ermitteln, ob die Droge bei der Ernte mit aller erforderlichen Vorsicht getrocknet und verpackt und daher vollwerthig geblieben ist. Bei dem Empfang und der Oeffnung der Behälter ist das Mutterkorn an der Sonne oder einem mässig warmen Orte nochmals zu trocknen, wobei es ungefähr 10 Proc. Gewichtsverlust erleidet. Wenn es nicht sogleich verarbeitet wird, muss es alsdann in dicht verschlossenen Gefässen aufbewahrt werden, deren Boden und Oberfläche mit Schichten von Löschpapier oder Flanell bedeckt sind, welche mit Chloroform getränkt worden sind, wofür etwa ein Pfund Chloroform für jede 500 Pfund Mutterkorn erforderlich ist. Diese Aufbewahrungsweise gilt als bester Schutz gegen Insectenfrass. Ehe das Mutterkorn gepulvert wird, muss es durch eine Trommel über Magnete passiren, welche zufällig oder absichtlich beigemengte Nägel oder Eisenstücke festhalten und aussondern, welche meistens $1/_4$ bis 1 Proc. des Gesammtgewichtes betragen; dann wird es durch einen starken Luftstrom ausgestäubt, wodurch 1 bis 2 Proc. Gewichtsverlust entsteht. Dieser beträgt daher von der Oeffnung der Originalverpackung bis zur Einführung in die Pulverisirmaschine, inclusive des Verlustes beim Pulverisiren, kaum weniger als 13 bis 14 Porcent, und die Unkosten dieser Proceduren, inclusive des Chloroforms, betragen mindestens 4 Cents pro Pfund. Bei einem durchschnittlichen Einkaufspreise von 35 Cents pro Pfund in Spanien, 1 Cent pro Pfund für Fracht, Versicherung und Spesen, stellt sich daher der Durchschnittspreis für gutes Mutterkorn für den hiesigen Fabrikanten bis zum Gelangen der Droge in den Percolator auf nicht weniger als 45 Cents pro Pfund.

Sodann ist 1$^1/_4$ Pfund gepulvertes Mutterkorn zur Herstellung von 16 Volumunzen (1 Pint, 17 Gewichtsunzen)

Fluidextract erforderlich. Dies bringt den Preis der für jedes Pfund Extract erforderlichen Droge auf etwa 51 Cents. Der Preis des aus 86 Theilen Alkohol dilutum (0,928 Sp. Gew. bei 15,6° C.) und 1 Theil Essigsäure bestehenden Menstruums beträgt ungefähr 16 Cents für jedes Pfund, so dass der Preis des in jedem Pfund Extract vorhandenen Materials 51 + 16 = 67 Cents beträgt. Zur Erschöpfung des Mutterkorns ist indessen ungefähr das sechsfache Gewicht des in dem fertigen Präparate enthaltenen Menstruums erforderlich. Wenn die Methode der *Repercolation* bei der Herstellung des Extractes angewendet wird, kommt der Mehrverbrauch des Menstruums weniger in Betracht, weil fünf Sechstel desselben wieder Verwendung finden; der Verlust an Menstruum beträgt alsdann bei der Verarbeitung von 200 Pfund Mutterkorn in jeder Operation wenig mehr als $^1/_6$ des Gesammtmenstruums, oder $^3/_4$ von dem Gewichte des fertigen Fluidextractes, wenn der Alkohol von den erschöpften Rückständen schliesslich durch Destillation wiedergewonnen wird.

Bei der Darstellungsmethode der Pharmakopoe, bei welcher die späteren schwächeren Percolate eingedampft werden, ist aber der Verlust an Menstruum, resp. an Alkohol viermal grösser, und beträgt ungefähr fünf Sechstel des gesammten Menstruums, anstatt $^1/_4$, wie bei Repercolation und Darstellung im Grossen. Für die letztere verursacht dieser Verlust von $^1/_6$ nur 12 Cents auf jedes Pfund Fluidextract und bringt die Kosten des Materials auf 67 + 12 = 79 Cents.

Ein andersr wesentlicher Factor sind die Arbeitskosten, ob billige, empirische oder sachverständige, geschulte Arbeiter zur Verwendung kommen. Die letzteren kosten mindestens 2.25 bis 2.50 Dollar für jeden Arbeitstag. Dazu kommt alsdann der Arbeitslohn für Auffüllen, der Verlust dabei, da erfahrungsgemäss 104 Pfund Extract erforderlich sind, um 100 Ein-Pfund-Flaschen zu füllen; dieser Verlust ist bei dem Auffüllen in kleinere Flaschen verhältnissmässig noch grösser. Im Durchschnitt darf man annehmen, dass diese Arbeiten und der Verlust dabei 12 Cents pro Pfund betragen. Die Unkosten für Flaschen, Korke, Umschlag und 2—3 Etiquetten für jede Flasche, und endlich für Verpackung beziffern sich auf nicht weniger als 7 Cents pro Pfund. Somit stellt sich der Herstellungspreis für jedes Pfund Fluidextract von Mutterkorn auf 79 + 12 + 7 = 98 Cents. Rechnet man dazu die Rate für Miethe, Zinsen für Betriebskapital, Versicherung, Steuer und Fabrikbetrieb, welche mässig taxirt fünfzehn Proc. der Herstellungskosten betragen, so stellt sich der Preis auf 98 + 15 = 1,13 Dollar pro Pfund bei der Darstellung des Extractes im Grossen und bei Verwendung von Maschinen und Dampfkraft.

Der gegenwärtige Marktpreis des Fluidextrakts von Mutterkorn beträgt 1.65 Dollar pro Pfund, davon hat der Fabrikant zehn Procent auf jede 95 Procent Preiswerth für den Wiederverkäufer in Abzug zu bringen, so dass derselbe 1.49 Dollar erhält, was 35 Procent Reingewinn ergiebt. In Anbetracht der erforderlichen Sachkenntniss bei dem Einkaufe der Droge und der grossen Sorgfalt bei allen Stadien der Darstellung des fertigen Produktes aus der Droge, ist dieser Reingewinn kein unbilliger.

Bei der Darstellung im Kleinen und bei bei Einhaltung derselben Factoren, stellt sich der Preis des Präparates ungleich höher, wenn auch für den Apotheker der Arbeitslohn speciell nicht in Betracht kommen mag.

Bei Drogen, deren Einkauf und Vorbereitung keine besondere Sorgfalt erfordern, ist der Reingewinn des Fabrikanten geringer. Als Beispiel dafür mag das Fluidextract der *Rhamnusrinden* gelten. Die besten Sorten der *Frangula* und *Cascara sagrada*-Rinden von stets gleicher Güte kann der Fabrikant für 7 Cents pro Pfund kaufen. Aufbewahrung, Sortirung und Zerkleinerung der Droge verursachen keine besondere Sorgfalt und daher dafür nur geringe Kosten. Das aus 25 Proc. Alkohol, 5 Proc. Glycerin und 70 Proc. Wasser bestehende Menstruum ist daher noch billiger als der officinelle Alkohol dilutum und stellt sich, inclusive Verlust auf etwa 21 Cents für jede 16 Volumunzen (1 Pint) des Fluidextracts. Die gesammten Herstellungskosten würden sich nach Analogie des zuvor gegebenen Beispiels in folgender Weisen beziffern:

1¹/₄ Pfund Rhamnusrinde . .	8 Cts.
Zerkleinerung, inclus. Verlust	2 „
Menstruum	21 „
Arbeitslohn für Herstellung u. Auffüllen	12 „
Flaschen und Verpackung .	7 „
	50 Cts.
Betriebscapital, Versicherung, Steuer etc., 15 Proc. . . .	8 „
Gesammtherstellungskosten pro Pfund	58 Cts.

Bei dem Preise von 85 Cents pro Pfund verbleibt demnach für den Fabrikanten, nach Abzug von 10 Proc. Discont für Wiederverkäufer, ein Reingewinn von 18 Cents für jedes Pfund Fluidextract, entsprechend 30 Procent Gewinn.

Diese beiden Beispiele ergeben, wie sehr der Kostenpreis der Droge den Preis des Fluidextractes bedingt, und im weiteren, wie sehr bei Drogen wie Mutterkorn die Qualität den Gewinn des Fabrikanten zu vermindern oder zu vergrössern vermag, Mutterkorn und Rhamnusrinden können, wie die meisten Drogen, in alter nnd schlechter Waare zu weit billigeren Preisen, als den hier angegebenen, gekauft werden, und geben Extracte, deren Minderwerth sich durch keine Prüfungsweisen vom Käufer ermitteln lässt, welche aber dem Fabrikanten viel höheren Reingewinn geben.

Im Allgemeinen sind bei der Herstellung von Fluidextracten die Unkosten des Menstruums von dessen Alkoholgehalt und von dem Verluste daran abhängig. Die letztere ist bei der Bereitung im Grossen und nach der Repercolationsmethode gering, bei der Bereitung im Kleinen und der gewöhnlichen Percolationsweise aber beträchtlich grösser. Das Menstruum an sich kostet für jedes Pfund Fluidextract, bei der Verwendung von starkem Alkohol, wie bei *Buchu*, *Cannabis*, *Cubeben* etc., etwa 48 Cents, bei einem solchen aus 2 Theilen Alkohol und 1 Theil Wasser bestehenden etwa 38 Cents, bei officinellen Alkohol dilutum ungefähr 28 Cents und bei einem 25-procentigem Alkohol etwa 21 Cents.

Die Kostenpreise für Arbeit, Gefässe, Aufpackung etc. stellen sich bei den verschiedenen Extracten gleichmässiger und betragen bei der Darstellung im Grossen im Durchschnitt etwa 20 Cents für jedes Pfund. Dieser Preis gilt auch bei der Darstellung im Kleinen Seitens des Apothekers. Andererseits stellen sich für diesen, gleichviel welches Percolationsverfahren er benützt, der Verlust an Menstruum und daher der Preis für dasselbe mindestens auf das Doppelte. Ebenso sind für denselben bei Arbeiten im Kleineren der Verlust und die Unkosten der Zerkleinerung grösser, als für den Engrosfabrikanten.

Im Allgemeinen kann man annehmen, dass bei Verwendung der besten und daher auch theuersten Drogen die selbst hergestellten Fluidextracte dem Apotheker um etwa ein Drittel theuerer kommen, als die vom Fabrikanten gekauften. Stellt er diese aber aus bestem Material in rechter Weise selbst dar, so kommt als ein wesentlicher Gewinnfactor die Stellung und das Vertrauen des Apothekers als Dispensirer zur vollen Geltung, und er ist daraufhin berechtigt, 100 und mehr Procent Reingewinn für das selbst dargestellte Product, als für das gekaufte, für welches er keine Garantie darzubieten vermag, zu erzielen. In dieser Richtung liegt für den Apotheker der Vorzug und der Gewinn der selbst bereiteten pharmaceutischen Präparate im Vergleiche zu den gekauften und lediglich dispensirten.

Urginea maritima.
Von Apotheker Dr. *H. Unger* in Würzburg.
Apotheker-Zeitung Nr' 70, 1888'

1888 in Nr. 8 der „*Therap. Monatshefte*" finde ich ein Referat über eine experimentelle Arbeit des Dr. *Widowitz* (Graz), welcher die Ansicht ausspricht, dass das Wesen des Keuchhustens in einer lokalen Mykose der Respirationsschleimhaut bestehe. Demnach müsste der Artzt bestrebt sein, rasch und viel Sekret und mit diesem viele Krankheitserreger nach aussen zu schaffen. Er empfiehlt dazu wieder den *Oximel scillae.* Auf die Art der Verabreichung und die Güte des Medicamentes sei grosses Gewicht zu legen. Widowitz giebt von 5 bis 6 Uhr Abends alle 10 Minuten einen Kaffeelöffel voll, und zwar Kindern bis zu einem Jahr, älteren Kindern 6 Kaffeelöffel voll.

Kurz vor und gleich nach dem Einnehmen darf keine Nahrungsaufnahme stattfinden, damit die während des Einnehmens des Oxymel heftiger werdenden Anfälle und etwaiges Erbrechen nicht bei gefülltem Magen auftreten.

Unter 149 Fällen 102 Besserung. Die Zahl der Anfälle wird schnell wesentlich, die Zeitdauer der Krankheit (bei jedenfalls ausschliesslicher Anwendung genannten Medicamentes) nicht erheblich hemildert.

Es ist bekannt, dass trotz der vielfachen Untersuchungen (*Husemann* und *Hilger*, Pflanzenstoffe, S. 403) unsere positiven Kenntnisse über die Bestandtheile der *Bulbus scillae* noch sehr ungenügend sind. Erfahrungsgemäss war und ist Meerzwiebel besonders, wenn man alle geschichtlichen Notizen (*Elückiger,* Pharmakognosie, Seite 588, *Tobernheim,* Seite 86 etc.) zusammenfasst, in dem Mittelmeergebiet, der Heimath der Scilla, bei den Aerzten sehr beliebt. Erst in jüngster Zeit hat bei uns der Gebrauch der Scilla im allgemeinen abgenommen. *Hufeland, Heim* u. a. rühmen die Droge ausserordenlich bei einer genau begrenzten Reihe von Krankheiten. *Richter* empfahl die Scillapräparate schon bei Keuchhusten. Widowitz fordert eine besonders gute Beschaffenheit des Oxymel scillae. Sobernheim sagt: Wenn die Scilla als Diureticum den gehegten Erwartungen nicht entsprochen hat, so ist häufig die schlechte Beschaffenheit der Präparate in Betracht zu ziehen!

Alexander Trallianus schrieb für Oxymel scillae das zarte Innere der Zwiebel vor. *Plinius* forderte (damals wurde höchst wahrscheinlich nur frische Scilla verwendet), Acetum scillae recht alt werden zu lassen. Die *Pharm. Kommision* (*Archiv* 1885, Sept. 1) schlägt, freilich nur aus Gründen der Eleganz, ein wissenschaftlich begründetes 24stündiges Stehenlassen vor und dann erst zu filtriren. Mir ist bekannt, und auch schon in Geiger's „*Handbuch der Pharmacie*" finde ich eine Notiz, dass Scilla, wenn man sie langsam trocknet, ihre Kraft grösstentheils und fast geschmacklos wird. Weiter sagt jener: Die Güte der Meerzwiebel besteht in ihrer Frische.

Noch im Jahre 1832 (*Pharmacopoea universalis A. J. T. Jourdan*) war von vielen Pharmacopöen für Scillapräparate Scilla rec. vergeschrieben.

Mit noch manchen anderen Thatsachen könnte ich meine Ansicht bekräftigen, dass es richtigerwäre, fürdie pharmaceutischen Präparate *nur frische Scilla* zu verwenden, und dass auch bei Infusionen, Vina, Species nur frische Scilla dispensirt werden sollte. Es müssen natürlich auch unsere modernen Dosirungen wieder genau geprüft werden. Alte Scilla, besonders käufliches Pulver, ruft oft nur Ekel hervor, ohne lösend und diuretisch zu wirken.

Von meinen gelegentlich gesammelten Erfahrungen kann ich erwähnen, dass 186 g trockene Scilla 1130 g frischer entspricht *(1 :6).* Die Vorschrift für Acidum scillae müsste demnach lauten :

    1130 Scilla maritima rec.,
    186 Spiritus,
    335 Acid. acetic. dil. 1,04,
    410 Aqua dest.,

mehrere Tage stehen lassen und filtriren.

Oxymel scillae dürfte nur mit solchem Acedum scillae gemacht werden.

Frische Scilla maritima giebt mit Spiritus dilut., wobei auch durch längeres Absetzenlassen die Entfernung des Schleimes möglichst im Auge behalten werden muss, 13 bis 17 Proc. Extract.

Frische Scilla mit 1 Proc. HCl ausgezogen = 7,9 Proc.

In trockenem Sande lassen sich Meerzwiebeln sehr gut einige Zeit aufbewahren.

Sur les alcaloïdes de l'urine humaine.

Par *M. Thudichum.*

Comptes rendus de l'Académie des sciences du 25 juin 1888.

J'ai l'honneur de communiquer à l'Académie les résultats de recherches que j'ai faites il y a longtemps, et que j'ai confirmées récemment par de nouvelles expériences. Les développements les plus importants s'appuient sur des études publiées par un célèbre chimiste français, *Louis Proust,* en 1801 et en 1820.

L'urine étant acidifée avec 5 pour 100 d'acide sulfurique hydraté, préalablement dilué avec deux fois son volume d'eau, en sorte que 100 volumes d'urine donnent 115 volumes de mélange, les alcaloïdes sont précipités par une dissolution concentrée d'acide phosphomolybdique ou d'acide phosphotungstique. Ces acides étaient purs et crystallisés. Le précipité, bien lavé, est décomposé par un mélange de baryte hydratée et de carbonate de baryum, à l'aide d'une chaleur douce, sans jamais laisser au liquide un excès de l'hydrate alcalin. La solution filtrée, colorée en jaune rouge foncé, contient tous les alcaloïdes dont il est ici question.

Urochrome, matière colorante normale de l'urine. — Quand on ajoute à cette solution colorée une solution diluée de sesquichlorure de fer, il se produit un précipité volumineux, qui contient la matière colorante combinée à l'oxyde de fer. Il faut chauffer le mélange, le filtrer pendant qu'il est chaud et laver le précipité aussi rapidement que possible. L'urochrome peut être isolée de ce précipité par des procédés différents et traitée avec l'acide sulfurique, ou bien le précipité ferrique peut être traité par l'acide sulfurique directement; dans l'un et l'autre cas, on obtient les principaux produits découverts par Proust en 1801.

Ces produits forment un précipité floconneux, coloré en rouge violet foncé, qu'il faut débarrasser de toute trace d'acide sulfurique et sécher à l'air. Au moyen de l'éther, on extrait ensuite *une résine rouge, mélange d'omicholine et d'acide omicholique,* matières dont la présence n'a pas été reconnue par Proust. La partie insoluble dans l'éther est un mélange de *la matière résineuse rouge,* soluble dans l'alcool absolu, et de *la matière noire particulière,* toutes deux décrites pour la première fois qar Proust. J'ai appelé la résine rouge *uropittine* et la matière noire *uromélanine.*

L'*omicholine* est un corps résineux, insoluble dans l'ammoniaque, soluble dans l'éther et dans l'alcool. Elle présente au spectroscope une bande d'absorption entre D et E ; elle a une fluorescence verte très belle, et sa composition peut être exprimée approximativement par la formule $C^{14}H^{18}AzO^{2}$.

L'*acide omicholique* est également rouge et résineux, soluble dans l'éther et dans l'alcool, et possède la même fluorescence verte; lui aussi montre au spectroscope une bande d'absorption entre D et E, mais plus étroite que celle de l'omicholine. Il est soluble dans l'ammoniaque et précipité par les acides, et sa composition élémentaire peut être exprimée approximativement par la formule $C^{5}H^{10}AzO^{4}$.

L'*uropittine* n'a pas été isolée à l'état de pureté, parce qu'elle est toujours mêlée avec l'une ou l'autre de ses modifications, nommées *méta-uropittine* et *urorubine*, et altérée partiellement par l'oxygène de l'air. Sa solution alcoolique est rouge et présente au spectroscope une bande d'absorption sur F. Elle contient au moins 11 pour 100 d'azote·

L'*uromélanine* est insoluble dans l'alcool et l'éther, soluble dans les alcalis en solution dans l'eau, même à faible dose, et précipitée par les acides. L'uromélanine, dont la composition répond à la formule $C^{10}H^{13}Az^{7}O^{10}$, fournit beaucoup de combinaisons avec les métaux : l'argent, le baryum, le calcium, le plomb, le zinc. J'ai préparé cinq fois le sel d'argent neutre $C^{10}H^{10}AgAz^{7}O^{9}$, et je l'ai analysé treize fois. Il y a des sels basiques et acides. L'uromélanine est bien stable et j'en ai préparé, comme Proust, quelques centaines de grammes à l'état pur. L'urine d'un jour d'un adulte en donne de 30 à 50 centigrammes.

Ni l'urochrome, ni aucun de ses produits de décomposition ne cristallisent. L'urochrome est un alcaloïde auquel on ne peut assigner aucune origine particulière dans l'économie humaine; en particulier, ses produits de décomposition ne montrent aucune relation avec les corps colorants du sang ou de la bile. On pourrait comparer les propriétés de l'uromélanine à celles de l'*hématine privée de son fer*, mais la formule $C^{30}H^{43}Az^{7}O^{10}$ de l'uromélanine ne pourrait pas être dérivée de la formule $C^{18}H^{19}FeA^{4}O^{6}$, qui exprime le mieux les résultats des analyses de l'*hématine* la plus pure.

La comparaison de l'urochrome et de ses produits de décomposition avec les *matières colorantes de la bile* fournit un contraste encore beaucoup plus grand. J'ai prouvé que la formule moléculaire de la *bilirubine* cristallisée est $C^{9}H^{9}AzO^{2}$; celle de la *biliverdine*, $C^{9}H^{9}AzO^{3}$, celle de la *bilifuscine*, $C^{9}H^{11}AzO^{2}$. Il serait impossible d'en dériver ni l'urochrome ni aucun de ses produits.

Urothéobromine. — Quand on a séparé par filtration le précipité de l'urochrome ferrique du mélange d'alcaloïdes et qu'on laisse se refroidir le liquide filtré, il laisse déposer un précipité volumineux d'un alcaloïde qui s'obtient pur et cristallisé par la recristallisation dans l'eau et dans l'alcool. Cette base est un isomère de la *théobromine*, mais en diffère bien nettement par ses propriétés.

L'urothéobromine donne une combinaison avec l'oxyde de cuivre contenu dans l'acétate, dont elle déplace l'acide acétique quand le mélange est porté à l'ébullition; la théobromine ne donne pas ce précipité. L'urothéobromine peut être sublimée sans changement; elle ne donne pas de composé cristallisé avec le nitrate d'argent, comme celui qui distingue la théobromine du cacao.

Créatinine. — Le troisième alcaloïde de l'urine est la *créatinine*, qu'on peut isoler par divers procédés, en particulier par la précipitation avec le bichlorure de mercure. Après séparation de la créatinine, la solution contient encore *trois alcaloïdes* au moins, dont le plus remarquable est la *réducine*.

Réducine. — On l'isole par l'insolubilité de sa combinaison avec la baryte dans l'alcool absolu. Sa composition peut être exprimée par la formule $C^{18}H^{14}BaAz^6O^9$, si elle se comporte comme acide bibasique, ou par $C^9H^{11}Az^3O^4$. Elle a un pouvoir réducteur considérable; elle réduit les sels de cuivre, d'argent, de mercure et de fer, en rendant cupreux les sels cupriques, mercureux les sels mercuriques, ferreux les sels ferriques; elle précipite le métal des sels d'argent. Ces réductions s'effectuent dans des solutions acides ou neutres.

Pararéducine. — Cette base est obtenue combinée avec l'oxyde de zinc sous la forme d'un composé ayant la formule $C^1H^9Az^3O,ZnO$ ou $C^9H^9ZnAz^3O^9$. On voit aisément qu'il y a ici quelque relation avec la réducine.

Le *sixième alcaloïde* a été nommé *aromine*, mais n'a pas encore été isolé dans un état de pureté parfaite. Elle dégage en brûlant une odeur aromatique semblable à celle de la tyrosine en combustion.

Dans mes recherches, j'ai fréquemment fait usage d'un réactif précieux : c'est la base de M. Millon, appelée *mercuramine*. Elle extrait les acides d'un mélange quelconque, en y laissant intacts les corps alcaloïdes ou neutres.

PRAKTISCHE NOTIZEN UND BERICHTE

Aristolochia Serpentaria Jacq. lieferte mit *A. officinalis Fr. Ness ab Esenb*, und wohl noch andern Species dieser Gattung die früher sehr gebräuchliche, jetzt aber fast in Vergessenheit gerathene *Radix Serpentariae virginianae*. Die A. Serp. wächst in den Gebirgswäldern der südlichen vereinigten Staaten von Nordamerika, vorzüglich in Virginien. Der kleine knorrige Wurzelstock ist dicht mit vielen fadenförmigen, ästigen, bis 30 cm. langen Würzelchen besetzt. Der aufsteigende, hin- und hergebogene Stengel ist einfach oder wenig ästig, sowie mit weichen Haaren überzogen. Die A. offic. hat ihre Heimat ebenfalls in Nordamerika, dringt aber mehr nach dem Norden als erstere. Sie ist schlanker und höher, erreicht 1 M. Länge.

Früher gegen Schlangenbisse, lange andauernde Fieberkrankheiten und als schweisstreibende Arznei in der Medicin angewendet, sank die Wurzel ganz zum Volksheilmittel herunter. Die Hauptbestandtheile sind ein ätherisches Oel, mit campherartigem Bestandtheil, dann ein weiches Harz. Neuestens berichtet *Spica* (*Ref. i. d. Ber. d. d. chem. Gesellsch.* XXI, S. 137) über ein in dem ätherischen Extracte der Wurzel entdecktes Stearopten von der Zusammensetzung $C_{16}H_{14}O$. Aus Alkohol krystallisirt dasselbe in hexagonalen Täfelchen, schmilzt bei $196-198°$, sublimirt theilweise schon unter dem Schmelzpunkte und siedet gegen $210°$. An der alkoholischen Lösung bemerkt man schwache Drehung nach rechts:

B. R.

Xanthoxylon Senegalense DC.

In der Rinde dieser Pflanze (Xantoxyleac) fanden *Giacosa* und *Monari* durch Ausziehen mit Petroleumäther (Siedepunkt unterhalb 46°) ein schweres Oel, das dicke prismatische Krystalle ausscheidet, besonders dann, wenn es mit wenig Wasser emulgirt wird. Der aus Alkohol umkrystallisirte Körper — der

Pseudocholesterin sein soll — enthält keinen Stickstoff und giebt mit Schwefelsäure und Chloroform eine dunkelrothe Farbe; sein Schmelzpunkt liegt zwischen 120—125°. Neben diesem Oele ist auch noch ein zweites vorhanden, das aber nicht zur Krystallisation gebracht werden konnte.

Durch weiteres Ausziehen der Rinde mit siedendem Alkohol, Verdampfen des Lösungsmittels, Aufnehmen in verdünnter Natronlauge, Ausschütteln mit Aether und Versetzen des Rückstandes mit alkoholischer Salzsäure, erhält man zwei neue Alkaloide, die sich durch Auskochen mit heissem Wasser trennen lassen.

Näheres über diese Substanzen geben die Autoren nicht an. (*Gazz. chim.* XVII, pag. 362. *Ref. Ber. d. d. chem, G.* XXI, pag. 137. *Pharm. Post.*)

Nachweis selbst der geringsten Spuren von Bismuth. *M. Leger* fand, dass ebenso wie das Bismuthkaliumjodid ein empfindliches Gruppenreagens für Alkaloide bildet, sich umgekehrt die Alkaloide zum Nachweise von Bismuth eignen und unter diesen scheint das Cinchonin das geeigneste zu sein. Eine Lösung von Kaliumcinchoninhydrojodat einer Flüssigkeit zugesetzt, welche Bismuth im Verhältnisse von 1:10.000 enthielt, gab sofort ein hellrothes Präcipitat. Bei Lösungen im Verhältnisse von 1:100.000 war eine deutliche Färbung selbst von einer bedeutenden Entfernung aus sichtbar. Bei solchen im Verhältnisse von 1:500.000 konnte unter gewissen Vorsichtsmassregeln noch eine schwache Färbung wahrgenommen werden; denn dabei musste auf die Bereitung der Bismuthlösung Rücksicht genommen werden, indem weder Alkohol noch Alkalien, noch überschüssige Schwefelsäure in der Lösung enthalten sein dürfen. Die Versuche über die Verwendbarkeit der Probe zur

quantitativen Bismuthbestimmung blieben erfolglos in Folge der unbestimmten und unbeständigen Zusammensetzung des Niederschlages. Eine Verwechslung mit Quecksilber ist deshalb nicht möglich, weil dieses einen blassgelben Niederschlag gibt, der Bismuth-Niederschlag dagegen hellroth gefärbt ist. (*„Chem. and Drugg"* u. *Zeitschr. d. a. ö. Apoth.-Ver.*)

Ein sehr empfindliches Reagenspapier für Salzsäure. Von *J. Hinsdale.* Das Reagenspapier, dessen Bereitung im Nachfolgenden angegeben wird, ist viel empfindlicher als Lackmuspapier, indem mit demselben Salzsäure schon in einer Menge von 1 in 150.000 Theilen Wasser deutlich nachgewiesen wird.

Man nimmt feines weisses Filtrirpapier, welches man in Stücke von geeigneter Grösse schneidet und mit Curcumatinctur (1:8 Alkohol) tränkt.

Nach dem Trocknen zieht man sie nacheinander vorerst durch ein Bad, welches aus 1 Theil frisch bereiteten Kalkwassers und 1½ Theilen destillirten Wassers bereitet wurde, hierauf so schnell als möglich durch ein zweites Bad, welches blos destillirtes Wasser enthält und trocknet sie alsdann. Das fertige Papier hat eine tief orangegelbe Farbe.

Die Aufbewahrung des Papiers geschehe auf trockenen Orten im Dunkeln. Wird das Papier in Flüssigkeiten getaucht, die auch nur geringe Mengen Säure enthalten, nehmen die feuchten Partien eine rein gelbe Farbe an. Mit ungekochtem Wasser findet die gleiche Farbenreaction mehr oder weniger schnell statt, was durch die Gegenwart freier Kohlensäure bedingt ist. Nach dem Kochen zeigt reines Wasser gar keine Reaction. Wenn also freie Säure in einer Flüssigkeit nachzuweisen ist, so ist dieselbe vorerst zur Vertreibung der Kohlensäure zu erwärmen.

Da das Papier leicht blässer wird, sollen keine grosse Vorräthe davon gemacht werden. Dagegen kann man gewöhnliches Curcumapapier (1 : 8 bereitet) vorräthig halten und dieses nach Bedarf nach obigem Verfahren mit Kalkwasser und Wasser zubereiten. *(Americ. Drugg.*" *Zeitsch. d. a. ö. Apoth.- Ver.)*

THERAPIE UND MEDICINISCHE NOTIZEN
Rédacteur : Dr Med. WYSS.

Aufbewahrung von Sublimatlœsungen, von Dr *H. Michaelis (Zeitschrift f. Hygiene*, IV vol., 4. Heft, 1888). In den Berichten der Deutsch. Chemischen Gesellschaft, Bd. XX, pag. 2970, theilte *Victor Meyer* Resultate von Beobachtungen über die Haltbarkeit antiseptischer Sublimatlösungen mit, wonach zur Herstellung solcher Lösungen unbedenklich Brunnenwasser an Stelle des destillirten Wassers angewendet werden dürfe, « wenn sie in gut verschlossenen Gefässen und bei möglichst vollständigem Abschluss des Lichtes aufbewahrt werden." Für die Praxis ist namentlich diese letzte Forderung wohl wenig erfüllbar. Von der Voraussetzung ausgehend, dass nicht alle Lichtstrahlen gleichmässig eine photochemische Zersetzung auf die Sublimatlösung ausüben, hat *M.* im pharmakologischen Institut der Universität Berlin neue Untersuchungen mit verschieden gefärbten Gefässen angestellt, aus denen hervorgeht, dass antiseptische Sublimatlösungen in durch Eisenoxyd gelb gefärbten Flaschen sich ebenso unzersetzt erhalten, als wenn sie im Dunkeln aufbewahrt werden. Am besten werden sich daher zur Aufbewahrung dunkelgelbe (gelbbraune) Flaschen eignen, welche jedoch noch deutlich den Inhalt erkennen lassen.

. .

Ueber die antihemorrhagische Wirkung der Bryonia alba hat Dr *Petresco* aus Bukarest vor der Pariser Academie de Médecine eine Arbeit verlesen :

Bis dahin wurde bekanntlich die Wurzel in Form von Abkochung, Syrup, Tinctur etc. als Purgativum, äusserlich anstatt des Senfpflasters wohl auch zur Erzeugung von Hautreizen angewandt. In Dosen zon 20 bis 30 Centigrammen in 300 gr Wasser innerlich verabreicht, bewirkt Bryonia eine Contraction der Capillargefässe. Das Glycosid Breïn, welches *Urbeano* aus der Wurzel nebst anderen harzigen und glycosidischen Substanzen dargestellt hat, wirkt nach *P.* in analoger Weise, wie Bryonia.

. .

Einen hartnäckigen, chronischen, mit Knotensyphlid zu verwechselnden Fall von **Bromexanthem** beschrieb Dr *K. Szadek* in Kiew. *(Vierteljahrsschrift f. Dematologie u. Syphilis*, XV. Jahrgang, 1888, 4. Heft.) « Die Therapie des Bromexanthems, » sagt er, « ist sehr einfach und bedarf zuerst des Aussetzens der gebrauchten Brompräparate, damit eine entsprechende locale Behandlung angewendet werden kann ; bei schon langdauernden und hartnäckigen Bromknoten und Geschwüren muss man sehr fleissig verschiedene äusserliche Mittel anwenden : Kälte, Blei- und Zinksalbe bei entzündlichen Erscheinungen, dann Unna's Salicylpflastermulle; die derben Knoten und Wucherungen bedürfen einer Anwendung des Empl. hydrargyri. Als ein souveränes Mittel wird noch von *Gowers* innerlich Arsen empfohlen.

• •

Simulo als Antiepilepticum

wurde von Dr *Hale Withe* im Lancet (31. März 1888) warm empfohlen. Es ist dies die Frucht von *Capparis coriacea*, der Hyssopusfamilie angehörend und in Bolivia, Peru etc. wachsend. Die Firma *Christy und Cie* in London haben daraus eine Tinctur hergestellt, Dr. *Larrea*[1] soll mit dieser Tinctur sich selbst von der Epilepsie geheilt haben, während Dr *Hutchinson*[2] dieselbe sowohl bei hysterischen Anfällen als auch bei Epilepsie völlig unwirksam fand. White hat sie in 7 Fällen zu 4—8 gr 3 Mal täglich verordnet und kommt zu folgenden Schlüssen: Keiner der Patienten hat selbst bei längerer Darreichung des Medicamentes schädliche Wirkungen verspürt. Die wenigen beobachteten Fälle erlauben es W. nicht zu entscheiden, ob Simulo Epilepsie wirklich heilt, in mehreren Fällen scheint immerhin eine merkliche Besserung eingetreten zu sein, so dass das Medicament behufs weiterer Prüfung zu empfehlen ist.

Eulenburg (Therap. Monatshefte, Aug. 1888) theilt nun seine diesbezüglicgen Erfahrungen mit. Das Mittel wurde längere Zeit hindurch bei 7 Kranken (4 Epileptischen und 3 Hysterischen in Anwendung gezogen; wobei in der Regel mit der Einzeldosis von $^1/_2$ Theelöffel begonnen und bis auf 2 Theelöffel, 2—3 Mal täglich, gestiegen wurde. Als Antihysterium ist, nach ihm, das Mittel entschieden bedeuttungslos, als Antiepilepticum kann die Simulotinctur für nicht gerade gänzlich wirkungslos angesehen werden, sie ist aber im Allgemeinen den Brompräparaten auch nicht entfernt gleichzustellen.

[1] *Brit. med. Joural*, vol I, p. 1184; 1885.
[2] *New Commercial Plants and Drugs*, Nr. 10, p. 92.

Sehr erwünscht wäre es, dass recht bald von berufener Seite die pharmakodynamische Wirkung der Drogue einer Prüfung unterzogen und eventuell der wirksame Bestandtheil derselben isolirt dargestellt würde.

• •

Ueber die bei der in Glasgow vom 7—11 August d. J. abgehaltenen Jahresversammlung der **British Medical Association der Abtheilung für Pharmacologie und Therapie** vorgelegten Arbeiten geben wir nach dem *Lancet* folgendes Résumé:

Der Präsident, Herr Dr *James Morton* aus Glasgow, hielt eine Ansprache, worin er auf die bedauernswerthe Thatsache hinwies, dass die ersten Pharmacologen nicht in den Reihen der Mediciner, sondern unter den Chemikern und Apothekern zu finden seien. Er findet, dass bei den heutigen rapiden Fortschritten der Pharmacie, diesem Fache bei den medicinischen Studien mehr Beachtung geschenkt werden soll.

Eine Arbeit von *Dujardin-Beaumetz* über *Phenacetin* wurde in Uebersetzung vorgelesen. Die Existenz von drei Phenacetinen (meta-, para- und ortho-) wurde festgestellt. Die erste der drei Substanzen besitzt keine therapeutischen Eigenschaften, die zweite aber ist wirksamer als die dritte. Die Unlöslichkeit des Phenacetins macht seine subcutane Anwendung unmöglich und erschwert experimentelle Untersuchungen an Thieren. Therapeutisch wirkt das Phenacetin in zweifacher Beziehung: Es erniedrigt die Fieber-Temperatur und beruhigt die Schmerzen. Als Analgesicum übertrifft Ph. seine Vorgänger Antipyrin und Acetanilid. Es verursacht keine gastrischen Störungen. noch scharlachförmigen Rash oder Cyanose. In täglichen Dosen von 1—2 gr. monatelang verabreicht, hat es D. nie schädliche Wirkungen gezeigt.

Am besten giebt man es in Cachets.

Prof. *T. Fraser* verlas alsdann eine Arbeit über den *relativen Werth von Codeïn, Morphin* und *Atropin* bei *Diabetes Mellitus*, worin er die Aufmerksamkeit seiner Zuhörer auf die chemische und physiologische Aehnlichkeit des Morphins und Codeïns lenkte.

Dr *R. B. Macpharon* betonte in seiner Arbeit die Nothwendigkeit der Einförmigkeit in der Stärke der medicinischen Substanzen. Nach den von Dr *Terton* und *Otto Hehner* angestellten Untersuchungen fanden sich von 50 von mehreren Apotheken von Chelsea dispensirten Arzneimitteln nicht weniger als 17 dem auf dem Recepte verlangten Procentsatze nicht entsprechend.

Dr *Stretch Dowse* von London schloss die Verhandlungen mit einem Vortrag und Demonstrationen über Massage.

⁎ ⁎

Bromarsen hat Dr *Iljïn* (*Russkaja Medicina*, 1887, p. 48) in zwei sehr hartnäckigen Psoriasisfällen glänzende Erfolge gegeben.

⁎ ⁎

La gélosine comme moyen de dilatation par le Dr *G. Coupard*, médecin de la fondation Péreyre pour les affections du larynx et du nez (*Revue mensuelle de laryngologie etc.*, 1. September 1888).

La malléabilité de la gélosine permet de lui donner la forme et le volume que l'on désire. Elle peut en outre être mélangée à certains médicaments, iodoforme, cocaïne, acide borique etc., ce qui en rend l'emploi plus précieux encore. Sous l'influence de l'humidité elle triple son volume, elle ne se modifie pas dans l'éther iodoformé.

Je l'ai employée dans les rétrécisse-ments du nez, du larynx, du conduit auditif externe, du col de l'utérus avec des résultats très-heureux, et j'espère qu'avec de légères modifications il en sera de même pour le rétrécissement du canal de l'urèthre.

⁎ ⁎

Ueber die Desinfection von chirurgischen Instrumenten. In einem grösseren Aufsatze (*Berliner Klinische Wochensch*. 1888, Nr. 35 u. *Apoth.-Ztg.*) theilt Dr *H. Davidsohn* seine Versuche mit, über die beste Art, welche es jedem Arzt gestattet, auch ohne grosses Hilfspersonal eines Krankenhauses seine Instrumente in zuverlässiger Weise zu desinficieren und eventuell auch diese Desinfection ohne grosse Aparate in dem Hause eines Patienten vornehmen zu können. Nach den zahlreichen, durch Versuche genau kontrollirten Beobachtungen empfiehlt es sich, die Instrumente in einem gut geschlossenen Wasserbade während 5 Minuten einer Temperatur von 100° C., d. h. der Hitze des kochenden Wassers, auszusetzen, sobald nur dafür gesorgt ist, dass alle Höhlungen etc. der Instrumente von dem Wasser ausgefüllt werden.

Sämmtliche Eiterbacterien, selbst Milzbrandkulturen, welche an Instrumenten angetrocknet waren und deren Keimfähigkeit auf Gelatineplatten nachgewiesen wurde, erwiesen sich 5 Minuten langem Kochen der Instrumente sterilisirt und die Instrumente keimfrei.

Die Schärfe der Instrumente leidet in keiner Weise durch das Erhitzen im Wasserbade und die Zuhilfenahme von desinficirenden Flüssigkeiten ist für die Instrumente bei dem Auskochen in bedecktem Wasserbade überflüssig.

VARIA

Der Apotheker der Zukunft. An der 25. Jahresversammlung der *British Pharmaceutical Conference* in Bath (3—6 Sept. 1888), wurde von dem derzeitigen Präsidenten, Herrn *Benger*, eine Adresse verlesen, der wir nach dem *Chemist and Druggist* (8. Sept.), über obiges Thema Folgendes entnehmen: .

Der Erfolg oder Misserfolg des Apothekers der Zukunft hängt grossentheils von seiner Geschicklichkeit ab, sich etwas veränderten und umgestalteten Bedingungen anzupassen. Er wird viel weniger mit dem blossen Verkaufe verschiedener Artikel zu thun haben. An seine wissenschaftliche und technische Ausbildung werden höhere Ansprüche gestellt werden. Sein Erfolg wird namentlich auch von der Erkenntniss der Thatsache abhängen, dass ausserhalb der Pharmacie noch ein weites, mit ihr mehr oder weniger verwandtes Arbeitsfeld liegt, auf dem seine technischen und wissenschaftlichen Kenntnisse zu einer günstigen Anwendung gelangen können.

Der Apotheker sollte nicht ermangeln, sich zu erinnern, dass die Chemie bei der Erzeugung einer unzählbaren Menge von häuslichen Artikeln eine grosse Rolle spielt und dass die Fabrication vieler dieser Artikel in den Händen von nicht wissenschaftlich gebildeten Leuten liegt, so dass zur Stunde die zu ihrer Erzeugung angewandten Proceduren nicht auf wissenschaftlichen Principien basiren. Wer wäre oder sollte wenigstens berufener sein als der Apotheker um das Studium derselben aufzunehmen? Eine ganz leichte Verbesserung in der Fabrication irgends eines häuslichen Artikels kann den Strom des Glückes nach seiner Richtung ablenken. Es ist wohl unnöthig hinzuzufügen, dass eine gründliche Kenntniss der neuerdings entdeckten chemischen Reactionen und Proceduren, sowie der beständig an Zahl sich vermehrenden neuen chemischen Körper, welche uns zur Verfügung gestellt werden, einem geschäftigen und intelligenten Arbeiter die Mittel zu solchen Verbesserungen in die Hand geben.

Die Arbeit muss aber eine wirkliche sein und die Verbesserung nicht blos auf dem Papier existiren. Ich habe letzthin in Betreff eines neuen Präparates gelesen, dasselbe sei das Resultat langjährigen angestrengten Studiums und Nachdenkens. Das „Resultat" wurde dann beschrieben als ein neues und unvergleichliches Mittel gegen Kahlheit und einen unfehlbaren Erzeuger von Schnurr- und Backenbärten. Leute, welche solchen Betruges fähig sind, würdigen die Kunst und Wissenschaft der Pharmacie herunter, sind ihren Fortschritten hinderlich und auf dem besten Wege sich lächerlich und verächtlich zu machen, sowie nebenbei sich den Stempel von Quacksalbern und Charlatanen aufzudrücken.

Von Jugend auf hat man uns gesagt, dass „Kenntnisse ein Vermögen sind". Unzweifelhaft, aber ein latentes Vermögen, und wenn wir dasselbe nicht in eine active Form umwandeln, so wird es unsere Stellung wenig verbessern helfen. Wenn *Swan*, selbst ein Apotheker und Mitglied dieser Versammlung, seine Studien über Electricität nur soweit betrieben hätte, als nothwendig ist um die Examen der Pharmaceutical Society abzulegen, oder wenn er nachher sein Licht unter die Scheffel gestellt, so würden wir nicht die Swan'sche Incandescenzlampe besitzen, noch Swan zum Reichthum gelangt sein.

Untersuchungen anderer zu verwerthen, Theorien in practische Thatsachen zu verwandeln, in blossen philosophischen Deductionen wissenschaftlicher Forscher die für die practische Anwendung geeigneten latenten Elemente zu entdecken, das alles verlangt geistige Fähigkeiten, welche nur durch Ausbildung und Erziehung erworben werden.

Ob der Apotheker der Zukunft sich auf die Herstellung und den Verkauf von Arzneimitteln beschränke oder sein Arbeitsfeld in einer der vielen ihm offen liegenden Richtungen erweitere, eines ist sicher, er muss Schritt halten mit dem Laufe des Fortschrittes. Die allgemeine und technische Erziehung, welche unsern Eltern genügte, wurde schon für uns als ungenügend befunden, und jetzt schon ist es augenscheinlich, dass unsere Söhne besser ausgerüstet sein müssen als wir, wenn sie sich eine Stellung in der Zukunft erringen und behaupten wollen.

Die Volksschichte, welche in der socialen Gliederung unter uns steht, entsendet junge Kräfte, welche denjenigen höherer Klassen in dem Kampfe um lohnende Beschäftigung eine furchtbare Opposition machen werden. Von allen Seiten strömen Fremde gegen uns heran und überfallen unsere Schwellen. Alle diejenigen, welche mit wissenschaftlicher Industrie beschäftigt sind, haben die Gefahr bemerkt und machen Anstrengungen, die Catastrophe abzuwenden. Bessere und weitergehende Erziehung, technischere Geschicklichkeit und Ausbildung, mehr

Selbstverläugnung und Selbstvertrauen sind dazu nothwendig. Sollen wir Apoteker die Letzten sein in der Erkennung der Thatsache, dass unsere eigene Kurzsichtigkeit eine der Ursachen der Erniedrigung unseres Standes ist.

Unvermuthete Apotheken - Revision. Der „*Süddeutschen Apotheker - Zeitung*" wird aus Berlin geschrieben: Bei einem Berliner Apotheker, als strenger Apotheken-Revisor bekannt, kehrte unvermuthet die Revision selbst ein. Diese fand nicht alles in Ordnung, namentlich wurde ein verschlossenes Kästchen hervorgestöbelt, nach dessen Oeffnung sich eine Anzahl Lösungen vorfand, die nur ex tempore zu bereiten gewesen wären. Der Fall ist zu bedauern und wird für den Betreffenden sehr peinliche Folgen haben. Ganz auffallend aber ist die Geflissenheit, mit der ein Theil der politischen Presse den Anlass breit schlägt, so dass die Vermuthung nahe liegt, dass politische Heisssporne denselben benützen, um ihr Müthchen an dem vielleicht unbequemen Gegner zu kühlen. *(Pharm. Post.)*

Ueber **Aerztliches Honorar** finden wir im *Lancet* (25. August 1888) folgende Erwägungen: Nichts ist verdriesslicher als die Ungewissheit, welche herrscht in Bezug auf ärztliches Honorar. Der Patient weiss nicht wie er den Arzt honoriren, der Arzt, namentlich der jüngere, nicht wie er sich bezahlt machen soll. Die Geldarmuth welche in den meisten unserer Spitäler existirt, zeigt, dass die Kunst des Honorirens sich nicht in deren Mauern lernt. Ohne Zweifel ist die alte Gewohnheit, das Honorar hübsch einzuwickeln, am Aussterben begriffen; in der That ist das sehr begreiflich, da ja die Erfahrung das Publikum belehrt, dass es weniger zu bezahlen hat, wenn es frägt: „Was ist meine Schuldigkeit?" Der wahre Begriff des Honorariums verschwindet, wenn der Arzt den Werth seiner Dienstleistungen abschätzen und anstatt einer freiwilligen und dankbaren Anerkennung seiner Kunst, seinen Preis angeben soll. Trotz der bedeutenden Menge Arbeit, welche umsonst in Spitälern verrichtet wird, glaubt das Publikum doch, dass die Wohlthätigkeit schon zu Hause beginnt und scheint namentlich darauf bedacht zu sein, wie es aus philantropischen Absichten Nutzen ziehen könne. Dieser Glaube wird durch den schwankenden Bezahlungsmassstab jüngerer Collegen noch gefördert und verbreitet noch mehr Unsicherheit in Bezug auf gebührendes Honorar. Man hat vorgeschlagen, die Bezahlung mit baarem Gelde durch Cheques zu ersetzen. Aber das hat auch seine Unzulänglichkeiten. So

hat ein uns bekannter Patient sich hartnäckig geweigert, an einem Sonntag einen Wechsel auszustellen: er zog es vor, seine ganze Kasse auszustöbern und das Honorar zum grossen Leidwesen des consultirenden Arztes in Silbermünze auszubezahlen. Am besten ist es jedenfalls, dem Patienten den Betrag des Honorars wissen zu lassen, bevor er das Consultationszimmer betrit. In welcher Form dasselbe bezahlt werden soll, das ist dann Sache des Patienten. Das Geld ist wohl verdient und es braucht von Seite des Arztes kein falsches Schamgefühl, dasselbe in der Weise in Empfang zu nehmen, in welcher es der Kranke darreicht.

Pharmacie in Tunis. Den 8. August d. J. hat der Bey von Tunis eine Comission mit der Prüfung der Diplome der Aerzte und Apotheker beauftragt, welche in der Regentschaft practiciren.

Der automatische Apotheker. Nach dem *Punsch* ist die letzte amerikanische Neuigkeit eine in Eisenbahnstationen aufgestellte automatische Maschine, welche anstatt Zündhölzchen oder Zuckersachen gegen Einlage von nur einem Groschen jede beliebige Medicin abgiebt. Wir empfehlen diese Neubeit ohne Garantie allen zu sehr beschäftigten Collegen.

Fragekasten und Sprechsaal.

40) Ein College ersucht uns um Aufnahme folgender Frage: „Wo ist *Leinsamenmehl* I. Qualität billig zu bekommen?"

Wir verweisen auf die Firma *A. Panchaud et Cie.* in Vevey (Fortschritt, 1888, S. 243).

41) Auf die Anfrage über Bereitung von *Jodoform-Emulsion* findet sich die Anwort auf S. 25 dieses Bandes unserer Zeitschrift.

42) Abonnent H. F. in A. Guter *Vogelleim* wird nach *Hager* erhalten, wenn man folgendes Gemisch zusammenschmilzt:

        Colophonii 100
        Resinae Pini. 50
        Ol. Raparum 65

oder

        Colophonii 100
        Terbinth. com.
        Ol. Raparum au 50
        Mellis erud. 6.

43) Nochmals die Anfrage nach einer exaten Vorschrift für künstliches *Gieshübler - Wasser*. Dabei bemerken wir, dass weder durch die Vorschrift in Hager's Manual, noch durch diejenige in der Realencyclopädie von Geissler und Moeller eine Lösung erzielt wird, die dem natürlichen Wasser gleich kommt Ganz im Gegentheil wird damit der Wein dunkel gefärbt, was mit dem natürlichen Gieshübler nicht der Fall ist.

DER FORTSCHRITT
LE PROGRÈS

Rédacteurs : **B. REBER**, Pharmacien, et Dr Med. **A. WYSS**.

| N° 19. | GENF, 5. October 1888. | IV. Jahrgang. |

Inhaltsverzeichniss.

Wissenschaftliche Arbeiten werden mit Fr. 50 der Bogen (16 Seiten) honorirt.
Les travaux scientifiques seront rémunérés à raison de Fr. 50 la feuille (16 pages).

PHARMACIE UND CHEMIE

Ueber Aschenbestimmung.

Von *F. A. Flückiger.*

(Vom Verfasser als Separatabdruck aus *Zeitschrift für analit. Chemie* eingesandt.)

Die Schwierigkeiten, welche sich bei der Einäscherung mancher Substanzen ergeben, sind durch *Reese*[1] vermittelst eines Apparates überwunden worden, dessen Verzüge ich nicht bestreiten will. Doch kann man in den meisten Fällen viel einfacher zum Ziele gelangen.

Man erhitze die betreffende Substanz in einer geräumigen Schale aus Platin oder in einem Porzellantiegel nur so schwach, dass die Verkohlung ohne Entflammung erfolgt. Zweckmässiger Weise bedeckt man dabei das Gefäss mit einem Netze aus Platindraht. Wenn die Dampfentwickelung aufgehört hat, so lässt man erkalten, giebt eine reichliche Menge Wasser zu der schwammigen Kohle und trocknet sie auf dem Wasser-

[1] Zeitschrift für analyt. Chemie, **27**, 133 (1888).

bade vollständig aus. Ist dieses erreicht so erhitzt man zunächst wieder äusserst gelinde (um Verlust zu vermeiden) und steigert sehr allmälich die Temperatur. Gewöhnlich verglimmt die Kohle nunmehr sehr rasch ; wenn nicht, so wiederholt man das Eintrocknen mit Wasser und glüht auf's neue. Dass man dieses auch wohl durch vorsichtiges Umstechen der Kohle mit einem Platindrahte befördern kann, versteht sich. Kaum wird irgend eine der Substanzen, welche sonst so sehr schwer verbrennen, dieser Behandlung widerstehen. — 0,900 g. Hornspäne zum Beispiel gaben mir sehr rasch 0,0025 g. = 2,77 % rein weisser Asche. Schwieriger finde ich allerdings das Eiweiss, bei welchem es gerade wichtig ist zuerst bei gelindester Erhitzung eine recht lockere Kohle herzustellen. — 0,510 g. trockenes Hühnereiweiss lieferten mir 0,0255 g. = 4,95 % weisser Asche.

Leichter erfolgt nach diesem Verfahren die Einäscherung von Pflanzenstoffen ;

Kautschuk und Gummi zum Beispiel bieten keine Schwierigkeit.

Die Verbrennung wird in angegebener Weise in verhältnissmässig niedriger Temperatur durchgeführt, was ja auch in manchen Fällen gerade wünschenswerth ist. — Der hier verwerthete Gedanke ist nicht neu; er findet sich unter anderem in der 6. Auflage der quantitativen Analyse von *R. Fresenius* II. (1884), 638, meines Erachtens aber nicht mit dem wohlberechtigten Nachdrucke; ich glaube, dass dieses Verfahren einer sehr allgemeinen Anwendung fähig ist, welcher ich es schon früher [1] empfohlen habe.

Ueber Suppositorien
mit Honig, Seife, Gelatine, Glycerin. etc.

Diese uralte Arzneiform hat wie so vieles andere im Laufe der Zeiten sich modifizirt, auch sie war mehr oder weniger den Gesetzen der Mode unterworfen, sie wurde durch die Technik verändert, verbessert und umgestaltet, das Vehikel änderte, neue Medikamente wurden jenem inkorporirt und die Erkenntniss, dass viele Agentien, selbst Peptone, durch den Mastdarm absorbirt werden, machte das Suppositorium zu einer sehr brauchbaren und nothwendigen Arzneiform.

Offenbar hatten die Stuhlzäpfchen früher nur die eine Bestimmung das Klystier zu ersetzen um die Evacuirung von Faecalmassen zu erleichtern und die alten Pharmacopöen — die spanische heute noch — geben Vorschriften, welche als Vehikel *Honig* verschreiben, der bis zum Braunwerden eingedampft wird, auf der kalten Steinplatte erstarren musste und dem man vorher 10—20 % Kochsalz beimischte. Das war das *Suppositorium*

[1] Vgl. *Flückiger* und *Tschirch*, Grundlage der Pharmakognosie 1885, p. 128.

commune. Dann mischte man auch Glaubersalz, Coloquintenpulver und Aloë bei. Diese Suppositorien wurden dann gerollt und als flingerförmige, auf einer Seite zugespitzte Cylinder dispensirt. Auf die mehr oder weniger elegante Form mag man wohl damals wenig Werth gelegt haben, das Gewicht betrug etwa 10 Gramm. Die spanische Pharmacopœ lässt die flüssige Masse in geölte Papiertrichter ausgiessen und ein Bändchen einfügen um das Zäpfchen nach Gebrauch wieder herauszuziehen.

Später kam das Suppositorium aus *Seife* zur Anwendung, welches bekanntlich die sorgsame Mutter für ihr Kind selbst mit dem Messer aus einem Stück Hausseife schnitt und heute noch schneidet, während Herr Dietrich in Helfenberg seine Glycerinseife in Formen giesst. Die *Gelatine*, dieser bieg- und schmiegsame Körper, schmachtete auch in der Suppositorientechnik nach Verwendung, ebenso Gelosine, Agar-Agar u. s. w. Ich habe die Unzukömmlichkeit dieser Substanzen schon früher hervorgehoben, die Gelatine ist ein Kulturboden für alle Sorten Bakterien, zudem quillt sie auf und gibt das eingeschlossene Reizmittel oder Medikament nur schwierig ab. Ein glattes Vehikel, sich einschmeichelnd präsentirend, das aber den Therapeutiker und den Kranken mit seinem zähen Egoismus täuscht.

Die *Cacaobutter* indessen als Vehikel entspricht allen Anforderungen, sie ist hart und schmilzt durch die Körperwärme, sie lässt mit sich machen was man will : man raspelt, pulvert, malaxirt sie, man mischt sie kalt oder warm, man rollt sie aus und giesst oder presst sie in konische, spitze und gerippte Formen. Sehr beleidigt wird sie nur durch allzu grosse Wärme oder durch plebeischen Wachszusatz. Bei längerem Schmelzen verliert sie das Parfüm und wird schnell ranzig, ihre gelbe Farbe verwandelt sich in mattes Weiss und die Nase glaubt ranziges Unschlitt zu diagnosticiren. Wachszusatz und besonders das gebleichte weisse Wachs machen das Suppositorium in der Hand des Rezeptors schneller erstarren, das aber dann schneller ranzig wird und am Bestimmungsort angelangt viel weniger schmelzbar und resorbtionsfähig ist. Die Cacaobutter verlangt also subtile Behandlung und scheut ausserdem sehr das Licht, das ihr alle Tugenden benimmt.

Wenn also das Suppositorium als Reizmittel gebraucht wird, wobei es wie das Seifenzäpfchen in Folge der Reizbewegungen des Darmes so schnell wie möglich wider flüchtet und nur die Oberfläche in Aktion kommt, so mag das Vehikel Stearin oder Seife, auch Gelatine sein. Die Mengenverhältnisse für letztere sind die gleichen wie ich sie früher (siehe *Fortschritt* N° 4, 1887) für Antrophore angegeben habe. [1]

Soll aber das Suppositorium als Träger eines Medikamentes dienen, dessen Wirkung von einiger Dauer sein und das absorbirt werden soll, wie z. B. Morphium, Belladonna-Extrakt, Chloral, Pepton u. s. w.; so darf das Vehikel meiner Meinung nach kein anderes sein als Cacaobutter und das führt mich auf die von mir eingeführte Form, die hohlen Suppositorien zum Selbstfüllen; diese Form hat das Suppositorium überhaupt wieder auf die Füsse gebracht und populär gemacht. Die Cacaobutter wird in feinster Qualität verwendet uud kalt in besonders von mir erfundenen Maschinen gepresst, durch Verkürzung des Stopfens kann der hohle Raum vergrössert und das Medikament,

[1] Gelatine 20
Glycerin 40
Wasser 20
Nach dem Auflösen der Gelatine auf 60 eindampfen.

wenn nöthig mit Vaselin oder Cacaobutter gemischt, oder auch in Lösung in die Höhlung gebracht werden.

Beabsichtigt der Arzt die Einführung von *Glycerin*, so gibt es keine bessere Art der Anwendung und scheint es mir zu gewagt ohne spezielle Verordnung das Glycerin mit der reizenden alkalischen Seife zu combiniren.

Andere Flüssigkeiten, wie Paraldehyd, Fluid-Extrakte u. s. w., und diesen gehört doch gewiss die Zukunft an, können überhaupt nicht anders formulirt werden als in meinen Hohlsuppositorien. Bei der Ordination von Chloral, Jodoform u. s. w. mag die äussere Hülle der Cacaobutter auch den Vortheil haben, den Kontakt mit der Schleimhaut zu mildern und den üblen Geruch starkriechender Präparate zu verbergen.

Meine hohlen Suppositorien und Vaginalkugeln sind schon seit 10 Jahren im Handel und mancher College hat deren Vortheile betreffs Eleganz, Qualität und schneller Arbeit schon anerkannt, wenn auch öfters zuerst die jeder Methode anhängenden Schattenseiten an's Licht gezogen und breit geschlagen wurden.

Kürzlich meinte ein College die Wandungen meiner Suppositorien seien zu dick, ein anderer die Höhlung sei zu klein und fasse nicht genug. Reine Cacaobutter ohne Wachszusatz ist leicht bröcklig und bei dünner Wandung hat das Fabrikat nicht mehr die gleiche Festigkeit und wird sich leicht in der Schachtel oder zwischen den Fingern zerdrücken. Bei den Seifen-Glycerinzäpfchen kommt ja nur die Oberfläche und wenige Prozente des Inhalts zu Wirkung, während nach dem sofortigen Schmelzen meiner mit Glycerin gefüllten Hohlsuppositorien deren ganzer Inhalt sofort seine wasserentziehenden Eigenschaften entfaltet.

Immerhin habe den neuesten Anforderungen soviel wie möglich entgegen zu kommen versucht und fabricire hohle Suppositorien mit etwas stärkerer Höhlung, 1 und 2 Gramm Glycerin fassend und können diese zum Selbstfüllen oder aber auch bereits fertig gefüllt und verschlossen bezogen werden.

Von Musterschutz der Fabrikate anderer Firmen kann nicht die Rede sein, da ich ja als Erfinder der Hohlsuppositorien diese zum Füllen mit beliebigen Medikamenten seit zehn Jahren fabricire und annoncire.

Genf.   A. SAUTER.

Ueber den Japantalg.
Ein Beitrag zur Kenntniss der Pflanzenfette.
Von *Louis A. Eberhardt.*

Diese interessante Inaugural-Dissertation ist eine vorzügliche und eingehende, an der Universität Strassburg unter der Leitung des Hrn. *Prof. F. A. Flückiger* ausgeführte Arbeit, der wir folgende Zusammenstellung entnehmen.

Gewinnung. Zu den Fetten, welche im Welthandel in hervorragender Menge vorkommen, gehört auch der Japantalg, auch Japanwachs, Sumachwachs, in Japan Fasi-no-ki genannt. Er wird von den Früchten folgender Bäume aus der Familie der Anacardiaceae gewonnen: Rhus succedanea L.; Rhus vernicifera D. C. Ob auch die in China wachsende Rhus chinensis Miller das Fett zur Ausfuhr liefert, ist mir nicht bekannt. Die beiden ersteren Bäume, welche nur in Japan zur Gewinnung des Talges benutzt werden, geben den Japantalg des Handels. Trotzdem findet man noch die irrige Angabe, dass auch Westindien und Südamerika Japantalg producire. So z. B. bei Husemann und Hilger, Pflanzenstoffe 1882—4, p. 857 « — — der Japantalg kommt in grossen, runden Scheiben von Ost- und Westindien, Brasilien und Japan in den Handel. » — Von den in Japan vorkommenden [1] Rhus semialata Murray, Rhus Toxicodendron L. und Rhus trichocarpa Miq. kann man nach Rein [2] auch Fett gewinnen, jedoch ist dessen Quantität zu gering, um es verwerthen zu können. Ebenso wird der von Consul Robertson in Kanagawa Rhus silvestris S. et Z. als Talg liefernder Baum angeführt, während er nach Rein dazu nicht herbeigezogen wird. Rhus succedanea und Rhus vernicifera sind in Japan nicht einheimisch. Ihre eigentliche Heimath ist nicht mit Sicherheit bekannt. Rhus succedanea soll von den Loshoo- (Lutschu; auch Miu-kiu, chinesisch; japanisch Riukiu; 127—130° östl. Länge von Greenwich, 26—28° nördl. Breite) Inseln stammen; Rhus vernicifera aus China. Rhus silvestris kommt dagegen nur in Japan vor und heisst Yama-Hari.

Rhus succedanea L. (japanisch Hazeno-ki = Harzbaum, Rò-no-ki = Talgbaum). Franchet und Savatier geben für Rhus succedanea an : « Hab. in silvis : Kiousiou, in regione littorali provinciae Fizen, Nangasaki, Nippon media, in montibus Hakoné, Yokosha. Saepe culta. Der Talgbaum wird hauptsächlich im südlichen Japan angebaut, so auf den Inseln Kiushiu und Shikoku und auf Hondo, in den Provinzen Aki, Surro, Negato, Iwarni, Tango Kū.

Rhus vernicifera D. Cand. (japanisch : Urushi-no-ki = Lackbaum, Uro-no-ki,

---

[1] Franchet et Savatier, Enumeratio plantarum japonic. 1879, Vol. I. p. 92, zählen folgende Arten auf : Rhus semialata Muray (Fushi-no-ki oder Nurrude); Rhus Toxicodendron L. (Tsuta urushi); Rhus succedanea L. (Fasi-no-ki); Rhus silvestris S. et. Z. (Yama-urushi); Rhus trichocarpa Miq.; Rhus vernicifera D. C. (Urushi-no-ki), welche in Japan vorkommen, womit aber nicht gesagt ist, dass dieselben dort einheimisch sind. — Ueber die Verbreitung der Rhus-Arten siehe auch Engler, Botanische Jahresberichte 1881, p. 413.

[2] Rein, Japan. Bd. II, 1886, p. 185—192.

Wuruzi) besitzt nach Franchet und Savatier folgende Verbreitung in Japan: « Hab. Kiousiou, prope pagum Iwajawa Kutsi, Nippon media at Yokohama, Kamakoura. » Dieser Baum ist widerstandsfähiger [1] gegen klimatische Einflüsse als die erstgenannte Art und findet sich daher in ganz Japan verbreitet. Rhus vernicifera soll sehr alt werden; so schreibt Quinn, [2] englischer Konsul in Hakodate : « Man trifft in den nördlichen Provinzen sehr alte und grosse Bäume, welche wegen des zur Darstellung der japanesischen Kerzen dienenden Wachses gehalten werden. Solche Bäume wurden früher amtlich beaufsichtigt und durften nicht ohne obrigkeitliche Bewilligung entfernt werden. » Beide Bäume verleihen der Landschaft ein eigenartiges Ansehen, indem Rhus vernicifera in einigen nördlichen Thälern ganze Dörfer umgiebt. Auch werden beide Arten an Landstrassen angebaut. Da Rhus vernicifera auch zur Gewinnung des Lackes dient, so geschieht der Anbau auf zwei Weisen. [3] Erstens : Vermehrung durch Wurzelschösslinge weiblicher Pflanzen (zur Talggewinnung). Ebenso bei Rh. succedanea. Rhus vernicifera soll bis zu seinem vierzigsten Lebensjahre Fett liefern.

Simon [4] giebt an, dass ein Baum (wahrscheinlich Rhus succedanea) im 5. Jahre 4, im 8. Jahre 6, im 10. Jahre 18, im 12. Jahre 40, im 15. Jahre 60 Pfund Früchte liefern kann. 400 Pfund Früchte geben

[1] Kulturversuche mit Rhus-Arten in Deutschland wurden von H. Th. Geyler unternommen. Rhus succedanea und Rhus silvestris ertrugen den Winter von 1876—1877 nicht, während Rhus vernicifera und Rhus semialata gediehen. (Frankfurt a. M. Abhandlung der Senckenberg. Naturforsch.-Gesell. XII. 1880).
[2] Quinn, Jahresberichte der Pharmakognosie. 1881—82 p. 230.
[3] Pharmaceutical Journal and Transactions. London 1875. Jan. p. 584.
[4] Vierteljahresschrift für pract. Pharmacie. 1865. p. 299.

100 Pfund Talg. [1] Vom 18. Jahre an nimmt der Ertrag ab.

Das Fett ist im Fruchtfleisch, dem Mesocarp, enthalten, dessen Zellen fast ganz damit ausgefüllt sind. Rein erhielt durch Ausziehen mit Aether 27 °/₀ Fett aus den Früchten von Rh. succedanea und 24.2 °/₀ aus Rh. vernicifera; während A. Meyer aus Rh. succedaner nur 20.9 °/₀ erhielt. [2] Die so gewonnenen Proben zeigen weiter keinen Unterschied. Die Cotyledonen enthalten ein grünlich gelbes Oel, welches bei nicht sorgfältiger Arbeit, wenn nämlich die Früchte ganz zerkleinert werden, mit in den Japantalg geräth.

Die Gewinnung des Talgs findet im October und November statt und ist je nach der Gegend verschieden. [3] Die reifen Früchte von Rh. succedanea und Rh. vernicifera werden von den Kernen befreit, welches bei der letzteren leicht vor sich geht. Bei der ersteren ist die Trennung schwieriger und wird daher nicht immer ausgeführt.

Das von den Kernen befreite Fruchtfleisch wird in Säcke gepackt, mit Wasserdampf erhitzt und dann ausgepresst. Oder man bringt die Masse in einen Bambuskorb mit Tucheinsatz und taucht den Korb in einen mit kochendem Wasser angefüllten Kessel (Rein). Nach Simon werden die Früchte gedroschen, dann vierzehn Tage zum Trocknen ausgebreitet und hierauf schwach geröstet; letzteres wahrscheinlich, um den Milchsaft zu verdicken. Schliesslich werden die Früchte zwischen Mühlsteinen zerrieben, in leinenen Säcken gedämpft und hierauf gepresst. Durch Waschen dieser Sorte und Bleichen an der Sonne erhält

[1] Gribble sagt : 10 Gewichtstheile Beeren geben 1 ½ Theile Talg.
[2] A. Meyer, Archiv der Pharmacie, 1879. Bd. 215, pp. 97 und 514; dort ist auch die botanische Beschreibung und Literatur angegeben.
[3] American Journal of Pharmacy. Sept. 1877. p. 451.

man die zweite, und durch nochmaliges Reinigen und Bleichen die erste Qualität. Henry Gribble [1] in Nagasaki theilt noch folgendes Verfahren mit : Die Beeren werden im October und November gepflückt, fünf Tage der Sonne ausgesetzt, dann zwischen Stroh in den Speichern aufgeschichtet, wo sie ein bis sieben Jahre liegen bleiben. Das Fruchtfleisch wird mit dem Daumen und Zeigefinger vom Kern getrennt und dann wie oben angegeben verarbeitet. Consul Robertson [2] berichtet : Urushi, Yama-urushi und Hage-urushi (Rò-no-ki) liefern Japantalg. Urushiwachs vom Lackbaum wird erst zerstossen, dann gesiebt, mit Wasserdampf erwärmt und ausgepresst. Zuletzt wird noch durch Zusatz von 10 °/₀ Oel dem Auspressen nachgeholfen. Yama-urushi vom wilden Lackbaum wird sofort mit Wasserdampf behandelt und ungefähr zwei Wochen an der Luft getrocknet.

Der geschmolzene Talg wurde früher durch Umschmelzen in eisernen Kesseln gereinigt und in irdene Schüsseln gegossen, welche oft mit zierlichen Zeichen (Sonne u. s. w.) versehen waren ; heutzutage trifft man nur die Ziegelform von ungefähr 700 bis 800 Gramm oder die grossen Blöcke von 60 bis 70 Kilogramm Gewicht im Handel an. Rein beschreibt als Augenzeuge das Bleichverfahren des Talgs wie folgt : « Das Rohwachs wurde geschmolzen, durch Baumwolle in kaltes Wasser getropft und dann in Kästchen von 2 ¹/₂ Fuss Länge und 1 Fuss Breite der Sonne ausgesetzt. Wie die Leinewand auf der Rasenbleiche, müssen die Talgstücke hier oft mit Wasser begossen und umgewandt werden. In einer der Bleichereien sah ich auf Gestellen 3 Fuss

über den Boden im ganzen 14 Reihen solcher flacher Bleichkasten und in jeder Reihe 82 Stück. Nach etwa 30 Tagen ist der Rò (Name für feste Pflanzenfette) weiss. » — Nach einer anderen Notiz [1] wird der Talg mit Lauge gekocht und an der Sonne gebleicht (15 bis 16 Tage). Es stellt alsdann eine bröckeliche Masse dar, welche wieder mit kochendem Wasser behandelt, gebleicht und zuletzt wieder geschmolzen und gegossen wird.

Da bei den angegebenen Verfahren der Talg-Gewinnung die Ausbeute niemals ihr Maximum erreicht, so soll durch Zusatz von Perillaöl [2] das in den Früchten noch zurückgebliebene Fett leichter gewonnen werden können. [3] Rein hat den Gebrauch des Perrillaöls zu diesem Zweck niemals gesehen. Dieses Oel dem Japantalg zugefügt, zeigt keine Schmelzpunkterniedrigung, wohl aber wird die Consistanz eine weichere. (A. Meyer.)

Nach Wimmel [4] soll Japantalg in dem Handel vorkommen, welcher mit 15 bis 30 °/₀ Wasser vermischt ist. Durch diese Angabe überrascht, machte ich in dieser Richtung einige Versuche. Durch langsames und vorsichtiges Hinzufügen von Wasser zu dem geschmolzenen Talge gelang es mir bis zu 20°/₀ Wasser einzutragen, ohne dass beim Erkalten Wasserabscheidung eintrat. Die Masse war

[1] Gribble, Archiv der Pharmacie. Bd. 208. p. 374. 1876.

[2] Robertson, Pharmac. Journal and Transact. Aug. 1874. p. 166. Jan. 1875. p. 585.

[1] Pharmaceut. Journal and Transact. 1874, Nov., p. 425.

[2] Perillaöl ist ein trockenes Oel aus den Samen von Perilla ocimoides L. (Fam. Labiatae). Das Oel (Se-no-obura, Ye-goma, der Japaner) soll auch dem Lack, welcher von Rhus vernicifera gewonnen wird, zugesetzt werden. Perilla ocimoides wird viel in der Ebene von Peking angebaut. Das Oel (Su-tze in China genannt) dient in Peking als Speiseöl und zur Beleuchtung. — *Bretschneider, North China Herold, 18. Jan. 1881. p. 51.*

[3] Castillon, Revue horticole, 1878 p. 455 ; 1879 p. 25.

[4] Wimmel, Zeitschrift des österreich. Apothekervereins, V. p. 350, 1867.

weicher und weisser geworden; das glatte Aussehen war dabei verloren gegangen. Der Schmelzpunkt lag bei 52° C., doch blieb die geschmolzene Masse trüb und blieb es, bis alles Wasser entfernt war.

Der Japantalg ist seit Eröffnung der Häfen Japans (im Jahre 1854) als Handelsartikel in den Weltverkehr eingetreten. Ein grosser Theil geht von Japan nach China, ein anderer nach Amerika und Europa, besonders nach London und Hamburg. Ein geringer Theil nimmt seinen Weg über Holland und Frankreich.

Hamburg importirte aus Japan : [1]

1884   481,000 Kilogr. (wahrscheinlich auch aus China)
1885   150,000 Kilogr.
1886   300,000   »

London empfing aus Japan:

1879   2,123 Kisten (1 Kiste = 60 Kilogr.)
1880   11,111 Kisten
1881   3,125   »
1886   2,100   »

Der Japantalg wird in Japan selbst, sowie in China, Amerika und Europa zur Kerzenfabrication vielfach verwandt, ferner in vielen Fällen an Stelle des Bienenwachses. Durch die Einführung des Petroleums hat auch der Japantalg viel an Werth verloren. In der Pharmacie hat derselbe, wegen seiner Neigung ranzig zu werden, keinen dauernden Platz finden können.

Physikalische und chemische Eigenschaften des Talges. Der Japantalg, welchen ich in Arbeit nahm, bestand aus Tafeln von ungefähr 800 Gramm Gewicht, welche mit einem glänzenden krystallinischen Pulver bedeckt waren. Der Geruch war etwas ranzig. Unter dem Mikroscop liessen sich nur hier und da einige kleine Krystallnadeln erblicken. Eine Probe von rohem Japantalg, welche mir Herr Prof. Flückiger zur Verfügung stellte, zeigte eine bräunliche Farbe und ebenfalls einen weissen krystallinischen Reif.

Das specifische Gewicht betrug bei 22° C. :

für rohen   Japantalg 0.9692
 »   gebleichten   »   0.9749

Rein fand 0.97—1.14 für gebleichten Talg. In der japanischen Sammlung des hiesigen Instituts befand sich ganz reiner Japantalg, dessen specifisches Gewicht auch höher war als der des Wassers, nämlich 1.002 bei 22° C.

Der Schmelzpunkt des gebleichten Talgs lag bei 52—53° C.; der Erstarrungspunkt bei 48,5° C. Der ganz reine Japantalg schmolz bei 53° C., vollständig klar bei 55° C., und der rohe bei 55° C. Bei anderen Beobachtern finde ich zum Theil abweichende Angaben, so z. B. :

42° C.   Sthamer.
47.5° C.   Müller.
48—50° C.   Oppermann.
50.4—51° C.   Ruedorff.
52.7° C.   Rogers.
53.4—54.5° C.   Wimmel.
54° C.   Roucher.
(42° C.   »   sofort nach Erstarren.)
42° C. und 52° C. Rein.
53° C. und 55° C. Hanbury.

Roucher [1] giebt zwei Schmelzpunkte an. Ich konnte diese Angabe nur soweit bestätigt finden, als der Japantalg, längere Zeit (2—3 Stunden) im flüssigen Zustande erhalten, dann kurze Zeit nach dem Erkalten bereits bei 42° C. wieder schmolz. Kühlt man den bei 53° C. geschmolzenen Japantalg schnell ab, so verflüssigt er sich wieder bei 48—49° C.

Alkohol (spec. Gew. 0.830) löste in der

[1] Tabellarische Uebersichten des Hamburger Handels; und Gehe & Comp. Handelsberichte.

[1] Roucher, Journal de Pharmacie, (4) XVI, p. 20 (1872).

Kälte wenig von dem Talg auf. In siedendem Alkohol ist er löslich und scheidet sich bei Anwendung von viel Alkohol körnig aus. Nimmt man wenig Alkohol, so zeigt sich Gallertbildung in der Kälte. Absoluter Alkohol löst den Japantalg etwas leichter. Von Chloroform, Benzol, Aether und Schwefelkohlenstoff wird derselbe reichlich aufgenommen und scheidet sich beim Verdunsten des Lösungsmittels ohne krystallinische Beschaffenheit wieder ab. Wasser das man mit Japantalg kocht, nimmt eine saure Reaktion an. Wässerige Kali- oder Natronlauge verseifen den Talg leicht, noch schneller geht die Verseifung in alkoholischer Lösung vor sich. Ebenso bewirkt Boraxlösung schon eine Verseifung; dieses Verhalten ist zum Nachweis des Japantalgs im Bienenwachs benutzt worden.[1] Der Japantalg pflegt 1 °/₀ Wasser zu enthalten.

Der Japantalg wurde zuerst von Oppermann[2] untersucht. Er fand ihn bei 50° C. schmelzend und Lakmus röthend. Brandes[3] schied aus dem Japantalg die Fettsäuren ab, reinigte dieselben durch Behandeln mit Alkohol und nahm an, dass der Japantalg ganz aus « Wachssäure » bestehe. Sthamer[4] kannte den Ursprung des Japantalgs noch nicht genau, vermuthete aber, dass derselbe von Rhus succedanea stamme. Sthamer fand den Schmelzpunkt des Japantalgs bei 42° C. Die abgeschiedene Säure schmolz bei 60 bis 61° C. und lieferte Zahlen, welche für die Palmitinsäure sprachen. Ferner wies dieser Beobachter nach, dass keine Oelsäure vorhanden sei, hingegen Glycerin,

und erklärte den Japantalg für ein wahres Fett und zwar bestehend aus « palmitinsaurem Glyceryloxyd ». An Sthamer's Untersuchung möchte ich noch eine Bemerkung einschalten. Sthamer fand für Japantalg bei der Analyse 73.4 °/₀ C und 11.85 °/₀ H, worüber Bertholet[1] sagt : « La cire du Japon, analysée par M. Sthamer (Revue scientifique t. XII. p. 425) fournit C = 73.4, H = 11.85 °/₀. Fusible à 42° C. elle produit de l'acide palmitique. Elle renferme peut être un edipalmitine. » Diese Angabe dass der Japantalg Dipalmitin enthalte, ist nicht bewiesen; est ist noch kein Fett bekannt, welches Diglyceride enthält.[2] Jackson[3] hält Japantalg für reines Palmitin. Rogers giebt an, dass kalter Alkohol 52 °/₀ vom Gewichte des Japantalgs löse une saure Reaktion annehme. Schliesslich wies E. Buri[4] nach, dass der Hauptbestandtheil des Japantalgs allerdings Palmitin sei, aber dass ausser der Palmitinsäure noch eine oder mehrere Säuren von höherem Schmelzpunkt vorhanden seien. Buri konstatirte auch die Anwesenheit einer geringen Menge Oelsäure.

Ich verseifte ungefähr 1 Kilo Japantalg mit wässeriger Natronlauge auf dem Wasserbade. Die Seife wurde ausgesalzen und durch Pressen von der Lauge befreit. Die im Wasser wieder aufgelöste Seife zersetzte ich mit verdünnter Schwefelsäure, sammelte die abgeschiedenen Fettsäuren und verseifte sie jetzt mit alkoholischer Natronlauge. Die wieder abgeschiedenen Säuren löste ich in warmem Alkohol (0.830), aus welchem sie sich in der Kälte krystallinisch abschieden. Der Schmelzpunkt der auf diese Art erhal-

---

[1] Chemisches Centralblatt 1865, p. 12. Zeitschrift des österreich. Apothekervereins 1867, p. 5.

[2] Annales de Chim. et de Phys. 49, p. 242 (1832).

[3] Archiv der Pharmacie, Bd. 77, p. 288, (1841).

[4] Annalen der Chemie und Pharmacie, 43, p. 335 (1842).

[1] Berthelot, Annales de Chimie et de Phys., (3) 41, p. 242 (1854).

[2] Flückiger, Pharm. Chemie 1887, Bd. II, p. 174.

[3] Rogers & Jackson, Proceedings of the Soc. of Natur. Sciences, 1859, p. 54—58.

[4] Archiv der Pharmacie, Bd. 214, p. 403, 1879.

tenen Fettsäuren lag bei 59—62° C.

Weisser Ueberzug des Talges. Auf dem Japantalg bildet sich beim Aufbewahren (auch bei Luftabschluss, wie eine Probe in der japanischen Sammlung des hiesigen Instituts deutlich zeigte) ein weisser Ueberzug und zwar an dem rohen wie an dem gebleichten Talge. Wird diese weisse Schicht abgewischt, so bildet sie sich nach einiger Zeit wieder. Ich schabte diesen weissen Ueberzug vorsichtig ab, löste ihn in heissem Alkohol auf, filtrirte und erhielt bei langsamer Verdunstung kleine Nadeln. Durch mehrmaliges Umkrystallisiren aus Alkohol (0.830) gelang es mir, dieselben rein genug zu erhalten, um ihren Schmelzpunkt zu bestimmen. Er lag bei der gewöhnlichen Handelssorte bei 61.5° C., bei dem rohen Talge bei 60.8° C., und bei einer Probe von der runden form, welche jetzt nicht mehr in den Handel kommt, wo der Ueberzug verhältnissmässig sehr reichlich vorhanden war und mit blossem Auge die Nadeln erkannt werden konnten, lag der Schmelzpunkt bei 62° C. Die Nadeln dürfen also für Palmitinsäure erklärt werden. In Natronlauge wurde die Substanz klar gelöst und schied sich auf Zusatz von Salzsäure unverändert wieder aus.

Diese Art der Zersetzung der Fette kommt sehr häufig vor, das Palmöl ist oft vollständig zerlegt. Was hierbei das Schicksal des Glycerins ist, bedarf noch der Aufklärung. Frische Fette enthalten nach Rechenberg[1] nur Spuren freier Säuren.

Geschichte. Der Japantalg wird in Japan wohl schon lange bekannt sein, obgleich uns genauere Nachrichten darüber nicht bekannt sind. In China soll derselbe schon im 13. Jahrhundert im Gebrauch gewesen sein.[2] Aus Japan berichtete zu-

[1] Journal für pract. Chemie (2) 24, p. 512, 1882.
[2] Flückiger, Pharm. Chemie, 1888, Bd. II, p. 197.

erst Kämpfer[1] über dieses Fett. Er bereiste dieses Land 1690 bis 1692 und beschrieb sowohl Rhus succedanea und Rhus vernicifera, als auch den Japantalg selbst. P. d'Incarville[2] erwähnt den Gebrauch des Japantalgs zu Kerzen in den südlichen Provinzen China's; auch das Pe-la-Wachs, in welches die Kerzen getaucht werden, wird von ihm genannt.

Dann folgen noch botanische Beschreibungen von Thunberg,[3] welcher 1775 auf Japan war und später von Siebold[4] (1821); beide Forscher erwähnen jedoch den Talg nicht.

Ende der 20ger Jahre kamen bereits Proben nach Antwerpen,[5] welche ihren Weg von Japan über Batavia genommen hatten. 1852 erhielt Hanbury[6] in London eine ansehnliche Menge Japantalg. Erst nach 1854, als Japan in den Welthandel eintrat, gewann der Japantalg seine volle Bedeutung.

———

Die Resultate dieser Arbeit sind folgende:

1. — Der Japantalg besteht (wie bereits von Sthamer angegeben) der Hauptsache nach aus Palmitin.
2. — Die feste Fettsäure, welche Buri's Untersuchung vermuthen liess, ist nur Palmitinsäure, deren Schmelzpunkt durch die Beimengung einer der Oxalsäurereihe angehörigen Säure erhöht

[1] Kämpfer, Amoenitatum exoticarum, Lemgo, 1712, p. 794.
[2] P. d'Incarville, Philosophical Transactions, London, 1753, Bd. 48, p. 253. — P. d'Incarville, französischer Jesuit, geboren 1706, ging 1740 nach China und starb 1757 in Peking. — E. Bretschneider, Early European researches into the Flora of China, Shanghai 1881.
[3] Flora Japonica, 1784.
[4] Synopsis plant. œcon. univers. regni Japonii, 1830.
[5] Archiv der Pharmacie, Bd. XXXVIII, p. 86, 1831.
[6] Science Papers, London, 1876, p. 60.

ist. Wahrscheinlich entspricht diese von mir isolirte Säure der Formel $C_{11}H_{11}$ $\diagup^{COOH}_{\diagdown COOH}$.

3. — Anwesenheit von Isobuttersäure.

4. — Anwesenheit von Oelsäure in geringer Menge, entweder aus den Cotyledonen der Rhus-Früchte oder von Perillaöl herrührend.

5. — Unverseifbare Antheile von weicher, vaselinartiger Beschaffenheit.

6. — Abwesenheit anderer Fettsäuren als Isobuttersäure und Palmitinsäure.

PRAKTISCHE NOTIZEN UND BERICHTE

Sabattia angularis (Chronia angularis.) *(Apotheker-Zeitg.,* 1888, Nr. 68.). Diese Pflanze ist in ihrer Heimath, den südlichen Staaten Nordamerikas, und in Centralamerika gegen die verschiedenen Fieberformen im Gebrauch, und zwar verwendet man die ganze blühende Pflanze. Im Stadium der Reconvalescenz regt sie den Appetit an und begünstigt die Verdauung, ebenso vortheilhaft soll sie bei Verdauungsstörungen wirken Man giebt die Sabattia anguralis am besten als Infusum, und zwar 30 g auf 1 Liter, die Dosis des getrockneten gepulverten Krautes schwankt zwischen 1 bis 4 g. Die Sabattia angularis ist eine krautartige Gentianee mit glattem, geradem Stengel; sie wird 1 bis 2 Fuss hoch und verzweigt sich in ihren oberen Theilen, einen breiten Korymbus bildend. Die Pflanze blüht von Juli bis August, die Frucht ist eine Kapsel und enthält zahlreiche kleine, etwas zusammengedrückt scheinende, eiweissreiche Samen. In ihrem Habitus erinnert die Sabattia angularis sehr an ihre europäische Verwandte Erythraea Centaurea L. Sie wächst auf feuchten Wiesen, in feuchten Jahren auch in Wäldern und aut unbebauten Orten. Alle Theile der Pflanze sind von ausserordentlich bitterem, aber nicht herbem Geschmack. Ihre Bitterkeit kann leicht durch Wasser und Alkohol entzogen werden.

Die in Rede stehende Pflanze enthält nach *J, Hunker's* Untersuchungen, Harz Chlorophyll, Gummi, Albumin, Pertin' bittere Extractivstoffe, rothe Farbstoffe, Spuren eines flüchtigen Oeles, verschiedene Salze und in kleinen Mengen Erythrocentaurin, das durch *Mehn* bereits in der Erythraea Centaurea nachgewiesen worden ist.

Das **Erythrocentaurin** präsentirt sich in geruchlosen, nicht bitter schmeckenden, neutralen Kryställchen. Es löst sich in 25 Theilen kochenden und 1000 Theilen kalten Wassers; ferner in 48 Theilen Alkohol, 13 Theilen Chloroform und 245 Theilen Aether. Die Löslichkeit des Erythrocentaurin wird durch Säurezusatz gefördert, die Säure verbindet sich indessen *nicht* mit der Base. Die chemische Zusammensetzung derselben soll der Formel $C_{11}H_{14}O_4$ entsprechen.

Sabattia Elliottii. Diese nahe Verwandte der vorgenannten Pflanze ist in Europa schon besser bekannt. Wir finden sie auf verschiedenen Preislisten mit Mk. 3,50 bis Mk. 4 pro Kilogramm notirt. In ihrer Heimath, in Florida, führt sie den Namen „Chininblume" (Quinine flower), weil man ihr den Cinchonaarten ähnliche Eigenschaften zumisst. Die Sabattia Elliottii ist von ausserordentlich anhaltend bitterem Geschmack, ihre Bitterkeit giebt sie leicht an Alkohol und Wasser ab. Amerikanische Aerzte benutzen eine von ihr bereitete Tinctur mit Vorliebe gegen

Wechselfieber und Sumpffieber. Ihr Genuss hat ähnliche Erscheinungen im Gefolge, wie der von Chinin, wie z. B. Ohrensausen. Ihr Ruf als Antifebrilium datirt vom Secessionskriege her, wo sie in mehreren Fällen das mangelnde Chinin mit Erfolg ersetzte. — Die einjährige Sabattia Elliottii wächst in Tannenwaldungen Floridas auf mässig trockenen Standorten. Sie erscheint im März bis April und blüht von Juli bis September. Von ihrer Basis an verästelt sie sich schon sehr. Ihre Blätter sind klein und sitzend, die unteren mehr abgestumpft, die oberen mehr lineal.

• •

Hemidesmus Indica R. Brown.

(Zeitschrift d. a. ö. Apotheker - Vereins.) Die Wurzel dieses auf Ceylon und der ostindischen Halbinsel heimischen, zu der grossen Pflanzengruppe der Asclepiadeen gehörigen Kletterstrauches wird von den amerikanischen Drogisten gegenwärtig in grösseren Quantitäten regelmässig importiert. Unter dem Namen „*Nannari root*" ist die Wurzel schon seit langen Jahren bekannt und figurirt unter dieser Bezeichnung auch in der brit. Pharmacopöe. Die Wurzel besteht aus drei Theilen, und zwar: einem dünnen, braunen, schwer vom Mark abzulösenden Oberhäutchen, einem gelbbraun gefärbten Markring von hornartigem Ansehen und einem holzigen hellfarbigen, ziemlich dichten Kern, welcher gegen das Centrum zu dicht und gegen die Peripherie zu poröse ist. Die Wurzel des indischen Hemidesmus (Synonym: Periplora Indica Linnée) führt auch den Vulgärnamen „*indische Sarsaparille*" und wird gleich der amerikanischen Smilaxwurzel, der sie an Wirkung nicht nachstehen soll, als schweisstreibendes und antisyphilitisches Mittel gebraucht.

• •

Fruits d'Ajowan ou Ammi. L'A-

jowan (Ptychotis Ajowan vel Coptica-Ombellifères), est une plante annuelle, dressée, cultivée en Egypte, en Perse et surtout dans l'Inde, où elle est beaucoup employée comme condiment.

Les petits fruits, connus dans notre matière médicale sous le nom de *fruits d'Ammi*, ressemblent beaucoup à ceux du persil, dont ils ont à peu près la forme et le poids ; ils sont d'un brun-grisâtre et très rugueux à leur surface ; ils exhalent une forte odeur de thym lorsqu'on les écrase, et possèdent une saveur piquante, aromatique.

Stenhouse a obtenu par distillation 5 à 6 °/₀ d'une huile volatile à odeur aromatique, agréable, ayant pour poids spécifique 0,896 ; en même temps il s'accumule à la surface de l'eau distillée, une substance cristalline que *Haines* reconnut identique au *Thymol* $C_{10}H_{11}$, 0.

En exposant l'huile d'Ajowan préalablement rectifiée avec le chlorure de calcium à une température de 0° c., elle laisse déposer 36 °/₀ de thymol, en superbes cristaux tabulaires de 2 à 3 centimètres de long, fusibles à 44° c.; poids spécifique $= 1,028$; solubles dans l'alcool, l'éther et les alcalis caustiques (H. Müller).

Haines a retiré de l'huile d'Ajowan, outre le thymol, deux hydrocarbures : le *cymène* $C_{10}H_{11}$ et le *thymène* $C_{10}H_{16}$, isomère de l'essence de térébenthine.

L'eau distillée d'Ajowan, qui a été introduite dans la Pharmacopée de l'Inde, est réputée carminative, et possède une saveur brûlante très prononcée; elle peut servir de véhicule pour les médicaments nauséeux (Par M. E. Henckel, *Bulletin de la Société royale de pharmacie de Bruxelles*, ainsi que les renseignements suivants).

• •

Ecorces d'Alstonia. Ces écorces

nous sont fournies par l'*Alstonia scho-*

laris (Echites scholaris, Linnée). C'est un grand et bel arbre, glabre, atteignant 15 à 25 mètres de haut, commun dans les forêts de l'Inde. Il est originaire des Iles Philippines, où les indigènes le nomment *Dita*; on le rencontre encore dans l'Est de l'Australie et dans l'Afrique centrale.

L'écorce de cet arbre, telle qu'elle se présente dans le commerce, est en fragments irréguliers de 2 à 5 millimètres d'épaisseur; elle est spongieuse et se brise facilement; sa cassure est grossière et courte. La surface externe est très inégale et rugueuse, brunâtre ou gris-foncé, quelquefois semée de taches blanchâtres. Cette drogue est inscrite dans la Pharmacopée de l'Inde.

MM. *Hesse* et *Jobst* qui ont étudié cette écorce, au point de vue chimique, y ont constaté la présence de deux alcaloïdes, la *Ditamine* soluble dans l'éther et la *Ditaïne* insoluble dans ce dissolvant, mais soluble dans l'eau. Elle contient de plus un acide huileux, deux substances amorphes, l'*Echicaoutchine* $C_{18}H_{10}O_2$ et l'*Echirétine* $C_{14}H_{10}O_2$, dont la solution dans l'éther est dextrogyre.

Ces chimistes ont encore isolé de cette même écorce les trois substances suivantes cristallisables : l'*Echicérine* $C_{10}H_{14}O_2$, l'*Echitine* $C_{22}H_{12}O_2$ et l'*Echiléine* $C_{14}H_{10}O_2$; elles sont toutes trois dextrogyres. Ces substances paraissent être produites dans des vaisseaux laticifères.

L'écorce d'Alstonia, importée en Europe, a été recommandée comme tonique et anti-périodique; on l'a récemment préconisée à Manille comme succédané à la quinine.

* * *

Bulbes de Drimia Ciliaris.

C'est une plante de la famille des Liliacées, originaire du cap de Bonne-Espérance. Son Bulbe ressemble beaucoup à la *Scille officinale* (scilla maritima), mais produit une action irritante sur la peau. D'après *Pappe*, le bulbe du *Drimia Ciliaris* est employé comme émétique, expectorant et diurétique.

* * *

Humirium floribundum.

Cette plante fournit un baume employé par les indigènes des pays où elle croît, contre la gonorrhée, la leucorrhée, la cystite chronique, la bronchite, etc.; ses propriétés sont identiques à celles du baume de Copahu. La décoction d'écorces d'Humirium floribundum est considérée comme un remède précieux contre la toux.

* * *

Hardwicka pinnata.

C'est une plante de la famille des *Légumineuses* d'où l'on retire un baume qui ressemble à celui de Copahu. Il n'est pas fluorescent, ni gélatinisé, ni troublé à 130°. C'est à tort qu'on lui donne le nom de *Wood-oil*, synonyme de *baume de Gurgum*.

* * *

Rhyzômes d'Hélonias.

L'*Hélonias dioïca* est une plante de la famille des vératrées, originaire des Etats-Unis et du Canada.

On emploie en médecine le rhyzôme comme diurétique, fébrifuge et tonique; très utile dans la dyspepsie, la colique et pour combattre l'atonie des organes de la génération. Employé avec succès dans la spermatorrhée accompagnée de pollutions nocturnes; il est considéré comme le spécifique de toutes les tristes affections qu'engendrent les excès. Il sert aussi de tonique pour l'utérus dans la leucorrhée, l'aménorrhée et la dysménorrhée.

Dose : 2 à 8 grammes.

Le principe actif du rhyzôme d'Hélonias dioïca est l'*Hélonine*. Très employé dans le traitement des flueurs blanches, dans tous les troubles de la menstruation et pour prévenir l'avortement chez les personnes délicates.

On donne l'Hélonine à la dose de 5 à 20 centigrammes par 24 heures.

Il ne faut pas confondre l'Hélonias dioïca avec l'Hélonias officinale ou Cévadille, plante appartenant à la même famille, dont les fruits et semences, qui sont très vénéneux, nous viennent du Mexique ; elles possèdent des propriétés excitantes et irritantes. Employées à l'extérieur en poudre, sous le nom de *poudre des capucins* pour détruire les poux.

Liatris odoratissima. Les tiges et les feuilles de cette plante sont employées comme un succédané des fèves de Tonka pour aromatiser le tabac à priser. La quantité de *coumarine* qu'elles contiennent est assez considérable pour que cette plante devienne un article de commerce. M. *Wood* a obtenu, avec un kilo de plante, environ 8 grammes de coumarine ; d'après certains auteurs, cett proportion paraît toutefois être trop élevée.

THERAPIE UND MEDICINISCHE NOTIZEN
Rédacteur : Dr Med. WYSS.

Das Resorcin bei Keloïden.
Von Dr *Justus Andeer* in München.

Auf einer Ferienreise nach der Schweiz wurde ich von einer grossen, starken Frau, die sonst auch innerlich ganz gesund war, wegen eines kranken Fusses, der ungeachtet aller bislang angewendeten Heilungsmethoden schmerzhaft geblieben war, zu Rathe gezogen. Der rechte, im Uebrigen normal gebaute Fuss, war auf */, seiner Rückenfläche von einem unregelmässigen, stellenweise sternförmigen, narbenähnlichen Gewebe en'demi-relief überzogen. Dieses, sowie die sehr hohe Druckempfindlichkeit der Neubildung behinderten die Locomotion der Kranken, welche nur mühsam in Filz- und Zeugschuhen gehen durfte. Besonders des Nachts bei starker Bettwärme, in heissen Sommertagen oder bei eintretendem Witterungswechsel steigerten sich die Schmerzenfälle des Keloïdes in cuirasse beinahe bis zur Unerträglichkeit, so dass die Kranke tage-, ja wochenlang ihrer gewohnten Hausarbeit nicht nachgehen konnte.

In Ermangelung passender medicinischer Apparate und Präparate — ein häufiges Vorkommniss auf dem Lande — wurde in diesem Falle mit frischer Butter eine 1 proc. Resorcinsalbe ad hoc zubereitet, die ganze Keloïdfläche des kranken Fusses mit der Salbe bestrichen und passend verbunden. Bereits bei dem ersten Controlbesuch, nach mehrtägiger Anwendung der erwähten Salbe, sprach die Kranke ihre Zufriedenheit über dieselbe aus', besonders weil die ehedem so lästigen Beschwerden und Schmerzen bereits zum grössten Theile nachgelassen hatten.

Als von nun an zur Abwechslung und versuchshalber frisch von der Verbandstofffabrik'angekommene Resorcincacaoblätter (1 proc.) noch kurze Zeit hindurch angewendet worden waren, verschwanden alle lästigen Beschwerden des Keloïds vollständig und zwar, nach Aussage der Kranken, auf immer. Schliesslich gab sie aus vielen Gründen den Resorcin-Cacao-

¹ Wohl von Sauter in Genf, unseres Wissens bis jetzt der alleinige Fabrikant von Cacaoblättern.

blättern den Vorzug vor der Resorcin-buttersalbe, besonders wegen der leichteren Handlichkeit, Reinlichkeit und prompteren Wirkung der ersteren.

Neben anderen Collegen, welche ebenfalls dieselben günstigen Wirkungen und Heilerfolge bei Keloïden fanden, erwähne ich besonders *von Nussbaum* in München. In seiner neuesten Auflage der „Anleitung zur chirurgischen Antiseptik" hebt von Nussbaum besonders die Wirkung des Resorcine auf Keloïde hervor, die bisher nahezu unheilbar genannt werden mussten. Er rathet, stets mit schwachen Lösungen zu beginnen, da das individuelle Verhalten gegenüber dem Resorcin sehr verschieden ist.

. .

Zu dauernder **Beseitigung des Fussschweisses** ist die **Chromsæure** (*D. militärärztl. Zeitschrift* 8/88) ein sicheres unbedenkliches und billiges Mittel. Durch einmalige Bestreichung der Fusssohle oder der Haut zwischen den Zehen mit Verbandwatte, welche mit Hülfe einer Kornzange in eine 10 °/₀ Chromsäurelösung getaucht worden ist, soll eine sofortige Wirkung erzielt werden; bei Schweissfüssen mittleren Grades sollen einige in Zwischenräumen von 6—8 Wochen zu wiederholende derartige Bestreichungen genügen, höhere Grade sollen in den ersten Monaten häufigere Anwendung des Mittels (alle 2—3 Wochen) erheischen. Bei wunden Füssen wird empfohlen zunächst einige Tage hintereinander eine 5 °/₀ Lösung zu benutzen und erst nach Wiederherstellung der Haut zu der stärkeren Lösung überzugehen.

. .

Belladonna und **Hyoscyamus** in der Behandlung der **Dysmenorrhœa**, von J. Shaw *(Lancet, Sept. 22, 1888)*. In mehreren Fällen von sog. neuralgischer oder spasmodischer Dysmenorrhöe wie sie so oft bei jungen Mädchen vorkommt, hat S. mit Erfolg folgende Mixtur verschrieben :

Tct. belladonnae IX gtt.
Tct. hyoscyam. 2,0
Syr. aurant.   20,0
Aq.   180,0

MDS. A prendre 2 cuill. à soupe trois fois par jour.

. .

Behandlung der Ohrfurunkulose. Durch Zufall glaubt *Grosch (Berl. Klin. Wochenschr.*, 1888, n° 18) in der *essigsauren Thonerde* (vierfach mit Wasser verdünnt) im Antifurunculosum entdeckt zu haben. Mit dieser Lösung soll der Meatus stündlich vollgegossen und dann mit Watte verschlossen werden. Nach wenigen Stunden verschwinden die Schmerzen und nach einigen (2—6) Tagen trete totale Heilung ein.

Bezüglich ihrer Genese und Vervielfältigung nimmt *Löwenberg (Deutsch. Medic. Wochenschr.*, 1888, N° 28) an, dass die ersten Furunkel durch Einwanderung pathogener Kokken von aussen her entstehen, die so häufigen Recidive deutet er als Autoinfection oder Autocontagion. Es muss daher Abstand genommen werden von der früher allgemein üblichen Behandlungsweise derselben mit Emollientien, und nun wird ein antibacterielles Curverfahren zur Anwendung gezogen, nach L. so, dass die intacte Haut antiseptische Lösungen (gesättigte oder übersättigte Lösung von Borsäure in absolutem Alcohol) applicirt werden. Die antiparasitäre Lösung dringt in den Follikelgang ein und tödtet die in Vermehrung begriffenen Kokken. Allgemeine Furunkulose kann ebenso, wie die des Ohres, dieser Abortivkur unterzogen werden mit entsprechender Behandlung eines etwa vorhandenen Allgemeinleidens (z. B. Diabetes).

Le **Succinimide de mercure,** découvert par *Dessaignes* en 1852, a été employé ces derniers temps par le Dr *Vollert,* à Strasbourg sur les conseils du professeur v. *Mering* (*Therapeut. Monatshefte, sept. 1888*). Le succinimide, qui est un produit de l'acide benzoïque, se combine avec l'oxide de mercure sous forme d'une poudre blanche soyeuse facilement soluble dans l'eau. La solution aqueuse reste claire, même pendant plusieurs semaines et ne précipite pas l'albumine. D'après le prof. v. Mering, 2 gr. de succinimide de mercure correspondent à 1 gr. de mercure. Vollert a employé une solution de 1,30 : 100. Le prof. *A. Wolff*, directeur de la clinique dermatologique à Strasbourg, ajoute 0,01 de cocaïne à chaque injection pour empêcher celle-ci d'être douloureuse. Toutes les injections furent faites d'après les prescriptions suivantes, dues à M. Wolff.

L'aiguille est enfoncée non pas perpendiculairement mais parallèlement à la peau dans une couche de tissu adipeux sous-cutané soulevée avec les doigts sous forme de pli. L'injection est faite lentement et tout en frottant la boule qui se forme. L'opération est faite tous les jours alternativement sur le côté gauche ou droit dela face postérieure du tronc. De cette manière la formation d'abcès est le plus possible empêchée.

Le nombre des injections nécessaires pour faire disparaître les symptômes syphilitiques est de 30 environ. Sur 210 cas V. a observé 2 abcès. Chez un malade les injections ont dû être suspendues pour stomatite mercurielle. Les avantages principaux seraient la stabilité de ce nouveau produit et l'inaltérabilité de sa solution aqueuse.

Formules pratiques.

Elixir Saccharini :

Saccharini	30,0
Natr. bicarbon.	15,0
Spirit. vin. rectif.	150,0
Aq. destill. q. s. ad.	1000,0

Broyez la saccharine et le bicarbonate de soude dans un mortier, ajoutez-y graduellement 500 gr. d'eau distillée. La solution faite, ajoutez l'alcool, filtrez et lavez le filtre avec de l'eau distillée en quantité suffisante pour faire un litre d'élixir dont 1 gr. contiendra 3 centigr. de saccharine. *Dose :* 5 à 20 gouttes.

Emulsio Olei Morrhuae :

Ol. jecor. asell.		250,0
Vitell. ov.	N°.	II
Tragacanth. pulv.		1,0
Elixir. Saccharin.		5,0
Tinct. benzoin. simpl.		5,0
Spirit. chloroform.		12,0
Ol. amygdal. amar. gtt.		VIII
Aq. destillat. ad,		500,0

Prenez 150 gr. d'eau distillée. Mettez la gomme adragante pulvérisée dans un mortier sec et triturez avec une petite quantité d'huile de foie de morue ; puis ajoutez les jaunes d'oeuf et remuez vivement en ajoutant de l'eau à mesure que la mixture s'épaissit. Une fois la consistance convenable obtenue, ajoutez le reste d'huile et d'eau alternativement en remuant continuellement sans cependant produire de l'écume. Versez le tout dans une bouteille et ajoutez l'élixir de saccharine, la teinture de benjoin, l'esprit de chloroforme et l'huile d'amande préalablement mélangés. Agitez bien et ajoutez de l'eau distillée jusqu'à faire 500 gr. *Dose:* 10 à 30 grammes. (D'après les nouvelles formules du *British Unofficial Formulary.*)

CHRONIK

Niederlande. Am 16. September d. J. starb in Rotterdam *Pieter Jacob Haaxman,* einer der Nestoren und hervorragendsten Repräsentanten der Pharmacie in Holland. Haaxman war der

Gründer der « Nieuwe Tijdschrift voor de Pharmacie in Nederland », einer Monatsschrift, die er von 1849—1882 allein und seit der Zeit unter Mitwirkung von Herrn Legebeke, Gemeinde-Apotheker in Rotterdam, redigierte. — Haaxman hatte aus Alters- und Gesundheitsrücksichten den Entschluss gefasst, Ende dieses Jahres als Redakteur abzutreten, und sollte die Zeitschrift dann, nach Titel und Inhalt erweitert, von Herren Prof. Dr *H. Wefers Bettink* in Utrecht und Apotheker *C. Guldensteeden Egeling* in Zeist fortgesetzt werden. Diese beiden genannten Herren Redaktoren zeigen uns an, dass sie die Zeitschrift unter dem Namen « Nederlandsch Tydschrift vor Pharmacie, Chemie en Toxicologie » weiter führen werden. — Haaxman war während seiner 55jährigen Laufbahn als Apotheker stets bemüht, im Interesse sowohl der praktischen als wissenschaftlichen Pharmacie in Holland wirksam zu sein. Eine grosse Menge von Untersuchungen und Abhandlungen nicht allein auf pharmaceutischem, sondern auch auf allgemein wissenschaftlichem Gebiete hat er publicirt. Dass der Staat Haaxman's Fähigkeiten zu würdigen wusste, beweisst seine Ernennung als Mitglied der « Geneeskundige Raad » der Provinz Süd-Holland. Ebenso war er mehrmals Mitglied der Staats-Prüfungskommissionen für Apotheker etc. Die « Nederlandsche Maatschappy ter bevordering der Pharmacie, » in deren Hauptverwaltung Haaxman viele Jahre thätig war, ernannte ihn in 1882 zum Ehrenmitglied und bei Gelegenheit der Feier seines 50jährigen Jubiläums als Apotheker wurde er vom König zum Ritter « in de order van den Nederlandschen Leeuw » erhoben.

Vienne. Otto Knaedig, maltre-tailleur, va passer cette semaine devant la cour d'assises de Pesth. Il a fait avaler à sa femme des aiguilles dissimulées dans des cachets médicamenteux. Il fut arrêté au moment où il s'apprêtait à verser du plomb fondu dans les oreilles de la malade qui avait commis l'imprudence de contracter une assurance sur la vie en faveur de ce tendre époux.

Italien. — Mailand. Der VII. internationale pharmaceut. Congress ist nun endgültig auf September 1889 verschoben worden. Das Organisations-Comité unter dem Präsidium des Hrn. Prof. Canizzaro wird im November nächsthin seine Arbeiten beginnen.

Portugal. Die Verwendung des Saccharins zu Lebensmitteln ist streng verboten. Dasselbe darf nur in der Medicin gebraucht und einzig in den Apotheken gehalten werden.

BIBLIOGRAPHIE

Just's Botanischer Jahresbericht 1885, gedruckt im Sept. 1888.
Das VII. Buch dieses Berichtes, enthaltend « Pharmaceutische und technische Botanik » ist wie in den früheren Jahrgängen von Hrn. Prof. *F. A. Flückiger* verfasst und enthält in 177 Besprechungen wohl das Wichtigste der auf dem betreffenden Gebiete erchienenen Publicationen. Dabei wurden natürlich nicht nur die selbstständigen Werke, sondern besonders auch diejenigen Arbeiten der periodischen Zeitschriften berücksichtigt.

Réputation des recherches sur la fièvre jaune faites par M. P. Gibier à la Havane par le Dr *Domingos Freire,* professeur de chimie organique et biologique à la faculté de médecine de Rio-Janeiro 1888.

Bloc-notes médical publié par *P. Brandt,* pharmacien-chimiste à Genève, H. Georg, libr. édit. Genève-Bâle 1888.
Dans ce petit carnet très pratique se trouvent: une table de solubilité des principaux médicaments, le dosage et formulaire des nouveaux médicaments, l'énumération des poisons et contre-poisons ainsi qu'un résumé des meilleurs procédés chimiques pour l'analyse chimique de l'urine dû à la plume de M. le Dr Bourget, Privat-Docent à l'Université de Genève. Une dizaine de feuilles de schémas thoraco-abdominaux, comme ils sont depuis quelques temps en usage dans les cliniques universitaires, ainsi qu'un nombre suffisant de feuilles blanches à souche rehaussent encore la valeur pratique de cet opuscule qui, nous n'en doutons pas, se trouvera rapidement entre les mains de chaque médecin. Son prix modique (30 centimes) n'empêchera pas son rapide écoulement, au contraire.

Fragekasten und Sprechsaal.

Avis. Wir machen unsere Correspondenten darauf aufmerksam, dass, wo dasselbe nicht speciell gewünscht wird, die Antwort immer im Sprechsaal erfolgt. Für jede Antwort per Post möge man den Postbetrag für Frankatur als Postmarke beilegen.

44) M. L. F. à Y. Adresse pour une bonne *vaseline :* M. Carl Abermann, Sachsenhausen près Frankfort s. M.

45) M. De C. pharm. à L. Toutes les annonces concernant les demandes et offres de places sont gratuites pour nos abonnés.

46) College N. O. in H. (Rumänien). *Augengläser* im grossen kaufen Sie gut bei Herrn *Bornkessel* in Mellenbach (Thüringen) — oder dann in dem Orte Morez, Depart. Jura (France), wo Brillengläser fabricirt werden. Leider kennen wir dort keine specielle Adresse.

DER FORTSCHRITT
LE PROGRÈS
Rédacteurs : **B. REBER**, Pharmacien, et Dr Med. **A. WYSS**.

| N° 20. | GENF, 20. October 1888. | IV. Jahrgang. |

Inhaltsverzeichniss.

Wissenschaftliche Arbeiten werden mit Fr. 50 der Bogen (16 Seiten) honorirt.
Les travaux scientifiques seront rémunérés à raison de Fr. 50 la feuille (16 pages).

PHARMACIE UND CHEMIE

Ueber die Wirkungen des Solanins und des Solanidins.

Von Prof. Dr L. A. Buchner.

Das Wiederspruchsvolle in den Resultaten der früheren Beobachtungen der Wirkung des Solanins auf den thierischen Organismus hat die medizinische Facultät der Münchener Universität veranlasst, für das abgelaufene Studienjahr folgende Preisaufgabe zu geben :

« Die Facultät verlangt zur besseren Aufklärung der Art und des Grades der Giftigkeit des unter Anderem während des Keimens der Kartoffeln sich bildenden Solanins, dass eine Reihe von pharmakologischer Versuche über die Wirkungen sowohl des Solanins als auch des daraus durch chemische Spaltung entstehenden Solanidins angestellt und mit Anführung der Literatur über diesen Gegenstand beschrieben werde. »

Diese Aufgabe wurde von dem Kandidaten der Medizin, Herrn Perles aus München zur vollkommenen Zufriedenheit bearbeitet, wesshalb ihm von der Fakultät der Preis zuerkannt wurde.

Der Verfasser der eingereichten Abhandlung war bemüht, nur ganz reine Präparate, von Solanidin absolut freies Solanin und ebenso vollkommen reines Solanidin zur Anwendung zu bringen, was bei den früheren pharmakologischen Versuchen keineswegs ber Fall war. Es bedarf daher keiner Rechtfertigung, dass Verfasser bemüht war, die chemischen Eigenschaften des Solanins und Solanidins vor deren Verwendung zu den pharmakologischen Versuchen gründlich zu studieren. Auch bedarf es keiner Entschuldigung, dass Verfasser zu seinen Versuchen nur das aus den Kartoffelkeimen gewonnene Gift verwendet hat, denn ein Solanin anderer Herkunft, wäre in genügender Menge nicht zu beschaffen gewesen, auch spricht manches dafür, dass in den verschiedenen Solanum-Arten verschiedene Glykosde vorkommen, die bisher unter dem Kollectivnamen *Solanin* beschrieben wurden.

Verfasser hat bei seinen im pharmakologischen Institut der Universität ausgeführten Versuchen zuerst die Einwirkung des Solanins auf niedere Organismen, dann die Einwirkung auf Kaltblüter, ferner die Wirkung auf das Blut, die Wirkung auf Warmblüter, endlich die Wirkung des Solanidins studirt und er hat dabei bewiesen, dass er die heutzutage zur Erforschung der Wirkung von Stoffen auf den thierischen Organismus angewendeten Methoden zu beherrschen versteht, wodurch er zu einem richtigen Bilde von der Wirkung des Solanins und Solanidins gelangt ist. Nach den von ihm erhaltenen Resultaten sind die Wirkungen dieser Körper ganz ähnlich denjenigen, welche durch die zur Saponingruppe gehörigen Glykoside bekannt sind. Sie tödten durch Lähmung des Athmungs-Centrums und des Herzmuskels, auch durch die Lähmung der Bewegungscentra im Grosshirn. Dass die toxischen Wirkungen des Solanidins, obwohl denjenigen des Solanins sehr analog, um mehr als die Hälfte dem Grade nach schwächer sind als die Solaninwirkungen, mag seinen Grund in der viel geringeren Löslichkeit des Solanidins in Wasser und wässerigen Flüssigkeiten haben.

Das Bild der akuten Solaninvergiftung ähnelt in vieler Beziehung dem einer acuten Infectionskrankheit, und da sich die Wirkungen der letzteren immer mehr als die Wirkungen von durch die niedrigen Organismen erzeugten giftigen Produkten herausstellen, so ist die Wirkung des Solanins eine um so interessantere.

Zur Technik und Anwendung der Glycerinsuppositorien.

Von Dr med. *J. Boas,*
Arzt für Magen- und Darmkrankheiten in Berlin.

(Die Glycerinsuppositorien-Frage beschäftigt gegenwärtig die ganze medicinisch - pharmaceutische Presse. Alle Autoritäten stimmen mit unserm Artikel von Hrn. A. Sauter überein. Der Vollständigkeit halber wollen wir noch diesen Artikel der *Pharmaceut. Ztg.* v. Berlin reproduciren. Die Redact.)

Seitdem ich in N° 23 der *Dtsch. med. Wochenschrift* zuerst auf die Vorzüge der Glycerinapplication mittelst Suppositorien gegenüber den bis dahin üblichen Minimalklystieren hingewiesen habe, sind theils in der pharmaceutischen Fachpresse, theils auf dem Wege der Ankündigung eine grosse Anzahl ähnlicher Präparate vorgeschlagen und empfohlen worden, denen neben gleicher Wirksamkeit gewisse besondere Vortheile innewohnen sollen. Von den mir bekannt gewordenen Suppositorien erwähne ich die von *Heck, E. Dieterich* und *Kummer.*

Die von ersterem *(Pharm. Ztg.* N° 73, S. 542) angegebenen Präparate bestehen aus Gelatine, zu der je 2 gr. Glycerin gemischt werden, behufs Applikation sind die Suppositorien mit Glycerin zu überstreichen. Schon die Nothwendigkeit zugleich mit den Suppositorien stets ein Gefäss mit Glycerin zur Hand zu haben, erschwert die portative Anwendung dieser Präparate, während die Applikation der Zäpfchen ohne Oel oder Glycerin — wie man sich leicht überzeugen kann — gradezu eine Tortur darstellt. Auch die sehr allmäliche Glycerinabgabe in Folge schwer löslicher Gelatine und die hierdurch sehr verzögerte Wirkung stellt einen Uebelstand dar, der da vermieden wird, wo das Glycerin in seiner ganzen Menge die Mastdarmschleimhaut trifft.

Am weitesten von meiner Anwendungsweise entfernen sich die von *E. Dieterich* in Helfenberg angegebenen Zäpfchen, die ich wiederholt praktisch zu prüfen Gelegenheit hatte. Dieselben bestehen, aus 90 Th. Glycerin und 10 Th. Stearinseife mit einem Gehalt von 1,5—2,25 Glycerin pro Suppositor. Diese Zäpfchen sollen wegen ihres grösseren Glyceringehaltes sowie ihrer Dauerhaftigkeit die Glycerinsuppositorien der auf meine Veranlassung von Dr Kade's Oranien-Apotheke hier depitirten wesentlich übertreffen.

Die von mir mit den Suppositorien « Marke Helfenberg » an einem reichen Material Gesunder und Kranker angestellten Versuche, an die ich ohne jede Voreingenommenheit ging, haben meinen Erwartungen und den von der genannten Fabrik ausgehenden Empfehlungen in keiner Weise entsprochen. Vor Allem stellte es sich als Uebelstand heraus, dass dieselben selbst nach längerem Verweilen im Mastdarm völlig ihre Form bewahren und auch an Gewicht nicht soviel einbüssen, um eine ausgiebige Glycerinwirkung entfalten zu können. So betrug in einem Falle die Gewichtsdifferenz nach 5 Min. langem Verweilen im Mastdarm 0,3, in zwei Fällen nach halbstündigem Verweilen 0,6 bezw. 0,7 gr. und selbst nach zwei Stunden erwies sich in einem einen meiner Kollegen, Dr J., betreffenden Versuch der Seifenmantel mit einem Gewicht von 0,7 gr. noch völlig in seiner Form erhalten. Von Herrn Apotheker Lutze hier, Besitzer der Oranien-Apotheke, auf meine Veranlassung angestellte Schmelzpunktbestimmungen der Dieterich'schen Suppositorienmasse ergaben denn auch das bereits vorauszusehende Resultat, dass *dieselbe erst bei 76° C. zu schmelzen beginnt, bei 84° C. vollkommen schmilzt.*

Daraus geht hervor, dass die oben erwähnten Gewichtsverluste zwar im Wesentlichen auf Glycerin zu beziehen sind, dass aber wegen der ganz allmälichen und vergleichsweise geringen Wirkung schnelle und ausgiebige Entleerung, wie sie sonst bei der Glycerinapplikation fast konstant beobachtet wird, kaum erfolgen kann,

Damit verfehlen aber die von der Helfenberger Fabrik hergestellten Stuhlzäpfchen ihren Zweck : es tritt in ihnen nicht sowohl das Glycerin als vielmehr der Reiz des Fremdkörpers, welcher reflektorisch Stuhldrang erzeugt, in Wirksamkeit. Hierdurch erklärt sich auch, — und darauf dürften sich wohl die praktischen Erfahrungen des Herrn Dieterich beziehen — dass auch bei dieser Suppositorienform Stuhlentleerung erfolgen kann, keineswegs aber eine *ergiebige der Glycerinwirkung gleichkommende Evacuation.* In den Suppositorien der Marke Helfenberg kann ich demnach nichts weiter erblicken, als eine Rekonstruktion des wohlbekannten Seifezäpfchens, dessen vortreffliche Eigenschaften es in leichteren Fällen von Darmstagnation zu einem seit Jahrhunderten unentbehrlichen Riquisit der häuslichen Kinderkrankenpflege gemacht haben. ·

Schnelle Löslichkeit des Mantels und reichlicher Erguss des Glycerins auf die Mastdarmschleimhaut müssen demnach als unerlässliche Vorbedingungen für die Suppositorienapplikation gefordert werden. Neben den von mir s. Z. angegebenen und vielfach auch von anderen Aerzten erprobten Hohlsuppositorien, die ursprünglich von Sauter in Genf fabrizirt jetzt auch in anderen Offizinen hergestellt worden, entsprechen den obigen Anforderungen am besten die mir zu Gesicht gekommenen Glycerinsuppositorien in Projektilform des Herrn Apotheker Kummer, über die er in N° 75 dieser Zeitung berichtet. Sie stellen gleichfalls Hohlsuppositorien vor, die in verschiedenen

Grössen Glycerinquantitäten von 0,3—2,5 aufnehmen können. In mehreren Versuchen ergab die Anwendung derselben prompte Wirkung. Ich vermag indessen, sowohl was die Form als auch die Kapazität betrifft, den Kummer'schen Projektilsuppositorien vor den meinigen einen Vorzug nicht einzuräumen.

In Hinsicht auf die letztere namenlicht möchte ich zn betonen nicht unterlassen, dass nach zahlreichen Versuchen von mir in denjenigen Fällen, in denen dem Glycerin überhaupt eine evacuirende Wirkung zukommt, schon eine Dosis vom 1 grm Glycerin genügt, während bei den übrigen selbst eine Verdoppelung der Dosis ohne Erfolg bleibt.

Was schliesslich die Wandungsdicke betrifft, die Herr Kummer an den *Sauter'schen Suppositorien bemängelt*, so vermag ich eine wesentliche Differenz zwischen den von mir bisher angewendeten und den seinigen, die ich übrigens bei dem niedrigen Schmelzpunkt des Materials für ziemlich irrelevant erachte, nicht zu bemerken. Beide erfüllen in gleicher Weise die oben postulirte Forderung : schnelle Schmelzbarkeit des Mantels und ergiebiger Glycerinerguss, der gegenüber geringe formelle Abweichungen weitaus zurücktreten.

In N° 83 sieht sich Herr Dʳ Boas noch zu folgender Erklärung genöthigt :

« Herr *E. Dieterich* verwahrt sich in N° 82 d. Ztg. gegen die Beweiskraft der von mir in N° 80 bezüglich seiner Stuhlzäpfchen erwähnten Thatsachen. In seiner Entgegnung vermisse ich aber zu meinem Erstaunen selbst den leisesten Versuch einer Wiederlegung der von mir erhobenen Befunde. Hierüber sucht Herr D. seine Leser mit der Bemerkung hinwegzuführen, dass der von mir gelieferte « Beweis ihrer Unzweckmässigkeit » ein « theoretischer » ist. Ich sehe mich daher genöthigt, das Resultat meiner Versuche

noch .einmal in folgenden Punkten zu formuliren :

1. Das zu den Glycerin-Stuhlzäpfchen « Marke Helfenberg » verwandte Material ist bei seinem hohen Schmelzpunkte (76° C.) im Mastdarm unlöslich.

2. Selbst 2 Stunden nach der Einführung in denselben ist die Form des Zäpfchens noch vollkommen unverändert zu erhalten.

3. Die (allmälich) innerhalb ¹/₂ Stunde abgegebene Glycerinmenge betrug in mehreren Versuchen höchstens 0,5—0,6 Gramm.

Wenn Herr Dieterich die Ergebnisse dieser, jeden Augenblick zu kontrolirenden Untersuchungsreihe für theoretische Beweise ansieht — so bekenne ich mich weit lieber zu einer solchen « Theorie » als zu der von Herrn D. beliebten Beweisführung, « dass seine Zäpfchen bereits in grosser Menge verbraucht werden. »

Von den am Schlusse seiner Erwiderung aufgestellten Thesen hebe ich besonders die letzte, dass seine Zäpfchen sich erheblich billiger stellen als die von mir empfohlenen, hervor. Diese Thatsache gebe ich Herrn Dieterich neidlos zu. »

Mittheilungen aus dem Laboratorium der Papier- und chemischen Fabrik, Eugen Dieterich, in Helfenberg bei Dresden.

(Vom Verfasser eingesandt.)

Die sogenannten indifferenten Eisenverbindungen.

Obwohl wir uns hinlänglich lange mit den in diese Gruppe gehörenden Präparaten beschäftigt hatten, hielten wir es für die weitere Forschung doch für erspriesslich vor Allem die Eigenschaften der zum grossen Theil neuen Verbindungen zu studiren. Wir erlauben uns, unsere diesbezüglichen Ergebnisse hier niederzulegen und uns auf den Bericht derjenigen Fälle zu beschränken, welche greifbare Resultate gaben.

Wie aus unseren früheren Arbeiten bereits hervorging, giebt es ein alkalisches und ein neutrales, beziehentlich saures Ferrialbuminat. Ersteres findet im *Drees*schen Liquor, letzteres im Präparat « Marke Helfenberg » seinen Repräsentanten.

Während der neutrale Liquor, nach der von uns gegebenen Vorschrift mit Leichtigkeit hergestellt werden kann, hat die von uns aufgestellte Methode zum Liquor *Drees* mehrere Wandlungen durchmachen müssen Die Ursachen hierfür waren verschiedene, besonders kam in Betracht, dass das trockene Eiweiss des Handels, vielleicht auch der Liquor Ferri oxychlorati, nicht immer von gleicher Beschaffenheit waren und noch sind. Um direct die Ursachen der vorgekommenen Zersetzungen zu ergründen, stellten wir zahlreiche Versuche an und fanden in der Kohlensäure einen grossen Feind verschiedener « indifferenter » Eisenverbindungen. Wir leiteten den directed Kohlensäurestrom in die betreffenden Lösungen ein und zersetzen damit sofort:

Ferri-Albuminat, alkalisch nach *Drees*,
 » » » nach *Brautlecht*,
 » -Gelatinat, alkalisch,
 » -Glycerinat, alkalisch (Beschreibung dieses Präparates folgt weiter unten),
 » -Saccharat, Ferri-Mannitat.

Unzersetzt blieben andererseits:

Ferri-Peptonat, neutral event. sauer,
 » -Albuminat » » »
 » -Galactosaccharat, alkalisch,
 » -Dextrinat, alkalisch.

Neutrale und saure Verbindungen blieben also von der Kohlensäure unberührt, von den alkalischen dagegen nur das Galactosaccharat und Dextrinat.

Mit dieser Beobachtung fällt die Erscheinung zusammen, dass die erste Gruppe durch längeres Dialysiren gelatinirte und zersetzt wurde, nicht aber, wenn wir dertillirtes Wasser, welches wir vorher durch Aufkochen von der Kohlensäure befreiten, verwendeten. Durch letztere Methode gelang es sogar, ein Mannitat mit einem Gehalt von 40 % Fe (!) herzustellen.

Hier reiht sich ferner noch die Erscheinung an, dass Saccharat und Mannitat sich nicht mehr klar in Wasser lösten, nachdem sie in Pulverform eine Zeit lang an der Luft gelegen hatten. Dextrinat und Galactosaccharat dagegen erlitten hierdurch keine Veränderung.

Aus dem Verhalten gegen Kohlensäure durften wir den Schluss ziehen, dass die bei den meisten der « indifferenten » Eisenverbindungen nothwendige Natronlauge frei von Kohlensäure sein müsse. Gegenversuche haben die Richtigkeit dieser These durchaus bestätigt.

Es war demnächst interessant zu erfahren, wie sich Natriumbicarbonat zu obigen Verbindungen verhalten würde. Bei Vermischen der wässerigen Lösungen blieben unverändert:

Ferri-Mannitat,
 » -Galactosaccharat,
 » -Dextrinat,
 » -Albuminat, alkalisch,
 » -Glycerinat, Ferri-Saccharat.

Wir erhitzten nun die Gemische und fanden, dass dadurch die drei letzten, das Albuminat, Glycerinat und Saccharat zersetzt wurden, während die drei ersteren klar blieben.

Sofort trübten sich durch Natriumbicarbonat und schieden einen Niederschlag aus:

Ferri-Gelatinat, alkalisch,
 » -Albuminat, neutral, bez. sauer,
 » -Peptonat, » » »

Das Chlornatrium, welches bei den meisten « indifferenten » Ferriverbindungen belanglos zu sein schien, spielt beim alkalischen Albuminat ebenfalls eine zersetzende Rolle, wenn auch die Intensität der Zersetzung der Kohlensäure nicht gleichkam. Aber es ergaben doch diesbezügliche Versuche, dass kleine Zusätze von Chlornatrium je nach Menge in kürzerer oder längerer Zeit ein Gelatiniren und später eine vollständige Zersetzung herbeiführten.

Die Nutzanwendung, welche wir aus der Einwirkung einerseits der Kohlensäure und andererseits des Chlornatriums für das alkalische Ferrialbuminat zogen, bestand in dem Anstreben einer neuen Methode, welche ein chlornatriumfreies Präparat lieferte und den Einfluss der Kohlensäure möglichst reducirte.

Wir glaubten in Herstellung eines reinen Ferrialbuminates und Lösen desselben in Natronlauge den Weg vorgezeichnet. Die Gewinnung reinen Albuminats gelang uns durch Vermischen von Albuminlösung mit Oxydchloridliquor und durch *scharfe Neutralisation* der trüben Mischung mit Natronlauge. Es entstand dadurch ein flockiger Niederschlag in überstehender wasserheller Flüssigkeit; der Niederschlag, mit vorher gekochtem und auf 50° abgekühltem destillirtem Wasser ausgewaschen, löste sich klar in kohlensäurefreier Natronlauge. Auf Grund dieser Versuche stellten wir ein neues Herstellungsverfahren auf und wandten dies mehrere Monate fabrikmässig an. Heute, nachdem es sich in dieser Zeit vortrefflich bewährt hat, gestatten wir uns, es der Oeffentlichkeit zu übergeben und erlauben uns noch die Bemerkung, dass der danach bereitete Liquor das *Drees*'sche Original in Schönheit bei Weitem übertrifft.

Liquor Ferri albuminati.

8000,0 Aquae destillatae

erhitzt man zum Kochen und lässt auf 50° C. abkühlen. Man nimmt

4000.0

davon und vermischt mit

120,0 Liquoris Ferri oxychlorati.

In den restirenden

4000,0 Aquae destillatae 50° C.

löst man durch Rühren

30,0 Albuminis ex ovis sicci grosse pulv.

und giesst die Eiweisslösung ebenfalls unter Rühren langsam in die Eisenlösung. Sollten sich die beiden Lösungen inzwischen weiter als bis auf 40° abgekühlt haben, so werden sie wieder bis zu dieser Temperatur erwärmt.

Man verdünnt nun

5,0 Liquoris Natri caustici recentis Ph. G. II

mit

95,0 Aquae destillatae

und neutralisirt *sehr scharf* obige Mischung durch allmäligen Zusatz mit

q. s. (ca. 60,0) der verdünnten Lauge.

Man erzielt damit die Ausscheidung eines flockigen Niderschlages, des Ferrialbuminates. Man wäscht dieses mit destillirtem Wasser, welches zum Kochen erhitzt und wieder auf 50° C. abgekühlt wurde, durch Decantiren so lange aus, bis das abgezogene Waschwasser keine Chlor-Reaction mehr giebt, bringt den Niederschlag auf ein genässtes Leinentuch und lässt ihn hier abtropfen.

Die auf dem Tuche verbleibende dicke Masse führt man in eine tarirte Weithalsflasche über, setzt ihr

5,0 Liquoris Natri caustici recentis Ph. G. II

mit einem Schlage zu und rührt langsam (damit kein Schaum entsteht) so lange, bis völlige Lösung erfolgt ist.

Man bereitet sich nun eine Mischung von

1,5 Tincturae Zingiberis,
1,5 » Galangae,
1,5 » Cinnamomi.

100,0 Spiritus,
100,0 » Cognac,
fügt diese der Ferrialbuminatlösung und dann

q. s. Aquae destillatae
hinzu, dass das Gesammtgewicht
1000,0
beträgt.

Der nach dieser Vorschrift bereitete Liquor ist im durchfallenden Licht vollständig klar, im auffallenden sehr wenig trübe und von rothbrauner Farbe. Er reagirt schwach alkalisch, schmeckt eisenartig, nicht zusammenziehend, und enthält in 100 Theilen mindestens 0,4 Eisen.

Unverdünnter Liquor, mit gleichem Volumen Weingeist versetzt, scheidet alles Eisenalbuminat ab, ein mit zwei Theilen Wasser verdünnter Liquor bleibt dagegen bei Weingeistzusatz klar.

Chlornatrium in genügender Menge fällt das Ferrialbuminat aus und Einleiten von Kohlensäuregas führt eine völlige Zersetzung herbei. Zusatz von Ammoniak und Natriumbicarbonat bringen keine Veränderung hervor; erhitzt man dagegen letzteres damit, so tritt, was bei ersterem nicht der Fall ist, Zersetzung ein. Einfach kohlensaures Natrium oder Kalium, ebenso Aetznatron bez. Kali rufen in kurzer Zeit Gelatiniren hervor. Schwefelammon färbt den Liquor dunkler ohne ihn zu trüben. Säuren, in geringen Mengen zugesetzt, rufen einen flockigen, in einem Säure-Ueberschuss löslichen Niederschlag hervor. Bei Zusatz von Jodkalium tritt Zersetzung ein, aber ohne dass Jod ausgeschieden würde; eine Unterschicht von Chloroform oder Schwefelkohlenstoff bleibt farblos. Beim Eindampfen bleibt ein in Wasser unlöslicher Rückstand zurück, während der aus Ferripeptonat-Liquor auf diese Weise gewonnene Rückstand wasserlöslich ist.

Es ist dies ein Unterscheidungsmerkmal beider Verbindungen.

Will man statt des trockenen Eiweiss frisches verwenden, so nimmt man 200,0 des letzteren, defibrinirt es durch Schlagen zu Schnee oder dadurch, dass man es mit der vorgeschriebenen Wassermenge 10 Minuten schüttelt und die Lösung dann durch Watte filtrirt. Da das frische Eiweiss mehr Alkalinität, wie das trockene besitzt, ist möglicherweise das Neutralisiren mit Natronlauge gar nicht oder nur sehr wenig Lauge nöthig. Zum Bestimmen der Neutralität bedarf man eines rothen Lackmuspapieres (am besten Postpapier) von einer Empfindlichkeit, welche sich mindestens auf 1 : 20000 KOH oder 1 : 60000 NH, beziffert.

Statt der 120,0 Liquoris Ferri oxychlorati kann man auch 42,0 Liquoris Ferri sesquichlorati nehmen; aber man bedarf dann zum Neutralisiren mehr Lauge und zwar 55,0 bis 60,0. Ein auf diese Weise hergestellter Liquor Ferri albuminati ist trübe, wie das *Drees*'sche Präparat, zeigt aber im Uebrigen das oben beschriebene Verhalten.

Der *Drees*'sche Liquor ist überall so beliebt, dass die ihm eigene trübe Beschaffenheit, so wenig schön sie ist, vielfach eigens zur Bedingung gemacht wird. Wer dagegen bei Beurtheilung eines Präparates nicht blos der Gewohnheit huldigt und vor allem die Reinheit und Schönheit im Auge hat, wird dem mit Liquor Ferri oxychlorati bereiteten Liquor Ferri albuminati den Vorzug geben müssen.

Mit dem Ausfällen reinen Ferrialbuminats durch Natronlauge war der Weg zur Herstellung eines ebenso reinen Peptonats gegeben. Es gelang uns, auch diese Verbindung auf dieselbe Weise auszufällen, nur zeigte sich insofern ein Unterschied, als sich das frisch gefällte

Peptonat nicht in Lauge, sondern nur in Säure löste. Eine Gleichheit bestand übrigens darin, dass die nothwendige Säuremenge ausserordentlich klein und der zum Lösen des Albuminat-Niederschlages nöthigen Lauge ungefähr gleich kam. Die weiteren Versuche ergaben das Gelingen eines trockenen Ferri-Peptonats, das die Grundlage bildet für Herstellung des Liquor. Es schliesst sich daran die Peptonisirung von Eiweiss ex tempore. Alle diese Vorschriften werden hier ihren Platz finden; den Schluss soll das Ferri-Glycerinat machen.

Ferrum peptonatum.

A. 75,0 Albuminis recentis
oder
    10,0 Albuminis ex ovis sicci
löst man in
    1000,0 Aquae destillatae.
setzt
    18,0 Acidi hydrochlorici,
    0,5 Pepsini
zu und digerirt bei 40° C. 12 Stunden oder so lange bis Salpetersäure in einer herausgenommenen Probe nur noch eine schwache Trübung hervorruft.

Man lässt nun erkalten, neutralisirt mit Natronlauge. colirt und versetzt die Colatur mit einer Mischung von
    120,0 Liquoris Ferri oxychlorati,
    1000,0 Aquae destillatae.

Man neutralisirt abermals, *jetzt sehr genau mit zwanzigfach verdünnter Natronlauge,* und wächst den entstandenen Niederschlag durch Absetzenlassen mit destillirtem Wasser so lange aus, bis das Waschwasser keine Chlorreaction mehr giebt.

Den ausgewaschenen Niederschlag sammelt man auf einem genässten dichten Leinentuch, bringt ihn, wenn er völlig abgetropft ist, in eine Porzellanschale und mischt
    1,5 Acidi hydrochlorici

hinzu. Man dampft nun die Masse im Dampfbad unter Rühren (es tritt hierbei vollständige Lösung ein) so weit ein, dass sie sich mit einem weichen Pinsel auf Glasplatten streichen lässt, trocknet bei einer Temperatur von 20 bis 30° und stösst schliesslich in Lamellen ab.

B. 10,0 Peptoni puri (chlornatrium frei)
löst man durch Erwärmen in
    50,0 Aquae destillatae,
vermischt die Lösung mit
    120,0 Liquoris Ferri oxychlorati
und dampft die Mischung so weit ein, dass sie sich mittelst weichen Pinsels auf Glasplatten streichen lässt. Die weitere Behandlung wie bei A.

Das so gewonnene Ferripeptonat stellt dunkel-granatrothe glänzende Lamellen dar. Dieselben lösen sich langsam in kaltem, rascher in heissem Wasser zu einer klaren Flüssigkeit. Die Reactionen sind die des Ferrialbuminats; der Unterschied besteht jedoch darin, dass die Peptonatlösung beim Eindampfen einen in Wasser klar oder fast klar löslichen Rückstand hinterläst. dass ferner der Kohlensäurestrom, wie schon anfangs erwähnt, die Peptonlösung nicht zersetzt und dass endlich Ammoniak je nach der Concentration nach kürzerer oder längerer Zeit das Peptonat aus wässriger Lösung vollständig abscheidet. Der Eisengehalt beträgt 25 %.

Es sei hier nebenbei erwähnt, dass das *Pizzala'*sche Präparat beim Eindampfen einen unlöslichen Rückstand ergiebt und beim Versetzen mit Ammoniak auch nach längerem Stehen klar bleibt, so dass dasselbe demnach *nicht* als Peptonat, sondern nur als Albuminat angesprochen werden kann.

Liquor Ferri peptonati.

A.
Man verfährt genau nach der zu Ferrum peptonatum gegebenen Vorschrift A.

erhitzt aber den ausgewaschenen Niederschlag mit der vorgeschriebenen Salzsäure nur so lange, bis eine klare Lösung
entstanden ist, verdünnt diese mit destillirtem Wasser bis zu einem Gewicht von
900,0 und mischt 100,0 Spiritus Cognac
hinzu.

B. 16,0 Ferri peptonati
löst man unter Erwärmen in
884,0 Aquae destillatae
und vermischt die Lösung mit
100,0 Spiritus Cognac.

Die Prüfung ist die des Ferrum peptonatum bez. des Liquor Ferri albuminati.

Die vorstehenden Methoden besitzen
den grossen Vorzug, *völlig reine* Präparate zu liefern. Durch das Auswaschen
des gefällten Ferrialbuminats und -pep-
tonats werden Chlornatrium und alle jene
Beimischungen entfernt, welche eventuell
im Albumin oder Pepton enthalten sind.
Diese Reinheit dürfte auch die Ursache
sein, dass die so gewonnenen Liquores
sich durch völlige Klarheit auszeichnen.
Bezüglich des Albumins möge noch erwähnt werden, dass das im Handel be-
findliche Blutalbumin ebenfalls Verwendung finden kann, dass dann aber der
Liquor einen Beigeschmack erhält, wie
wir ihn vom *Drees*'schen Präparat her
kennen.

Ferrum glycerinatum solutum.

Liquor Ferri glycerinati.

12,5 Liquoris Natri caustici Ph.
G. II recentis,
15,0 Glycerini puri

mischt man in einer Porzellanschale und
giesst in dünnem Strahl und unter beständigem Rühren 72,5 Liquoris Ferri
oxychlorati *duplicis* hinzu.

Man bringt die Mischung in eine
Flasche verkorkt dieselbe und schüttelt
bis zur völligen Lösung.

Das Glycerinat zeigt dieselben Eigenschaften wie die übrigen alkalischen
Ferri-Verbindungen: es ist aber gegen
Kohlensäure empfindlicher wie alle anderen und scheint demnach die wenigst
feste Verbindung zu sein.

PRAKTISCHE NOTIZEN UND BERICHTE

**Aktionsfæhigkeit fester Kœr-
per.** Unter diesem Titel brachte die
Apoth.-Ztg. vom 10. Oct. des l. J. folgenden Artikel:

« *W. Spring* macht in der *Zeitschr. für
physik. Chem.* auf einige von ihm angestellte Versuche aufmerksam, welche
darthun sollen, dass feste Körper durch
Druck, ja sogar nur durch innige Mischung chemische Verbindungen eingehen können. Er fand, dass dabei Körper, deren chemische Verbindung ein
kleineres Volum besitzt als die Summe
der Komponenten, mit viel grösserer
Leichtigkeit reagiren als andere. So erhält
man leicht durch Kompression von Ku-
pferfeilen und Schwefel Kupfersulfur;
Baryumsulfat und Natriumcarbonat setzen
sich unter Druck gegenseitig um. Die
durch den Druck eingeleitete Reaktion
setzt sich aber auch ausserhalb des
Kompressionscylinders fort, besonders
beim Erwärmen. Es findet also dann eine
gegenseitige Durchdringung der Materie
statt. Neue Versuche scheinen zu beweisen, dass die festen Körper die Fähigkeit besitzen, zu diffundieren, wie Gase
und Flüssigkeiten, wenn auch viel langsamer. So wurden Kupferfeile und Quecksilberchlorid, beide vollständig trocken,
in Glasröhren eingeschmolzen und sich
selbst überlassen. Von Zeit zu Zeit wurde

die Röhre geschüttelt. Nach 4 Jahren war die Reaktion beendet; es hatte sich Kupferchlorür und Quecksilberchlorür gebildet.

Vollständig durch Schmelzen getrocknetes, feingepulfertes Kaliumnitrat wurde mit gleichfalls mit Schmelzen bei Rotglut entwässertem Natriumacetat innig gemischt und in einem Exsiccator stehen gelassen. Beide Salze sind nicht hygroskopisch, wohl dagegen das Produkt ihrer Umsetzung, das Kaliumacetat. Nach 4 Monaten war die Reaktion so weit vorgeschritten, dass die Masse an der Luft zerfloss. Viel rascher geht die Umsetzung beim Erwärmen vor sich. Durch dreistündiges Erwärmen der Mischung im verschlossenen Rohr auf dem Wasserbade war die ganze Masse geschmolzen. Es musste eine Reaktion zwischen beiden Körpern stattgefunden haben, da Natriumacetat erst bei 319°, Kaliumnitrat noch viel höher schmilzt. An der Luft zeigte die geschmolzene Masse eine Zerfliesslichkeit, welche kaum derjenigen de Kaliumacetats nachstand. W. Spring will ähnliche Versuche mit anderen getrockneten Substanzen ausführen. »

Anknüpfend hieran kann ich aus eigener Erfahrung einige interessante Beobachtungen mittheilen.

Unvorsichtigerweise nahm ein Angestellter zum Sieben eines ganz ausgetrockneten Gemisches von Sublimat und Kochsalz, zu gleichen Theilen, ein Messingsieb, anstatt ein Haarsieb. Wie man das Sieb aufheben wollte fiel die ganze Masse durch und ersteres zeigte ein grosses Loch. Das Drahtgeflecht selbst konnte man augenblicklich zwischen den Fingern zerreiben. Daraufhin nahm ich Stücke ganz neuer Messing - Drahtgeflechte und legte Stücke davon in reines Sublimatpulver, dann in ein Gemisch zu gleichen Theilen von Ammoniumchlorhydrat und Sublimat, sowie

Kochsalz im gleichen Verhältnisse. In allen drei Fällen wurde das Metall etwas grau, verlor seine Elasticität vollständig und zerbröckelte zwischen den Fingern auf den leisesten Druck. Dies geschieht in letztere Fallem fast augenblicklich, bei Ammon. chlorhydric. mit Sublimat nach einigen Minuten und mit Sublimat, allein dauert es auch nicht lange, um das Phenomen zu constatiren. Lässt man diese Siebstücke einigen Stunden liegen so überziehen sie sich mit einer abfärbenden weichen Schicht, erhitzt man aber dieselben in der gewöhnlichen Gasflamme, so tritt in allen drei Fällen die Elasticität des Metalles mehr oder weniger wieder ein. Die Schnelligkeit der chemischen Reaktion dieser ganz trockenen Körper aufeinander ist überraschend. Ich gedachte zuerst die Sache weiter zu verfolgen, da nun aber von anderer Seite ähnliche Beobachtungen gemacht wurden, gebe ich auch die meinige kund.

B. REBER.

Die Ginsengwurzel. *Der Fortschritt* brachte 1886, S. 186 eine Mittheilung über die Wichtigkeit und die Kultur dieser Droge.

Es sind seither einige neue Erfahrungen über die Gingsengpflanze gemacht worden, besonders erwähnenswerth erscheint eine Arbeit von J. H. Wilson in *Pharm. Journ. and Transact.* P. Handerson nannte die Stammpflanze *Aralia quinquefolia*, Wilson führt sie als *Panax quinquefolium* ein; beide Gattungen, Aralia und Panax, gehören übrigens zu den Araliaceen. Die Pflanze ist in Nordamerika einheimisch, bildet einen sehr wichtigen Handelsartikel, indem die Wurzel besonders in Sanghai in grossen Quantitäten unter dem Namen mei-kwah-shen den Chinesen verkauft wird. Die natürliche Wurzel ist gewunden, von gelber Farbe und hat eine gerunzelte Oberfläche, die geschälte zeigt ein glasartiges Aussehen.

Die bei den Chinesen als Stärkungs- und Wiederbelebungsmittel ausserordentlich geschätzte Wurzel stammt von der wildwachsenden *Panax Ginseng*. Diese wird sehr theuer bezahlt, die reichen Chinesen allein können sich dieselbe anschaffen, sie verwenden auch sowohl für die Aufbewahrung der Wurzel, als für die Bereitung des Thee's nur kostbare Gefässe.

Schon weniger begehrt ist die kultivirte Ginsengwurzel. Im natürlichen Zustande von hellbrauner Farbe sieht sie an den geschälten Stellen hornartig durchscheinend aus. Ihr Wachsthum schreitet nur langsam vorwärts, die Wurzel kann erst nach dem fünften Jahre zu medicinischen Zwecken Verwendung finden.

Von Korea kommt eine weniger sorgfältig zubereitete, ungeschälte, noch mit den Faserwurzeln versehene Ginseng in den Handel. Sie ist von ledergelber Farbe und findet ebenfalls Absatz. Eine Ginsengwurzel aus Japan zeigt eine blassgelbe Farbe und harte, holzige Beschaffenheit.

B. R.

Zum toxicologischen Nachweis von Brom und Jod. (*D. Chem. Central-Bl.* 1888, 810).

Vitali stellte Versuche an, wie in Vergiftungsfällen mittelst Brom oder Jod diese beiden Stoffe nachzuweisen seien. Er versetzte 300 gr. fein gehacktes Fleisch mit 1 ccm. Brom und etwas Wasser, rührte damit einige Minuten um und liess mehrere Stunden stehen, wobei die Bromdämpfe ganz verschwanden. Die Mischung enthielt jetzt kein freies Brom mehr. Sie war aufgequollen und stark sauer geworden. Es wurde nun das Fleisch mit ca. 8 Vol. absolutem Alkohol 24 Stunden digerirt, filtrirt, der Rückstand mit Alkohol gewaschen, bis dieser nichts sauer Reagirendes mehr aufnahm die Lösung enthielt freie Brom-

wasserstoffsäure und solche in Verbindung mit einer Albuminsubstanz. Der Alkohol wurde abdestillirt, wobei kein bromhaltiger Körper überging: Der Destillationsrückstand, eine trübe stark saure Flüssigkeit gab erst beim Eindampfen bis fast zur Trockne saure Dämpfe (HBr) aus. Zur Erkennung des HBr diente u. a. die folgende, nach dem Verf. sehr empfindliche Reaction. Versetzt man eine sehr verdünnte Lösung von HBr oder eines Bromides mit wenig H_2SO_4 und $CuSO_4$ und dampft ein, so tritt infolge der Bildung von wasserfreiem Kupferbromid eine starke violettlichbraune Färbung und Trübung auf, welche beim Verdünnen verschwindet. HJ und HCl, sowie Jodide und Chloride geben diese Reaction nicht.

Der beim Abdestilliren des HBr. aus obiger alkoholischer Lösung verbleibende Rückstand lieferte bei der trocknen Destillation eine Flüssigkeit, die kohlensaures Ammonium und Bromammonium enthielt. Der in Alkohol unlösliche Theil des Productes der Einwirkung von Brom auf Fleisch enthielt ebenfalls noch Verbindungen von HBr mit Proteïnkörpern. Wurde derselbe mit Wasser vollständig ausgezogen, so resultirte eine saure Lösung. Diese gab durch Verdampfen zur Syrupsconsistenz und Zusatz von etwa 8 Vol. absoluten Alkohols einen weissen, flockigen Niederschlag, der eine Verbindung von Proteïnsubstanz mit HBr war und sich in Wasser mit stark saurer Reaction löste. Auch das mit Wasser erschöpfte Product der Einwirkung von Brom auf Fleisch enthielt noch Brom in Verbindung mit Eiweisskörpern. Durch Extraction der Masse mit warmer Na_2CO_3-Lösung resultirte eine Flüssigkeit, deren Verdampfungsrückstand beim Erhitzen nach verbranntem Horn roch und Bromnatrium ergab.

Jod verhielt sich gegen Fleisch in völlig analoger Weise.

THERAPIE · UND MEDICINISCHE NOTIZEN

Rédacteur : Dr Med. WYSS.

Ascites durch Faradisation des Abdomens geheilt, von Dr M. Muret (Revue de Médecine, 10 Sept. 1888).

Die Behandlung der Bauchwassersucht durch Faradisation des Abdomens wurde schon 1861 von *Tripier* empfohlen. Aber erst 1866 hat *Solfanelli* die erste günstige Beobachtung veröffentlicht. Es betraf dieselbe einen mit atrophischer Lebercirrhose und secundären Ascites behafteten Kranken bei welchem alle gewöhnlichen Mittel vergeblich angewandt worden waren, um Diurese zu erhalten. Schon nach der ersten faradischen Sitzung vermehrte sich die Harnmenge schnell und nach 4 Sitzungen war der Ascites vollständig verschwunden. Das Resultat war natürlich wegen der Unheilbarkeit der Leberkrankheit nur vorübergehend.

Bei den zwei von Muret veröffentlichten Krankengeschichten handelte es sich um Fälle von Ascites, welche in Folge von tuberculoser Peritonitis und Milztumor entstanden waren. In beiden Fällen wurde durch Faradisation der Bauchdecken vollständiger, wenn auch nur vorübergehender Schwund des Ascites beobachtet.

Wenn es auch heute noch unmöglich ist, eine genügende Erklärung der Heilwirkung der Faradisation bei Ascites zu geben (nach Erb vielleicht Gefässwirkung), die Thatsache dieser Heilwirkung existirt und verdient grössere Beachtung als ihr bisher zu Theil geworden ist.

. .

Phloridzin und Diabetes mellitus. Durch eine Reihe experimenteller Untersuchungen (veröffentlicht in *Zeitsch. f. klinisch. Medicin* XIV. Bd. 5. u. 6. Heft 1888) kommt Prof. v. *Mering* zu folgenden interessanten Ergebnissen.

In dem Phloridzin, einem 1835 von Koninck in der Wurzelrinde des Apfel-Birnen-, Kirschen- und Pflaumenbaumes aufgefundenem Glycosid, hat von Mering ein Mittel aufgefunden, welches hochgradige Meliturie ohne Veränderung im Allgemeinbefinden hervorruft und geeignet ist, einiges Licht auf die normale Zuckerbildung und auf das' dunkle Gebiet der Zuckerharnruhr zu werfen.

Das Phloridzin wurde Hunden in Gaben von 8—20 gr. verabreicht. Aus den Versuchen ergiebt sich :

Der Eiweisszerfall wird bei Thieren, welche mit Fleisch und Fett oder mit gemischter Kost genügend ernährt sind, durch Phloridzin nicht gesteigert, trotzdem erhebliche Quantitäten von Zucker durch den Harn unverbrannt entleert werden.

Ganz anders gestaltet sich dagegen der Eiweissumsatz bei Thieren, welche sich im Hungerzustande befinden. Hier ruft Phloridzin ausser Diabetes eine gewaltige Steigerung des Eiweisszerfalles hervor. Die Steigerung kann 30—50, ja 100 %, betragen.

Erhält ein Hungerthier grössere Mengen von Fett, so erzeugt Phloridzin nur eine geringe Vermehrung des Eiweisszerfalles.

Diese sich anscheinend widersprechenden Resultate sind nach Mering's Ansicht einer einfachen Deutung fähig.

Phloridzin steigert bei ausreichender Nahrungszufuhr, trotzdem erhebliche Mengen von Zucker nicht zerstört, sondern durch den Urin unverwerthet ausgeschieden werden, den Eiweisszerfall desshalb nicht, weil bei ausreichender Nahrungszufuhr die Nichtzersetzung des Zuckers, selbst in grössern Mengen die Stickstoffausscheidung nicht beeinflusst.

Ganz anders verhält sich dagegen der Stoffumsatz im Hungerzustand, in welchem der Organismus von seinem eigenen Leibe zehrt. Hier findet in Folge der Nichtzersetzung des Zuckers, welcher aus dem Zerfall von Eiweiss herrührt und unter gewöhnlichen Verhältnissen bei seiner Verbrennung Eiweiss und Fett (besonders Eiweiss) erspart, ein abnormer Verbrauch von Albuminaten statt durch die mangelhafte oder fehlende Verbrennung des Zuckers wird der Stoffwechsel in hohem Grade alterirt und die Eiweisszersetzung beträchtlich gesteigert. Die Eiweisszersetzung im Körper ist um so grösser, je länger das Thier gehungert hat, d. h. um so geringer sein Vorrath an Kohlehydrat (Glycogen) und Fett geworden ist.

Die Thatsache dass Phloridzin im Hungerzustande bei ausschliesslicher Zufuhr von Fett den Eiweisszerfall in weit geringerem Grade, als im Hunger steigert, erklärt sich, abgesehen davon, dass hierbei weniger Zucker entleert wird, dadurch, dass durch Verbrennung des dargereichten Fettes der Ausfall des Zuckers, welcher ungestört durch den Harn austritt, zum grossen Theil ausgeglichen und hierdurch der Eiweisszerfall beträchtlich vermindert wird.

Codéine ou morphine?

Le Dr Fischer de Kreuzlingen, Thurgovie *(Correspondenzbl.* 1 oct. 1888), recommande la codéine comme étant un médicament beaucoup plus sûr dans son action et bien moins dangereux que la morphine. Les malades ne s'y habituent que très rarement et on peut sans crainte la faire prendre aux malades plusieurs fois par jour.

Elle est indiquée dans tous les cas de toux opiniàtre chez les phtisiques, et les bronchitiques ainsi que dans les cas d'insomnie lorsque celle-ci n'est pas due à des douleurs trop violentes.

On peut la prescrire à l'intérieur, sous forme d'inhalations, de suppositoires, de pomade; son effet calmant ne manque jamais et elle ne donne pas lieu à des effets secondaires désagréables.

Les doses doivent être plus fortes que pour la morphine. 0,025 à 0,03 de codéine correspondent à 0,01 de morphine. Les phtisiques peuvent sans crainte prendre cette dose 3 à 4 fois par jour.

Le Dr *B. Novaro* emploie la codéine à hautes doses dans le *diabète (Revista Argentina de cientias médicas,* Janvier 1888), selon la recommandation de *Lauder Brunton.* Il arrive rapidement à une dose journalière moyenne de 0,25 gr. Sur 12 cas ainsi traités, il a eu 7 guérisons, et 2 améliorations.

Michel Bruce (The practitioner, Juillet 1888) préfère chez les *diabétiques* la *morphine* à la codéine. La morphine, dit-il, tout en ayant une action narcotique moins prononcée, produit, à une dose 4 fois moindre, les mêmes effets que la codéine. En outre le prix de la codéine est 4 fois plus élevé que pour la morphine.

Ueber die physiologische Wirkung der Hedwigia balsamifera

haben die Herren *E. Gaucher, Combenale* und *Marestang* der Academie des Sciences in Paris in der Sitzung vom 24. Sept. 1888 eine Arbeit vorgelegt. Die Hedwigia balsamifera ist ein zur Familie der Terebinthacaeen gehöriger Baum, welcher auf den Antillen wächst und von Descourtilz (Flore des Antilles, T. III, p. 263) beschrieben worden ist. Das alkoholische sowie das wässerige Extract der Wurzelrinde und Stammrinde sind zu hypodermatischen Injectionen verwendet worden. Der Stamm giebt 19 % alkoholisches, 17 % wässeriges Extract; die Wurzel 18 % resp. 25 %. Vom alkoholischen Extracte (Stamm oder Wurzel) genügen

0 gr. 146 per Kilogr. des Versuchsthieres um beim Meerschweinchen schwere Störungen, 0 gr. 161 um den Tod hervorzurufen. Die wässerigen Extracte sind weniger toxisch, derjenige des Stammes mehr als derjenige der Wurzel. Das wässerige Wurzelextract ist 2 $^1/_2$ Mal weniger toxisch als der alkoholische; 0 gr. 65 per Kilogr. Versuchsthier bringen den Tod desselben in einer Stunde herbei. Das wässerige Stammrindenextract, in der Dosis von 0 gr. 53 per Kilogr., tödtet ein Meerschweinchen in 20 Minuten.

Die beobachteten physiologischen Wirkungen können folgendermassen zusammen gefasst werden : Schnelles und beträchtliches Sinken der Temperatur; an den hintern Extremitäten beginnende Lähmung, welche nach und nach den übrigen Körper ergreift unter allgemeinen Convulsionen ; Pupillenerweiterung und Ejaculation ; Gefässerweiterung am Ohre ; dem Tode gehen voran unregelmässige Athmung und Herzparesie. Bei der Autopsie findet man blos viscerale Blutstauung. Die Hedwigia balsamifera ist also ein hypothermisch, paralysirend und convulsirend wirkendes Nervengift. Die wirksamen Principien der Extracte sind ein Alcaloïd und ein Harz ; letzteres existirt in dem Verhältniss von $^1/_{10}$ im alcoholischen Extracte ; es wirkt toxischer als das Alkaloïd. Das Alcaloïd wirkt vorzugsweise convulsivisch, das Harz paralysirend und wärmeherabsetzend.

* *

Ueber subcutane Strychnineinspritzungen von Professor Dr B. Naunyn in Strassburg (AusMittheilungen aus der medicinischen Klinik zu Königsberg 1880.)

Die früher bei Lähmungen verschiedener Art so beliebtenStrychnininjectionen scheinen gegenwärtig keine grosse Anerkennung zu geniessen.

Namentlich ganz ungünstig urtheilen über die von dem Mittel zu erwartenden Erfolge die Pharmakologen. Man betrachtete es als festgestellt dass das Strychnin nur die Erregbarkeit der motorischen Centren steigere ; da jedoch nach der damals herrschenden Ansicht die Nervenlähmungen meist durch die Störungen der Nervenleitung bedingt sind, so kann das Strychnin erst dann wirken, wenn diese hergestellt ist;ist dies aber geschehen, dann heilt die Lähmung auch ohne Strychnin. Ferner stellt man es als selbstverständlich hin, dass die Strychninwirkung und so auch der bessernde Einfluss desselben, nur ein vorübergehender sein könne. (*Harnack*).

Es ist aber zweifellos dem Strychnin eine viel umfassendere Wirkung auf das Nervensystem zuzuschreiben. So zeigte *Frölich* schon 1851, dass die Einnahme von Strychnin eine bedeutendende Verschärfung des Geruchssinnes bewirkt. *Lichtenfels* zeigte, dass es die Tastempfindung deutlich verfeinere. Seit *Nagel* haben die Ophthalmologen die Strychnininjectionen mit bestem Erfolge in der Behandlung von Amblyopien angewandt. *Naunyn* hat seit 1873 die Strychninbehandlung der Mobilitätslähmungen sehr consequent und im Allgemeinen mit sehr gutem Erfolg in Anwendung gebracht, Zu den Injectionen wurde ausschliesslich Strychninum nitricum in einer 1% wässerigen Lösung angewandt und die Einspritzungen gewöhnlich in die gelähmten Extremitäten gemacht. Es wird im Anfang täglich 0,005 eingespritzt und die Dosis täglich um 0,001 gesteigert bis nach ungefähr 6 Tagen 0,01 erreicht ist. Dann werden die Injectionen während weiterer 5—6 Tage in gleicher Dosis fortgesetzt. Nach 6—8 Tagen Unterbrechung folgen wieder 10—12 Tage mit Strichnininjectionen und sofort. Bei der zweiten und den spätern Rerien von Injectionen kann mit grösser Dosen begonnen werden, aber nicht mit der Maximal Dose, da die Kranken nach einer 8 tägigen Pause doch wieder heftiger auf das Mittel reagiren.

Sehr gewöhnlich tritt schon bei Dosen von 0,007—0,01 und nicht selten auch bei noch geringern ein lästiges Gefühl von Spannung der Muskeln ein. Diese Muskelsteifigkeit ist gewöhnlich $^1/_2$—1 Stunde nach der Injection am stärksten, im Laufe des Tages verschwindet sie meist, doch nicht immer vollständig.

Eine häufigere Wirkung des Strychnins sind Durchfälle, oft von heftigen Tenesmen begleitet.

Diese Zeichen abnormer Empfänglichkeit gegen das Mittel finden sich meist bei Leute mit Apoplexia sanguinea. Bei dieser muss man also mit den Stychnininjection vorsichtig sein.

Naunyn fasst seine Erfahrungen über Heilwirkung der Strychnininjectionen in folgenden Bemerkungen zusammen.

1° Dauernden Nachtheil habe ich von dem Mittel nie gesehen.

2° Ich habe von dem Mittel niemals Erfolg gesehen bei vollständigen oder in Folge der Natur des Krankheitsprocesses fortschreitenden Lähmungen.

3° Hingegen wirkt das Mittel da recht oft günstig ein wo keine absoluten Paralysen, sondern unvollständige Lähmungen, wenn auch recht hohen Grades vorliegen.

4° Auch in nicht wenigen Fällen von Tabes dorsalis paralytica glaube ich oft recht günstige Erfolge der Strychnin-Injectionen gesehen zu haben.

5° Lähmungen, welche in Folge anderer Krankheiten entstanden, werden bei Heilung oder Besserung der Grundkrankheit durch subcutane Strychnininjectionen sehr oft recht günstig beeinflusst (Diphteritis, Syphilis, multiple Neurites).

6° Falls die Strychnineinwirkungen eine günstige äussern, ist dieselbe gewöhnlich sofort zu bemerken, sobald die Dpsen genügende Grösse haben. Tritt ein Erfolg ein, so schreitet die Besserung von Tag zu Tag fort. Am augenscheinlichten ist die Besserung im Beginn der Behandlung. Die oft auftretende Muskelsteifkeit vermindert sich oder verschwindet im spätern Verlaufe der Behandlung. Reizerscheinungen, wie Steigerung der Schnerreflexe, der Hautreflexe, oder spastische Muskelcontracturen schliessen keineswegs Strychninbehandlung aus. In einzelnen Fällen von Tabes Spastica habe ich sogar eine Herabsetzung der gestrigerten Sehnenreflexe unmittelbar nach den Strychnininjectionen. In Fällen wo das Grundleiden sich nicht bessert, erzielt die Strychninbehandlung häufig nur vorübergehende Besserung der Lähmung. Wenn hingegen die erreichte Besserung der Lähmung so weit geht, dass dem Kranken sein gelähmtes Glied wieder nützlich wird und der Gebrauch derselben fortdauernde Uebung mit sich bringt, so ist dafür gesorgt, dass der erreichte Fortschritt nicht wieder rückgängig wird.

7° Bei den aus verschiedenen Ursachen entstandenen Lähmungen der Harnblase habe ich oft ganz evident günstige Wirkungen der Injectionen gesehen.

8° In vielen Fällen älterer Hemiplegie nach Apoplexie mit sehr unangenehmen schmerhaften Empfindungen in der Gelähmten Körperhälfe nahmen, obgleich die Injectionn gegen die Motorische Lähmung wirkungslos blieben, die Schmerzen sofort ab und verschwanden oft ganz vollständig. *Trousseau* und andere haben schon eine solche Wirkung des Strychnins angegeben.

VARIA

Die **Universal-Flaschen-Verkapsel-Maschine** von *Ziegler & Gross in Kreuzlingen* (siehe die beistehende Figur) wird ungefähr 1 Meter hoch an einer Wand oder Thüre angeschraubt.

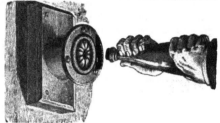

Dieser neuerfundene *Flaschenkapsler* ist sehr einfach, arbeitet vollkommen gleichmässig und sicher und unterliegt keiner Abnützung. Die Flaschenkapsel wird lose über den verkorkten Flaschenhals gestülpt, die Flasche in die Oeffnung des Kautschukringes gestossen und dann gleichzeitig mit der Flasche eine kleine Drehung gemacht und die Kapsel ist auf diese Weise schnell, elegant und fest angelegt. Preis per Stück Fr. 7. —

Bad Ems. Der Herr Kritikus in N° 74 der *Deutschen Medicinal Zeitung* lässt seinen Zorn über die Veröffentlichung einer neuen Analyse unserer Wilhelmsquelle los und nöthigt uns zu folgender Entgegnung.

Wenn die von Herrn Geh. Hofr. Fresenius gefertigte Analyse nachweist, dass unsere Wilhelmsquelle mehr Lithion besitzt, als die Kronenquelle in Salzbrunn, so liegt es doch für einen jeden klar auf der Hand, dass wir hievon Gebrauch machen und solches zur Kenntniss derjenigen Herren Aerzte bringen, welche sich mit minimalen Dosen Mineralien in Mineralquellen begnügen. Dass die Zahl dieser Letzteren eine ziemlich grosse sein muss, beweisst die steigende Versandtziffer der Kronenquelle, wie solche durch Prospecte und Blätter veröffentlicht wird.

Wir hatten um so mehr Veranlassung auf die neuerdings festgestellte Qualität unserer Wilhelmsquelle — genannt Emser Natron-Lithionquelle — aufmerksam zu machen, als sich der Preis derselben um circa 40 % billiger als derjenige der Kronenquelle stellt.

Wesshalb greift der Herr Kritikus nicht auch die von uns veröffentlichte Thatsache an, dass unsere Victoriaquelle durch ihren Mehrgehalt an Kohlensäure (1,2 gegen 1,0) für den Versandt — zum kurmässigen Gebrauch zu Hause — geeigneter als Kränchen sei ?

Ems im October 1888.

König Wilhelms Felsenquellen

BIBLIOGRAPHIE

Les champignons comestibles et espèces vénéneuses avec lesquelles ils pourraient être confondus. Décrits et peint d'après nature par *F. Leuba*, pharmacien. Neuchâtel, Delachaux et Niestlé, éditeurs et chez tous les libraires.

C'est la huitième livraison de cet important ouvrage que nous avons devant nous, avec huit pages de texte et quatre planches comme d'habitude. Comme exécution et contenu soignés nous n'avons qu'à répéter les éloges de nos critiques antérieures. C'est une œuvre populaire et scientifique, magnifique et utile à la fois que nous recommandons vivement à tous nos lecteurs.

Les 4 belles planches nouvelles contiennent : Fistulina hepatica ; Boletus chrysentheron ; B. edulis ; B. pachypus et B. aurantiacus.

Ed. Heckel et Fr. Schlagdenhauffen : Sur **la racine du Batjitjor** (*Vernonia nigritiana*) de l'Afrique tropicale, nouveau poison du cœur, et sur quelques Eupatorium. Paris, 1888. Une très intéressante brochure, avec une planche, sur laquelle nous reviendrons prochainement.

Guida pratica per farmacisti e per medici, compilata da *Alberto Janssen*, farmacista. Anno terzo. 1889. Der dritte Jahrgang dieses medicinisch-pharmaceut. Kalenders unseres Collegen in Florenz zeigt wesentliche Fortschritte. Zuerst werden auf 105 Seiten die modernsten Verordnungen gegen Krankheiten aufgeführt, dann folgt eine Beschreibung der neuern Medicamente, die Urinanalyse, eine Drogenbeschreibung. Nützlich ist auch die Tabelle des Gewichtsverlustes der grünen Substanzen beim Trocknen, die Gewichtsreductionstabelle und andere. Folgt noch die Tabelle der alten Zeichen, der Maximaldosen, der Kalender mit geschichtlichen Notizen, Schreibpapier und annoncen. Ein recht praktisches Buch.

Fragekasten und Sprechsaal.

Wir ersuchen unsere Abonnenten für die von der Redaction ganz unabhängige Verspätung dieser Nummer um Entschuldigung. Es sollen alle Vorkehrungen getroffen werden, dass solche in Zukunft möglich selten eintreten.

47) Ein Arzt frägt uns . Wenn von einer 80 % Milchsäurelösung gesprochen wird, was ist damit gemeint,

Acid. lact. 80, Aq. 20 oder
Acid. lact. 80, Aq. 100 ?

(Nach unserer Ansicht unbedingt das erstere.)

48) Ebenfalls von ärztlicher Seite wird uns geschrieben : « Seit vielen Jahren suche ich auf folgende Frage eine befriedigende Antwort, ohne sie finden zu können. Warum ist die Terminologie der unorganischen Halogensalze eine andere, als diejenige der Alkaloid-Halogensalze ? Man sagt Natrium chloratum aber nach alter Theorie stets noch Morphium *hydrochloratum*. Entweder war die alte Theorie richtig oder die Alkaloidhalogensalze haben eine von derjenigen der unorganischen Salze, namentlich auch von den Salzen des Radicals Ammonium grundverschiedene chemische Constitution. »

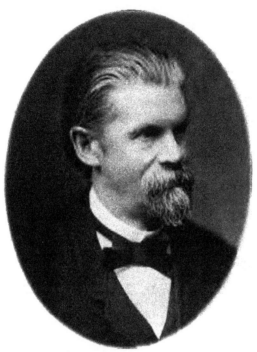

DER FORTSCHRITT

LE PROGRÈS

RÉDACTEURS : **B. REBER**, PHARMACIEN, ET Dʳ MED. **A. WYSS**.

| N° 21. | GENF, 5. November 1888. | IV. Jahrgang. |

Inhaltsverzeichniss.

Wissenschaftliche Arbeiten werden mit Fr. 50 der Bogen (16 Seiten) honorirt.
Les travaux scientifiques seront rémunérés à raison de Fr. 50 la feuille (16 pages).

GALLERIE HERVORRAGENDER THERAPEUTIKER UND PHARMAKOGNOSTEN.

GEORG DRAGENDORFF

Heute bieten wir unsern Lesern das Porträt eines Gelehrten, dessen Name ihnen ebenfalls wohl bekannt und hochverehrt ist. Hr. Georg Dragendorff, Professor und Director des pharmaceutischen Institutes an der Universität Dorpat (Russland) wurde in Rostock (Mecklenburg) als Sohn des Dʳ med. Ludw. Dragendorff am 20. April 1836 geboren. Er besuchte bis 1853 das Gymnasium seiner Vaterstadt, trat dann als Lehrling in die Apotheke des Dʳ Fr. Witte ein, absolvirte im Herbst 1856 das Gehülfenexamen, im Sommer 1858 das Apothekerexamen, siedelte dann nach Heidelberg über, wo er bis Ostern 1860 verweilte. Von da an bis zu Ostern 1862 war er am chemischen Laboratorium der Universität Rostock als Assistent Fr. Schulze's angestellt, er erwarb 1861 auch den Grad eines Doctors der Philosophie und folgte 1862 einem Rufe der pharmaceutischen Gesellschaft in St.-Petersburg als Redactor der zu gründenden pharmaceutischen Zeitschrift für Russland und Leiter des chemischen Gesellschaft-Laboratoriums, in welchem die gerichtlichen Untersuchungen für die St.-Petersburger Regierung ausgeführt werden. Im Herbste 1862 übernahm er auch das Sekretariat der bezeichneten Gesellschaft. Im November 1864 wurde Dragendorff zum ordentl. Professor der Pharmacie und Director des pharmac. Institutes der Universität Dorpat erwählt. In seiner Stellung als Professor versah er in den Jahren 1883 bis 87 das Amt eines Prorectors der Universität. Im russischen Staatsdienste avancirte er zum Staatsrath, sowie wirklichen Staatsrath und es wurden ihm allmälig der Stanislaus-Orden 2ᵗᵉʳ, der Annen-Orden 2ᵗᵉʳ, der Wladimir-Orden 4ᵗᵉʳ und 3ᵗᵉʳ Klasse verliehen.

Schon 1872 wurde Dragendorff von der Universität München zum Ehrendoctor der Medicin creirt, 1885 erhielt er für seine Verdienste um die Pharmacie die goldene Hanbury-Medaille. Von über 40 Gesellschaften wurde er im Laufe der Zeit zum Ehren- oder corresp. Mitgliede ernannt, was genugsam für die allgemeine Anerkennung zeugt, die ihm zu Theil wird.

Die wissenschaftlichen Arbeiten und Werke Dragendorff's übersteigen die bedeutende Zahl 115, was hinreicht, um sich von der ausserordentlichen Thätigkeit dieses unermüdlichen Gelehrten ein Bild zu verschaffen. Viele seiner Werke erschienen auch in russischer, französischer, englischer oder andern Sprachen. Wir müssen uns zum Schlusse dieses sehr gedrängten Abrisses auf die Verzeichnung der hauptsächlichsten, selbstständigen Werke Dragendorff's beschränken. Wir heben daher folgende hervor :

Die gerichtlich-chemische Ermittlung von Giften. St. Petersburg 1868, 2. Auflage 1876.

Materialien zu einer Monographie des Inulins. St. Petersburg 1869.

Beitræge zur gerichtlichen Chemie einzelner organ. Gifte. St. Petersburg 1871.

Manuel de Toxicologie. Traduit par E. Ritter. Paris 1873, 2ᵐᵉ édition 1886.

Die chemische Werthbestimmung einiger starkwirkender Droguen. 1874.

Sur la recherche des substances amères dans la bière. Bruxelles 1874.

Jahresbericht für Pharmakognosie, Pharmacie, Toxicologie für 1874. Göttingen 1875. Ebenso für 1876 bis 1879, letztere in Gemeinschaft mit Marmé und Wulfsberg.

Analyse chimique de quelques drogues actives. Paris 1875.

Herbstzeitlose im Bier. (Vom deutschen Brauerbund herausgegeben.) Frankfurt a. M.

Sitzungsberichte der Dorpater Naturforscher-Gesellschaft von 1876—1887.

Chemische Beitræge zur Pomologie unter Berücksichtigung der livländischen Obstcultur. 1878.

Die qualitat. und quantitat. Analyse von Pflanzen und Pflanzentheilen. Göttingen 1881.

Analysen verschiedener Kaffeesorten aus Brasilien. 1885.

Analyse chimique des végétaux. (Encyclop. chimique.) Paris.

Beitræge der gerichtlichen Chemie II und III.

Weitaus die meisten der vielen kleinern Arbeiten Dragendorff's erschienen in der anfänglich von ihm selbst geleiteten, heute im XXVII. Jahrgange angelangten *Pharmaceut. Zeitschrift für Russland.* Verschiedene davon hat auch der *Fortschritt* wiedergegeben.

B. Reber.

PHARMACIE UND CHEMIE

Nouvelles recherches anatomiques, chimiques et thérapeutiques sur le Baobab.

(Adansonia digitata, L.)

Par MM. *Edouard Heckel et Fr. Schlagdenhauffen.*

(Suite et fin.)

IV. *Feuilles.*

Le Baobab, quand il est recouvert de sa verdure qu'il perd à certaines époques de l'année, porte des feuilles entières qui rappellent celle du marronier de l'Inde. Elles sont décrites par certains auteurs (Oliver, *Flora of Tropical africa*, etc.) comme verticillées ou mieux comme composées digitées, et par d'autres (Guibourt, Hⁿ, nat., des *Drogues simples*) comme

« ressemblant pour la forme et la grandeur à celles de l'*Æsculus hippocastanum L. mais alternes* et accompagnées de 2 stipules à la base, à limbe lisse et sans aucune dentelure sur leur contour. »

La vérité est que ces deux états se trouvent sur ce végétal. Les feuilles que nous avons reçues du *Sénégal* et de *La Réunion* étaient composées digitées, celles plus jeunes qui nous viennent du Muséum de Paris, étaient alternes et disposées quinconcialement [1]. De plus, les feuilles de

[1] Il est probable que la disposition fibraire dans les extrémités des rameaux st sur les jeunes plantes diffère de celle qui est propre au végétal

l'Afrique étaient sans dentelures sur les bords, celles du Museum en présentaient vers le sommet un assez grand nombre. Dans ces deux cas, la constitution histologique était la même : nous allons insister sur ce dernier point en raison des faits intéressants que cette étude nous a révélés. De tous les emplois indigènes de la feuille que nous signalerons plus loin, aussi bien que de l'utilisation de cette drogue par les médecins européens, il se dégage ce fait indiscutable, que cet organe foliaire, doit la principale de ses propriétés à un principe mucilagineux. Or, quand nous mîmes à tremper dans l'eau chaude les feuilles de Baobab entières, nous constatâmes qu'aucun mucilage ne se développe, que l'eau reste claire et ne devient pas filante comme cela se produit à la suite de l'ébullition des *graines de lin* ou du *Plantago psyllium* ou d'une macération de *pépins de coings*. Il résultait de ce fait que le principe émollient ne se trouve pas, ne se développe pas dans les cellules épidermiques ; où donc réside-t-il ?

Déjà nous étions mis sur la trace de la vérité, par le fait de la nécessité absolue de la dilacération en menus fragments des mêmes feuilles pour donner issue à ce mucilage et pour lui permettre de se dissoudre dans l'eau chaude. Il était évident que ce principe émollient se développait au-dessous de l'épiderme dans l'intimité du tissu foliaire, mais aux dépens de quels éléments ? L'examen histologique de la feuille nous le montra aisément.

Sur une coupe transversale de cet organe voici ce que nous trouvons. A la face supérieure, un épiderme à gros éléments, qui, pendant l'ébullition dans l'eau, se développent en largeur, mais sans donner de mucilage. Au - dessous, un paren-

adulte. Il doit en être de même de la forme des feuilles qui diffère dans les parties jeunes et dans les parties adultes de l'arbre.

chyme chlorophyllien en palissade interrompu au niveau de la nervure médiane et au-dessus des faisceaux par un parenchyme dépourvu de chlorophylle au milieu duquel règne une grande lacune formée au détriment d'éléments cellulaires gélifiés dont on voit la trace au milieu du vide lacunaire. C'est là un lieu de formation du mucilage ; mais il en existe d'autres. Les faisceaux libéro-ligneux qui occupent le centre de la coupe faite au niveau de la nervure médiane, sont en effet, entourés par un même parenchyme incolore, qui, au-dessous de ces faisceaux devient le centre de formation de 4 à 5 lacunes inférieures plus petites que la lacune supérieure, formées par le même processus de gélification et contenant comme elle des traces des membranes gélifiées dans leur vide lacunaire. Ces espaces gélifiés ne se retrouvent pas ailleurs dans le tissu de la feuille, lequel au-dessous du parenchyme en palissade est formé d'un parenchyme lacuneux sans caractère spécial et rappelant celui qui règne à la face inférieure d'un grand nombre de feuilles. Le tout est limité par un épiderme inférieur à petits éléments dont les cellules ne sont susceptibles par l'ébullition d'aucune amplification de dimensions. [1]

[1] Au niveau des nervures secondaires de la feuille on trouve que la lacune supérieure seule subsiste et que les lacunes inférieures y sont complètement disparu, elles y sont remplacées par un tissu sans chlorophylle très homogène. Dans la feuille provenant d'Afrique et dont la consistance est beaucoup plus accusée, on constate après le traitement de l'organe par l'eau chaude, un développement considérable des cellules épidermiques supérieures dans le sens de la hauteur et de la largeur : de plus, les lacunes inférieures sont dans ces feuilles africaines beaucoup plus accentuées, et, quoique distinctes encore les unes des autres, ont envahi et absorbé à peu près la totalité du tissu sans chlorophylle aux dépens duquel le mucilage se forme. Aussi le mucil ge y est-il plus abondant. La lacune supérieure unique y est aussi plus large.

Il résulte de ces faits que contrairement à ce qui se passe dans les autres feuilles ou organes à mucilage, la formation de ce dernier produit est due entièrement à des gélifications préexistantes de cellules placées dans la profondeur des tissus et non à une gélification déterminée par le contact de l'eau avec des cellules superficielles et externes. En un mot, il y a dans les feuilles de *Baobab* de véritables cryptes à mucilages qu'il faut ouvrir et dont le tissu ambiant, protecteur de ce mucilage accumulé, doit être rompu pour que ce dernier se fasse jour et puisse se dissoudre dans l'eau. Ce liquide mucilagineux est assez abondant, on le perçoit entre les doigts avec sa viscosité caractéristique dans les feuilles fraîches dont on rompt les tissus environnant la nervure médiane. C'est là un procédé de formation aussi intéressant que nouveau et qui rappelle celui de la production de la gomme adraganthe due à la gélification des rayons médullaires. Nous verrons que la formation du mucilage dans l'écorce résulte d'un processus absolument identique ; ce qui est aussi nouveau qu'inattendu.

Partie chimique.

1° — Nous épuisons les feuilles par l'éther de pétrole et nous en retirons 1.45 °/₀ de cire associée à de la chlorophylle.

2° — L'opération étant achevée, on traite la matière par de l'alcool à 90° bouillant. Le liquide vert-foncé se trouble par le refroidissement et laisse déposer un précipité analogue à celui que fournissent les écorces dans les mêmes conditions. Ce dépôt lavé à plusieurs reprises, d'abord à l'alcool, puis avec un mélange d'alcool et d'éther, finit par le dissoudre entièrement dans l'éther ordinaire : ce n'est donc pas de la saponine qui dans ces conditions eût été insoluble. Ce résultat s'accorde avec celui que nous avons signalé plus haut à propos de l'épuisement des écorces.

La solution alcoolique, débarrassée du précipité cireux par la filtration, est évaporée. L'extrait qui en résulte pèse 7.850 °/₀ et contient :

Glucose	= 1.625 °/₀
Cire	= 3.245 °/₀
Sels	= 0.755 °/₀
Matières non déterminées	= 2.225 °/₀

$$\overline{7.850 \,°/_0}$$

Ces résultats ont été obtenus : 1° en dosant en sucre directement par la liqueur de Bareswill ; 2° en séparant la cire par filtration ; 3° en incinérant le produit final ; 4° en retranchant le poids des cendres et celui de la cire et de la glucose de celui de l'extrait total. Une opération spéciale nous ayant démontré au préalable que l'alcool n'avait dissous aucune substance active, nous n'avons pas poussé plus avant nos recherches et nous nous sommes contentés de ranger sous la rubrique « matières non déterminées » le restant des principes constitutifs de l'extrait, soit 2.225.

Les sels fixes obtenus par incinération consistent surtout en chlorure de sodium, carbonates de potasse et de soude.

3° — Les feuilles fraîches, mises en contact avec l'eau, se gonflent au bout de quelque temps et donnent au liquide dans lequel elles baignent une consistance plus ou moins filante et sirupeuse. Elles se comportent donc de la même façon que celles de la rose trémière, de l'althæa des jardins et la graine de lin.

Dans ces divers cas le liquide est précipitable faiblement par l'alcool et très abondamment par l'acétate triplombique. Si l'on prépare une solution de gomme très étendue pour que l'alcool y fasse naître un louche aussi peu prononcé que dans nos liquides de filtration et qu'on ajoute ensuite une goutte de chlorure ferrique, la solution gommeuse devient opaque tandis que celle des feuilles de Baobab et d'Althæa reste limpide tout en conservant le dépôt floconneux produit précédemment par l'alcool. Dans le premier cas, l'opacité ne disparaît qu'au bout de 24 heures et il se forme en place un précipité ocracé. Sauf cette minime différence les réactions ci-dessus indiquent, si non une identité complète, du moins une très grande analogie entre nos liquides de macération et une solution de gomme. Une étude spéciale nous fixera plus tard sur la véritable nature du produit dissous et nous fera connaître s'il est ou non constitué par de la gomme. Quoiqu'il en soit, nous avons trouvé que, sur 100 p. de feuilles sèches, il y a en tout 20.31 °/₀ de matières solubles dont 18.75 à froid et 1.56 à chaud. Le produit dissous renferme donc des principes gommeux en grande quantité ainsi que des matières albuminoïdes caractérisées par la formation de bleu de Prusse dans les conditions normales.

4° — Après incinération du reste de la matière, on obtient un résidu salin de 4.55 °, contenant des carbonates de potasse et de soude, du sulfate de soude, du sulfate et carbonate de chaux.

5° — *Composition immédiate des feuilles.* Les nombres ci-dessus obtenus à l'aide de lots divers de 20, de 50 gr. et de 1 k. 200 nous permettent d'établir comme suite la nature et la quantité des principes qui entrent dans la composition des feuilles :

1° Partie sol. dans l'éther de pétrole :

	cire	= 1.450
	glucose	= 1.625
2° Partie sol. dans l'alcool :	cire	= 3.245
	sels	= 0.755
	mat. non déterminées	= 2.225

3° Partie sol. dans l'eau : matières alb. et gommeuses = 20.31

4° Incinération : cendres = 4.55

5° Différence : ligneux = 65.84

Total = 100.00

Conclusions. — En somme, comme nous venons de le voir et comme devait nous le faire supposer l'examen anatomique, l'élément dominant dans les feuilles est constitué par le mucilage et la gomme. Ainsi s'explique l'emploi journalier qu'en font les indigènes africains à titre d'émollient contre les inflammations des reins et de la vessie, affections si fréquentes dans les pays tropicaux Les médecins européens en ont retiré un véritable profit comme succédanné des graines de lin. Leur propriété diaphorétique s'explique par les infusions chaudes auxquelles elles donnent lieu mais elles pourrait bien passer pour purement imaginaire si elle n'était affirmée par l'autorité d'Adanson. Quant à l'usage journalier que les nègres font des feuilles desséchées et pulvérisées sous le nom de Lalo et mêlées à leurs aliments, il ne peut guère avoir d'autre avantage que de faire pénétrer dans l'organisme un élément tempérant émollient et peut être un peu astringent représenté par une faible quantité de tannin qui doit se trouver dans ces feuilles. La mastication de cette drogue laisse percevoir en effet, une astringence évidemment attribuable à la présence de l'acide tannique là comme dans l'écorce, ainsi que nous allons le voir dans le chapitre consacré à cette partie du végétal.

V. *Ecorces.*

L'écorce du Baobab en a été une des parties les mieux ëtudiées, tant au point de vue constitutif, anatomique et chimique, qu'au point de vue thérapeutique. Nous n'en referons pas ici la description qui a été faite d'une manière satisfaisante par différents auteurs mais notamment par M. Cauvet *(Nouveaux éléments de matière médicale,* T. II, p. 230. — Paris 1887), dans son livre devenu classique. Toutefois il sera utile d'en reprendre l'examen histologique qui n'a été donné jusqu'ici que fort insuffisamment, les lacunes à muci-

lage ayant échappé à l'examen des anato-
mistes qui se sont occupés de cette écorce.
Nous décrirons tout d'abord une tige
jeune de Baobab et nous verrons ensuite
les modificatons constitutives qui résul-
tent de l'âge et de formations secondaires
dans l'écorce vieille et épaisse.

Examinée sur une section transversale,
cette coupe se montre formée : 1° par un
épiderme à éléments normaux ; 2° par
un suber peu abondant qui dans l'écorce
âgée, prendra un grand développement ;
3° par un phelloderme à assises nombreuses ; 4° par un parenchyme chlorophyllien assez épais interrompu par de
nombreuses cellules à mâcles (oxalate
de chaux). Ces cellules chlorophylliennes
renferment outre les corpuscules verts
une quantité notable d'huile ; 5° au-dessous
règne un liber très épais interrompu par
des cellules à cristaux d'oxalate de chaux
et par des îlots nombreux d'éléments
scléreux groupés par 8 à 10 et disposés
en séries radiales ; 6° au-dessous vient le
bois, remarquable par ses vaisseaux très
larges et des rayons médullaires à deux
rangées de cellules, dont quelques-unes
sont remplies de mâcles. En dernier lieu
vient la moelle qui présente encore des
cristaux d'oxalate de chaux en étoile
ou en rosace [1] et dont le parenchyme est
constitué par des cellules remplies d'amidon et d'huile.

De l'ensemble de ces tissus très nettement limités dans la jeune écorce : épi-

[1] Il est remarquable de voir que les cristaux
d'oxalate de chaux si nombreux et occupant à
peu près tous les tissus dans les jeunes tiges de
Baobab, y disparaissent presque complètement
dans l'âge adulte, si bien que, dans les écorces
âgés, on n'en trouve plus que dans le liber qui
en est la partie constitutive prépondérante.
Il semble donc que les cristaux d'oxalate de
chaux seraient plutôt un produit de réserve,
devant être repris plus tard par la plante, qu'une
substance rejetée et excrétée par l'organisme
végétal.

derme, suber, phellogène, parenchyme
chlorophyllien, et liber dur et mou, il ne
subsiste dans l'écorce adulte et âgée que
du suber, l'épaisse couche libérienne in-
terrompue par de très nombreux et très
compactes îlots de cellules scléreuses
disposés en série radiale, et enfin des
rayons médullaires qui se prolongent
dans l'écorce à travers les îlots scléreux
très épais. Ceux-ci donnent à l'écorce sa
consistance et forment des fibres textiles
très résistantes.

C'est dans le tissu sous jacent à la
zône chlorophyllienne que, dans cette
écorce, se forment de bonne heure, des
lacunes à mucilage provenant de la gélification des cellules du parenchyme corti-
cal.

Ces lacunes sont allongées dans le sens
tangentiel et étroites. Elles deviennent plus
nombreuses et plus grandes dans l'écorce
âgée en absorbant une grande partie des
tissus sous et sus jacents qui disparaissent
ainsi.

La structure de l'écorce et de la tige de
Baobab rappelle en somme beaucoup par
la nature des rayons médullaires, par la
présence, dans toutes les couches, de
cellules à mâcles radiées, enfin par la disposition des îlots scléreux libériens, celle
de l'Althaea officinalis. Cette dernière n'en
diffère que par l'existence de cellules
mucilagineuses bien disséminées dans
tous les tissus mais surtout abondantes
dans l'écorce, tandis que dans le Baobab
ce sont des lacunes mucilagineuses (provenant de la gélification non d'une cellule
mais d'un groupe de cellules) qui donnent
du mucilage et dans un point très limité
de l'écorce seulement. — Ces deux plantes,
appartenant à la même famille et ayant
des propriétés thérapeutiques similaires,
devaient évidemment présenter des rap-
prochements dans leur organisation intime. Nous pourrions en dire autant des
genres Hibiscus et Malva.

Partie chimique.

Nous traitons séparément les grosses écorces (vieilles) et les petites (jeunes) dans la prévision de trouver des différences de composition correspondant à leurs conditions de développement et à leur âge. Quelques essais préliminaires nous ayant montré que la macération des unes dans l'alcool, pendant un à deux jours, fournit un liquide vert dont l'examen spectroscopique révèle la présence de la chlorophylle, tandis qu'avec les autres on obtient une solution brune-claire, sans bandes d'absorption, nous avons pensé qu'il y aurait intérêt à examiner à part chacune des deux substances et à rechercher si elles présentent encore d'autres caractères différentiels plus saillants que le précédent.

A. Écorces jeunes.

1° — 50 gr. d'écorces sont épuisés par l'éther de pétrole dans un appareil à extraction continue. Le liquide jaune qui en résulte ne présente qu'une bande d'absorption extrémement faible dans le rouge; il fournit 0,4 °/₀ d'extrait. Le résidu est entièrement soluble dans la benzine, le chloroforme, l'éther et le sulfure de carbone et fusible à la température du bain-marie : ce n'est donc que de la cire accompagnée d'une matière colorante jaune et d'une quantité presque imperceptible de chlorophylle.

2° — Avec l'alcool à 90° bouillant on obtient un liquide brun, dans lequel le spectroscope révèle, comme plus haut, quelques faibles traces de chlorophylle et qui, réduit à siccité, fournit 6,05°/₀ d'extrait. Lorsqu'on abandonne la solution alcoolique au refroidissement, après sa sortie de l'appareil, il se produit un dépôt floconneux. Celui-ci, jeté sur filtre, lavé à l'alcool, puis à un mélange d'alcool et d'éther, devient complètement incolore. Il est insoluble dans l'eau, soluble dans la benzine, le chloroforme, l'éther et le sulfure de carbone et fusible au bain-marie. C'est de la cire non dissoute par l'éther de pétrole, lors de la première opération. Ce n'est donc pas de la saponine comme on serait tenté de le croire au premier abord. Cette méprise, en effet, serait possible quand on songe que, dans les mêmes conditions opératoires, Bussy (*Ann. de Chimie et Phys.* LI, p. 392) a retiré la saponine de la saponaire d'Orient. Le contrôle de l'absence de ce glucoside peut se faire d'ailleurs par la dégustation. Il suffit de mâcher l'écorce pendant un certain temps pour s'assurer qu'elle ne possède pas la moindre saveur âcre.

L'extrait alcoolique, repris par l'eau, ne se dissout plus en totalité à moins d'employer un excès de dissolvant. On y reconnaît d'abord aisément la présence de la cire, puis un précipité ocracé formé d'une modification insoluble de tannin, à laquelle Dragendorff donne le nom de phlobaphène. En répétant l'épuisement de cet extrait à plusieurs reprises et laissant reposer le liquide, ce phlobaphène finit par se précipiter complètement. La solution aqueuse ne renferme plus alors que du tannin soluble et du chlorure de sodium.

Pour doser les divers principes qui constituent l'extrait alcoolique, nous avons ajouté de l'eau en quantité suffisante pour dissoudre tout à l'exception de la cire. On jette sur filtre, on lave, on dessèche et on dose la cire. Cela fait, on concentre à plusieurs reprises, on laisse déposer le phlobaphène et on le jette sur filtre pour le doser à son tour. Dans la liqueur qui passe on ajoute de la gélatine, on réduit à siccité au bain-marie et l'on reprend par de l'alcool à 40° ; le sel se dissout et le tannate de gélatine reste insoluble.

La composition de l'extrait peut s'établir alors de la manière suivante :

Cire   = 2.85 soit 47.19 %
Phlobaphène   = 2.48   40.99 %
Tannin soluble = 0.65   10.74 %
Chlorure de sodium = 0.07   1.08 %
                   ————   ————————
                   6.05   100.00 %

3° — Le traitement à l'eau enlève 1.45 % d'un mélange de matières albuminoïdes et gommeuses.

4° — Après incinération on obtient des cendres blanches, non fusibles, dont le poids est de 6,266 %. Traitées par l'eau bouillante elles perdent le quart environ de leur poids : en opérant sur 4 gr. nous obtenons en effet 0.75 de matière soluble et 3.25 de résidu insoluble, soit :

    Partie soluble   = 18.75 %
    Partie insoluble = 81,25
                       ————————
                       100.00 %

La première, très alcaline. concentrée à nouveau dépose des cristaux de sulfate de chaux. En ajoutant aux 0.75 du résidu sec 40 cc. d'eau, filtrant et prélevant 10 cc. de ce liquide il faut pour le saturer 0.9 cc. d'acide sulfurique normal. D'après cela, il faudrait pour neutraliser l'alcali des 0.75 une quantité d'acide représentée par 3.6 cc. Pour 18.75 il serait donc nécessaire d'employer 90 cc. d'acide titré, ce qui équivaut à 4.21 gr. d'acide monohydraté ou à 4.55 gr. de carbonate de soude anhydre. Mais la liqueur ne renferme pas uniquement du carbonate de soude; le spectroscope y révèle très nettement la raie du potassium, mais pas trace de lithine.

La partie insoluble des cendres est presque entièrement constituée par du carbonate de chaux. Elle ne renferme pas de sulfate qui a été enlevé par l'eau bouillante, lors de la première opération. Le réactif molybdique y indique la présence de phosphates, sans doute à l'état de phosphate de chaux. La solution chlorhydrique enfin. convenablement traitée indique de faibles traces de fer.

L'analyse ci-dessus prouve donc une analogie presque complète entre la composition des cendres de l'écorce et celle du fruit.

B. Ecorces vieilles.

1° Le traitement à l'éther de pétrole fournit un liquide jaune-vert qui, après concentration, abandonne un résidu de cire pesant 0.45 %. La bande noire de la chlorophylle est très nettement accentuée dans la solution pétroléique.

2° — Quand cette première opération est suivie de l'épuisement par l'alcool bouillant à 90°, on obtient un poids d'extrait un peu supérieur au premier, soit 6.335 %. La solution alcoolique bouillante laisse déposer, après refroidissement, le même dépôt floconneux que la première. Ici encore le précipité n'est pas constitué par de la saponine : ce n'est que de la cire comme celle obtenue précédemment dans les mêmes conditions opératoires.

Le dosage des principes constitutifs de cet extrait conduit aux résultats suivants :

Cire   = 3.225 soit 50.90 °
Tannin insoluble   = 2.105   33.22 °
Tannin soluble   = 0.915   14.44 °
Chlorure sodique   = 0.090   1.44 °
                     ————   ——————————
                     6.335   100,00 °

3° — Les matières albuminoïdes et gommeuses obtenues par traitement de l'eau forment un total de 1.25 %.

4° — Les cendres présentent la même composition que les précédentes. Leur poids est sensiblement le même : 6.315 au lieu de 6.266.

5° — *Composition immédiate des écorces.* Pour établir la composition de ces deux espèces d'écorces, nous faisons la somme des matières solubles dans les divers véhicules; ce qui nous fournit :

	Ec. minces.	Grosses éc.
Mat. sol. d' éther de pétr.	0.40	0.45
» alcool	6.05	6.335
» eau	1.45	1.25
	————	————
	7.90	8.035

nous retranchons de 100 le nombre obtenu dans chaque cas particulier ce qui fait : 92.10 91.965 puis nous déduisons le poids des cendres : 6.266 6.315 la différence constitue alors le poids du ligneux : 85.834 85.650

La moyenne de ces nombres nous fournit alors les résultats suivants :

Partie sol. dans l'éther de pétrole :

$$\text{cire} = 0.425$$

Partie sol. dans l'alcool 6.1925 :
$$\begin{cases} \text{cire} = 3.0375 \\ \text{tannin insol.} = 2.2925 \\ \text{tannin sol.} = 0.7825 \\ \text{chlorure sod.} = 0.08 \end{cases}$$

Partie sol. d. l'eau : mat. alb.,gom. = 1.35
Après incinérat. : cendres = 0.2905

$$\text{Par différence : ligneux} = 85.742$$

$$\text{Total} = 100.00$$

Conclusions.

Comme nous venons de le voir l'élément dominant dans la constitution chimique de l'écorce de Baobab, en dehors du mucilage, qui y abonde moins que dans les feuilles, toutes choses égales d'ailleurs, est formé par le tannin qui y est contenu en forte proportion, tant à l'état soluble qu'à l'état insoluble. Nous ne trouvons trace d'aucun alcaloïde, ni *saponine*, ni *adansonine*. Dans ces conditions comment s'expliquer les vertus attribuées à cette drogue par les frères Duchassaing (aux Antilles) qui en ont fait en 1848, après des expériences en réalité très probantes, un anti-périodique de haute valeur, ne donnant que trois insuccès sur 93 cas de fièvre paludéenne bien constatée ? Une seule réponse nous parait devoir être donnée à ces faits; c'est celle par laquelle nous avons terminé notre étude sur le M'Bantamaré *(Cassia occidentalis L.)*, dont toutes les parties sont fébrifuges et ne renferment cependant qu'une faible quantité de tannin. Ou bien il faut avouer que nous connaissons mal les substances chimiques capables de détruire le microbe paludéen, ou bien il faut admettre avec Delioux de Savignac que toutes les substances tanniques sont des fébrifuges incontestables. En somme, les faits allégués par Duchassaing étant indiscutables, nous nous trouvons ici encore en face d'un véritable paradoxe thérapeutique dont l'étude est de nature à activer le zèle et à aiguiser la sagacité des thérapeutistes, s'il est vrai que : *Naturam morborum curationes ostendunt.*

Ueber Hydrargyrum salicylicum.

Von *J. J. Kranzfeld.*

(Pharmac. Zeitsch. f. Russland, 1888 N° 44)

Methoden zur Darstellung dieses Präparates sind in der einschlägigen chemischen Literatur nur wenige angegeben. Dieser Mangel ist um so fühlbarer, als gerade in neuerer Zeit das genannte Präparat eine ausgedehntere medicinische Anwendung gefunden hat. *B. Fischer*, der diesem Gegenstand neuerdings näher getreten ist, empfiehlt als geeignete Darstellungsweise die Fällung des salpetersauren Quecksilbers mittelst eines Alkalisalzes der Salicylsäure. Nach Fischers Darstellungsweise gelangt man allerdings zu einem reinen Präparate mit allen den für ein solches charakteristischen Reaktionen, von welchen unten gesprochen werden soll, für die Darstellung in etwas grösserem Massstabe eignet sie sich aber weniger.

Bei der Beschreibung der Darstellungsweise wird durch B. Fischer nicht des Umstandes gedacht, welcher diese Methode zu einer recht capriciösen stempelt — der Eigenschaft des salpetersauren Quecksilbers nur bei Gegenwart freier Säure in Lösung zu bleiben. Bei der

Fällung mit Alkalisalicylaten bedarf man aber solcher Quantitäten Wasser, welche noch vor der Fällung des Quecksilbersalicylates Bildung basischen Salzes bedingen, so dass wir befürchten müssen in dem Niederschlage von Salicylat auch nach Beimengungen basischen Quecksilbersalzes anzutreffen und daher die Erzielung eines reinen Salzes mehr von Zufall abhängig erscheint. Mir persönlich ist es nicht gelungen nach der Methode von Fischer ein salicylsaures Quecksilber zu erhalten, welches frei gewesen wäre von Beimengungen eines, in Natronlauge unlöslichen, basischen Salzes dieser Säure. Fischer gibt an, dass nach seiner Methode dargestellte Salicylat « löse sich fast vollständig » in Natronlauge, was darauf hinweist, dass auch er dieser nicht zu beseitigenden Schwierigkeit begegnet war.

In Anbetracht dessen sannen wir auf das Ausfindigmachen eines Verfahrens, welches uns das genannte Präparat direkt in reiner Form lieferte und so von Zufälligkeiten unabhängig machte. Wir blieben zunächst beim Sublimat stehen, welches sich in heissem Wasser leicht löst und wo wir bei Fällung mit salicylsaurem Natron ein reines Präparat erwartet hätten. Aber auch hier begegneten wir denselben Schwierigkeiten. Es scheint dass sowohl Fischer als auch ich bei Aufsuchung einer Darstellungsmethode es nicht mit dem in der *Pharm. C.-Halle* N° 18 und 20 d. J. beschriebenen Präparate zu thun hatten, welches sich in Natronlauge und Kochsalz lösen soll, sondern mit einer anderen Verbindung, bei welcher der Bildungsprozess nachstehend verläuft :

$$HgCl_2 + 2Na\,C_7H_5O_3 =$$
$$\genfrac{}{}{0pt}{}{C_7H_5O_3}{C_7H_5O_3}{>}Hg + 2Na\,Cl$$

Ein dieser Verbindung analoges *Oxydul*-Salz habe ich ebenfalls dargestellt.

$$Hg\,NO_3 + Na\,C_7H_5O_3 =$$
$$C_7H_5O_3\,Hg + Na\,NO_3.$$

Beide Verbineungen sind Salze der Salicylsäure. Aeusserlich unterscheiden sich die weissen, amorphen, pulverförmigen Verbindungen in nichts von einander; bei Behandlung mit Natronlauge etc. treten die Unterschiede hervor.

Beim Erhitzen des trocknen Pulv. liefert: $\genfrac{}{}{0pt}{}{C_7H_5O_3}{C_7H_5O_3}{>}Hg$ $C_7H_5O_3\,Hg$

Quecksilberoxyd, Phenol, Kohlensäure.   met. Quecksilber, Phenol u. Kohlens.

Bei Behandlung mit Natronlauge :

Quecksilberoxyd   Quecksilberoxydul.

Zur Darstellung eines für medicinische Zwecke geeigneten Hydrargyrum salicylicum benutzen wir folgendes Verfahren.

1 Molecül (27,1 gr.) Hydrarg. bichlor. wird in heissem Wasser gelöst, filtrirt und das Filtrat mit Aetznatron präcipitirt. Nach vollständigem Auswaschen des Quecksilberoxydes, wird dieses in einen nicht grossen Kolben gegeben, mit Wasser übergossen, auf dem Wasserbade erhitzt und nun in kleinen Partien 1 Molec. Salicylsäure (138 gr.) hinzugefügt. Nach mehrstündigem Erhitzen und Umschütteln verschwindet die gelbe Farbe des Quecksilberoxyds und geht in die weisse des salicylsauren Quecksilbers über. Das Ende der Reaktion wird, neben der Farbenänderung, noch kontrolirt durch vollständige Löslichkeit einer Probe in Natronlauge; erweist sich das Salz als unlöslich, so wird noch etwas Salicylsäure hinzugegeben, um die Reaktion zu Ende zu führen.

$$HgO + C_7H_6O_3 =$$
$$Hg\,C_7H_5O_3\ \left(Hg{<}\genfrac{}{}{0pt}{}{OC_7H_4}{COO}\right) + H_2O$$

Die Ausbeute ist die theoretisch berechnete, die Methode bequem und sicher.

Das auf die beschriebene Weise erhaltene Hydrarg. salicyl. weisst alle Reactionen auf, wie sie u. a. in der *Pharmac.*

Centralh. 1888, N°° 18 u. 29 beschrieben sind. Weiter sei darauf hingewiesen, dass beim Erhitzen im Reagensglase das Präparat unter Ausscheidung von Kohlensäure und Phenol in das *Oxydul*-Salz übergeht; letzteres sublimirt und lässt sich durch Erhitzen ohne Zersetzung leicht von einer Stelle der Reagensglaswandlung auf die andere treiben. (Vergl. *Fortschritt.* 1888, S. 22, 182 und 189.)

PRAKTISCHE NOTIZEN UND BERICHTE

Semen Cassiae Torae. (S. *Fortschritt,* 1888, S. 256) *William Elborne* weisst in *The pharmaceutical Journal and Transactions* auf die hohe therapeutische Verwendbarkeit der Samen von Cassia Tora hin, einer bis zu 5 Fuss hohen Leguminose, die massenhaft in Britisch-Indien und Birma vorkommt und ihrer Blätter wegen auch angepflanzt wird. Auch in Cochinchina findet sie sich. Die sehr schleimigen, unangenehm schmeckenden Blätter werden von den Hindus bei Bienenstichen aufgelegt, auch schmoren sie sie in Castoröl und wenden dann dieses gegen bösartige, eiterige Ulcerationen an. Mit Kalkmilch verrieben geben die Blätter ein schon im Sanskrit angeführtes Mittel gegen den Ringwurm. — Die Samen der Cassia Tora interessiren uns aber am meisten. Dieselben sind bereits unter dem Namen Coowaree-Seeds im Handel erschienen und bildeten in Indien schon längst insofern einen Handelsartikel, als sie daselbst zum Zwecke der Seidenfärberei aufgekauft werden; auch werden sie dort mit dem Samen von *Psoralea corylifera* und *Pangenia glabra* zusammen als Dekokt gegen Hautkrankheiten angewendet. Die Semen Cassiae Torrae sind von blasskaffeebrauner Farbe, cylinderförmig, an den beiden Enden etwas abgestumpft und ungefähr bis zu 8 Linien lang. Sie enthalten nach Elborne 27,2 % Feuchtigkeit und 8 % Asche. Der Petroleumauszug ergiebt 9,75 % Fettstoffe, das ätherische Extract hinterlässt beim Verdampfen einen gelben, harzigen, in Wasser unlöslichen Rückstand; letzterer löst sich sowohl in Alkohol wie in wässeriger Aetzkalilösung, in dieser mit blutrother Farbe. Aus derselben vermag der Niederschlag durch verdünnte Salzsäure wieder ausgefällt zu werden. Das ganze Verhalten desselben weisst auf eine nahe Verwandtschaft zu *Acidum chrysophanicum* hin, hinsichtlich seiner grösseren Löslichkeit in Absolutem Alkohol und Aether entspricht er noch mehr dem *Emodin*.

$$C_{14}H_{10}O_5 = C_{14}H_4 \begin{cases} CH_3 \\ O_2 \\ (OH)_2 \end{cases}$$

dem Trioxymethylanthrachinon, während Chrysophansäure bekanntlich als Dioxymethylanthrachinon anzusehen ist. Das Extract aus absolutem Alkohol ergab ebenfalls ca. 9 % in Aether lösliches Emodin und ein sich nicht in Aether lösendes Glykosid, das Fehling'sche Kupferlösung reduzirt. Ferner enthalten die Semen Cassiae Tornae ca. 20 % eiweissartige Substanzen. Die medicinische Wirksamkeit der Coowareesamen beruht zweifellos auf deren Gehalt an Emodin. Theilweise ein Beweis hierfür ist die Thatsache, dass Dr Dimock bereits in seinem Werke: *Vegetable Mat. Med. of Western India* von der auf ihrem Gehalt an Chrysophansäure beruhenden pharmakodynamischen Wirkung der *Cassia sophora* einer der Cassia Tora sehr nahe verwandten Art, spricht. Auch von der

Cassia alata, die im gebirgigen Theile von Ceylon heimisch ist, ebenso von *Cassia occidentalis* ist es bekannt, dass sie in Wurzeln und Blättern Chrysophansäure enthalten. (*Apoth.-Ztg.*, N° 86 d. l. J.)

Darstellung von Salolen. (*Zeitschr. f. angew. Chemie*, 1888, 422 und *Pharm. C.-H.*) *M. v. Nencki* in Bern u. *F. v. Heyden* Nachfolger in Radebeul bei Dresden haben sich Neuerungen im Verfahren zur Darstellung von *Salolen* patentiren lassen :

Bei der Darstellung des Salols aus Salicylsäure und Phenol oder Natriumsalicylat und Phenolnatrium mittelst Phosphoroxychlorid oder Phosphorpentachlorid können an Stelle letzterer angewendet werden Phosphortrichlorid, Schwefeloxydchlorid und saure oder mehrfach saure Sulfate der Alkalien. Die sauren Alkalisulfate wirken stark wasserentziehend, es entsteht Salol nach folgender Gleichung :

$$C_6H_4 \begin{cases} OH \\ COOH \end{cases} + C_6H_5OH =$$

Salicylsäure   Phenol

$$C_6H_4 \begin{cases} OH \\ COO\ C_6H_5 \end{cases} + H_2O$$

Salol

Andere wasserentziehende Salze geben Ketone. Bei allen diesen Herstellungsweisen kann man ein Lösungs- und Verdünnungsmittel wie Benzol, Toluol, welches man durch Destillation wiedergewinnt, zusetzen.

An die Stelle von Salicylsäure kann man bei diesen Darstellungsarten auch andere Säuren, nämlich a-Oxynaphtoësäure, o- oder p-Nitrosalicylsäure, Resorcincarbonsäure und an Stelle von Phenol andere phenolartige Körper einführen, wie Resorcin, Pyrogallol, Thymol, Nitrophenol, α- und β-Naphtol, Dioxynaphtalin und Gaultheriaöl.

Es ist damit ein weites Feld eröffnet für die Darstellung der zusammengesetzten Aether der Salicylsäure und der genannten anderen Säuren.

Ueber die Bestandtheile von Grindelia robusta berichtet *John L. Fischer (Ph. Journ. Trans.)* : Der Feuchtigkeitsgehalt der gepulverten Pflanze betrug 11.08 %. Mit Petroläther wurden 8,5 % nicht flüchtiges, durch Aetzalkalien leicht verseifbares Oel abgeschieden. Aether entzog dem Pulver 10.05 % eines harzartigen Körpers, von dem 2 % in Wasser löslich waren. Diese wässerige Lösung reagirte sauer, sie wurde mit Kaliumbicarbonat neutralisirt, sodann mit verdünnter Schwefelsäure versetzt und mit Aether extrahirt. Der ätherische Auszug reagirte ebenfalls sauer und hinterliess nach dem Verdunsten Krystalle in Form langer, rhombischer Prismen. Ferner wurde aus dem ätherischen Auszug des Pulvers ein Alkaloid abgeschieden ; dasselbe Alkaloid lieferten auch die weingeistigen und wässerigen Extracte des Pulvers. Weingeistiges Extract wurden 6 %, wässeriges Extract 13,05 % erhalten ; beide Extracte enthielten auch den oben genannten sauren Körper. Um das Alkaloid in reinem Zustande zu erhalten, wurden 2 Pfund des mittelfeinen Pulvers mit verdünntem und mit Schwefelsäure angesäuertem Alkohol extrahirt, dem spirituösen Auszug wurde auf dem Wasserbade bei möglichst niederer Temperatur der Spiritus entzogen, der wässerige Rückstand mit Aetzkali alkalisch gemacht und letzterer mit Aether ausgeschüttelt. Nach dem Verdunsten des Aethers blieben Krystalle des reinen Alkaloides zurück. Das Alkaloid, von Fischer *Grindelin* genannt, ist von bitterem Geschmack, in Aether, Alkohol und Wasser löslich und wird von den Alkaloidreagentien : Tannin, Kaliumquecksilberjodid, Pikrinsäure, Kaliumbichromat,

Jodjodkalium, Gold- und Platinchlorid aus seinen Lösungen ausgefällt.

Ueber Hefe als Heilmittel. *(Ph. C.-Halle.)* Dr *Heer*, Geh.

Sanitätsrath und Kreisphysikus in *Ratibor*, empfiehlt auf Grund langjähriger Erfahrungen die Hefe als Heilmittel gegen die infectiösen Krankheiten. Heer glaubt in der Hefe den schon von verschiedenen Forschern gesuchten Pilz gefunden zu haben, welcher, der Wasserpest vergleichbar, die Fähigkeit besitzt, alle andern Mikroorganismen zu überwuchern und dadurch zu tödten. Verf. verwendet ausschliesslich die bei der Fabrikation schwerer Biere gewonnene *untergährige Hefe*, von welcher er im allgemeinen Säuglingen und Kindern bis zu drei Jahren 1 bis 3,0 gr., älteren Kindern 6 bis 8,0 g., Erwachsenen 10 bis 15,0 gr. zweistündlich nehmen lässt. Die therapeutische Wirkung grosser Dosen Hefe ist nach Heer oft verblüffend; so hat derselbe Temperaturabfälle von 41 bis auf 38° in zwölf Stunden nach zwei bis drei Hefegaben beobachtet. Noch frappanter ist die Erscheinung, dass die bei der Behandlung sehr acuter Leiden vorkommenden Fieberrückfälle ausbleiben; der ganze Verlauf wird definitiv durch die Hefe unterbrochen, und es ist dementsprechend die Convalescenz stets eine kurze. Ausser bei Scorbut und Cholera hat Heer die Hefekur gebraucht bei Purpura, bei Ruhr, bei Krebs, Scharlach und Masern und bei Durchfällen der Kinder, deren Heilung in unglaublich kurzer Zeit in all den Fällen erfolgt, in denen Bacterien in der Ausleerung nachweisbar sind. Säuglinge sind von diesem Leiden in zwei Tagen genesen, nachdem sie vier Messerspitzen voll Hefe in 24 Stunden bekommen hatten. Gegen Diphtherie hat Heer die Hefe als ein Heilmittel gefunden, dem kein anderes gleichkommt.

Verf. räth schliesslich seinen Fachgenossen, die Hefe auch bei Syphilis und Blutvergiftung zu erproben.

Combinirtes Antisepticum nach

der Vorschrift: Sublimat 5, Chlornatrium 25, Karbolsäure 200, Chlorzink 500, sulfokarbols. Zink 500, Borsäure 300, Salicylsäure 60, Thymol 10, Citronensäure 10, wovon zum Gebrauche 16 gr. in 1000 gr. Wasser gelöst werden, empfahl *Rotter* vor der Naturf.- u. Aerzte-Vers. in Köln. R. ging bei dem Aufstellen dieser Vorschrift von dem Gedanken aus, die antiseptische Wirkung durch Vereinigung einer Anzahl von antiseptischen Mitteln in *einer* Lösung zu erzielen, deren jedes einzelne in nur so geringer Menge vorhanden sein darf, dass es nicht im Stande ist, eine spezifische toxische Wirkung dem Körper gegenüber auszuüben, während andererseits die Summe der Mittel die volle antisept. Wirkung zu entfalten vermag. Vf. meint mit der obigen Vorschrift, welche durch Auslassen von Sublimat und Karbolsäure ohne Einbusse an ihrer Wirkung, gefahrloser gemacht werden kann, das Richtige getroffen zu haben. Das Mittel kann trocken in Pulverform oder in Form von Pastillen leicht mitgeführt werden, ist in jedem Wasser ohne Trübung löslich und ohne unangenehmen Geruch. Die antiseptische Wirkung ist durch viele Versuche festgestellt.*(Rdsch.)*

THERAPIE UND MEDICINISCHE NOTIZEN
Rédacteur : Dr Med. WYSS.

Wann und wie soll man Digitalis verschreiben? Von Dr *H. Hu-* | *chard*, Arzt im Spital Bichat in Paris, Separatabdruck aus *Revue générale de*

Clinique et de Thérapeutique 1888.

Dieser interessanten Arbeit entnehmen wir folgende abgekürzte Notizen :

Zu den verschiedenen Präparaten der Digitalis sollen nur die Blätter zweiten Jahrganges der wildwachsenden Pflanzen verwendet werden. 'Nachdem die Blattnerven und der Petiolus entfernt, werden die Blätter zuerst im Schatten, dann in einer Wärme von nicht über 40° im Ofen getrocknet, und je nach Bedarf pulverisirt (nach D' Hepp, Apotheker in Strassburg).

Während dem Digitalisgebrauch soll, in Fällen von Herzasystolie, jede andere Medication vermieden werden. Einige derselben, wie Morphin, Belladonna, Chinin, Antipyrin, die Nitrite, Tannin u. s. w. haben entgegengesetzte Wirkung und sind als wahre Andidota zu betrachten. Bevor man zur Digitalismedication schreitet soll man durch Ruhelage des Patienten, durch Vermeidung von Körperanstrengungen und Aufregungen, sowie durch geeignete Diät dass « Zu Voll » im Gefässsystem zu vermindern suchen. Angezeigt ist ein Purgativum, z. B. Tinct. Jalap. compos. in der Dosis von 20—25 Gramm. Ein Aderlass von 200—300 Gramm ist oft sehr nützlich, namentlich in Fällen extremer venöser Spannung. Piqûres an den angeschwollenen Unterextremitäten sind ebenfalls der nachfolgenden Digitaliswirkung förderlich.

Die Digitalis wird nur langsam in den Körper aufgenommen und ebenso langsam wieder aus demselben herausbefördert. Seine Wirkung macht sich 10—14 Tage nach der Einnahme noch geltend. Im allgemeinen ist es rathsam Digitalis in massiven Dosen und längern Intervallen zu verschreiben.

Die Digitalis soll nicht in aufsteigender, sondern in absteigender Dosis, während 4—5 aufeinanderfolgenden Tagen verschrieben und dann damit auf einmal abgebrochen werden. Milchdiät in den folgenden Tagen unterstützt seine Wirkung.

Digitalisgebrauch zieht keine Angewöhnung nach sich wie z. B. Morphin. Auch desshalb soll man in der Dosirung vorsichtig sein, namentlich wenn man Digitalin anzuwenden wünscht. Hier empfiehlt sich die von Potain angewendete Formel :

Alcool à 900   3,50
Digitalin. amorph. Homolle 0,02

Zehn Tropfen dieser Digitalintinctur enthalten genau ein Milligramm des activen Princips.

Ueber die Wirksamkeit der verschiedenen Digitalispräparate gehen die Meinungen sehr auseinander. Nach H. sollen bei *drohender* Asystolie hohe, bei wirklich constatirter Asystolie kleine Dosen verschrieben werden, da im ersten Falle die Herzmusculatur kräftiger und weniger degenerirt ist als im letztern.

Am besten eignet sich in Fällen drohender Asystolie die nach folgender Formel bereitete *Maceration* :

Pulv. fol. Digital.   0,25—0,40
Aq.   300,0

F. macerat. per XII horas. Filtr.

Der Maceration kann Zucker oder irgend ein Syrup zugesetzt werden. Die verschriebene Menge wird in 5—6maligen Dosen des Tages zwischen den Mahlzeiten eingenommen.

Auf diese Weise kann man in absteigender Dosis verschreiben :

Am ersten   Tag 40 centigr.
» zweiten   »   30   »
» dritten   »   20   »
» vierten   »   10   »

Dann wird das Medicament unterbrochen und nicht erst, wie C. Paul lehrte, erst wenn der Puls auf 70—60 heruntergestiegen, da man so leicht toxische Wirkung zu gewärtigen hätte.

Niemals soll die Maximaldosis von 0,60

überschritten werden. Mit kleinern und längere Zeit gegebenen Dosen wird nur unnütz Zeit verloren. « Nicht zu viel und nicht zu wenig, nicht zu oft und nicht zu lange » gilt namentlich in der Digitalistherapie. Bei cardiohepatischen Läsionen wirkt Digitalis nach H. weniger gut als bei cardiorenalen. In dieser Beziehung kann sie zu diagnostischen Schlüssen führen.

In Fällen wo Digitalismaceration vom Magen schlecht vertragen wird, kann dieselbe in gleicher Dosis dem Rectum einverleibt werden oder man könnte auch subcutane Injectionen von Digitalin versuchen, welche aber gewöhnlich sehr schmerzhaft sind und leicht phlegmonöse Entzündungen der Haut herbeiführen. Folgende Verschreibung eignet sich zu solchen Einspritzungen :

Digitalin. amorph. Homolle 0,10
Alkohol. 25 gr.
Aq. 25 »

Eine halbe Spritze (zehn Tropfen) = ein Milligramm Digitalin. Zweimal per Tag eine halbe Spritze in die Rückengegend einzuspritzen.

Wenn Maceration und Infusion ihre Wirkung versagen, kann man den *Trousseau'schen diuretischen Wein* verschreiben (enthält Scilla und Digitalis). 20 gr. dieses Weines entsprechen 0,25 der activen Substanzen der Digitalisblätter. Man soll also die Dosis von 1—2 Esslöffel nicht überschreiten. *Digitalin* hat weniger diuretische Wirkung als Digitalis. Das diuretische Princip in der Pflanze ist wahrscheinlich durch einen andern Körper vertreten. Es existiren 4 Sorten Digitalin :

1° Französisches, amorphes (Homolle et Quévenne).
2° Deutsches (Merck).
3° Krystallisirtes (Blaquart).
4° » (Nativelle).

Letzteres ist schon in schwachen Dosen zu toxisch und, von zu inconstanter Wirkung.

Das französische Digitalin ist aus den Blättern, das deutsche aus den Samen extrahirt. Das erstere in Wasser unlöslich verdient nach H. den Vorzug, es sei denn zu subcutanen Injectionen wofür sich das deutsche in Wasser lösliche Präparat besser eignet. Das französische Digitalin ist 100 Mal wirksamer als die Blätter, 1—4 Milligr. entsprechen also 0,10—0,40 pulverisirter Blätter. In Hinsicht auf bei so kleinen Dosen mögliche toxische Effecte sollte der Gebrauch des Digitalins niemals den Kranken überlassen werden.

Kinder ertragen Digitalis gewöhnlich gut, da bei ihnen die circularischen und eliminatorischen Organe in besserm, kräftigerem Zustande sich befinden als bei Erwachsenen. Von alten Leuten, hingegen, wird Digitalis, in Folge der vorhandenen degenerativen Läsionen gewöhnlich ebenso wie bei mit Arteriosclerose behafteten schlecht vertragen. Digitalis soll bei ihnen mit Vorsicht und in kleinen Dosen verschrieben werden. Die Anwendung von Digitalin ist in den zwei extremen Altersperioden zu verwerfen.

Zum Schlusse noch die therapeutischen Aequivalente der Digitalispräparate :

Ein Milligramm Digitalin (Homoble et Quévenne) =

10 Centigr. pulv. fol. Digital.
XVIII Tropfen oder 5 Centigr. tinct. alcohol Digital.
XXX Tropfen tinctur. aether.
12 Milligr. extract. aether.
45 » » aquos.
50 » » alcool.
20 Gr. Syrup. Digital.

.•.

Baume du Pérou dans les altérations de la muqueuse buccale, par le Dr S. *Rosenberg* (travail de la clinique dermatologique du Dr Lassar à Berlin, *Thérap. Monatshefte*, Oct. 1888).

L'influence favorable du baume du Pérou dans les affections de la muqueuse buccale se manifeste de trois manières :
1° Il calme la douleur,
2° en cas de perte de substance, il accélère la régénération de l'épithélium et la guérison,
3° il fait disparaître les épaississements épithéliaux ; dans les leucoplacies anciennes le traitement n'amène de résultats que lorsqu'il est prolongé pendant longtemps. Les cas ainsi traités sont des leucoplacies ou épaississements épitheliaux, des ulcérations, des plaques muqueuses. Le médicament doit être pur, ce qui n'est pas toujours le cas. Ainsi R. a rencontré un baume du Pérou fortement additionné d'huile de ricin. Il est porté sur la muqueuse au moyen de badigeonnages 3 à 4 fois par jour. Il produit une légère sensation de brûlure et une forte secrétion salivaire qui entraîne le médicament hors la bouche au bout de quelques minutes.

Pleuritisches Exsudat durch **Anwendung des constanten Stromes** (Volta'sche Alternation) rasch **geheilt** von Dr *Wyss* in Genf.

Der Kranke, ein Mann von 40 Jahren, war mir von einem andern Collegen Mitte d. J. zur Behandlung übergeben. Die Krankheit begann im Monat März d. J. in Folge Verkältung. Sie dauerte also seit 6 Monaten und hatte der bisherigen Behandlung mit Diaphoreticis, Vesicatorien, Digitalis u. s. w. getrotzt. Ich constatirte ein linksseitiges pleuritisches Exsudat mit beinahe vollständiger Compression der linken Lunge. Die Ergebnisse der physikalischen Inspection liessen auf eine Ansammlung von ungefähr 4 Liter Flüssigkeit schliessen. Absolute Herzdämpfung beträchtlich jenseits des rechten Sternalrandes vorschoben. Mässige Athemnoth. (24 Athemzüge in der Minute.) Der Kranke zählt mit Mühe auf 10 bis 12 zwischen zwei aufeinanderfolgenden Inspiration. Tempo des Zählens = 1 per Sekunde. Beginn der electrischen Behandlung (Volta'sche Alternative, 5—10 Milliampères) d. 1. October. Eine grosse Electrode im Nacken aufgesetzt, die zweite, kleine von der Wirbelsäule bis zum Sternum den Zwischenrippenräumen entlang um die linke Thoraxhälfte herumgeführt. Eine Sitzung von 5—10 Minuten täglich. Schon an dem der ersten Sitzung folgenden Tage ist die Harnmenge von 1400 auf 1900 gestiegen und seither trotz gleichbleibendem Régime (nur geringe Quantitäten Flüssigkeiten einzunehmen) rasch auf 2000, dann auf 2500 gr. gestiegen.

Ebenso rasch ist auch die obere Grenze des Exsudates gesunken und vesiculäres Athmen an Stelle der Dämpfung getreten. Auch die Dyspnöe vermindert sich sehr rasch. Der Kranke kam mit Leichtigkeit, im gleichen Tempo wie früher, auf 12, dann auf 20 zählen ohne zu inspiriren. Er fühlt sich seit der ersten Sitzung wie von einer drückenden Last befreit.

Am 10. Tage dieser Behandlung steigt er einen steilen Fussweg hinan zu einem 300 Meter über der Thalsohle gelegenen Bergorte (Monnetier auf dem Salève bei Genf), was er vorher vergeblich versucht hatte.

Nach der zweiten Woche sind wenigstens 4/5 der Flüssigkeitsmenge verschwunden und der Kranke kehrt bei gutem Appetite und sehr befriedigendem Allgemeinzustande nach Hause zurück.

Bemerken möchte ich noch ein eigenthümliches Verhalten der Schmerzempfindlichkeit gegen den electrischen Strom. Während bei den ersten Sitzungen der electrische Strom, im Vergleich zur rechten, gesunden Seite, fast gar nicht schmerzlich empfunden wurde, steigerte sich diese Schmerzempfinlichkeit mit jeder neuen Sitzung, so dass nach der zweiwöchentlichen Behandlung die Schmerzempfindlichkeit auf der kranken Seite ungefähr den gleichen Grad erreichte wie auf der gesunden.

VARIA

L'antimoine et la médication chimique à l'époque de Richelieu (17e siècle).

Les préparations d'antimoine étaient certainement connues et employées dans un but thérapeutique par les anciens Grecs et Romains. Au moyen âge, les alchimistes font entrer l'antimoine dans une foule de combinaisons et de compositions chimiques très hétérodoxes. On l'associait volontiers au vin et comme les vins blancs du Rhin sont très riches en tartre, on peut comprendre qu'après macération, le tartre agissant sur l'antimoine, donne lieu à la formation d'une quantité plus ou moins variable d'émétique. Le célèbre *Paracelse* (né en 1493 à Einsideln, Schwyz) après avoir parcouru la plupart des pays d'Europe dont il fréquentait les universités, séjourna longtemps en Hongrie, où il s'appliqua à la connaissance des métaux et se mit au fait des secrets de la chimie métallique. Si accablé de mépris qu'ait été Paracelse par les historiens, il est certain que ses travaux ont imprimé une vive impulsion à la science. On y trouve la manifestation d'une idée qui, depuis, est devenue la méthode des sciences, et cette idée, c'est *l'analyse.*

Ce n'est pas par sa philosophie que Paracelse a marqué sa place dans la science, mais bien par ses arcanes ou principes actifs tirés des médicaments, par sa thérapeutique composée d'agents chimiques peu employés jusqu'alors, tels que le mercure, l'étain et notamment l'antimoine.

Les premiers disciples de Paracelse en France se formèrent à l'Ecole de Montpellier.

A l'époque de Richelieu, on appelait, en France, *chimistes* les médecins qui faisaient usage des remèdes chimiques et que l'Ecole de Paris, dans l'omnipotence de ses préjugés, excluait obstinément comme des novateurs dangereux.

Un de ses médecins-chimistes était *Théophraste Renaudot,* docteur de la faculté de Montpellier.

Disons que la Faculté de Montpellier privilégiée par la bulle du pape Conrad en 1220, avait, à l'époque de Renaudot un enseignement médical complet et délivrait les différents grades depuis le bachelier jusqu'au doctorat. Les étudiants qui suivaient alors les cours, affluaient non seulement des provinces françaises, mais encore des divers pays do l'Europe. La nation allemande, surtout, y formait, comme a Paris, un corps autonome, qui tout en jouissant de la liberté la plus grande, devait toutefois se soumettre aux réglements de la ville et de l'université. C'est en 1606 que *Renaudot* le propagateur de la médication par l'antimoine, fut reçu, à l'âge de 19 ans, docteur de la Faculté de Montpellier. A Loudun, sa ville natale, R. avait fait la connaissance de Richelieu, alors évêque en Poitou. Au bout de quelques années, en 1612, il est mandé à Paris où ses protecteurs, pour lui donner le droit d'exercer, lui font obtenir le titre de médecin du roi. L'Ecole de Médecine de Paris, furieuse de voir l'élève de Montpellier honoré de la confiance du roi Louis XIII et de ses conseillers, fit tout pour lui rendre le séjour de Paris désagréable. Les tracasseries sans nombre de ses confrères de Paris ne l'empêchèrent cependant point de fonder un dispensaire où il donnait des consultations gratuites, de fonder le premier mont-de-piété en France sous le nom de bureaux de ventes à grâce et de devenir, le 30 mai 1631, le fondateur et rédacteur de la « Gazette » premier journal français auquel Louis XIII, Richelieu, puis Mazarin s'intéressaient beaucoup.

Renaudot s'était mis à la tête du parti de la nouvelle médecine, de la *médecine chimique,* qui plongeait la faculté de Paris dans l'abomination de la désolation. Malgré son titre de médecin du roi et son diplôme de la Faculté de Montpellier, la Faculté de Paris intente à Renaudot un procès pour exercice illégal de la médecine. On invoque l'origine et les mœurs de Renaudot : « il est né à Loudun, où il est certain, de par Laubardemont, que les démons ont établi leur domicile ; il a témoigné lui-même avoir une partie de leurs secrèts et de leurs ruses. » On refuse à ses deux fils de les recevoir docteurs de la Faculté de Páris.

La Faculté gagne le procès et Renaudot continue à être en butte aux sarcasmes et aux dédains de ses contempteurs. *Gui Patin*, son ennemi implacable, dit de lui que c'est un fanfaron duquel le caquet a été rabaissé par l'arrêt de justice que nous l'avons pas tant obtenu par notre puissance que par la justice et bonté de notre cause, laquelle était fondée sur police nécessaire en une si grande ville contre l'irruption de tant de barbares qui eussent ici exercé l'écorcherie au lieu d'y faire la médecine. Son fils Eusèbe vient de recevoir enfin le bonnet de docteur, mais à la condition qu'il renonçât pour toujours au commerce et au trafic de son père.

L'antimoine et les remèdes chimiques, c'est-à-dire le progrès, sont de plus en plus maltraités par la docte association de l'Ecole de Paris. « Un homme se rencontre pourtant, » dit Dubouchet, qui, sans être medecin, soutint indirectement la doctrine chimique de Montpellier : c'est notre grand *Molière*. Dans la capitale, Mauvillain et Liénard, docteurs de la Faculté, l'imitiaient aux secrèts dans celle-ci ; Venel l'introduisait dans l'Ecole, de sorte qu'il pouvait comparer les deux doctrines. A Paris, régnaient encore les 3 S : Saignée-Séné-Seringue, qui valurent à Louis XIII, en un an, 215 purgations, 212 lavements, 27 saignées ; à Montpellier, au contraire, les théories chimiques prévalaient.

Le fils de Renaudot, Eusèbe, aussitôt reçu docteur, fit paraître un brillant éloge de l'antimoine. En outre *Jean Cartier*, médecin de la reine d'Angleterre avait publié en 1652, un libelle intitulé : « La Science du plomb sacré des sages » (nom donné à l'antimoine). Pour l'en punir, il fut ignomineusement chassé de la Faculté. Cependant il plaida, et finit par gagner son procès contre Gui Patin, alors doyen de l'école de Paris.

L'ouvrage d'Eusèbe Renaudot a inauguré la révolte contre l'autocratie de la routine. En tête de cet opuscule se trouvait un sonnet en l'honneur de l'antimoine, commençant par ces vers :

Précieux élixir, céleste magnésie,
Ame de la nature et ses plus grands efforts,
Esprit dont la vertu ressuscite les morts
Et leur rend l'embonpoint aussi bien que la vie.

Cet ouvrage produisit à Paris un scandale énorme et provoqua des réponses furieuses où Eusèbe Renaudot est traité de rénégat qui a manqué de respect à Hippocrate et à la Faculté.

A en croire les épîtres les unes plus injurieuses que les autres, on pouvait croire avec Perreau que

« L'antimoine avait perdu son crédit et sa gloire. »

L'antimoine, écrit en outre Gui Patin, a été condamné par deux décrets solennels de notre Faculté, tous deux autorisés de la Cour du parlement par arrêt, l'un en 1566, et l'autre en 1615. »

Un grand évènement surgit pourtant, qui augmentera, par son résultat, l'autorité morale des « donneurs d'antimoine ». Le roi, le grand roi est gravement malade. Il est au siège de Mardyck, et il a vingt ans : nous sommes en 1658. Malgré toutes les purgations et les saignées, le roi va de plus en plus mal. Un grand conseille s'assemble, composé de Valot, Esprit, Daquin, Yvelin, Guénaut, sous la présidence de Mazarin. On décide d'essayer l'antimoine et le malade en absorbe une once. Il guérit, et, d'après Valot, « cette maladie fut un grand bonheur pour l'Europe entière, en consacrant d'une manière définitive, et par un éclatant exemple, les merveilleuses propriétés de l'antimoine. » On chante les louanges de l'illustre Guénaut :

« Il vient ; il voit le roi, l'entreprend, le guérit.

Tout pleurait à la Cour, maintenant tout y rit.

Quel Dieu, quel Esculape en eût fait davantage ? »

Le Père Carneau, moine célestin, composa en l'honneur de l'antimoine un grand poème : Stimmimachie, ou le Grand Combat des Médecins modernes touchant l'usage de l'antimoine, poème historicomique, dédié à MM. les médecins de la Faculté de Paris.

Les jeunes docteurs se ralliaient aux nouvelles idées et la Faculté elle-même se vit obligée de faire des concessions. Enfin le 18 décembre 1665, *Jacques Thévart*, docteur de la Faculté de Paris, présente au Parlement une requête tendant à obtenir l'existence légale de l'antimoine. La Faculté s'en émeut et aussitôt François Blondel, un ancien doyen, présente une requête en sens inverse, il eut gain de cause au début. Mais le doyen en exercice, Le Vignon, forma appel contre cette décision et une interminable procédure commença. Enfin le Parlement demanda l'avis de toute la Faculté réunie. Sur 102 membres présents, 92 se prononcèrent en faveur de l'antimoine. Là-dessus le Parlement rendit un arrêté dont voici les conclusions principales : « La dite Cour permet à tous les docteurs — médecins de la dite Faculté de se servir dudit vin émétique pour la cure des maladies ; d'en écrire et disputer; fait néanmoins inhibitions et défenses à toutes personnes de s'en servir que par leur avis. »

La cause de l'antimoine pour laquelle Renaudot avait lutté toute sa vie était ainsi définitivement gagnée. (Notes extraites de *Renaudot et l'introduction de la médication chimique par le Dr Emery. — Montpellier et Paris, 1880.)*

Giftfreie Farben, in der vorzüglichsten Qualität, sehr billigen Preisen und in beliebigen Quantitäten bringt die Fabrik von Hrn. *Zipp & Cᵒ*

in Hanover, auch in eleganten Päckchen zu 25 Ct. mit einer oder mehreren Farben in den Handel. Die uns vorgelegten Muster der leicht aufzutragenden Farben zeigen vollständige Sättigung und gegen Flüssigkeiten bedeutende Wiederstandskraft. Da sich diese Farben, besonders in der voliegenden Abfassung vielerorts auch als Handverkaufsartikel eignen dürften, so empfehlen wir die Firma Zipp und Cᵉ unsern Collegen bestens.

CHRONIK

— **Breslau.** Am 15. Oct. wurde der Geh. Reg.-Rath Prof. Dr Peleck als Rector magnificus der Universität für das laufende Schuljahr eingeführt. Die Breslauer Apotheker beauftragten ihren Vorstand, den berühmten Collegen zu seinem neuen Ehrenamte zu beglückwünschen.

France. M. *Mailho*, pharmacien de Bordeaux, président de la Société de pharmacie de Bordeaux, membre du Conseil d'hygiène de la Gironde, membre et président de la Société de médecine, homme distingué et pharmacien de toute probité vient de mourir. Il est l'auteur d'un travail *sur les corps gras* et *sur la pré-*

paration de l'eau de pin gemmé.

M. *Dieu*, pharmacien principal de première classe, officier de la Légion d'honneur, est décédé subitement le 13 août à Dunkerque. Il était né à Laon en 1807, de 1836 à 1852 il professait la matière médicale aux élèves de médecine et de pharmacie des anciens hôpitaux militaires d'instruction et en 1867, lorsqu'il se trouvait à l'hôpital militaire de Metz, il prenait la retraite. Il est l'auteur du *Traité de matière médicale et de thérapeutique, précédé de considérations générales sur la zoologie et suivi de l'histoire des eaux naturelles.*

BIBLIOGRAPHIE

Die natürlichen Pflanzenfamilien nebst ihren Gattungen und wichtigeren Arten insbesondere den Nutzpflanzen, bearbeitet unter Mitwirkung zahlreicher hervorragender Fachgelehrten von *A Engler*, ord. Prof der Botanik und Director des botan. Gartens in Breslau und *K. Prantl*, Prof. der Botanik an der Forstlehranstalt Aschaffenburg. Leipzig, Verlag von *Wilhelm Engelmann*, 1888. Subskriptionspreis Mark 1.50 — Einzelpreis M. 3. —

Als Fortsetzung dieses vortrefflichen Werkes liegen die 20. und 21. Lieferung vor. Erstere behandelt : Moraceae, Urticaceae, Proteaceae von A. Engler und enthält neben einer grossen Anzahl der immer mit der gleichen ängstlichen Sorgfalt ausgeführten Holzschnitten auch eine Photogravur einer Landschaft bei Calcutta, welche eine ausgedehnte Baumgruppe von Ficus bengalensis darstellt.

Lieferung 21 enthält: Musaceae, Zingiberaceae, Cannaceae, Marantaceae von O. G. Petersen. Burmanniaceae von A. Engler, alles sehr wich-

tige und interessante Pflanzengruppen mit zum Theil ausserordentlich üppigem Blätterwuchs, man vergleiche nur die Tafel mit der herrlichen Banane (Musa sapientum), ferner die Abbildungen von der merkwürdigen, fächerartigen Ravenala madagascariensis, einer zweiten Musagruppe von der Loangoküste, ferner neben vielen andern Bildern noch Kämpferia Roecoeana, Zingiber officinalis, Costus igneus, Alpinia calcarata, Elettaria Cardamomum, Calathea Bachemiana u. s. w.

« Die natürlichen Pflanzenfamilien » von A. Engler und K. Prantl dürfen unstreitig als das übersichtlichste, sorgfältigst ausgeführte und billigste wissenschaftliche Werk über Botanik hingestellt werden.

Real - Encyclopädie der gesammten Pharmacie. Handwörterbuch für Apotheker, Aerzte und Medicinalbeamte. Unter Mitwirkung hervorragender Kräfte herausgegeben von Dr *Ewald Geissler*, Prof. der Chemie und Redacteur der « Pharm. Centralhalle » in Dresden und Dr *Joseph Moeller*, Prof. der Pharmakologie und Pharmakognosie an der Universität Innsbruck. Mit zahlreichen Illustrationen in Holzschnitt. Wien und Leipzig 1888. *Urban und Schwarzenberg.* Erscheint in Bänden von je 45 Druckbogen. Die Ausgabe findet in Heften à 3 Druckbogen statt. Preis pro Heft 1 Mark = 60 kr. ö. W. Preis pro Band (15 Hefte) broschirt 15 Mark = 9 fl. ö. W., elegant gebunden 17 Mark 50 Pf. = 10 fl. 50 kr. ö. W. Allmonatlich dürften 2—3 Hefte erscheinen. Elegante Einbanddecken zur *Real-Encyclopädie der gesammten Pharmacie* (Leinwanddecken mit Lederrücken) sind zum Preise von 1 Mark 70 Pf. = 1 fl. ö. W. pro Decke zu beziehen.

Durch eine Anzahl Doppellieferungen erreichte nun der fünfte Band seinen Abschluss, der letzte Artikel behandelt Knoblauchöl.

Von den grössern Arbeiten wollen wir nur einige hervorheben. So behandelt *Schlickum* die ganze Quecksilbergruppe in zahlreichen Artikeln, Hydrogenium hyperoxydatum ; *Jehn* Hydrate, Imide, Isomerie ; *Ganswindt* Hydrine, Hyperoxyde, Indium, Iridium, Ketone ; *Gänge* Hydrostatik, Interferenz ; *Soyka* Hygiene, Isolirung, Kleidung, Klima ; *Pitsch* Hygrometer, Hygroskope, Induction ; *Beckurts* Hyoscin, Hyoscyamin, Pilocarpin ; *Tschirch* Hyoscyamus mit seinen Präparaten, Jalapa, Imperatoria, Jpecacuanha ; *Husemann* Hyraceum, Jalapinum, Käsegift ; *Hartwich* Jaborandi, Iuglans, Kamala ; *B. Fischer* Ichthyolpräparate ; *Becker* Impfung ; *Pauly* Kalium und seine sehr zahlreichen Verbindungen ; *J. Moeller* Kaffeesurrogate ; *Benedikt* Indigo, sowie die pharmac. und technischen Paßparate ; *Sydow* Infusorien ; *Loebisch* Inosit ; *Thümmel* Jod und seine Verbindungen ; *Elsner* Käse. Wir könnten die Liste leicht noch viel weiter führen.

Das Werk bietet einen erstaunlichen Reichthum an Abhandlungen von gewissenhafter Vollständigkeit wie kein zweites und wie man sich die Sache nicht besser vorstellen kann ; die wissenschaftliche Gründlichkeit wird dem Werke seinen bleibenden Werth sichern.

* *

Angewandte Pflanzenanatomie. Ein Handbuch zum Studium des anatomischen Baues der in der Pharmacie, den Gewerben, der Landwirthschaft und dem Haushalte benutzten pflanzlichen Rohstoffe. In zwei Bänden. Erster Band : Allgemeiner Theil, Grundriss der Anatomie von Dr *A. Tschirch*, Dozenten der Botanik an der Universität Berlin. Mit 614 in den Text gedruck-

ten Holzschnitten. Wien und Leipzig. *Urban und Schwarzenberg.* 1889.

Wir wollen heute nur vorübergehend auf dieses wichtige Werk aufmerksam machen, weil der Titel genügend Aufklärung gibt. In einer der nächsten Nummern werden wir das prachtvoll ausgestatete Buch, wenn wir es genügend durchgesehen haben, einer nähern Besprechung unterziehen. Nach dem Eindruck, den dasselbe macht und gestützt auf den berühmten Autor dürfen wir aber heute schon die Aufmerksamkeit unserer Leser auf diesen Grundriss der botanischen Anatomie lenken.

Fragekasten und Sprechsaal.

49) Ein Collège schreibt uns : « In unserem Schlachthause gelangt das Blut, welches am Boden fliesst, und nicht aufgefangen wird, mit dem Reinigungswasser in ein Reservoir, welches sehr oft ausgeführt werden muss, was wieder sehr viel kostet, da es sonst in Fäulniss übergeht. Mir kam die Idee, das geronnene Blut, welches mit dem Spühlwasser in das Reservoir kommt, in einem praktischen Filtrirapparat aufzufangen und das Wasser in den nahen Fluss zu leiten. Das Blut darf mit dem Spühlwasser nicht in den Fluss kommen, da hiefür zu wenig Wasser vorhanden. Würden sich hiefür nicht Filtrirvorrichtung eignen, welche in Färbereien die Farben in Schmutzwässern aufhalten ? wer macht derartige Vorrichtungen ?

Welche ist die beste Desinfectionsmethode in Schlachthäusern, wie desodorirt man am billigsten in Verwesung gerathene Blutrückstände ? »

50) Un de nos collègues nous demande une adresse pour un bon extrait de présure. Prière à ceux de nos lecteurs qui en connaissent de bien vouloir nous les communiquer.

51) Wir bitten um Adressen für guten Käselabextract.

52) M. M. de Q. à S. Aussitôt que nous aurons des réponses nous vous adresserons avec plaisir le renseignement demandé.

53) Quel est le meilleur procédé de préparation du benzoate de fer pour la préparation de l'huile de morue ferrugineuse ? Ou bien est-ce qu'un de nos lecteurs connait une autre formule pour obtenir un beau produit ne rancissant pas trop vite ?

54) M. A. B. pharm. à N. Merci pour votre communication. Elle servira à l'occasion.

55) Ein College frägt an, wo man exacte Instrumente für tägliche meteorologische Beobachtungen kaufen könne. Da sich mit diesen Forschungen viele Apotheker befassen, so ist vielleicht einer so gefällig u. lässt uns die erwünschte Auskunft zukommen.

56) Hrn. N. O., Apoth. in H. (Rumänien). Adresse für Augengläser finden sie in Fragekasten 46) d. J.

DER FORTSCHRITT
LE PROGRÈS

Rédacteurs : **B. REBER**, Pharmacien, et Dʳ Med. **A. WYSS.**

N° 22.   **GENF, 20. November 1888.**   IV. Jahrgang.

Inhaltsverzeichniss.

Wissenschaftliche Arbeiten werden mit Fr. 50 der Bogen (16 Seiten) honorirt.
Les travaux scientifiques seront rémunérés à raison de Fr. 50 la feuille (16 pages).

PHARMACIE UND CHEMIE

Die Materia Medica von Ceylon.

(The Chemist and Druggist, Nov. 10, 1888.)

Im Alterthum wurde die Pharmacie im Orient von den Priestern ausgeübt und zwar lange bevor irgend welche Materia Medica in ein System gebracht und auf Papier niedergeschrieben worden. Ceylon besitzt wahrscheinlich das älteste Werk über Pharmacie im Orient. Es wurde von einem der ehemaligen Beherscher dieses Landes ein oder zwei Jahrhunderte vor der christlichen Aera zusammengestellt und wird auch gegenwärtig noch von den in den Dörfern wohnenden Heilkünstlern zu Rathe gezogen, ohne dass dieselben jedoch in den meisten Fällen in dem Inhalte dieses Werkes das Nützliche vom Werthlosen zu unterscheiden im Stande wären. Der königliche Autor, welcher Zeit fand die medicinischen Eigenschaften einheimischer Wurzeln, Kräuter und Säfte zu erforschen, begnügte sich nicht selbst mit diesen Dingen vertraut zu werden, sondern wandte seine Kenntnisse persönlich in von ihm in seiner Hauptstadt mit grossen Kosten errichteten Spitälern und Dispensarien an. In den Vorstädten dieser alten Stadt wurden botanische Gärten gegründet in welchen die nützlichsten Kräuter und Pflanzen für den Spitalgebrauch gepflanzt wurden. In der Liste der vom damaligen Souverän Ceylons ausgearbeiteten Materia Medica finden sich viele heutzutage unbekannte Artikel aufgezählt ; andere sind von sehr zweifelhaftem Werthe ; es unterliegt aber keinem Zweifel dass dieses « Königs Buch » Pflanzen und Droguen erwähnt, welche heutzutage noch nicht nur von den gebildeten einheimischen Stadtärzten sondern auch von europäischen Mitgliedern des ärztlichen Standes in der Behandlung der in diesem Lande vorherrschenden Krankheiten mit grösstem Erfolge angewendet werden.

Die einheimischen Praktiker, welche sich in ihrer Behandlungsweise noch nach den alten Grundlinien der *Vederales* richten, wenden selten starke oder gefährliche Heilmittel an. Sie begnügen sich mit der Administration von Emetica und Purgativa sowie mit der Verordnung einer leichten Diät, so dass sie, wenn sie auch oft den Heilerfolg verfehlen, doch nur selten Schaden zufügen. Intelligentere und gebidetere zinghalesische Doctoren befolgen eine der modernen europäischen sehr ähnliche Behandlungsmethode, sie überlassen der Natur einen guten Theil der Behandlung zur Wiederherstellung der Kräfte, indem sie die Kranken durch geeignete Diät in die besten Heilungsbedingungen bringen. Wenn auch durch einheimische Aerzte oft unnütze Mixturen angewendet werden, so hat doch die Materia Medica Ceylons den Vergleich mit den Pharmacopöen westlicher Nationen in vielen Beziehungen nicht zu scheuen.

In der einheimischen in Büchern niedergeschriebenen Materia medica findet man eine gewisse Menge von Pflanzen, welche als Heilmittel gegen Schlangenbisse erklärt werden, welche aber bei sorgfältiger wiederholter Prüfung von europäischen Aerzten sich als vollständig nutzlos erwiesen. Ein erfahrener lokaler Schriftsteller hat erklärt, dass bis jetzt in dem Pflanzenreich noch kein wirkliches Autidot gegen das Schlangengift gefunden worden sei ; es ist jedoch nicht unwahrscheinlich dass sich in der natürlichen Familie der Aristolochiacæen ein solches vorfinden wird.

Die Abtheilung von Ceylon auf der Colonial- u. indischen Ausstellung von 1886 in London enthielt eine Sammlung von ungefähr 400 auf dieser Insel einheimischen Droguen. Dieselben finden sich namentlich in den hügeligen Districten dieses Landes, representiren aber nicht die ganze Materia medica der Insel. Dieselben wurden von Dr. Trimen, Director des königl. botanischen Gartens in Kandy gesammelt und nach den Angaben der einheimischen Bücher in einem Katalog beschrieben und zusammengestellt.

Unter den medicinischen Producten von Ceylon ist die **Beli-** oder « **Beal-** » Frucht *(Aegle marmelos)* als ein Heilmittel in Fällen von Diarrhöe oder Dyssenterie wohl bekannt, und findet namentlich dann Anwendung, wenn die Krankheit von Fieber begleitet ist. Die einheimischen Bücher und *Vederales* schreiben jedoch der Wurzel, den Blättern und der Rinde des Baelbaumes febrifuge Eigenschaften zu, welche ihnen gewiss nicht zukommen. Viele cinghalesische Aerzte haben die Gewohnheit die unreifen Früchte zuerst zu kochen und dann unter warmer Holzasche zu braten. Andere verwenden das weiche Fleisch der reifen Frucht in ihrem natürlichen Zustande. Wenn sie einige Zeit lang aufbewahrt oder exportirt werden soll, so werden die Früchte vor ihrer völligen Reife gesammelt, in dünne Scheiben geschnitten und an der Sonne vollständig getrocknet bevor sie zur Verpackung kommen.

Kothomba-Rinde *(Azardirachta indica)* stammt von einem im Küstengebiete der Insel häufig vorkommenden Baume und wird in Form von Infusion mit grossem Erfolge als Febrifugum angewendet. Die Patienten werden dabei in einer bis zu fast vollständigem Verhungern gehenden Diät gehalten. Die Frucht dieses Baumes soll purgative Eigenschaften besitzen und ein aus dem Samen bereitetes Oel findet in Fällen von Rheumatismus äusserliche Anwendung.

Bei rheumatischen Leiden wird ferner die Rinde von **Kahata** *(Careya arborea)* und von **Damba** *(Calophyllum inophyllum)* mit einigem Erfolge in Form von Infusion gebraucht.

In Fällen von Diabetes wird sehr häufig eine Infusion der Blätter von **Rana-condra** (*Cassia auriculata*) mit gutem Erfolge verordnet. Sie vermindert in vorzüglicher Weise den unersättlichen Durst, von dem die Kranken so heftig gequält sind.

Die Abkochung des holzigen Stiels von **Weni-Wel** (*Coscinium fenestratum*) erweist sich als ein ausgezeichnetes Tonicum und Febrifugum. An der Sonne gut getrocknet, wird diese Pflanze nach Europa exportirt. Sie besitzt ebenfalls beträchtliche antiseptische Eigenschaften. In die Abkochung getauchtes Fleisch erhält sich mehrere Wochen lang in ganz frischem Zustande. Von einheimischen Matrazenmachern wird eine starke Abkochung dieser Pflanze dazu angewendet ihren Waaren eine glänzende Gelbfärbung zu geben.

Die **Atana** (*Datura fastuosa*) ist eine Art Stechapfel deren Blätter und Samen denjenigen der Belladonna ähnlicheEigenschaften besitzt, und welche dem wirksamen Principe der Pflanze, dem Daturin zukommen. Die getrockneten Blätter werden in Form von Cigaren gerollt und in Fällen von Asthma mit gutem Effect geraucht. Die Pflanze kommt im Innern des Landes in grosser Verbreitung vor.

Die **Niyangala** (*Gloriosa superba*), eine sehr toxische Pflanze, und als solche schon seit alter Zeit bekannt, ist eine wild- und schnellwachsende Kletterpflanze mit schönen vielfärbigen Blüthen. Alle Theile derselben sind in gleicher Weise toxisch. Von cinghalesischen Frauen wird sie zum Zwecke des Abortus sowie auch in selbstmörderischer Absicht verwendet.

Die **Jramuon** (*Hemidesmus indicus*) oder indische Sarsaparille, eine freiwachsende Kriechpflanze ist in den niedern Landstrichen Ceylons einheimisch. Wurzel und Stengel haben einen aromatischen und bitteren Geschmack und alterative,

diuretische und diaphoretische Eigenschaften. Die Wurzelabkochung wird mit entschiedenem Erfolg bei Syphilis, Rheumatismus und Blutkrankheiten verschrieben.

Die Pflanze könnte für den Export in beträchtlichen Mengen gesammelt und getrocknet werden.

Die **Gammahe** oder Ceylon'scher Kino-Baum (*Pterocarpus Marsupium*) enthält in ihrer weichen fleischigen Rinde Kinosaft in grosser Menge. Der Baum gedeiht in jedem Terrain und würde sich dessen Product als Handelsartikel sehr gut eignen.

Die **Samadora** (*Samadora indica*). Das Holz dieses Baumes bildet ein vorzügliches Ersatzmittel für Quassia. Nach gemachten Analysen enthält es eine grössere Menge *Quassin* als die gewöhnlich auf den Droguen-Markt gebrachte Quassia.

Goda-Kadura (*Strychnos nux-vomica*). Die Ceylon'sche Nux-vomica-Pflanze wächst wild und ist allgemeiner Verbreitung fähig. Eine von Prof. Dunstan untersuchte Samenprobe ergab 1,14 ^{0}, Strychnin und 2,60 ^{0}, Brucin. Bis jetzt sind von dieser Pflanze blos eine oder zwei kleine Schiffsladungen nach Europa versandt worden. Nach neuern Analysen beträgt der Gehalt an Strychnin 1,15 bis 1,78 %, und an Brucin 2,86 bis 3,63 ^{0}.

Ein beträchtlicher Droguen-Export von Ceylon nach Europa würde sich als sehr lohnend erweisen, da alle die oben erwähnten Producte in grosser Menge und ohne jegliche Cultur namentlich in denjenigen Districten des Landes wachsen in welchen die einheimische Bevölkerung genügend zahlreich ist um dieselben zu niedrigen Preisen zu sammeln, präpariren und einzuschiffen.

Ostindischer Sternanis. [1]

Von *Ed Hanausek.*

Aus der unten citirten Abhandlung ist eine Beschreibung über den sog. ostindischen Sternanis zu entnehmen.

Das Waaren-Museum an der Handels-Akademie besitzt eine kleine Probe von denSammelfrüchten desSternanisbaumes *(Illicium Griffithii Hook F. et Th.)* — einheimisch auf den Khasibergen Ostindiens — welcher in den Blättern, im Holze und in den Früchten aromatische Bestandtheile führt.

In Singapore werden die Früchte einer anderen Species(?), *Illicium maïus Hook F. et Th.*, unter der Bezeichnung « Bunga lawang » als Gewürz verkauft.

Die Blätter von *Illicium Ellis* (Giftlorbeer) sollen giftig sein.

Der sog. *ostindische,* oder kurzweg *indische* Sternanis besteht aus 12 bis 14, gewöhnlich 13 sternförmig um ein 7 bis 11 ᵐᵐ langes Mittelsäulchen gestellten Karpellen. Fruchtstiele sind in der Waare nicht vorhanden. Die Karpellen haben an der Basis eine Breite von 6 bis 11 ᵐᵐ eine Länge von 11 bis 17 ᵐᵐ, meist 15 ᵐᵐ und eine Dicke von 1 bis 2 ᵐᵐ. Die seitlich zusammengedrückten Karpellen sind an der Bauchnaht wenig klaffend, gewissermassen spaltenförmig; viele Theilfrüchte sind geschlossen. Die Bauchränder sind mässig gewölbt. Die hori-

zontal auslaufenden und ansteigenden Spitzen erscheinen glatt. Der Kiel der Karpelle ist *längsrunzelig.* Die Aussenseite der Fruchtblätter ist *glänzend braun, glatt,* stark runzelig, faltig; die Innenseite erscheint dunkler gefärbt als bei dem giftigen Sternanis (*Ill. religiosum*). Die Höhlung enthält einen 7 bis 9 ᵐᵐ langen, 4 bis 5 ᵐᵐ breiten, gelben, glänzenden eiförmigen Samen. Die Berührungsflächen der Karpelle sind glänzend braunroth und glatt.

Nach der vorliegenden Probe hat indischer Sternanis einen schwachen Geruch und Geschmack nach Badian (*Ill. anisatum*).

Die histologischen Verhältnisse der Sammelfrüchte des *giftigen* und des *indischen* Sternanis sind im wesentlichen denen des *Badian* ähnlich. Die Unterschiede zeigen sich meist in den Dimensionen, der Elemente, in einigen Farbdifferenzen bei Reactionen und in den Inhaltsstoffen.

Die Epidermiszellen des indischen Sternanis treten deutlich conturirt mit noch zarterer Buchtung als bei Ill. religiosum auf. Die im Parenchym der Karpelle vorkommenden grosslumigen Oelräume sind zerstreut angeordnet.

Die Anordnung der Gewebeschichten in der freien Innenseite der Karpelle ist bei dem giftigen und indischen Sternanis analog der bei Ill. anisatum.

Die an den aussenwänden mächtig entwickelten Sklerenchymzellen des indischen Sternanis sind einseitig verdickt. Die Seitenwände derselben Zellen haben auch an den der Innenwand zugekehrten Enden oft eine *starke Verdickung.* Die Porencanäle sind zahlreich, mit denen der Nachbarzellen communicirend. Die Innenwände erscheinen sehr dünn und *braunroth* gefärbt; im Präparate ist dies als *braunrother* Streifen sogleich ersichtlich.

---

[1] Nach « Mittheilungen aus dem Laboratorium für Waarenkunde an der Wiener Handels-Akademie », enthalten im Jahresberichte 1888 dieses Institutes. Man findet darin folgende Abhandlungen : « Das Waaren-Museum an der Wiener Handels-Akademie » und « Ueber Badian, Shikimi und ostindischen Sternanis » (mit Abbildungen) von Vorstand Prof. *Ed. Hanausek;* « Einige Bemerkungen zur Charakteristik des thierischen Haares » von Prof. Dr *T. F. Hanausek* und « Ueber tropische Stärkearten » und « Ueber die Zimmtrinde » von Dr *C. Hassack.* (*Zeitschr. des allgem. österr. Apoth.-Ver.,* 1888, Nᵒ 31.)

Die Grössen der Steinzellen (derselben Reihe) sind ziemlich *wechselnd*, also nicht so gleichförmig wie bei den analogen Elementen des giftigen und echten Sternanis. Das Lumen ist verschieden weit, theils mit braunrothen Massen erfüllt, theils leer.

Die Membranen zeigen eine Schichtung. Die Farbe der Steinzellen ist braunroth mit verschiedener Nuance. In Kalilauge werden die Structurverhältnisse auffallender : die Zellen bleiben braunroth, einzelne Stellen werden rosenroth.

Die folgende, lichtgelb gefärbte Faserschichte im Karpell des indischen Sternanis lässt mehrere Abweichungen gegen das Prosenchym der beiden anderen Sternanis-Species erkennen.

Die erste Reihe der Faserzellen zeigt nämlich im Querschnitte auffallend grosse, runde und weitlumige Zellen. Die Elemente der nächstfolgenden Reihen sind erheblich kleiner und unregelmässiger dimensionirt ; es kommen neben grossen Zellen auch bedeutend kleinere vor. Zwischen den Zellen kann man braunrothe Flecken beobachten. Die Membranen zeigen eine Streifung, die durch Kalilauge oder Chromsäure sehr deutlich wird. In Kalilauge bleibt die braunrothe Färbung der Inhaltsmasse und der Flecken enthalten. Die Membranen der Faserzellen nehmen — namentlich die der inneren Reihen — eine braungrünliche oder eine rein grünliche Tingirung an. Sowohl die in Wasser, als in Kalilauge oder Chromsäure präparirten Prosenchymzellen zeigen eine auffallend wulstige Form. Die Conturen der Zellen (im Längsverlaufe) erscheinen in Chromsäure sehr deutlich und nach der Quellung buchtig. Die Porencanäle sind zahlreicher, oft weiter als bei Ill. anisatum und religiosum.

Die im Samen des indischen Sternanis vorkommenden, meist prismatischen Krystalle sind kleiner als jene im echten Ster-

nanis ; Säulenformen mit Pyramiden combinirt kommen selten vor. Die Krystalle im Samen von Ill. religiosum und Griffithii werden durch Schwefelsäure meist nur corridirt. Dieses Verhalten der Krystalle gegen Schwefelsäure dürfte Beachtenswerth sein.

Ueber die giftige Wirkung einiger Lathyrus-Arten.

Von Dr *Hermann Hager.*
(Nach einem Separatabdruck.)

Lathyrismus nennt Dr *B. Suchard* einen krankhaften Zustand infolge des Genusses und der Fütterung des Krautes und der Samen von *Lathyrus sativus* L., der essbaren Platterbse, Kicherling, Kicher, Graserbse, welche Leguminose im südlichen Europa einheimisch ist und bei uns in Deutschland hie und da angebaut wird. Die Samen werden in Griechenland und Italien roh und gekocht schon seit Tausenden von Jahren genossen und das Kraut zur Fütterung des Viehes verwendet, ohne dass man gesundheitsschädliche Folgen beobachtete. Selten und zufällig scheint man eine gesundheitsnachtheilige Wirkung erkannt zu haben, denn in dem einen wissenschaftlichen Werke wird die Graserbse als ein vorzügliches Nährmittel gerühmt, in einem anderen, z. B. in Pierer's Universal-Lexikon (1860) findet man die Bemerkung, dass der Genuss der Samen ungesund sei, und in Link's Grundriss der Kräuterkunde wird gesagt : « Wird gebauet der essbaren Samen wegen. » Nach den neueren Beobachtungen Suchard's erstreckt sich die schädliche Wirkung der Graserbse auf die Extremitäten, besonders auf die Muskeln unter dem Knie, welche einer Lähmung verfallen. Bei Pferden soll sogar eine Lähmung des Hintertheiles, oft auch Lähmung der Kehlkopfmuskeln und Lähmung der Nerven eintreten. Die giftige Substanz in der Pflanze soll eine flüchtige Pflanzenbase, ein flüchtiges Alkaloïd sein. Suchard ermahnt die Grünfütterung der Pflanze zu vermeiden und durch Kochung das Gift zu beseitigen, wenn mit dieser Pflanze Fütterung stattfinden soll. Die Samen ungekocht zu geniessen, sollte man ebenfalls unterlassen, während sie im gekochten Zustande unschädlich sind. Die Sache liegt jedoch anders. Viele der Lathyrusarten unterlagen bisher dem sonderbaren Schicksale, plötzlich als giftig oder gesundheitsschädlich erkannt zu werden, was dann wieder auch von anderen Gelehrten bestritten wurde. So wurden vor mehr denn hundert Jahren von *Desparanches* die bitteren Samen von *Lathyrus Cicera L.* als gesundheitsschädlich erkannt, und warnte er, das Mehl dieser Samen mit Brod gemischt oder mit Getreidemehl zu Brod gebacken zu geniessen. Einige Jahre hernach führte G. D. Duvernoy in einer Schrift (De lathyri quadam venenata specie in comitatu Monsbelgardensi culta. Basilea 1770) diese Pflanze als Giftpflanze, welche Lähmungen verursache, an. Diese Angabe wurde von anderen gelehrten Männern jedoch als nicht zutreffend bestritten. Rosenthal sagt in seiner Synopsis (1862) : « Die Samen werden gegessen, doch soll ihr Genuss bisweilen von krankhaften Erscheinungen (Convulsionen, Lähmungen etc.) gefolgt sein. » Da diese Lathyrusart, rothe Platterbse, seit jeher in Südeuropa als Futterpflanze benutzt wurde und noch benutzt wird, ohne jene giftige Wirkungen zu zeigen, so dürften diese zu bezweifeln sein. Die rohen Samen dieser Pflanze schmecken bitter, nicht aber gekocht. Hiernach könnten diese Samen wohl eine flüchtige Pflanzenbase enthalten. Sie werden auch nur gekocht genossen. Die Samen van *L. Aphaca* (L. segetum Lam.), der blattlosen Platterbse, sollen auch narkotisch sein.

Die Lathyrusarten wurden im Allgemeinen stets als vorzügliche, nahrhafte Futterkräuter benutzt und als solche auch gerühmt. Die so unerwartet zur Wahrnehmung kommende Giftigkeit gehört also sicher nicht der Pflanze von Haus aus an, sondern hat jedenfalls seinen Ursprung infolge Einwirkung abnormer Witterung während der Ernte oder eines nicht genügend sorgfältigen Einerntens oder auch einer solchen Lagerung, denn auch in nicht giftigen Pflanzen, welche einer halben Verwesung unterliegen, ist die Bildung giftiger Ptomaïne nicht ausgeschlossen. Ist es doch eine bekannte Sache, dass Vieh, mit Heu gefüttert, welches einer theilweisen Verwesung unterlag, gewissen Krankheiten verfällt. Suchard ist gleicher Ansicht und hält das giftige flüchtige Alkaloïd für ein Product protoïdischer Fermente. Dennoch mahnt er von der Grünfütterung mit der Graserbsenpflanze ab. Jene giftigen Ptomaïnkörper sind in der frischen Pflanze nicht vorhanden, sondern entstehen doch erst im Verlaufe des Einerntens oder der Aufbewahrung und Zurechtstellung. Wenn Jahrtausende hindurch die Lathyrusarten als vorzügliches Futter den Thieren gereicht worden sind und man die Samen genossen hat, ohne giftige Wirkungen wahrzunehmen, so steht fest, dass das frische Gewächs kein Gift enthält und dieses darin erst infolge fermentativer Einflüsse entsteht. Die Vorsicht gebietet somit das gelagerte Kraut und die gelagerten Samen im gekochten Zustande zu verwenden.

Nach Leuni's Synopsis ist der Name Lathyrus aus der Vorsilbe λᾱ, sehr, und θουρος, heftig reizend, gebildet, weil man Lathyrus sativus für ein Aphrodisiacum (Liebewuth bewirkendes Mittel) hielt. Das ist wohl nur ein Irrthum, denn Theophrast bezeichnete diese Pflanze mit λαθυρος (lathyros), d. h. eine Hülsentragende Pflanze und diesen Namen componirte dieser alte griechische Naturforscher (370 vor Chr.) aus λᾶ, sehr stark,

und θυρόω, mit Thüren oder Klappen versehen, weil die Hülsenfrüchte aus zwei dieSamen einschliessenden Klappen bestehen.

PRAKTISCHE NOTIZEN UND BERICHTE

Pharmakologische Untersuchung der Digitalis ambigua. Zu den offizinellen Pflanzen, deren Anwendung seit Jahrhunderten feststeht, gehört wohl mit Recht *Digitalis purpurea*, und mit ängstlicher Sorgfalt achtet jeder sorgsame Apotheker darauf, dass keinerlei Verfälschungen und Verwechselungen bei diesem stark wirkenden Arzeneimittel vorkommen. Auffallend genug war es hierbei, dass die in einzelnen Teilen Deutschlands und Oesterreichs so häufig, oft in viel grösseren Mengen als Digit. purpurea, vorkommende *Digitalis ambigua*, wenn auch keinerlei Verwendune fand, so nicht einmal eingehender auf ihre Wirksamkeit untersucht worden war. Letzteres ist nun durch *Paschkis* (Medizinische Jahrbücher der Wiener K. K. Gesellschaft der Aerzte, 1888 V. 195 und Apoth.-Ztg.) geschehen. Derselbe stellte nach der Methode von Schmiedeberg aus den Blättern der Digit. ambigua ganz dieselben Verbindungen und Körper: Digitonin, Digitonëin, Digitoginin, Digitalin, Digitalëin, Digitoxin wie aus Digit. purpurea her; er zeigte, dass das Digitalin und Digitonin sich ebenso spalten liessen, wie diese Körper aus Digit. purpurea und dass ein Inf. Digit. ambiguae dieselben Dienste leiste wie ein Inf. Digit. purpureae.

Zu bemerken ist ferner noch, dass Paschkis Chrysophansäure in dem wässerigen Extrakte nachwies.

Chelidonin. In dem Kraut und der Wurzel von Chelidonium majus (Papaveraceen) galten als einzige Alkaloide vorkommend bisher das Chelidonin und Chelerythrin. *E. Schmidt (Arch. Pharm.* 226, 623) theilt nun mit, dass ihm kürzlich von *E. Merck* in Darmstadt nicht weniger als noch drei Alkaloide, welche bei dem Fabrikbetriebe aus dem Schöllkraut isolirt zur weiteren Prüfung übermittelt wurden. E. Schmidt hofft bald Näheres über die chemische Natur dieser Alkaloide berichten zu können.

Vorerst findet sich von einem seiner Schüler, *A. Henschke (Arch. Pharm.* 226, 624) eine grössere Abhandlung über die Natur und die Zusammensetzung des Chelidonins mitgetheilt. Obgleich das Chelidonin bereits im Jahre 1824 von *Godefroy* entdeckt wurde, ist die Kenntniss desselben doch bis auf den heutigen Tag eine sehr mangelhafte geblieben; Henschke's schöne Untersuchungen haben diesem Uebelstande abgeholfen.

Bei der Darstellung des Chelidonins verfuhr Henschke nach dem von *Probst* angegebenen Verfahren, indem er die zerstampften Schöllkrautwurzeln mit schwefelsäurehaltigem Wasser auskoch und den geklärten Auszug mit Ammoniak übersättigt, den hierdurch entstehenden Niederschlag sammelt, auswäscht und auspresst. Hierauf wird derselbe in schwefelsäurehaltigem Weingeist gelöst, der Weingeist nach Zusatz einer geringen Wassermenge abdestillirt, die Lösung von den harzartig ausgeschiedenen Stoffen abfiltrirt und die restirende Flüssigkeit wiederum mit Ammoniak gefällt.

Der auf diese Weise erzeugte Niederschlag wird nach dem Trocknen behufs weiterer Reinigung wiederholt mit Aether geschüttelt, einem Lösungsmittel, welches vorzugsweise das schon enwähnte Chelerythrin aufnimmt, das Ungelöste alsdann in wenig schwefelsäurehaltigem Wasser gelöst und die hierdurch erzielte Lösung mit ungefähr dem doppelten Volumen rauchender Salzsäure versetzt. Hierdurch fällt zunächst schwer lösliches salzsaures Chelidonin nieder, welches mit Ammoniak zerlegt und das Alkaloid durch mehrmaliges Umkrystallisiren aus siedendem Alkohol sodann gereinigt wird. Henschke erhielt so 0,29 % Ausbeute.

Das Chelidonin bildet ziemlich grosse, einen Durchmesser von 3 mm. und mehr erreichende farblose, glasglänzende Tafeln, welche unlöslich in Wasser, löslich in Alkohol, Amylalkohol, Aether und Chloroform sind. Schmelzpunkt des bei 100° getrockneten Alkaloids = 135° (uncorr.), Die Hauptmenge des Krystallwassers entweicht bei 100°, bei 120 bis 125° = 4,8 %. Die Zusammensetzung des Chelidonins entspricht der Formel $C_{20}H_{19}NO_5 + H_2O$. Das Verhalten des Reactionsproductes des Chelidonins und Jodaethyls, des Chelidoninaethyljodids, gegen Kalilauge deutet mit Bestimmtheit darauf hin, dass das Chelidonin eine tertiäre Base ist.

Bei der Oxydation des Chelidonins durch Kaliumpermanganat in alkalischer Lösung entstehen Kohlensäure, Oxalsäure, Methylamin und Ammoniak, in saurer Lösung von letzteren beiden nur das erstere. Ein bei der Einwirkung von Essigsäureanhydrid auf Chelidonin erhaltenes krystallinisches Product bedarf noch weiterer Prüfung. *(Pharm. Centralhalle* 1888, 504.)

Sublimat - Verbandstoffe. *M. Haupt* führt den quantitativen Nachweis über die allmälige Abnahme des Sublimatgehaltes in Verbandstoffen. Während die (deutsche) Kriegssanitätsordnung 0,4 % Sublimatgehalt vorschreibt, enthalten die Stoffe nicht 0,33 %. Es wurde festgestellt, dass bei dem Trockenprocess an der Luft sich im Durchschnitt 16 % des angewandten Sublimats verflüchtigt. Der Sublimatgehalt der Watte ist verhältnissmässig am längsten beständig, in den Verbandpäckchen, die namentlich aus Cambric bestehen, am wenigsten. Bereits nach 7 Monaten ist die Abnahme des Sublimats erheblich, nach 1 Jahr sind kaum noch Spuren vorhanden. Auch bei den Chlornatrium- und Weinsäure enthaltenden Verbandstoffen findet ein theilweises Verdunsten während des Trocknens statt, während nach 3 Monaten der mit Chlornatrium oder Weinsäure bereitete Stoff den ganzen Quecksilberchloridgehalt in wasserlöslicher Form enthält.

Dr *Lübbert* und *Schneider* finden, dass die Sublimatlösung die Verbandstoffe beizen d. h. die Sublimatlösung, nachdem einige Stücke der Verbandstoffe mit *derselben* Flüssigkeitsmenge getränkt worden, wird schwächer. Die hierdurch bedingten Ungleichmässigkeiten sind dadurch abzuschwächen, dass die Sublimatlösung entsprechenden Zufluss erhält. Fuchsin, das zur Kenntlichmachung der Verbandstoffe vorgeschrieben, ist der ungeeignetste Farbstoff, da nicht nur wie bei den meisten Farbstoffen eine Verbindung mit Sublimat erfolgt, sondern auch die Farbe sehr lichtempfindlich ist. Für die Extraction des Sublimats ist kochsalzhaltiges Wasser schon empfehlenswerth, weil es den natürlichen Verhältnissen (Wundflüssigkeit) am nächsten kommt und möglicherweise die anderen Flüssigkeiten auch auf die Cellulose wirken. Der Sublimatverlust der in Papier gewickelten Sorten ist gering (nach

15 Monaten 0,05 %), während der Gehalt in den Verbandpäckchen wegen des als Umhüllüng benutzten « wasserdichten Verbandstoffes » (eine mit Ockerfirniss getränkte Leinewand), von 0,35 % auf 0,05 % sinkt.

C. Denner liefert einen neuen Beitrag zur Bestimmung des Sublimates in Verbandstoffen. Das Verfahren beruht auf der Thatsache, dass sich gefälltes Schwefelquecksilbers in einer Jodjodkaliumlösung unter Bildung von $HgJ_2 2JK$ löst. Die Lösung des Schwefelquecksilbers ist eine vollkommene, wenn man CS_2 hinzufügt. Bedient man sich hierbei einer titrirten Jodlösung und nimmt den Ueberschuss des Jods mit Thiosulfat weg, so erfährt man die mit dem HgS in Reaction getretene Jodmenge und daraus die Menge des Hg 1 ccm. Zehntelnormaljodlösung entspricht 0,0116 g. HgS oder 0,01 g Hg, resp. 0,01335 g $HgCl_2$. Das Sublimat extrahirt man aus den Verbandstoffen nach der Vorschrift von Beckurts mit heisser NaCl-Lösung. 27,1 g des Verbandstoffes werden in einem in 10 ccm. getheilten Messcylinder mit einer heissen Lösung von 2 g NaCl in ca. 300 ccm. Wasser übergossen, verschlossen und wiederholt geschüttelt. Nach dem Erkalten füllt man zu 320 ccm. auf und verwendet 150 ccm. zur Bestimmung des darin gelösten $HgCl_2$. Letztere enthalten das $HgCl_2$ von 13,59 g. Verbandstoff. Dividirt man die zur Zersetzung von HgS verbrauchten ccm. Normaljodlösung durch 10, so findet man den Procentgehalt des Verbandstoffes an $HgCl_2$.

Von der Ansicht ausgehend, dass das $HgCl_2$ von der Verbandwatte festgehalten und daher sei den gewöhnlich angewandten Extractionen nicht vollständig in Lösung geht, schlägt M. Freund vor, 50 g. des Verbandmateriales in einem eigenen Extractionsapparate mit Aether zu erschöpfen und nach Rose das Sublimat als Kalomel zu bestimmen. Der Apparat besteht aus einem kleinen Kölbchen, das einen Vorstoss trägt; auf diesem sitzt der Rückflusskühler und ein heberartig unter dem Pfropfen endigendes Rohr, welches durch eine zweite Bohrung des den Vorstoss tragenden Korkes bis in das Kölbchen ragt. Der Extractionscylinder (Vorstoss) ist ca. 20 cm. lang und 60 mm. weit. Die Verbindungsröhre zwischen dem Kölbchen und Cylinder ist in der Mitte getheilt und mit Kautschukschlauch verbunden. Das Verbandmaterial muss möglichst fest in den Cylinder und darüber eine Schicht reiner Watte hineingestopft sein, so dass der Aether das erstere gleichmässig durchfliessen muss. Man verwendet ca. 150 g Aether. Im Aetherextracte bestimmt man das Sublimat als Kalomel. Zur Regenerirung des in den Verbandstoffen und der Watte noch befindlichen reducirten Sublimates wird das mit Aether bereits extrahirte Material nach Vertreiben des Aethers mit Chlor behandelt und dann nochmals wie oben verfahren. (Pharm. Zeitschr. für Russland, 1888, N° 42.)

THERAPIE UND MEDICINISCHE NOTIZEN
Rédacteur : Dr Med. WYSS.

Ueber die Scharlachdiphterie und deren Behandlung von Otto Heubner, Professor der Pädiatrie in Leip-

zig. (Samml. klin. Vorträge herausgegeben v. R. von Volkmann, N° 322.)

Als Scharlachdiphtherie bezeichnet man

jene eigenartige Mitbetheiligung der Schlundorgane wie sie so oft bei scharlachkranken Kindern vorkommt. Nach Henoch's Vorgang würde man dieselbe wohl besser mit dem Namen « necrotische Scharlachangina od. scarlatinöse Schlundnekrose » bezeichnen, da die ganze Erkrankung nichts mit der eigentlichen Diphtherie gemein hat. Von Trousseau wurde diese Krankheit schon sehr gut beschrieben und als « angine scarlatineuse » bezeichnet. In den leichten Fällen handelt es sich um Bildung gelber Flecke oder Streifen, welche die Mandeln, ähnlich wie bei der lacunären Mandelentzündung mehr oder weniger vollständig überdecken. Diese Flecke enthalten in reichlicher Wucherung verschiedenartige Microorganismen, namentlich den von Löffler zuerst eingehend geschilderten Kettenkokkus. Die schwerere, sog. pestartige Form entwickelt sich erst einige Tage nach Ausbruch des Scharlachexanthems. Dabei verschwellen der Gaumen, die Rachen- und Nasenschleimhaut immer mehr, zu beiden Seiten des Unterkiefers bildet sich eine Anschwellung der Lymphdrüsen aus um welche herum man bald eine brettartig harte Infiltration des Zellgewebes abtasten kann. Diese Pestbeule wächst von Stunde zu Stunde und erschwert beträchtlich das Oeffnen des Mundes. Dann bemerkt man brandige Stellen an verschiedenen Punkten der infiltrirten Haut bis endlich bei immer höher steigendem Fieber und allgemeinem Kräftezerfall der Tod das Kind von seinen Leiden erlöst. Bei der Section findet sich, dass ausgebreitete Partien der Mandeln, des weichen Gaumens und des Zäpfchens, des Pharynx bis zum Eingang der Speiseröhre und des Larynx bis in die Morgagni'schen Ventrikel, sowie eine Reihe von Lymphdrüsen der Unterkiefergegend beiderseits und ausgebreitete Partien des Halsbindegewebes dem entzünd-lichen Brande verfallen waren. Nach H. bildet die Scharlachdiphtherie das Mittelglied zwischen der Scharlacherkrankung und deren tödlichen Ausgang durch faulige Blutvergiftung infolge von Streptokokkusinvasion. Die entzündlichen Veränderungen in den Halsorganen, selbst die necrotischen sind durch das Scharlachkontagium selbst bedingt, sie erleichtern aber das Eindringen des Streptokokkus in's Blut und infolge dessen können sie den Tod durch genannte faulige Blutvergiftung herbeiführen.

Die von Heubner angewandte Behandlungsmethode wurde zuerst 1877 von Dr Taube in Leipzig, sodann 1883 von Dr Götz in Leutershausen öffentlich empfohlen. Sie besteht in der methodisch fortgesetzten Einspritzung einer 3—5 °, Lösung von Karbolsäure in das Gewebe der Tonsillen und des weichen Gaumens. Die desinficirende Flüssigkeit gelangt so in den Lymphstrom und in die Lymphdrüsen. Zweimal täglich, in schlimmern Fällen auch öfter wird in jede Hälfte des weichen Gaumens eine halbe Pravaz'sche Spritze der oben genannten Karbollösung eingespritzt, auf einmal also 0,03—0,05 reine Karbolsäure. Von der Gefahr einer Vergiftung kann bei einer so geringen Menge wohl nicht die Rede sein. Am besten eignet sich zur Einspritzung eine längere Neusilberkanüle, auf welcher eine $^1/_2$ cm. lange feinere durchbohrte Stahlspitze angebracht ist. Auf diese Weise wird der Stich auch bei unvorhergesehenen Bewegungen des Kindes niemals tiefer eindringen als die feine Spitze lang ist. Die Injectionen müssen nicht ausgesetzt werden bis die Drüsen abgeschwollen und das Fieber soweit zurückgegangen ist, bis wenigstens die Morgenremissionen ganz oder nahezu die Norm erreicht haben.

Wenn auch die beschriebene Behandlung nicht alle, namentlich schwereren

Fälle zu heilen im Stande ist, so leistet sie jedenfalls mehr als alle bisher geübten Behandlungsmethoden.

* *

Wie verhælt sich die praktische Medicin zur Verlængerung des Lebens? (Aus : *Die Kunst das menschliche Leben zu verlängern* von Dr *Hufeland* in Berlin 1802).

« Jede Krankheit ist mit Reizung, mit Kraftverlust verbunden. Ist nun ein Arzneimittel angreifender, als die Krankheit, so hat man den Kranken zwar gesund gemacht, aber man hat ihn durch den Process des Gesundmachens mehr geschwächt, und also seiner Lebenslänge mehr entzogen, als die Krankheit für sich gethan haben würde. Dies ist der Fall, wenn man bei den geringsten Vorfällen gleich die heftigsten und heroischen Mittel anwendet.

Man kann ferner eine Krankheit durch verschiedene Methoden und Wege kuriren. Der Unterschied liegt entweder darin, dass man die Krise bald auf diesen bald auf jenen Theil leitet, oder dass die Krankheit bei der einen Methode schneller bei der andern langsamer vergeht. Diese verschiedenen Kurarten können zwar alle zur Gesundheit führen, aber in Absicht auf Verlängerung des Lebens von sehr verschiedenem Werthe sein. Je mehr nämlich die Kur der Krankheit Zeit verstattet fort zu dauern, und Kräfte oder Organe zu schwächen, oder je mehr eine Kur lebensnöthige Organe angreift, oder die Krankheit dahin leitet, folglich die Lebensrestauration in der Folge hindert (z. B. wenn das so wichtige Verdauungssystem zum Sitz der Krankheit gemacht, und durch angreifende Mittel geschwächt wird), oder je mehr die Kur ohne Noth die Lebenskraft im Ganzen verschwendet, z. B. durch verschwenderische Aderlässe, zu anhaltende Entziehung der Nahrung etc. — desto mehr

wird sie den Grund zum langen Leben schwächen, wenn sie auch gleich die gegenwärtige Krankheit hebt. Endlich darf man ja nie vergessen, dass die Krankheit selbst nützlich und nöthig sein könnte zur Verlängerung des Lebens. Es giebt sehr viele Krankheiten, welche nichts anderes sind, als ein Bestreben der Natur, das aufgehobene Gleichgewicht wieder herzustellen, oder fehlerhafte Materien auszuleeren, oder Stockungen zu zertheilen. Wenn nun da der Arzt weiter nichts thut als blos die gegenwärtige Krankheitsäusserung dämpfen, ohne Rücksicht auf die entfernteren Ursachen und Folgen, so nimmt er die thätige Gegenwirkung der Natur weg, wodurch sie die Krankheit zu heben suchte, er dämpft von aussen das Feuer, lässt es aber von innen desto heftiger fortbrennen, er nährt den Keim, die materielle Ursache des Uebels, der vielleicht durch diese völlig ausgeführte Bearbeitung der Naturkräfte gehoben worden wäre, und macht ihn fester und unheilbarer. Eine solche Kur, wenn sie auch für jetzt den Kranken gesund zu machen scheint, wird demnach das Leben selbst sehr verkürzen. »

In unserer von einer Unzahl neuer chemischer Heilmittel überwucherten Epoche sind diese einfachen Ausführungen, welche im Anfange dieses Jahrhunderts von dem berühmten königl. Leibarzte in Berlin niedergeschrieben worden, wohl beherzigenswerth.

* *

Note sur un cas de **vertige de Menière** d'origine traumatique, par le Dr *A. Wyss*, de Genève.

Le syndrôme décrit par Menière consiste, comme on sait, en une surdité apparaissant brusquement et accompagné de troubles d'équilibration, de nausées et de vomissements. Il se produit le plus souvent sous forme d'attaque et il

ne peut durer que quelques minutes ou
se prolonger pendant plusieurs jours.
Les troubles de l'équilibration disparaissent peu à peu, tandis que la surdité, à
un degré variable, reste permanente.
Les attaques, en se répétant, peuvent
amener une surdité absolue (Urbantschitsch).

Politzer (*Arch. f. Ohrenh*. II, p. 88) et
Voltolini (*M. f. O*. III, p. 109) ont observé l'apparition du syndrôme de Menière
après des traumatismes. L'autopsie a
démontré dans leurs cas une fissure de
la pyramide et une inflammation suppu-
rative du labyrinthe et des méninges.

D'après Urbantschitsch, le syndrôme
de Menière dénote toujours une affection
primitive ou secondaire du nerf acousti-
que ou des centres acoutiques. Il peut se
produire à la suite d'une exsudation sur-
aiguë dans la caisse du tympan ou par
une fermeture très rapide de la trompe
d'Eustache (Hessler, *A. f. Ohrenh*. XVII,
p. 60).

Le cas que j'ai eu l'occasion d'observer en juillet 1887, était dû à une cause
relativement fréquente dans les affections auriculaires, un traumatisme ayant
produit une déchirure du tympan par
instrument tranchant.

C., Émile, 24 ans, employé de bureau,
se présente à ma consultation dans l'at-
titude d'un malade atteint de torticolis
rhumatismal aigu : le cou raide, la tête
immobile inclinée à gauche, avec une
expression angoissée, les yeux fixés
droit devant lui comme chez une personne hystérique qui suit le doigt ou l'objet que lui présente l'hypnotiseur. Il me
dit n'avoir jamais eu la moindre affection d'oreille et avoir toujours eu une
ouïe très fine.

Il y a aujourd'hui trois semaines que,
le malade voulant se nettoyer l'oreille
gauche avec le manche creux d'un petit
pinceau à dessiner, un de ses collègues

de bureau lui donna par mégarde un
coup sur le coude étendu horizontale-
ment. Le manche du pinceau fut violem-
ment projeté en dedans et au même
instant le malade ressentit dans cette
oreille une vive douleur et fut pris d'un
vertige qui disparut au bout de quelques
minutes. C'était vers les 10 heures du
matin. A midi, le malade s'en fut tran-
quillement dîner chez lui, après quoi il
retourna à son bureau. Ce n'est que vers
trois heures de l'après-midi qu'il est pris
d'un nouvel accès de vertige très violent
qui le force de rentrer précipitamment à
la maison, dans une démarche chance-
lante comme un homme ivre. Cet accès
de vertige ne décesse pas pendant quatre jours ; les moindres mouvements que
fait le malade le provoquent et l'exaspè-
rent ; en même temps le malade est pris
de vomissements. Tout ce qu'il mange
ou boit est rejeté. Dans l'oreille gauche
qui est devenue sourde, il ressent un
bruit continu semblable au bruit produit
par une « pluie battante ». Le malade est
obligé de garder le lit et de se coucher
du côté droit. Chaque fois qu'il essaie de
se mettre à gauche, le vertige et les
bruits augmentent. Le sommeil du malade est très agité et troublé par des cauchemars, également exaspérés par le
décubitus gauche.

Le cinquième jour, les vomissements
cessent ; mais le malade a de la peine à
se tenir debout. Chaque mouvement augmente le trébuchement. Au bout de quelques pas dans la chambre, la surdité et
les bruits augmentent. C'est à peine si,
aujourd'hui, trois semaines après l'accident, il peut venir à ma consultation. Le
malade n'a pas remarqué le moindre
écoulement d'oreille.

A l'examen otoscopique, fait à la première consultation (27 avril 1887), on
trouve la moitié postérieure du tympan
recouverte d'une croûte sanguinolente.

Après l'avoir enlevée au moyen du crochet mousse, on constate l'existence d'une perforation ovalaire de 3 à 4 millimètres de diamètre et dont le bord antérieur rase l'umbo. Le reste du tympan est normal de couleur, transparence et courbure. A travers la perforation on aperçoit la muqueuse du promontoire très congestionnée.

L'examen fonctionnel fournit les indications suivantes :

Voix basse (murmurée) 100 à 150 c. à g.
               à plus de 500   à d.
Acoumètre de Politzer   100   à g.
               à plus de 500   à d.
Diapason-Vertex mieux à gauche.
Durée Vertex $^{40}/_{50}$ secondes.
Rinné- à gauche, + à droite.
Sifflet de Galton 3,7 à g. 2,1 à d.

Comme traitement je me borne à une insufflation d'acide borique pulvérisé, je ferme le reste du conduit avec quelques bourdonnets de coton saupoudrés d'acide borique et je recommande un repos absolu. Je revois le malade quatre jours après ; son état s'est considérablement amélioré. Il y a encore du vertige en marchant, mais pas au repos. Le malade dort assez bien, mais il se tient toujours difficilement couché sur le côté gauche. Cette position lui occasionne encore des cauchemars. Le bruit de la pluie est moins fort.

Après avoir enlevé le pansement qui est resté absolument sec, l'on aperçoit la perforation à peu près dans le même état que précédemment. Muqueuse du promontoire encore rouge, V. B. à 500 c. un peu plus faiblement à gauche qu'à droite. Acoumètre à 400 c. ; Diapason et sifflet de Galton comme précédemment.

Une insufflation d'air par le procédé de Politzer ne change pas les résultats de l'examen fonctionnel.

Huit jours plus tard, je reçois du malade une lettre demandant un certificat de sa maladie. Il me dit qu'il se trouve suffisamment guéri pour reprendre son travail.

Les principaux points intéressants à noter dans ce cas sont :

1° La production du syndrôme de Menière à la suite d'un traumatisme ayant agi directement sur l'appareil de transmission ;

2° L'état latent de quelques heures entre le traumatisme et l'apparition des symptômes du côté de l'oreille interne (10 heures du matin à 3 heures de l'après-midi) ;

3° La persistance et la grande intensité des symptômes pendant quatre jours consécutifs et leur décroissance lente pendant les trois semaines suivantes.

Les déchirures traumatiques du tympan ne sont pas rares. Chaque médecin auriste a l'occasion d'en observer un certain nombre chaque année. Les symptômes consécutifs se bornent à des lésions passagères du tympan (myringite aiguë) ou de la caisse : otite moyenne suppurée ou bien, en l'absence de ces accidents, c'est l'oreille interne qui est lésée (surdité, sensations subjectives, etc.).

Il est rare, à mon avis, que les symptômes fonctionnels (constituant le syndrôme de Menière) occasionnés par un traumatisme présentent une telle intensité et surtout une telle persistance. Sur une vingtaine de cas de traumatismes ayant agi sur l'oreille, je n'ai observé jusqu'à présent que des symptômes passagers, au moins en ce qui concerne les troubles d'équilibration. Dans les quelques cas où il y a eu persistance prolongée de la surdité et des sensations subjectives, le vertige avait complètement cessé peu de temps après l'accident.

Dans le cas présent, les troubles d'équilibration, la surdité et les bruits subjectifs, après avoir persisté pendant quatre semaines avec une intensité décroissante, disparaissent et la fonction auditive redevient normale. La meilleure explication de mon cas me parait être celle-ci : La place qu'occupe la déchirure au ras de l'umbo nous fait admettre, que, dans sa violente propulsion au-dedans, le bout du pinceau, est tombé sur l'umbo qu'il a entraîné en dedans avant de produire la déchirure de la membrane tympanale. Le coup appliqué sur le marteau s'est propagé sur la plaquette de l'étrier et a amené une commotion ou plutôt une contusion du labyrinthe membraneux. Le premier vertige dû au coup lui-même n'a pas duré plus longtemps que celui provoqué souvent par une forte injection dans l'oreille. Les phénomènes consécutifs survenus seulement quelques heures après l'accident sont le résultat de la contusion du labyrinthe membraneux qui a réagi par un état congestif suivi probablement d'une forte exsudation séreuse.

Je ne puis m'empêcher de comparer les lésions probables à la boss séro-sanguine qui se forme sous le cuir chevelu à la suite d'un coup appliqué sur la tête. C'est une comparaison grossière, je le reconnais mais elle nous explique très facilement le processus pathologique. Dans mon cas, la contusion du labyrinthe (principalement du vestibule membraneux) n'a heureusement pas été assez forte pour laisser des symptômes fonctionnels incurables.

P. S. Le 15 octobre 1888, je revois le malade pour une affection pulmonaire. L'ouïe de l'oreille gauche est restée légèrement diminuée. Le malade ne perçoit pas de bruits subjectifs, de temps en temps il éprouve des vertiges très passagers.

A l'otoscopie on constate un tympan avec épaississement diffus, mais il est impossible d'apercevoir l'endroit où se trouvait la perforation.

CHRONIK

Suisse. — **Genève.** — Le 15 novembre soir, un peu après huit heures, le feu a pris à de l'éther qu'un commis de la pharmacie E. Testuz, rue du Rhône, distillait dans une cornue. Les glaces extérieures de la pharmacie ont été brisées en mille morceaux et, chose curieuse, celles du laboratoire où a eu lieu l'explosion n'ont été que fendues. L'incendie a été arrêté en quelques instants à l'aide d'un extincteur. Quant au commis, il a eu quelques brûlures pour lesquelles il a reçu les soins nécessaires à la ph rmacie Habel. *(Journal de Genève.)*

France. — **Paris.** — *L'inauguration de l'Institut Pasteur.* M. Pasteur, grand savant français, qui par ses découvertes à la fois utiles au genre humain et importantes pour la science, mais surtout au point de vue de ses découvertes sur le microbe de la rage tant de fois contesté, vient quand même couronner ses œuvres par un succès éclatant, comme le prouve la cérémonie qui a eu lieu à l'inauguration de l'Institut Pasteur, et qui a été très intéressante.

La grille du bâtiment était ornée de trophées de drapeaux tricolores. De l'autre côté de la rue, grimpés sur le toit de masures et d'échoppes qui font face à l'Institut, de nombreux ouvriers attendaient les personnalités illustres et se les montraient avec animation. Au bas du perron, sur le côté de l'édifice, se tenait la musique de la garde républicaine; de l'autre, à droite, ont pris place un grand nombre de personnages scientifiques attendant l'arrivée de M. Carnot.

A une heure moins un quart, déjà la salle, qui qui peut contenir au plus cinq cents personnes, est bondée. Au fond, sur une tenture de velours grenat ornée de drapeaux tricolores et du buste de la République, se détache l'estrade.

Une députation d'étudiants, au nombre d'une vingtaine, avec le drapeau de l'Association, se tient au bas de l'estrade. Les facultés sont représentées par de nombreux professeurs.

A l'arrivée de la voiture présidentielle, la musique de la garde républicaine joue la *Marseillaise*, tandis que M. Pasteur, portant en écharpe le ruban de la Légion d'honneur, descend l'escalier pour recevoir le président de la République, qu'il introduit dans la salle de la fête, suivi des ministres et du corps diplomatique presque au complet.

Des discours ont été prononcés par M. Carnot, puis par M. Grancher, qui a fait un historique des travaux de M. Pasteur et exposé les résultats de sa méthode, puis par M. Christophle, gouverneur du Crédit foncier.

C'est le fils de M. Pasteur, secrétaire à l'ambassade de France auprès du Quirinal, qui a donné lecture du discours de son père ; il provoque de nouvelles acclamations en l'honneur de M. Pasteur, à qui le président de la République serre la main.

M. Carnot confère ensuite le grade d'officier de la Légion d'honneur à M. Grancher et à M. Duclaux, professeur de chimie biologique à la Sorbonne, qui va diriger l'enseignement de la même science à l'Institut Pasteur ; le grade de chevalier à M. le docteur Chantemesse, attaché au laboratoire de M. Pasteur.

Les palmes d'officier d'académie sont conférées à M. Brébant, l'architecte du nouvel Institut.

Erreur tragique. — On nous écrit d'*Avranches* que cette ville est dans la consternation. La jeune femme de M. Auger, pharmacien, place Saint-Gervais, ayant été prise subitement d'une violente crise de nerfs, son mari s'empressa de lui administrer un calmant.

Malheureusement, dans sa précipitation, au lieu de lui faire prendre du sel de quinine, il lui donna du sel d'atropine, qui provoqua un empoisonnement dont on ne put conjurer les terribles effets.

Fou de désespoir, M. Auger, profitant du moment où chacun se pressait autour de la morte, disparut inopinément. Quelques heures après, son cadavre était retrouvé dans la Sée, près le pont Corbet.

Le jeune couple était uni depuis six mois environ. Leur inhumation a eu lieu au milieu du deuil général de la population.

BIBLIOGRAPHIE

Die natürlichen Pflanzenfamilien nebst ihren Gattungen und wichtigeren Arten insbesondere den Nutzpflanzen, bearbeitet unter Mitwirkung zahlreicher hervorragender Fachgelehrten von *A. Engler*, ord. Prof. der Botanik und Director des botan. Gartens in Breslau und *K. Prantl*, Prof. der Botanik an der Forstlehranstalt Aschaffenburg. **22.** und **23.** Lieferung Burmanniaceae von *A. Engler*, Orchidaceae von *Pfitzer*. II. Theil, 6. Abtheilung, Bogen 4 bis 9. Mit 379 Einzelbildern in 104 Figuren. Leipzig, Verlag von *Wilhelm Engelmann*, 1888. Subskriptionspreis pro Lieferung Mark 1 50 — Einzelpreis M. 3. —

Die zwei neuen Lieferungen des in jeder Beziehung glänzend ausgeführten Werkes enthalten den Schluss der Familie der Burmanniaceen von A. Engler und dann einen grossen Theil der Orchidaceen von Pfitzer. Beide Familien besonders aber die letztere führen uns in Bild und Wort ungemein interessante und merkwürdige tropische Pflanzenarten vor, welche wir so oft in unsern Treibhäusern anstaunen. So prachtvoll und manigfaltig in den Farben als besonders in den Formen enthalten diese Familien bekanntermassen die bewunderunswürdigsten Schmarotzer. Das vorliegende Werk enthält zwar keine Farbenbilder, dafür wahrhaft künstlerisch und wissenschaftlich exacte Abbildungen in grosser Zahl (man vergleiche den Titel), was wir entschieden vorziehen. Bei der schwierigkeit der Durchführung chromo-lithographischer Tafeln, dürfen wir, auf eine uns gemachte Einwendung antwortend, überzeugungstreu Bildern wie den vorliegenden den Vorzug einräumen.

Was den Text anbelangt, so bietet derselbe, wie man es von so bedeutenden Botanikern wie Engler Pfitzner und überhaupt alle Mitarbeiter ohne Ausnahme, nicht anders erwarten kann, in gedrängter Kürze und Klarheit Alles, was wissenswerth erscheint, um sich in der heutzutage zu einem riesigen Gebiete entwickelten Botanik zu orientiren.

Les champignons comestibles et les espèces vénéneuses, avec lesquelles ils pourraient être confondus. Décrits et peints d'après nature, par *F. Leuba*, pharmacien, re-

produits en chromo-lithographie par H. Furer, à
Neuchâtel. Ouvrage se composant de 12 à 13
livraisons de 4 planches avec texte, au prix de
fr. 2. 50, paraissant de deux en deux mois. Souscription ouverte chez tous les libraires. Neuchâtel, 1888, Delachaux et Niestlé, éditeurs.

La neuvième livraison de cette œuvre, dont
nous n'avons eu qu'à féliciter l'auteur, vient de
paraître et bientôt nous aurons en entier ce
travail superbe et consciencieux. Déjà aujourd'hui
on peut dire, que notre collègue neuchâtelois,
en nous dotant de son atlas sur les champignons
comestibles et vénéneux, avec lesquels ils
pourraient être confondus, a mérité la reconnaissance de tous ceux qui s'occupent, ou qui
sont appelés à des vérifications de champignons,
ainsi que de tous les amateurs. Nous trouvons
qu'un livre de cette utilité ne devrait pas man-
quer dans les établissements de l'enseignement
et nous souhaitons vivement que cette opinion
soit aussi celle des hommes qui sont à la tête
de l'instruction publique. Alors ce livre remplira
son vrai but de propager et de généraliser les
connaissances utiles.

Les quatre planches nouvelles contiennent :
Boletus granulatus ; B. elegans ; B. flavus ; B.
viscidus ; B. macrocephalus ; Polyporus sulfurens
et P. confluens.

Les soins apportés par la typographie et la
lithographie méritent également d'être relevés.
On connaît les difficultés de reproduire des
dessins d'histoire naturelle et nous pouvons
dire que les planches de l'œuvre en question
sont relativement beaucoup au-dessus de ce
qu'on voit en fait de planches en couleur dans
les livres de botanique.

Fragekasten und Sprechsaal.

AVIS. — Wie früher, so sollen auch
für diesen Jahrgang Decken angefertigt
werden. Baldige Anzeige erwünscht.

57) Allen Herren Collegen für ihre freundliche
Auskunft auf Fragen den besten Dank, so besonders Hrn. Prof. F. A. Fl. in St.; M. Ch. M.
pharm. à C.; Hrn. J. G. Apoth. in St. a. Rh.; Hrn.
C. B. Apoth. in Cl.; Hrn. A. K. Apoth. in D.

Antworten :

Auf Frage 48, Seite 328 des *Fortschr.*, möchte
ich nachstehende Antwort geben, wenn nicht
eine bessere schon ertheilt worden ist :

Bei den Chloriden der Metalle muss man sich
erinnern, dass sie durch Verdrängung des Was-
serstoffes aus den Säuren entstehen, Kochsalz
also z. B. aus dem Carbonat : $CO_3 Na_2 + 2HCl$
gibt $2NaCl + CO_2 + OH_2$. Anders bei Ammoniak
und der Alkaloïden, an welche die Säuren sich
unverändert anlehnen, um die Salze zu bilden,
ohne dass Wasser entsteht oder gar Wasserstoff
auftritt. Salmiak ist ganz einfach NH_3HCl, Morphinhydrochlorid ebenso $C_{17}H_{19}NO_3HCl$, Morphin-
sulfat $(C_{17}H_{19}NO_3)_2SO_4H_2$.

Es handelt sich also gar nicht um eine Theorie,
sondern um einfache Thatsachen. Damit steht
im Einklange, dass man in Alkaloïdsalzen z. B.
Salzsäure oder Schwefelsäure volumetrisch bestimmen kann, wie in meiner Pharm. Chemie
II. 584 angegeben ist. Das geht bei Natriumsul
fat nicht   F. A. Flückiger.

Auf Frage 55 (meteorolog. Instrumente kamen
folgende Antworten) :

Neuveville. — Après plusieurs années d'essais
et de tâtonnements, M. le notaire Favre est
arrivé à construire un appareil appelé à rendre
de grands services aux personnes qui s'occupent de météorologie.

Cet appareil enregistreur automatique et à
distance permet, en effet, de contrôler dans un
endroit quelconque tous les phénomènes d'une
station météorologique. Non seulement l'appareil
enregistre automatiquement, d'heure en heure,
ces phénomènes, mais en outre — et c'est en
ceci que consiste l'invention — il permet de lui
demander à tout instant et à quelque distance
que ce soit, la hauteur barométrique, la température, la direction et la force du vent.

Ajoutons que cet ingénieux appareil, pour
lequel son inventeur va prendre un brevet, a
été construit dans toutes ses parties par M. Favre lui-même.

Herr Apoth. J. Guhl in Stein a. Rh. schreibt
uns : Betreffender College wende sich an die
schweizerische Controlstation Billwiller in Zürich,
welche ihm die gewünschten Instrumente gerne
beschaffen wird, wie mir.

Als weitere Adressen für meteorol. Instrumente wurden uns mitgetheilt :

Hr Usteri-Reinacher in Zürich.
Hr. Herrmann und Pfister in Bern.
Hr. Franz Müller in Bonn a. Rh.
L'office de publicité, 9, rue de Fleurus, Paris.

Auf Frage 53 gingen ebenfalls verschiedene
Antworten ein (Benzoate de fer) :

Rp. Acid. benzoïc. 55
  Natr. bicarbonic 38
  Aqua 1200

solve et precipitat. cum
  Liq. ferri sesquichlor. 36
  Aq. dest. 600

Ferner als Quellenangaben : *Union pharmac*
1879, p. 265 ; *Hager, Handbuch der pharmac
Praxis*, Ed. 1886, Bd. I, S. 510 und Bd. III, S. 123.

DER FORTSCHRITT

LE PROGRÈS

Rédacteurs : **B. REBER**, Pharmacien, et Dr Med. **A. WYSS**.

N° 23.	GENF, 5. Dezember 1888.	IV. Jahrgang.

Inhaltsverzeichniss.

Wissenschaftliche Arbeiten werden mit Fr. 50 der Bogen (16 Seiten) honorirt.
Les travaux scientifiques seront rémunérés à raison de Fr. 50 la feuille (16 pages).

PHARMACIE UND CHEMIE

Synthetisches Cocaïn.

O. Liebreich verzeichnet in den *Therap. Monatsheften* die hochinteressante That-sache, dass es nun *Liebermann* u. *Giesel* gelungen sei, das Cocaïn in grösserer Menge auf technischem Wege synthe-tisch darzustellen, und dass dasselbe phy-siologisch untersucht, ohne irgend welche Nebenwirkung zu äussern, eine vollkom-mene Anästhesie hervorrief. Es ist zwei-fellos theoretisch und praktisch sehr in-teressant, dass sich diese Synthese an-scheinend glatt und praktisch durchführen lässt ; und andererseits auch wichtig, dass das auf diesem Wege gewonnene Cocaïn wesentlich reiner ist, als das aus den Cocablättern direct abgeschiedene. Denn beim Cacaïn, welches im Handel erscheint, sind bekanntlich Beimengungen enthalten, welche dasselbe in seiner Wir-kung bedeutend beeinflussen, wir erinnern dabei an das von *Liebermann* aus dem käuflichen Cocaïn isolirte Isatropylcocaïn, eine Base, die ein reines Herzgift ist und wahrscheinlich auch in dem salzsauren Cocaïn in Spuren enthalten ist. (*Zeitschr. d. a. ö. Apoth.- Ver.)*

Welche Stadien die synthetische Dar-stellung des Cocaïns bisher durchgemacht hat, darüber äussert sich *B. Fischer* in der *Pharm. Ztg.* folgendermassen :

Mit der Synthese des Cocaïns hatte sich zuerst *W. Merk* beschäftigt und ge-funden, dass man dasselbe durch Er-hitzen von Benzoylecgonin, einem bei der Darstellung des Cocaïns gewonnenen Nebenproduct, in einer Ausbeute von 80 °/₀ erhalten könne. Zu derselben Zeit etwa erhielt auch *Skraup* das Cocaïn durch Erhitzen von Benzoylecgonin mit Natriummethylat und Jodmethyl, aber in sehr geringer Ausbeute. Weitere Ver-suche von W. Merck, das Cacaïn von

Ecgonin ausgehend zu erhalten, brachten das Resultat, dass durch Einwirkung von Jodmethyl und Benzoësäureanhydrid auf Ecgonin sich eine *sehr geringe* Menge Cocaïn bildete, dagegen waren die Versuche, das Ecgonin in Benzoylecgonin überzuführen, erfolglos geblieben. Später theilte *Einhorn* mit, dass die Methylgruppe im Cocaïn zweifellos mit einer Carboxylgruppe verbunden sei, dass mit anderen Worten das Cocaïn der Methyläther des Benzoylecgonins sei; gleichzeitig gab er ein einfaches Verfahren an, die Aether des Benzoylecgonins darzustellen, indem man in die Lösung des letzteren in den betreffenden Alkoholen trockenes Salzsäuregas einleitet. Es gelang ihm so sehr leicht, eine Anzahl homologer Cocaïne zu gewinnen.

Neuerdings hat nun *Liebermann* gefunden, dass das Isatropylcocaïn, eine der sogen. amorphen Cocabasen, bei dem Erhitzen mit Salzsäure sich in Methylalkohol, Isatropasäure und Ecgonin spaltet, und dass auch andere der amorphen Cocabasen bei der nämlichen Spaltung gleichfalls Ecgonin liefern. Dieses letztere ist auf Grund dieser Thatsache ein verhältnissmässig leicht zu beschaffender Körper geworden, da es sich aus den bislang werthlosen amorphen Nebenbasen ohne Schwierigkeiten erhalten lässt. Weiterhin ist es *Giesel* und *Liebermann*, entgegen den Angaben von *Merck*, gelungen, das Ecgonin in Benzoylecgonin überzuführen, so dass sich mit Benützung der von *Einhorn* angegebenen Aetherificirung der zum Cocaïn führende Ring schliesst.

Um das Vorstehende noch einmal zusammenzufassen, wird also durch Erhitzen der amorphen Nebenalkaloide mit Salzsäure zunächst Ecgonin gewonnen, dieses nach einer noch unbekannten, aber jedenfalls einfachen Methode in Benzoylecgonin und das letztere durch Einleiten von trockener Salzsäure in seine methylalkoholische Lösung in Cocaïnchlorhydrat übergeführt.

Es erscheint zweifellos, dass man nun der Reinheit des Cocaïnchlorhydrats noch mehr Beachtung schenken und das synthetische Präparat dem natürlichen vorziehen wird.

Safranin, ein neues Reagens auf Traubenzucker.

Den zahlreichen, schon vorhandenen Reagentien zum Nachweise von Traubenzucker, besonders im Harn, fügt L. Crismer (Annal. de la société méd. chirurgicale de Liége, 1888, Oktober) in dem Safranin ein neues hinzu.

Unter den Safraninen versteht man bekanntlich eine Klasse von Farbstoffen von nicht ganz aufgeklärter Konstitution, welche durch Oxydation eines Gemisches von 1 Molekül eines p-Phenylendiamins, 1 Molekül eines primären und 1 Molekül eines zweiten Monamins, dessen Parastellung noch frei ist, entstehen. Diese Farbstoffe krystallisiren gut, die Krystalle zeigen kantharidenartigen Reflex und sind in Wasser leicht löslich. Durch Einwirkung von Reduktionsmitteln gehen sie in ungefärbte Leukoverbindungen über. Auf den beiden letzten Eigenschaften, der Löslichkeit in Wasser und der Reducirbarkeit der Safranine, beruht die neue Zuckerprobe von Crismer.

Versetzt man in einem Probirrohr 2 bis 3 ccm einer Lösung von gewöhnlichem Safranin (1 : 1000) mit einigen Tropfen einer einprocentigen Traubenzuckerlösung und 2 bis 3 ccm einer etwa zehnprocentigen Natronlauge, verschliesst darauf das Röhrchen und setzt es in ein erwärmtes Wasserbad, so sieht man, dass die Flüssigkeit sich bei etwa 60 bis 65° C. entfärbt. Durch die reducirende Wirkung des Traubenzuckers ist die Bildung der (farblosen) Leukoverbindung eingetreten, und weil die letztere in Wasser unlöslich ist, so erscheint die Flüssigkeit während des Erkaltens milchig getrübt. Allmälich treten auch an ihrer Oberfläche rothe Streifen auf, weil durch die oxydirende Einwirkung des Luftsauerstoffes sich wieder Safranin zurückbildet, dessen Entstehung durch Einblasen von Luft etc. natürlich begünstigt werden kann.

Harnsäure, Kreatin, Chloral, Chloroform, Wasserstoffsuperoxyd und Hydroxylaminsalze, welche die Fehling'sche Lösung sämmtlich reduciren und daher leicht Zucker vertauschen, entfärben das Safranin nicht. Chloral und Chloroform bewirken unter Entwickelung von Isonitril eine Abschwächung der rothen Färbung, aber es tritt keine vollständige Entfärbung ein, auch scheidet sich die Leukobase nicht unlöslich ab. Eiweiss dagegen entfärbt es langsam, aber vollkommen. — Ebenso wirkt der normale (physiologische) Harn schwach reducirend auf das Safranin ein; ist die Annahme, dass diese reducirende Substanz Trau-

benzucker sei, richtig, so würde der Gehalt des normalen Urins an Zucker etwa einige Hundertstel Procente betragen. Crismer glaubt, dass dem thatsächlich so ist; er hat nämlich normalen Harn, der Safranin schwach entfärbte, der Gährung unterworfen. Es bildeten sich einige wenige Bläschen von Kohlensäure, und der vergohrene Harn entfärbte Safraninlösung nun nicht mehr.

Für die Praxis der Harnuntersuchung giebt Crismer nachfolgende Anweisung: 1 ccm Urin wird mit 5 ccm Safraninlösung (1 : 1000) und 2 ccm Natronlauge bis zum Sieden erhitzt. Tritt Entfärbung ein, so ist der Urin als ein diabetischer zu bezeichnen, denn die im normalen Urin vorhandene Zuckermenge ist nicht im Stande, jene 5 ccm vollständig zu reduciren bezw. zu entfärben.

Das beiläufig jahrelang haltbare Reagens kann selbstverständlich auch zum Nachweiss von Zucker in Nahrungs- und Genussmitteln (event. nach der Inversion) oder in Glykosiden (nach deren Erhitzen mit Mineralsäuren) benutzt werden. (*Pharm. Ztg.*)

PRAKTISCHE NOTIZEN UND BERICHTE

Eupatorium perfoliatum L. Vorübergehend erwähnen die HH. Heckel und Schlagdenhauffen in ihrer grössern Arbeit betreffend *Vernonia nigritiana* [1] auch Euparium perfoliatum L., eine Pflanze, welche in der amerikanischen Pharmacopöe aufgezählt wird. Wie es scheint zeigen die beiden Drogen in ihrer Wirkung sehr grosse Aehnlichkeit, was übrigens nicht gerade auffallend ist, wenn

man die nahe Verwandtschaft der beiden Pflanzen in Betracht zieht. Baillon [1] sagt von dem in Amerika officinellen Eupatorium, es sei, je nachdem man die in Anwendung kommende Menge verringere oder vergrössere, im Volke als tonisches, diuretisches, schweisstreibendes, ebenso brechenerregendes und fieberstillendes Mittel bekannt. Es muss also in beiden Pflanzen entweder derselbe Körper vorhanden sein, oder dann zwei sehr verwandte. Aus Eupatorium perfoliatum hat Bomeset das Eupatorin isolirt, wel-

[1] Sur la racine du Batjitjor (Vernonia nigritiana Ol. et Hirn, famille de composées) de l'Afrique tropicale, nouveau poison du cœur. (Archives de Physiologie normale et pathologique, 15 août 1888, n° 6.)

[1] Traité de bot. méd., t. II, p. 1125.

ches in der That dem Vernonin gleichen dürfte. Hierüber bleiben aber die Versuche noch der Zukunft vorbehalten. Aber nicht blos Vernonia nigritiana sondern auch *V. Senegalensis* Less. hat mit Eupator. perfol. grosse Verwandschaft und wird im Innern Afrika's ebenfalls ähnlich besonders als Fiebermittel verwerthet. Alle diese Pflanzen wurden auch als Diureticum erprobt und als sehr wirksam befunden.

La Tinct. Rhei. vinos. faite d'après notre pharmacopée à l'inconvénient de se troubler après macération malgré des filtrations nécessaires et successives. Pour obvier à cet inconvénient il suffit d'additionner **après** *macération* q. s. d'alcool afin d'obtenir un vin à 18 ou 20 $\%$. Ne donnant plus ou presque plus de dépôt, la limpidité apparaît on peut dire instantanément.

Une addition de ce genre pourrait-elle avoir des inconvénients à être adoptée car pour la préparation, elle serait plus stable ? A. B., pharmacien.

Pilules de fougère. On a beaucoup écrit sur les pilules de fougère, mais je n'ai jamais vu mentionner l'émulsion préalable de l'extrait avec une petite quantité de mucilage. Avec de la poudre de fougère on obtient des pilules *molles* très facile à faire ne laissant pas suinter l'extrait. La masse n'en est pas plus volumineuse. A. B., pharm.

Imperialin, ein neues Alkaloid. Von *Karl Fragner*. Verfasser fand in der ehemals offizinellen Kaiser-Königskrone (Corona imperialis, *Fritillaria imperialis*) ein neues Alkaloid, welchem er den Namen « Imperialin » beilegte. Er verrieb die Zwiebeln der Fritillaria mit ungelöschtem Kalk, trocknete die Mischung im Wasserbade und extrahirte

dann mit heissem Chloroform. Die Chloroformlösung wurde mit Weinsäurelösung ausgeschüttelt und diese konzentrirte Lösung dann mit Natriumkarbonat niedergeschlagen. Der erhaltene Niederschlag wurde in heissen Alkohol eingetragen, aus dem nach wiederholter Krystallisation das vollständig reine Alkaloid erhalten wurde. Die Ausbeute betrug 0,08—0,12 $\%$. Das Imperialin krystallisirt in kurzen, farblosen Nadeln und ist in Wasser äusserst wenig, dagegen theilweise in Aether, Benzol, Petroläther, Amylalkohol, in Chloroform, sowie in heissem Alkohol vollständig löslich. Die Lösungen schmecken bitter. Bei 240° wird es gelb, bei 248° braun und bei 254° schmilzt es vollständig. Die Zusammensetzung ist $C_{18}H_{40}NO_4$. Das Imperialin dreht die Ebene des polarisirten Lichtes nach links. Das in Nadeln krystallisirende Chlorhydrat löst sich leicht in Wasser, ebenso in Alkohol und schmeckt bitter. Das Imperialin gibt folgende charakteristischen Reaktionen: mit Schwefelsäure färbt es sich kanariengelb; mit Zucker verrieben, färbt es sich mit Schwefelsäure anfänglich grünlichgelb, dann blassbraun, fleischfarben, kirschroth und nach längerem Stehen schmutzig dunkelviolett. Mit Fröhlichs Reagens färbt es sich schwach gelblich grün, mit Mandelins Reagens olivengrün, dann rothbraun und schliesslich dunkelbraun. Mit Schwefelsäure verrieben, gibt es mit einem Körnchen Salpeter oder Kaliumchlorat eine orangegelbe und, wenn früher erwärmt wurde, eine dunkelrothgelbe Färbung. Mit Salpetersäure erwärmt färbt es sich gelb. Mit Salzsäure entsteht Fluoressenz, beim Erwärmen braungrüne, nach längerer Zeit braunrothe Färbung. Beim Erhitzen des Alkaloides mit Chlorwasserstoff in geschlossenen Röhren, wurde kein Druck bemerkt, wodurch die Abwesenheit der

leicht abspaltbaren Methylgruppe nachgewiesen wurde. Die physiologische
Wirkung äussert sich auf das Harz. *(Ca-
sopis ceskeho lekarnictva*, 1888, 7,351,
durch *Chem. Ztg.)*

Ein neues Bandwurmmittel.

Während seines Aufenthaltes in Abessi-
nien hat *Pareso* (Athen) zufällig die band-
wurmtreibende Wirkung der Kokosnuss
kennen gelernt. In Athen zurück, machte
er zahlreiche Beobachtungen, welche
sämmtlich die Wirksamkeit der Kokosnuss bestätigten, stets wurde die Taenia
mit Kopf ausgetrieben. Die Kokosnuss-
Präparate haben den grossen Vortheil,
keine Uebelkeit zu erregen. (*La Enci-
clopedia de Barcelona* und *Pharmaceut.*)

Flores Kousso.

Ueber die Bestand-
theile dieser Droge liegen nunmehr ein-
gehendere Forschungen vor. Bekanntlich
enthält sie Koussin, Gerbsäure, Harz und
flüchtiges Oel, von diesen Bestandtheilen
ist das Koussin, (Kosin, Kussinum) als
das wirksame Princip anzusehen. Zu
seiner Darstellung werden nach E. Liotard die gepulverten Koussoblüthen mit
2 Theilen Kalk gemischt und darauf die
Mischung mit 80 gradigem Alkohol und
dann mit kochendem Wasser extrahirt.
Die so erhaltenen Flüssigkeiten werden
zusammen destillirt, der dann bleibende
Rückstand concentrirt und mit Eisessig
behandelt. Nachher wird der Rückstand
mit Wasser ausgewaschen und getrocknet. Derselbe besteht aus Gerbsäure und
Harz. Durch versetzen mit doppeltkohlensaurem Natron bildet sich zunächst
Natrium kousseïnicum ; hierauf behandelt
man die Masse mit Chloroform, das Gerbsäure und Harz löst, während das restirende Natrium kousseïnat durch Wasser
in Lösung geht. Aus dessen wässeriger
Lösung wird das Koussin dann durch
Essigsäure gefällt, ausgewaschen, durch

Alkohol aufgenommen und durch Verdunsten desselben als reine Substanz erhalten. Liotard hält das Koussin insofern
für einen dem Santonin ähnlichen Körper
als es, wie dieses, die Rolle einer Säure
zu spielen vermag und mit Alkalien, Bleioxyd u. s. w. solche Verbindungen ein-
geht, in denen das Koussin durch eine
Säure ersetzt werden kann. Das nach
dem Liotard'schen Verfahren dargestellte
Koussin ist geschmack- und geruchlos,
reagirt sauer, löst sich in Wasser beinahe
gar nicht, leicht jedoch in Alkohol, Aether,
Chloroform, Benzin, Petroleumäther und
Schwefelkohlenstoff. Durch Eisenperchlorid wird die Koussinlösung tiefroth
gefärbt. Bei 142° schmilzt es und gibt
dabei einen butterähnlichen Geruch von
sich. Das von Merk in den Handel gebrachte Koussin « Kosin cryst Merck »
präsentirt sich als hellgelbes mikrokry-
stallinisches Pulver, ohne Geruch und
Geschmack, im übrigen gleicht es so zim-
lich dem oben geschilderten. Ausser
diesem führt er noch ein sogenanntes
Kousseïn amorph, das in der That nichts
weiter ist als mit Koussoharz noch ver-
mischtes Koussin. Dasselbe ist ein
schmuzig gelbes Pulver von eigenthüm-
lichem Geruch. Die Pharmakopöe hun-
garica editio altera, die unlängst erschienen ist, hat das Koussin als Kussinum
crystallisatum aufgenommen. Man gibt
es in Dosen von 1 bis 2 gr. bei Kindern,
3 bis 4 gr. bei Erwachsenen. Das in den
Koussoblüthen enthaltene Harz schmeckt
schwach bitter, löst sich in Chloroform,
Schwefelkohlenstoff und Amylalkohol, ist
dagegen in Benzin unlöslich und verbindet sich mit Kali und Natron. Die
Flores Kousso enthalten circa 10°/₀ Harz.
Flüchtiges Oel ist in beträchtlicher Menge
in den Koussoblüthen enthalten und verleiht ihnen den durchdringenden Geruch;
es besitzt jedoch keinerlei wurmabtrei-
bende Eigenschaften. Das Tannin end-

lich, das in der Droge enthalten ist, gibt mit Eisensalzen einen grünen Niederschlag, wird auch mit Ammoniak grün gefärbt und gibt mit Plumbum aceticum einen gelben Niederschlag. Es hat viele Aehnlichkeit mit der Kaffeegerbsäure.

(*Apoth. Ztg.*)

Pyrodin, ein neues Antipyreticum.

Die ohnehin nicht arme Reihe der Antipyretica soll abermals durch eines, das von Prof. *Dreschfeld* empfohlene Pyrodin bereichert werden. Das wirksame Princip des Mittels ist Acetyl-Phenyl - Hydracin, welches sich im Wasser nur wenig löst, geschmacklos ist und eine antipyretische Kraft entfalten soll, die alle bisherigen Antipyretica in Schatten stellt. Es wirkt angeblich rascher und energischer als Antipyrin, Antifebrin und Phenacetin; die Temperaturerniedrigung dauert mehrere Stunden an, dann erfolgt eine kleine Erhöhung und dann wieder spontan eine Erniedrigung, so dass die Wirkung einer Dosis einen ganzen Tag andauert. Der Temperatur-Abfall ist von Schweiss - Ausbruch begleitet, nie aber tritt Collaps, Erbrechen oder Uebelkeit ein, selbst dann nicht, wenn der Abfall 4° C. beträgt. Die Dosis beträgt bei Kindern 0·20 bis 0·25, bei Erwachsenen 0·50 bis 0·75 pro dosi. Authentische Berichte, welche die so ausgezeichnete Wirkung des Mittels bestätigen würden, sind von anderen Seiten bisher nicht publicirt worden. (Nach *Ther. Rev.*, der *allg. Wr. med. Ztg.* und *Ztschr. d. a. ö. Apoth.- Vereines.*)

Sabatia Angularis Pursh.

Alle Theile dieser, zur Gattung der Gentianeen gehörigen Pflanze haben einen stark bitteren Geschmack. Die Sabatia Angularis spielt in den nordamerikanischen Staaten, wo ihre Heimat ist, dieselbe Rolle wie bei uns das Tausendguldenkraut. Man be-

dient sich ihrer hauptsächlich gegen Wechselfieber indem man während der fieberfreien Pausen dem Patienten alle zwei Stunden 50·0 von einem aus dem Kraut bereiteten Aufguss verabreicht, oder indem man das Pulver in Dosen von 0·75 bis 3·0 gibt. Auch appetitbefördernde und verdauungsunterstützende Eigenschaften werden der Pflanze zugeschrieben. Die chemische Untersuchung der Sabatia Angularis ergab, dass in der Pflanze neben einer organischen Säure auch Erythrocentaurin enthalten ist. (*The Therap. Gazette* und *Ztsch. d. a. ö. Apoth.- Vereines.*)

Saponaria alba als Emmenagogum.

An Stelle der gewöhnlich als wehentreibend und menstruationsbefördernd gebrauchten Mittel, welche (wie z. B. Apiol, Sabina, Absynthium, Crocus, Schwefelkohlenstoff) stark reizend und unzuverlässig in ihrer Wirkung sind, empfiehlt D* *Blumensaadt* die Anwendung der *Saponaria alba*, welche bei sicherem Effect vollständig harmlos ist. Am meisten zu empfehlen ist der Gebrauch von Saponaria-Syrup, welcher esslöffelweise drei- bis viermal täglich verordnet wird und dessen Anwendung nach 4 bis 5 Tagen vom gewünschten Erfolge begleitet ist. Auch das alkoholische Saponaria-Extract leistet in Dosen von 0,8 bis 1,5 als Emmenagogum gute Dienste. (*The Therapeutic Gazette.*)

Newbouldia laevis,

die aus Afrika stammt, dient an der Goldküste als vielseitiges Volksmittel. Ihre Rinde insbesondere verwendet man gegen dysenterische Anfälle. Auch gegen Dyphtherie wird sie geschätzt. Die Rindenstücke sind gebogen, ungefähr 5 ᵐᵐ dick, aussen gelblich, längsrissig und innen blassröthlich. Der Bruch der Innenrinde ist faserig, der der Aussenrinde körnig. Letztere ist von wechselndem Durchmesser und durch einen Ring hellgefärbter Sclerenchymzellen von der Innenrinde getrennt. Dieser Umstand gilt als spezifisches Charakteristicum der Cortex Newbouldiae laevis. *(Apoth.-Ztg.)*

Exaecaria Agallocho, Milky Mangrove, ist eine in Nord-Australien recht verbreitete Euphorbiacee. Durch Einschnitte in ihre Rinde gewinnt man einen sehr scharfen, milchigen Saft von giftigen Eigenschaften. Ein Tropfen davon in's Auge geträufelt, soll Blindheit verursachen. Athmet man den sich leicht verflüchtigenden Saft der Exaecaria ein, so sind brennende Schmerzen im Halse, in den Augen und Kopfweh die unmittelbarsten Folgen. Die Eingeborenen von Ost-Australien und die von Guinea benutzen den Saft gegen eiternde und lepraartige Geschwüre. In Indien verwendet man ihn gegen veraltete Ulcerationen; in eben diesem Sinne gebraucht man eine Blätterabkochung. *(Apoth. Ztg.)*

Lycopus virginicus. Diese in Amerika Bugle Weed genannte Labiate wurde schon früher als vorzügliches Mittel bei Hämorrhagien gerühmt und aus diesem Grunde auch auf den europäischen Markt geworfen. Das Arealgebiet von Lycopus virginicus erstreckt sich von Neu-England bis Karolina. Die Pflanze ist eine perennirende und hat eine kriechende Wurzel, ihr Stengel ist geradekolbig, viereckig, 12 bis 18 Zoll hoch. Die gegenständigen Blätter sind etwas rauh, purpurfarbig und haben an ihrer Unterseite drüsenartige Punkte. Die Blüthen sind unscheinbar, weiss und erscheinen im August. Die medicinischen Eigenschaften des Lycopus virginicus (Wolfsfuss) sind lange noch nicht genug bekannt und gewürdigt. Man schreibt ihm von einer Seite mild narkotische und zusammenziehende Eigenschaften zu, von anderer Seite will man es mit ausgezeichnetem Erfolge bei Lungenblutungen gegeben haben. Seine Wirkung ist mit der des Ergotins verwandt, gegen die Krankheiten der Gebärmutter glaubt man es von ausgezeichneter Wirkung, und zwar soll man es vor und nach der Geburt verwenden. Auch übt die Pflanze direkten Einfluss auf die Mutterbänder, diese in richtiger Lage und Stellung haltend. Dr *Taylor* behauptet, dass Lycopus gegen chronische Blasenkatarrhe heilsam sei, indem es die Eiterung und andere damit verknüpfte schädliche Krankheitserscheinungen verhindere. Dr *Ramson* hält Lycopus virginicus für ein vorzügliches Magenalterativ. Man reicht die Pflanze in Form einer Infusion und zwar 30 g auf 500 g Wasser. *(Apoth.-Ztg.)*

Adonis vernalis. Le principe actif de l'adonis vernalis, préparé par différentes maisons, parait avoir donné des résultats variables entre les mains des expérimentateurs. Les uns ont trouvé son action incertaine et inconstante ; les autres ont obtenu des effets très satisfaisants. Il vient d'être démontré par le professeur *Podwissotzki (Nat. Drugg.)*, que tous les échantillons d'adonidine du commerce examminé par lui, étaient des mélanges contenant plus ou moins de principe actifs et d'autres constituants de la plante. Parmi ceux-ci, il a trouvé et décrit: l'*adonido-quercitrin*, de couleur orange ; l'*adonido-dulcite*, sucre qui cristallise en beaux prismes ; un glucoside amorphe inactif chimiquement pur qu'il nomme : « *Picroadonidine* », est un glucoside amorphe d'une amertume extrême, facilement soluble dans l'eau et dans l'alcool, entièrement dans l'éther. C'est un poison du coeur des plus énergiques.

Euphorbia geniculata. Le professeur Sieckenberger, du Caire, rapporte que dans le cours de ces dernières années, une euphorbe de l'Amérique du sud, l'*Euphorbia geniculata*, introduite sans doute par hasard, s'est propagée et a envahi, comme une mauvaise herbe, tout le pays. La plante a déjà occasionné la perte de moutons, de chevaux et de boeufs, dans différents districts. Les indi-gènes ont déjà eu l'idée de l'employer comme médicament; ils mangent les jeunes plantes ou boivent l'infusion, non sans quelques accidents de temps en temps. Le jus analysé a fourni la *résine acide* caractéristique dès euphorbiacées, de l'*euphorbone* et du *caoutchouc*. *(Union pharmaceutique)*.

THERAPIE UND MEDICINISCHE NOTIZEN
Rédacteur : Dr Med. WYSS.

Lupusbehandlung mit Chrysarobin, verbunden mit starken Soolbaedern, von Dr *O. Lassar*, (Versammlung deutscher Naturforscher und Aerzte in Cöln, September 1888).

Diese Behandlung ist mit wirklichem Nutzen nur für Lupus des Stammes und der Extremitäten anwendbar. L. berichtet über Fälle von Lupus des Armes und der Untermaxillargegend, welche durch 100—200 drei- bis fünfprocentige Salzbäder mit nachfolgender Chrysarobinapplication zu vollständiger und Jahrelang bestehender Ausheilung gekommen sind. Das Chrysarobin wird entweder nur stundenweise aufgetragen und dann entfernt, oder mit Mullbinden bis zum nächsten Tage umwickelt. Zur Ulceration oder nur zur entzündlichen Reaction braucht es nicht zu kommen.

Thiol und Ichthyol, v. Dr *L. Reeps* (Mittheilungen aus d. dermatol. Klinik der Charité zu Berlin, herausgegeben von Prof. Dr Ernst Schweninger. Heft 6 bis 7, 1888).

R .hat in Schweninger's Klinik vergleichende Studien über die Wirkungen dieser beiden Körper angestellt.

Das Thiol hat dieselben chemischen Eigenschaften wie das Ichthyol, es ist ganz dieselbe Substanz, die nur auf eine andere Art gewonnen wird. Der Erfinder des Präparates, Dr Jacobsen in Berlin, hat es desshalb auch « Deutsches Ichthyol » genannt.

Zur Darstellung des Thiols nimmt man die flüchtigen Destillationsprodukte des Braunkohlentheeröls, das sogenannte Gasöl des Handels, welches neben gesättigten viele ungesättigte Kohlenwasserstoffe enthält. Unter Zusatz von Schwefelblumen erhitzt man dasselbe im Oelbade auf ungefähr 215°. Unter reichlicher Entwicklung von Schwefelwasserstoff geht die Schwefelung der Kohlenwasserstoffe vor sich. Der Schwefel wird allmälich zugesetzt, und jedesmal wartet man die Beendigung der Schwefelwasserstoffentwiklung ab, bevor man neue Mengen einträgt. Durch Eintragen genau abgewogener Schwefelmengen erhält man mehr oder minder geschwefeltes Thiol. Jeder Kohlenwasserstoffreihe entspricht eine gemeinsame Formel des Thiols; von einer constanten Formel kann aber beim Thiol ebensowenig wie beim Ichthyol die Rede sein.

Durch verschiedene chemische Manipulationen, auf welche wir hier nicht näher eingehen können, erhält man die Thiolsulfosäure. Durch Neutralisiren der wässrigen Lösung von Thiolsulfosäure mittelst Ammoniak oder Natronlauge erhält man die entsprechenden Salze der Säure.

Das Ammonium sulfothiolicum, schlechthin Thiol oder auch « deutsches Ichthyol », ist in Wasser und in einer Mischung von Alcohol und Aether leicht, etwas schwer in Alcohol oder Aether allein löslich.

Das Natriumsalz enthält nach einer Analyse von Dr E. Jacobsen 12,10 $^0/_0$ Schwefel.

Dass das Thiol reducirende Eigenschaften besitzt, erhellt aus der Umwandlung des Eisenchlorids in Eisenchlorür durch dasselbe, sowie daraus, dass übermangansaures Kali mit ihm zusammengebracht,sofort seine rothe Farbe verliert.

Die chemischen Eigenschaften des Thiols stimmen ganz mit denen des Ichthyols überein. Seine äusserliche wie innerliche Anwendung sind ganz unschädlich. R. hat 100 Tropfen einer Lösung von sulfothiolsaurem Ammonium und Wasser zu gleichen Theilen = 2,5 gr. Thiol auf ein Mal zu sich genommen, ohne eine Spur einer schädlichen Einwirkung.

Aeusserlich hat R. das Thiol in Salbenform (5—10 %) in Fällen von Acné, Eczema, Sycosis parasitaria mit gutem Erfolg angewandt.

Nach R. bildet das Thiol ein gutes, auf künstlichem Wege leicht herzustellendes Ersatzmittel des Ichthyols. Es ist leicht ersichtlich, dass eine Substanz, welche durch Schwefelung eines so werthlosen Oeles, wie es die ungesättigten Kohlenwasserstoffe bilden, fabrikmässig bedeutend billiger herzustellen sein wird, als die Ichthyolpräparate bisher geliefert werden.

• •

Zur Desinfection der menschlichen Haut mit besonderer Berücksichtigung der Haende, von Dr *Paul Landsberg* (Vierteljahrsschrift für Dermatologie und Syphilis , XV. Jahrgang, Heft 5, 1888).

Kümmel hat schon 1885 diese Frage eingehend studirt und gefunden, dass die Antiseptica nicht zu entbehren seien, dass sie aber nur dann in Wirkung kämen, nachdem die Hände mit möglichst warmem Wasser, Seife (am besten Kaliseife) und eventuell auch Kleie mittelst Bürste gründlich gereinigt worden; dass ferner 5 % Carbol oder 50 % frisch bereitetes Chlorwasser am sichersten und raschesten desinficire.

Forster erlangte sichere Desinfection durch $^1/_2$ — 1 $^0/_{00}$ Sublimat nach vorhergehender Reinigung mit Wasser und Seife.

Fürbringer hat den subungualen Raum als vornehmlichsten und sichersten Schlupfwinkel für Microorganismen vollständiger zu erforschen gesucht und folgende Desinfectionsvorschriften aufgestellt:

1° Die Nägel werden auf trockenem Wege (mittelst sterilisirten Drahtstiften oder Zündhölzchen) von eventuell sichtbarem Schmutze befreit ;

2° die Hände werden eine Minute lang allenthalben mit Seife und recht warmem Wasser gründlich abgebürstet, insbesondere die Unternägel bearbeitet ;

3° darauf werden sie gleichfalls eine Minute lang in Alcohol, nicht unter 80 °/$_0$, gewaschen und darauf sofort vor dem Abdunsten desselben

4° in die antiseptische Flüssigkeit, 3 $^0/_0$ Carbollösung oder vielleicht besser in 1—2 %$_{00}$ Sublimat gebracht und mit dieser gleichfalls eine Minute lang gründlich bearbeitet.

Landsberg's Versuche am normalen Arm sind folgende :

Eine ausreichende Desinfektion ist hier mühelos und schnell zu erreichen. Die üblichen Antiseptica wirken alle prompt und ohne dass ihnen der Weg durch langwierige Vorbereitung geebnet wird. Die Entfernung der Microorganismen gelingt auch ohne Zuziehung der Antiseptica; aber nicht — wenigstens nicht leicht — mit Wasser und Seife, oder Seifenspiritus, sondern mit Alcohol und Aether; ob die Wirkung dieser Mittel durch vorangegangene Anwendung eines (Carbol- und Terpentin-) Oeles erleichtert wird, ist nicht erwiesen, weil sie eben schon allein einen raschen und vollkommenen Effect ergaben. Argentum nitr. Lösungen — besonders von 1 % aufwärts — vermögen auch behaarte Haut so schnell und sicher zu sterilisiren, dass sie gelegentlich auch practische Verwendung werden finden können.

Was die Desinfection der Hände anbelangt, so haben ihm seine zahlreichen Versuche folgende Resultate ergeben:

Am meisten Versuche wurden gemacht mit warmem Wasser, Seife und Sublimat (saure Sublimatlösung nach Laplace). Sehr glänzende Erfolge werden damit nicht erzielt. Die Ersetzung des Sublimates durch Carbolwasser bot nichts weniger als Vortheile. Der mit alcoholischen Lösungen von Sublimat und Thymol erzielte, ziemlich vollkommene Effect, dagegen könnte auffallen; dasselbe Resultat wurde aber mit purem absolutem Alcohol ebenfalls erreicht.

Die alcoholischen Lösungen von Desinficientien müsste schwerwiegendere Vortheile als man von ihnen erwarten darf, bieten, um die ihnen anhaftenden Nachtheile wettzumachen; denn Sprödigkeit der Haut, Stumpfheit der Finger, Kribbelgefühl, wie sie es unmittelbar hervorrufen, erschweren jegliche Thätigkeit, zumal operative. Wasser, (Kali-) Seife und Alcohol zusammen in der Form des Seifenspiritus lässt sich nicht empfehlen. Die sonst so kräftige Wirkung der Kaliseife scheint durch das Zusammenbringen mit Alcohol geradezu abgeschwächt zu werden. Gleichfalls nicht bewährt haben sich die Verbindungen der Antiseptica mit Seifenspiritus, deren Gebrauch an Bequemlichkeit nichts zu wünschen gelassen hätte. Das Einfetten der Haut (Oele, Glycerin, Lanolin) erleichtert nicht die Desinfection, bringt aber keinen Schaden; für gewöhnlich kann man es als überflüssig bei Seite lassen.

Die übliche einfache Waschung mit warmem Wasser, Seife und Sublimat (unter Benutzung der Bürste etc.) ergiebt immer noch die besten Resultate, namentlich, wenn, nach Fürbringer's Vorschrift, die Fingerspitzen mit den Unternagelräumen der aufmerksamsten Bearbeitung unterzogen werden.

• • •

Die Anwendung von β-Naphtol beim antiseptischen Verband, von Prof. *J. L. Reverdin* in Genf. (*Revue médicale* 20 Nov. 1888.)

Nach R. eignet sich das besonders von Bouchard studirte β-Naphtol wegen seiner geringen Löslichkeit und Toxicität, sowie seinen hohen antiseptischen Eigenschaften zur Anwendung bei antiseptischen Verbänden. Er hat dasselbe in Form von Zerstäubungen auf der Oberfläche von Wundflächen oder als Naphtolgase angewandt. Die Bereitung der Gase geschieht auf folgende Weise: Hydrophile Gaze wird so gleichmässig wie möglich mit einer alcoholischen oder ätherischen Lösung von β-Naphtol imbibirt, dann entrollt, bis der Alcohol oder Aether verdunstet ist, was bloss einige Minuten in Anspruch nimmt. In gehörige Stücke geschnitten, wird sie in Gutta-Percha oder in desinficirten Standgefässen aufbewahrt. Zum Zwecke des Sterilisirens der Gaze wird dieselbe vor dem Eintauchen in die antiseptische Lösung in einem Ofen während 4—5 Stunden einer Temperatur von ungefähr 140° ausgesetzt.

Niemals hat β-Naphtol Reizungserscheinungen der Haut wie Erytheme, Eczeme etc. verursacht, im Gegensatze zu den Erfahrungen des Dr Girard in Bern, welcher von der Anwendung des Naphtols wegen zu grosser Reizerscheinungen der Haut Abstand nehmen musste. Oft verursacht es Schmerz, welcher jedoch gewöhnlich nur kurze Zeit andauert.

Bei der geringen Menge Naphtol, welche jedes Mal zur Verwendung kam, zeigten sich keine Intoxicationserscheinungen.

In 23 von 38 Operationsfällen wurde Wundheilung per primam erzielt; 12 mal war die Heilung bloss verzögert, 3 mal trat Eiterung ein.

Was die lokale Wirkung des Naphtols anbelangt, so scheint dasselbe nach R. austrocknend zu wirken.

Das isomere α-Naphtol, von Dr Maximovitch studirt, besitzt grössere antiseptische Eigenschaften. In der Dosis von 0,20—0,25 °/₀₀ verhindert es die Vermehrung des Tuberkebacillus. Es sei auch 3 mal weniger toxisch als β-Naphtol. Nach Reverdin wirkt dasselbe zu reizend auf die Haut, bringt sogar oberflächliche Mortification der Gewebe hervor, so dass es nur mit Vorsicht zur äusseren Verwendung kommen darf.

Ueber die physiologische Wirkung des **Cytisinnitrats** veröffentlichen (*Revue médicale* 20 Nov. 1888) Prof. *J. L. Prevost* und Dr *Paul Binet* eine experimentelle Arbeit, worin sie zu folgenden Schlüssen kommen:

Cytisin lähmt den Vagus vor den anderen motorischen Nerven.

Die durch Cytisin bewirkten Intoxicationserscheinungen haben keine Aehnlichkeit mit denjenigen des Strychnins.

Die subcutane Einspritzung bewirkt, in schwacher Dosis, Erbrechen, in grösserer Dosis, eine periphere Lähmung der motorischen Nerven gleich wie Curare.

Der Tod erfolgt bei Warmblütern durch Asphyxie, nach vorhergegangenen fibrillären Muskelcontractionen oder vereinzelten clonischen Zuckungen.

Die intravenöse Einspritzung bewirkt eine schnelle und beträchtliche Erhöhung des arteriellen Druckes, von nur kurzer Dauer (einige Sekunden). Die Blutdruckerhöhung fehlt bei subcutaner oder intraperitonealer Injection.

Ueber **Glycerin - Suppositorien** schreibt Dr *Kroell* in Hamburg (*Therap. Monatshefte*, Nov. 1888) folgende Schlusssätze:

Die Wirkung des Glycerins bezieht sich, wie aus der schnell erfolgenden Entleerung, der Qualität der Stühle und dem Fehlen kolikartiger Schmerzen hervorgeht, wesentlich auf den Dickdarm, indem es denselben zu vermehrter Peristaltik anregt. Es wird sich daher dasselbe vorzugsweise bei allen denjenigen Fällen eignen, bei welchen die Dickdarmperistaltik darniederliegt, d. h. bei Kranken mit Stauungen im Pfortadergebiet, bei Leuten mit sitzender Lebensweise und Bettlägerigen. Bei diesen aber wird es stets und namentlich in der beschriebenen Form ein werthvolles, purgirendes Mittel sein [1].

Dauercanülen bei Œsophagusverengungen. Die auf der Leyden'schen Klinik in Berlin gewonnenen Er-

[1] Wohl die meisten der gegenwärtig in den Apotheken zum Verkauf gelangenden Suppositorien stammen aus dem pharmaceutischen Laboratorium von *A. Sauter* in Genf. Herr Sauter ist in der Fabrikation der Suppositorien, was Qualität des Materials als Façonirung betrifft, zu einer kaum zu übertreffenden Vollkommenheit angelangt.

fahrungen mit dieser Behandlungsmethode, welche in der Therapie der Krankheiten der Harnorgane sich schon seit
langer Zeit völligen Bürgerrechtes erfreut,
haben viel Vertrauen zu der Methode er-
weckt. In der November-Nummer der
therapeut. Monatshefte macht Dr Wolff
von Gothenburg auf eine von ihm ange-
brachte Modification des Instrumentes
aufmerksam, welche darin besteht, dass
die leitenden Enden des zur Einführung
der Canüle nöthigen Mandrins aus festem,
bei Körperwärme weich werdendem Materiale — gewöhnlichem englischem Bou-
giemateriale — angefertigt werden. Diese
Mandrin sind fest genug um die Ver-
engerung passiren, weich genug um
nicht Schaden anrichten zu können.

Formules pratiques.

Gargarisme dans la **pharyngite chronique :**

Tinct. Myrrhae	15,0
» Pimpinell.	2,50
Ol. menth. piperit. gtt.	V.

M Ds. 15 à 20 gouttes dans un verre d'eau.

B. Fraenkel à Berlin.

Traitement de l'hématurie,
d'après le Prof. R. *Ultzmann* de Vienne :

Extract. secal. cornut.	1,0
Sacchar. alb.	2,0

M. f. pulv. Div. in Dos. n° VI.

D. S. Une poudre toutes les 3 heures.

Extract. secal. cornut.	3,0
Butyr. Cacao	12,0
M. f. supposit.	n° VI.

Ds. A employer 2 à 4 supposit par jour.

Alum. crud.	àa	3,0
Sacchar. alb.		

M. f. pulv. Div. in Dos. n° VI.
S. Une poudre toutes les heures.

Argent. nitr. fus.	1,0
Aq. destillat.	500,0

Ds. Pour injections vésicales, en diluant
avec la même ou la double quantité
d'eau froide.

Ferr. sesquichlorat.	0,10—1,0
Aq. destillat.	200,0

Ds. Pour injections comme ci-dessus.

VARIA

Extractum filic. mar. und Koussin.
Von K Rohn, Apotheker, in Genf.

Zur Bereitung des Oleum resin. filic.
mar., wie es Peschier benannte, gelangen bei mir ausschliesslich nur die einjährigen, frischen Wurzeltriebe in Behandlung, von sämmtlichen Spreuschup-
pen und anderen Anhängseln vollständig
befreit und Hauptbedingung ist, dass der
Querschnitt sämmtlicher Knospen von
saftgrüner Farbe sei. Zur Extraction wird

concentrirter Aether verwendet um jede
fremde Beimischung auszuschliessen, als
Extractionsapparat dient ein Deplaci-
rungsapparat, der bis 12 Kilo Pulver aufnimmt. Nach vollständiger Erschöpfung
wird der ätherische Auszug filtrirt, der
Rückstand, der noch eine Menge Aether
enthält, aber trotzdem durch Pressen
nichts abgibt, mit Wasser zu einem Brei
gemengt und nun unter gewissen Vorsichtsmassregeln über freiem Feuer
ziemlich stark erhitzt, um den Aether

von der Holzfaser völlig zu trennen, wobei ich per Operation stets noch gegen 5 bis 6 Kilos wieder gewinnen kann. Die Wiedergewinnung des Aethers vom Extractauszug geht ziemlich rasch und gleichförmig von statten im Beindorf'schen Apparat, wobei ich das Wasserbad stets auf 50° C. halte. Richtig ist, dass ich seit meiner ersten Erfahrung die sämmtlichen Manipulationen selbst vornehme, um jeder Gefahr auszuweichen. Das zurückbleibende Oel wird nun vollständig concentrirt entgegen dem früherem Verfahren, was bezweckt, dass das Extract den sich nach und nach aus Filicinsäure bildenden gelben Niederschlag nunmehr suspendirt enthält und nicht niederschlägt.

In den pharmakologischen Werken diente die Analyse von Peschier meist zur Grundlage, und diese erwähnt des Hauptprincips der Rad. filic. merkwürdigerweise nicht, der Acid. filicic. Als charakterisches Zeichen meines Extracts erlaube ich mir hervorzuheben, dessen grünlich *gelbe* Färbung, während allen mir vorliegenden Mustern die gelbe Nuance fehlt. Ich muss wohl annehmen, dass diese von dem grossen Gehalt an Filicinsäure herrührt, und diente mein Präparat schon pharmakologischen Universitätslaboratorien als Basis hiezu. Eine eben so grosse Garantie für dieses so empfindliche Präparat bietet die *jährlich* wiederkehrende periodische Bereitung.

Auf das Koussin übergehend, so halte ich ebenso sehr auf Selbstgewinnung als mit dem ersten Präparat, obwohl ich beide billiger beziehen könnte, namentlich bei den jetzigen hohen Alcohol- und Koussopreisen, letztere denselben steigenden Tendenzen unterworfen wie das Gummi. Die Kousso beziehe direkt über Triest und nehme zuweilen 50 Kilos in Bearbeitung. Die Bereitung ist Wittstein entnommen, die Ausbeute aber bedeutend schwächer

kaum 2°/₀ betragend. Bedal in München spricht von 3°/₀ und wird derselbe nur speziell die Blüten verwenden. Es ist fast unvermeidlich bei der nothwendigen Einschränkung des Alcohols, dass bei schliesslicher Destillation der Extractlauge sich nicht eine mehr oder weniger grosse Menge von Harz ausscheidet, jemehr der Alcohol der Lösung entzogen wird. Ich verarbeite desshalb diesen Harzrückstand speciell noch mit alkalischer Lauge und gewinne noch viel Koussin. Es ist unbedingt nothwendig, dass die zur Präzipitation fertige Lösung vollständig von Alcohol befreit sein muss, ansonst nicht sämmtliches Koussin mit der Essigsäure ausgefällt wird. Auch ist zu bemerken dass im entgegengesetzten Falle bei einer zweiten Ausfällung der Niederschlag viel dunkler ist.

Zum Schluss noch kurze Andeutungen über die in Frage kommenden Bandwurmspecies, die in unserer Praxis zu berücksichtigen sind. Wie es scheint figurirte zur Zeit Pechier's, in den ersten Decenien unseres Jahrhunderts, nur Botryocephalus latus auf der Präsenzliste, wenigstens wurde nur dieser unter dem wohlmotivirten Namen Schweizer Bandwurm in Behandlung gezogen, auch ist es bekannt, dass Genf von jeher als Hauptresidenz für diesen unbequemen Parasiten gegolten hat. Zur Zeit wird diese Species mehr und mehr verdrängt durch den aus Norddeutschland stammenden Hacken-Bandwurm Taenia solium, welcher weit schwieriger zu verdrängen ist durch den um die Rostella liegenden Hackenkranz. Die Erkennung der beiden Species bekundet sich leicht ohne den corpus delicti in Augenschein zu nehmen. Botryocephalus geht selten und dann in *längeren* Bruchstücken ab, Taenia solium fast *täglich* durch Abfallen reifer, kleiner Glieder. Eine dritte Species bildet Taenia mediocanellata oder unbewaffneter Bandwurm. Derselbe ist von Taenia solium schwer zu unterscheiden und wenn auch ohne Hackenkranz, so ist er sehrschwierig zu vertreiben wegen dem stark ausgebildeten Saugrüssel. Das alte Peschier'sche Bandwurmmittel bleibt ohne Wirkung gegen die beiden Taenia-Arten, weshalb ich N° II und III einführte. Jahrelange Versuche stellte ich an zur unfehlbaren Vertreibung in hartnäckigen Fällen, und mit N° III bin ich glücklich dahin gelangt, einen durchschlagenden Erfolg zu erzielen.

Auf alle Fälle gehört von allen Bandwurmmitteln dem Extract. filic. maris. die Palme, wenn es eben den richtigen Conditionen entspricht. Die Wirkung auf den Bandwurm ist auch weniger tödlich, sondern betäubender Natur, denn derselbe geht meist in diesem Zustande ab.

Zur Geheimmittelfrage.

Wie es damit auch in Deutschland steht, darüber geben folgende Aktenstücke aufschluss. Es wäre für unsern Stand allerdings ganz schön, wenn man *alle* Geheimmittel einfach abschaffen könnte. Das wird aber immer nur ein frommer Wunsch bleiben. Wenn wir selbst keine Specialitäten fabriciren, müssen wir diejenigen anderer in Masse verkaufen, sonst laufen uns alle Kunden weg. Da ist es begreiflich, dass für Manchen der Gedanke am nächsten liegt, auch selbst einwenig die Gelegenheit zu benützen. Vielerorts aber ist die Concurrenz derartig gewachsen, dass sich mancher College geradezu nur noch mit einer oder mehreren Specialitäten, die für einen allgemeinern Verkauf berechnet sind, über seine Noth hinweghelfen kann.

In der *Apotheker-Zeitung* 1888, n° 91, S. 904 liest man :

« Im Besitz einer gedruckten Postkarte : « An die Engel-Apotheke zu Leipzig. »

Rückseite :

« Hierdurch ersuche um Zusendung von

.... Warner's Safe Cure

....   » . » Pills

....   »   » Diabetes Cure

....   »   » Neroine

gegen Nachnahme des Betrages etc. etc. »

hatte ich im Auftrage des hiesigen Apotheker-Vereins (Hannover-Linder) eine Mittheilung folgenden Inhalts an den Besitzer der Engel-Apotheke zu Leipzig, Herrn Dr *Mylius*, gesandt :

« Ich erlaube mir Ihnen mitzutheilen, dass es sowohl in ihrem eigenen wie im *Interesse unseres ganzen Standes* liegen dürfte, wenn Sie es unterliessen, hier in Hanover die Präparate von Warner dem Publikum mittelst gedruckter Postkarte anzupreisen, zumal sämmtliche Apotheker hierselbst vor etwa Jahresfrist in den hiesigen Zeitungen bekannt gemacht haben, dass sie es mit der Ehre und Würde ihres Standes nicht verträglich hielten, jene Präparate zu vertreiben.

Dr W. Stromeyer, Schriftführer. »

Auf obige Mittheilung hin erhielt ich unter dem 29. October d. J. von Herrn Dr Mylius folgenden auf die Denkweise jenes Herrn ein eigenthümliches Licht werfenden Brief :

Geehrter Herr Kollege !

« Ich weiss weder von einem Beschluss oder einer Erklärung Hannoverscher Apotheker, noch habe ich in Hannover annoncirt, noch Karten drucken lassen. Da Warner dies aber gethan zu haben scheint, so werde ich wohl bald aus Hannover Aufträge erhalten und dann selbstverständlich expediren, wie so vieles andere. Ich habe in dieser Hinsicht keine Wahl, sondern muss mein Geschäft gehen lassen, wie es sich selber steuert. Dass ich *lieber irgendwo eine Professur bekleidete*, als Safe Cure verkaufen lasse, kann an der Wirklichkeit und deren Forderungen nichts ändern. Vielleicht eignet sich die Angelegenheit zu einem neuen « Fall Mylius » für die pharmaceutische Jauchenspritze (ein sehr fein gewählter Ausdruck !!).

Herr K. kann wieder einmal probiren, ob er soweit hinaufreicht. Eine günstige Geschäftsreklame würde dann mindestens für die Engel-Apotheke daraus entstehen. »

Hochachtend   Dr E. Mylius. »

Darauf antwortet ein Correspondent der *Pharmaceutischen Zeitung* (1888, S. 699) wie folgt :

« In N° 92 der *Pharm. Ztg.* nimmt Herr Dr *Stromeyer* Stellung gegen den Geheimmittelhandel, insbesondere gegen den -Händler, Herrn Dr *Mylius*. Weit entfernt, Aeusserungen des Letzteren, wie sie in seiner Entgegnung gefallen, gutzuheissen, möchte ich doch, dass man sich einmal die Gründe klar machte, warum die Geheimmittel nun einmal nicht aus der Welt zu schaffen sind. Vorerst will erwähnen, dass ich Warner's Mittel *nicht* führe ; trotzdem kann ich aber Andere, welche dies thun, nicht verurtheilen. Meiner Ansicht nach sind solche Mittel durchaus nicht so gemeingefährlich, wie sie von Vielen ausgeschrieen werden und so lange die Herren Aerzte nicht unfehlbar in ihren Kuren sind, so lange werden die Geheimmittel blühen, gleichviel in welcher Art. Man bitte doch einmal die Leute, welche solche Mittel verlangen, lieber zu einem Arzte gehen zu wollen, in 9 Fällen von 10 wird man zur Antwort bekommen : « Ja da bin ich schon bei verschiedenen gewesen, aber keiner kann mir helfen, jetzt will ich nun gerade dieses Mittel versuchen. » Der Betreffende hat sein ganzes Vertrauen in das Geheimmittel gesetzt und ich möchte annehmen, dass dieses Sinnen und Trachten nach diesem bestimmten Heilmittel nach vorheriger Durchlesung all des schönen Sermons, der um dasselbe gemacht wird, *eine Art Hypnotisirung* hervorruft, wodurch einfache Mittel oft ganz wunderbar wirken. Denn eine solche oft staunenswerthe Wirkung vieler Geheimmittel, die vom Gesundheitsrathe oder Chemiker als völlig werthlos verworfen, ist wohl nicht gut abzuleugnen. Dabei spielt der hohe Preis der Mittel, glaube ich, eine wesentliche Rolle. Man biete nur einem Patienten, der schon in Behandlung verschiedener Aerzte gewesen, das verlangte Geheimmittel zu einem billigen, dem reellen Werthe angemessenen Preise an und sofort wird das Vertrauen schwinden. Hat das Publikum in der Regel nicht auch zu denjenigen Aerzten das grösste Zutrauen, welche das höchste Honorar fordern ? Würde der Laie die hohen Preise zahlen, wenn er nicht von wirklich guten Erfolgen gehört hätte ?

Uebrigens, um von all diesen, der Ehre unseres Standes unwürdig sein sollenden sogen. Geheimmitteln abzusehen, betrachte man einmal die Liste der neueren Arzneimittel, die wir ohne Skrupel abgeben. Wogegen wird z. B. Ichthyol nicht angepriesen ! Da ist eine lange Reihe von Krankheiten, die es heilen soll und Reklame wird genug gemacht ; aber sichere Reaktionen zum Nachweise von etwaigen Verfälschungen haben wir nicht. Ebenso ist es bei Kreolin und vielen andern neuen und neuesten Arzneimitteln Und was die Preise anbelangt, glaubt man, dass etwa Sulfonal oder Antipyrin etc., zu denen man massenhaft Broschüren haben kann, nur nach ihrem reellen Werthe von den Fabrikanten verkauft werden und helfen sie auch immer bei all den Uebeln, gegen die sie mit Posaunenschall angepriesen werden ? Ist bei der grossen Reklame für neu erfundene Arzneimittel der Arzt nicht in derselben Lage, wie der Laie bei den Geheimmitteln ? Wird er nicht ebenso durch die Lobpreisungen der Fabrikanten nach einigen glücklichen Erfolgen bestochen und macht alle möglichen Versuche damit ; wird da in allen Fällen rein wissenschaftlich vorgegangen ? Es kann dies ja auch gar nicht sein, es müssen eben oft Versuche « im Finstern » gemacht werden — wenn ich so sagen darf — ; daher lasse man dem Laien auch seine unwissenschaftlichen Heilmethoden und suche ihn nicht in einer nur gewissen Zwecken dienenden Weise zu bevormunden. Ist denn der Deutsche mit seiner guten Volksbildung so viel dümmer als der Franzose, oder Engländer. oder Amerikaner ? Das Publikum weiss nach den Erfolgen schon selbst zu unterscheiden, ob das Mittel gut ist oder schlecht. Zu wünschen wäre es allerdings, wenn wir nichts mit solchen Mitteln zu thun hätten ; allein ideale Zustände können nun einmal nicht geschaffen werden, auch durch Gesetze nicht, und, trotz der grossen Fortschritte der medizinischen Wissenschaft, können nun einmal ganz unfehlbare Kuren nicht immer vorgenommen werden. Also lasse man dem Laien seine Mittel (auch die Geheimmittel), zu denen er gewöhnlich erst in letzter Instanz seine Zuflucht nimmt ; denn bei dem steten Fortschreiten der Volksbildung wird er doch immer *in erster Instanz* sich an die Vertreter der wahren Wissenschaft wenden. G. H. »

Malaga-Weine. Aus einem Geschäftscircular der Firma *Alfred Zweifel* entnehmen wir, dass dieselbe in ihrem abgelaufenen Geschäftsjahr allein 1460 Fässer Malaga in die Schweiz eingeführt hat, nicht gerechnet directe Speditionen ab Malaga nach andern Bestimmungsländern, nach deren Importationen von legitimen Madeira, Sherry, Portweinen, Cognac etc. Dies spricht gewiss deutlich für den allgemeinen Anklang, welche die durch das Haus Alfred Zweifel importirten Weine (speziell die rothgoldenen Malaga mit der Marke Leuchtthurm) überall gefunden haben und wir können aus eigener längerer Erfahrung die Producte dieses rührigen Importeurs nur warm empfehlen.

BIBLIOGRAPHIE

Real - Encyclopädie der gesammten Pharmacie. Handwörterbuch für Apotheker, Aerzte und Medicinalbeamte. Unter Mitwirkung der hervorragendsten Fachgenossen herausgegeben von Dr *Ewald Geissler*, Prof. der Chemie und Redacteur der « Pharm. Centralhalle » in Dresden und Dr *Joseph Moeller*, Prof. der Pharmakologie und Pharmakognosie an der Universität Innsbruck. Mit zahlreichen Illustrationen in Holzschnitt. Wien und Leipzig 1888. *Urban und Schwarzenberg* Erscheint in Bänden von je 45 Druckbogen. Die Ausgabe findet in Heften à 3 Druckbogen statt. Preis pro Heft 1 Mark = 60 kr. ö. W. Preis pro Band (15 Hefte) broschirt 15 Mark = 9 fl. ö. W., elegant gebunden 17 Mark 50 Pf. = 10 fl.50 kr. ö. W. Allmonatlich dürften 2—3 Hefte erscheinen. Elegante Einbanddecken zur *Encyclopœdie der gesammten Pharmacie* (Leinwanddecken und Lederrücken) sind zum Preise von 1 Mark 70 Pf. = 1 fl. ö. W. pro Decke zu beziehen.

Sechs neue Lieferungen (80-85) von « *Knochen* » bis « *Lichen islandicus* » reichend, liegen uns wieder vor, das Werk schreitet also regelmässig vorwärts. Von den vielen, wie immer in jeder Beziehung vorzüglich geschriebenen Artikeln heben wir nur einige der umfangreichsten hervor, wie die über Krystalle, Kupfer und seine zahlreichen Verbindungen, Lanolin, Lebensproben, Leberthran, Legirungen, Leichenverbrennung, Leuchtgas, Lichen islandicus. Damit soll durchaus nicht gesagt sein, dass die Menge der kleineren Abhandlungen weniger Interesse bieten, im Gegentheil, wir heben noch besonders hervor, dass man über eine Unzahl von Gegenständen immer kurze und bündige Aufklärung in diesem Werke findet, so dass es gerade dadurch für jeden Fachmann zum unentbehrlichen Nachschlagebuch schon geworden ist und jedenfalls immer noch mehr werden wird.

The art of dispensing (Dispensirkunst), von den Herausgebern des *Chemist and Druggist.* 2. Auflage, 1888, 42, Cannon Street, London, E. C.

Dieses handliche und sehr practisch angeordnete Handbuch dürfte wohl mehr als einem Apotheker auf dem Continente, welcher mit der englischen Sprache etwas bekannt ist, von grossem Nutzen sich erweisen.

In klaren und bündig geschriebenen Kapiteln werden alle derzeit in England gebräuchlichen Arzneiformen beschrieben und deren Bereitung einer gesunden Kritik unterzogen. Die Pillenbereitung wird sehr ausführlich behandelt, ebenso die Fabrication von Suppositorien, Bougies, Pessarien u. s. w. Den Incompatibilitäten sind interessante Seiten gewidmet. Ferner finden wir darin eine sehr interessante vergleichende Abhandlung über die Art des Verschreibens in den verschiedenen Ländern. Von grossem Werth ist ferner das Kapitel über die in den Recepten am meisten vorkommenden Abkürzungen.

Die Autoren haben so ein wirkliches Compendium der pharmaceutischen Receptur geschaffen, welches nicht nur den Studirenden — Medicinern und Pharmaceuten — nützlich, sondern auch, den practischen Apothekern als Nachschlagebuch willkommen sein wird, da alle in demselben enthaltenen Recepte von heutigen practischen Aerzten geschrieben worden sind.

Fragekasten und Sprechsaal.

AVIS. — Um die Anfertigung der Einbanddecken (wie früher zu 1 Mark oder Fr. 1. 25) nicht zu verzögern, bitten wir um baldige Bestellung.

AVIS. — Alle Geldsendungen aus dem Auslande erbitten wir uns durch Postmandat, da uns Postmarken etc. Verlust verursachen und oft gar nicht abzusetzen sind.

58) Was für Zucker ist zur Fabrikation von Brauselimonade am zweckmässigsten zu verwenden, da bei gewöhnlichem Hutzucker dieselbe leicht schleimig wird ?

59) Wie kann man das Schleimigwerden oder Fadenziehen von Adonis Vernalis- und Digitalis-Infusen verhüten ? Dieses unangenehme Phenomen tritt oft schon nach 12 Stunden ein, oft später, manchmal unter gleichen Verhältnissen gar nicht.

DER FORTSCHRITT
LE PROGRÈS

Rédacteurs : **B. REBER**, Pharmacien, et Dr Med. **A. WYSS**.

N° 24.	GENF, 20. Dezember 1888.	IV. Jahrgang.

Inhaltsverzeichniss.

Wissenschaftliche Arbeiten werden mit Fr. 50 der Bogen (16 Seiten) honorirt.
Les travaux scientifiques seront rémunérés à raison de Fr. 50 la feuille (16 pages).

An unsere Abonnenten.

Das Jahr 1888, welches wir mit der heutigen Nummer abschliessen, hat der Redaction des « Fortschritt » vielfache Beweise sympathischer Anerkennung von Nah und Fern, von wissenschaftlichen sowohl wie auch von practischen Vertretern unseres Faches eingebracht.

Die Zahl der Abonnenten hat eine beträchtliche Vermehrung erfahren. Ausser der Schweiz, Deutschland, Frankreich und Oestreich hat sich der Fortschritt neue Leser erworben in Russland, Italien, England Nord- und Süd-Amerika, Spanien, Portugal, Rumänien, Egypten und sogar in China. Ein Beweiss, dass unser Bestreben, diese Zeitschrift zu einer wirklich internationalen zu gestalten, überall gewürdigt wird.

Die wissenschaftlichen Arbeiten haben sich verdoppelt und an Gediegenheit und innerem Werthe bedeutend zugenommen.

Unsere Porträtgallerie berühmter Pharmaceuten und Therapeutiker wurde von unseren Lesern mit grossem Beifall begrüsst. Dieser in der pharmaceutischen Literatur einzig dastehende Versuch ist also als vollständig gelungen zu betrachten, und hoffen wir denselben, trotz dem vermehrten Kostenaufwand, welcher der Zeitschrift daraus erwächst, würdig fortsetzen zu können.

Unsererseits werden wir, wie bisanhin, weder Mühe noch Zeitaufwand scheuen um den « Fortschritt » auf dem bisherigen von unseren Lesern gebilligten Wege stetig weiter zu entwickeln, aus demselben ein wahres Bindeglied zwischen Wissenschaft und Praxis zu machen.

Um diese Weiterentwicklung im angegebenen Sinne und im Interesse der Abonnenten zu ermöglichen, ist eine mässige Vermehrung der financiellen Mittel des « Fortschritt » absolut nothwendig, da die Bilanz des laufenden Jahres, trotz der grösstmöglichen administrativen Economie, mit einem beträchtlichen Deficite abschliesst, welches von der Redaction aus persönlichen Mitteln gedeckt werden muss.

Infolge dessen sehen wir uns veranlasst, vom 1. Januar 1889 an eine Erhöhung des seit der Gründung des Journals, trotz mehr als doppelter Leistung, unverändert gebliebenen Abonnementspreises eintreten zu lassen. Derselbe wird per Jahr für die Schweiz 8 Fr. und für das Ausland (Weltpostverein) 10 Fr. (8 Mark) betragen.

Mit dieser für jeden Einzelnen kleinen Mehrausgabe wird die Existenz und die stetige Vervollkommnung des « Fortschritt » sicher gestellt. Neben der Fortsetzung der Porträtgallerie wird eine entsprechende Vermehrung des Textes (20 Seiten per Nummer anstatt 16, also per Jahr ungefähr 100 Seiten mehr) uns erlauben mehreren interessanten wissenschaftlichen Originalarbeiten, welche uns von eminenten Forschern jetzt schon angezeigt sind, Aufnahme zu gewähren.

So hoffen wir denn unsere Abonnenten werden unser Vorgehen billigen und bitten wir dieselben, uns auch in Zukunft treu zu bleiben.

Die Redaction.

PHARMACIE UND CHEMIE

Eine neue Methode zur quantitativen Bestimmung der Phosphorsæure.

M. *C. Traub* in Bern.

Linossier veröffentlichte vor einiger Zeit (*Bull. Societ. Chim.* 1888, 50, 353) sein neues Verfahren zur quantitativen Bestimmung der Phosphorsäure. Dasselbe beruht im Wesentlichen auf der Fällung der Säure als Wismuthphosphat, Zerlegen des Phosphates mit Schwefelwasserstoff und volumetrischer Bestimmung der jetzt freien Phosphorsäure mit Normalnatronlauge unter Verwendung von Orange 3 Poirrier als Indicator. Dem Orange Poirrier gegenüber reagirt das Mononatriumphosphat als neutrales Salz, ein Molecul des verbrauchten Alkalis entspricht demnach einem Molecul Phosphorsäure.

Ich hatte bis jetzt noch nicht Gelegenheit, die Linossier'sche Methode auf ihre Brauchbarkeit näher zu prüfen, ich erwähne ihrer auch nur aus dem Grunde, weil ihre Veröffentlichung mich veranlasst, auf ein Verfahren zur Phosphorsäurebestimmung hinzuweisen, welches ich wiederholt in Anwendung gebracht und das mir sehr gute Resultate lieferte. Die neue Methode beruht im Wesentlichen wie die Linossier'sche auf der Fällung der Säure als Wismuthphosphat, sie gestattet jedoch, die Phosphorsäure ohne Weiteres zur Wägung zu bringen, hat also vor den bis jetzt üblichen ge-

wichtsanalytischen Bestimmungen den Vorzug einer bedeutend vereinfachten Arbeit.

Was zunächst die Entstehung dieses neuen Verfahrens betrifft, so erfülle ich eine mir angenehme Pflicht dadurch, dass ich meinen Freund, Herrn Dr Schärges in Bern als ihren geistigen Vater bezeichne, auf dessen Veranlassung hin Herr Dr A. Bender die ihm gegebene Idee weiter ausarbeitete. Die Resultate seiner Versuche hat Bender in Form einer Inauguraldissertation der Oeffentlichkeit übergeben.

Die Bender'sche Methode beruht auf dem Umstande, dass einerseits die Phosphate des Magnesiums, Calciums, Baryums, Strontiums, Eisens, Nickels und Cadmiums in verdünnter Rhodanwasserstoffsäure leicht löslich sind, andererseits das Wismuthphosphat in der gleichen Säure unlöslich ist und beim Zusammenbringen löslicher Phosphate mit Rhodanwismuth in stets gleicher Zusammensetzung ausgefällt wird.

Bender that nun noch einen glücklichen Griff in der Bereitung des Rhodanwismuthes, welches er einfach durch Auflösen eines Ueberschusses von frisch bereitetem Wismuthhydroxyd in Rhodanwasserstoffsäure herstellen und als Lösung verwenden lässt.

Die Rhodanwasserstoffsäure wird am besten durch Zerlegung von Rhodankupfer mit Schwefelwasserstoff und Behandeln des Filtrates mit Luft zur Entfernung des Schwefelwasserstoffes erhalten. Am geeignetsten ist eine Säure von 1,01—1,03 specifischem Gewicht.

Die auf eben beschriebene Weise erhaltene Rhodanwismuthlösung zeigt entgegen allen anderen Salzen dieses Elementes geringe Neigung, basische Salze zu bilden, sie lässt sich ohne Veränderung mit Wasser in nahezu beliebigen Quantitäten vermischen. Ihre Farbe ist eine röthlich gelbe.

Die Ausführung der Analyse geschieht nun in folgender Weise:

Man löst das zu bestimmende Phosphat in verdünnter Rhodanwasserstoffsäure auf, vermischt die Lösung mit der doppelten Menge destillirten Wassers und fügt sodann so lange Wismuthlösung zu, bis die über dem Niederschlage stehende Flüssigkeit gelb gefärbt ist. Es ist dann sicher alle Phosphorsäure gefällt.

Das Wismuthphosphat wird auf einem Filter gesammelt, zunächst mit einer Mischung von 1 Theil Rhodanwasserstoffsäure und 2 Theilen Wasser ausgewaschen, bis der Filterrand vollständig weiss erscheint. Man verdrängt dann die Säure mit reinem Wasser und trocknet schliesslich den Niederschlag bei 100°. Das trockene Phosphat wird nun, nachdem man das Filter verbrannte, mit der Filterasche im Porcellantiegel geglüht, bis der Tiegelinhalt weiss erscheint. Der Gehalt des Wismuthphosphates oder Phosphorsäure berechnet sich leicht nach der Formel: $2 \, BiPO_4 = P_2O_5$.

Aus der Zahl von Belegeanalysen Benders hebe ich folgende hervor:

In einer Phosphorsäure gefundene P_2O_5menge a) als Wismuthphosphat bestimmt:

1) 2,86 $^0/_0$
2) 2,858 $^0/_0$
3) 2,805 $^0/_0$

b) als Mg-Pyrophosphat bestimmt:

1) 2,855 $^0/_0$

In Natriumphosphat gefundene P_2O_5menge a) als Wismuthphosphat bestimmt:

1) 19,87 $^0/_0$
2) 19,87 $^0/_0$

b) als Mg-Pyrophosphat bestimmt:

1) 19,96 $^0/_0$
2) 19,94 $^0/_0$

In Calciumphosphat gefundene P_2O_5menge a) als Wismuthphosphat bestimmt:

1) 41,10 $^0/_0$
2) 41,05 $^0/_0$

b) mit der Uranmethode bestimmt:

1) 40,33 $^0/_0$
2) 40,03 $^0/_0$

In Magnesiumphosphat gefundene P_2O_5menge a) als Wismuthphosphat bestimmt:

1) 39,84 $^0/_0$
2) 40,07 $^0/_0$

b) als Mg-Pyrophosphat bestimmt:

1) 39,96 $^0/_0$
2) 40,01 $^0/_0$

In Knochenasche gefundene P_2O_5menge a) als Wismuthphosphat bestimmt:

1) 38,24 $^0/_0$
2) 38,00 ^{0} ,

b) mit der Uranmethode bestimmt:

1) 37,48 ^{0} ,
2) 37,71 $^0/_0$

Es ergibt sich aus den Bender'schen Resultaten, dass seine Methode nur um ein Geringes niedrigere Zahlen liefert als die Pyrophosphatbestimmung, jedoch bedeutend höhere Werthe als die Uranmethode. Vor ersterer hat sie den Vorzug schnellerer Ausführbarkeit, gegenüber letzterer zeichnet sie sich durch exactere Resultate aus.

Ich habe durch eine Anzahl von Analysen die Richtigkeit der Bender'schen Zahlen nachcontrolirt und stehe daher nicht an, die Wismuthmethode als eine einfache und übereinstimmende Resultate liefernde zu weiteren Versuchen zu befürworten.

Der einzige mir bis jetzt aufgestossene Uebelstand besteht in der langsamen Auflösung von Knochenaschen oder ähnlichen geglühten Phosphaten in der verdünnten Rhodanwasserstoffsäure. Man hilft da am besten durch längeres Digeriren im Wasserbade nach.

PRAKTISCHE NOTIZEN UND BERICHTE

Harze in aegyptischen Graebern. Von der Expedition für die Erforschung Aegyptens wurde in den Ruinen von Naucratis ein mit Harz gefüllter Topf ausgegraben, welcher aus dem 6. Jahrhundert vor Christ. stammen soll. Herr Holmes, welchem dieser Topf zur Untersuchung zugesandt wurde, fand, nach dem *Pharmaceutical Journal*, dass das darin enthaltene Harz nichts anderes war als chinesisches Terpentin. Wie bekannt, war Flückiger der Meinung, dass die alten Aegypter das Harz gar nicht kannten. Das andere Harz wurde auf einer Mumie im Begräbnissplatz Hawara in Unterägypten gefunden und als vom 2. Jahrhundert vor Christ. herrührend erkannt. Nach den angestellten Versuchen besteht dasselbe aus Siam-Benzoë, ein Harz, welches nach den Autoren der Pharmacographie, den Griechen, Römern und den arabischen Aerzten unbekannt war.

Préparation des pilules de Créosote. Mélangez la créosote avec q. s. de poudre pilulaire (poudre et suc de réglisse), ajoutez dans le mortier deux ou trois fois plus de cire jaune fondue que de créosote employée.

On peut également fondre d'avance la cire et la créosote mais de cette façon il y a facilement volatilisation du médicament et perte de temps.   A. B., pharm.

Solution d'Extrait de réglisse. Extrait de réglisse en solution inaltérable. L'Extrait est réduit à la consistance de sirop épais soit par évaporation directe partielle, soit par solution et additionné de 4°₀ d'alcool fin ; la conservation sans altération est assurée pendant un an ou plus soit en cuve soit dans des locaux plus chauds pendant l'été.

Cette solution renferme 75 à 80°₀ de l'Extrait mou de la pharmacopée.   A. B.

Le sirop de citron de la pharmacopée pur ou dilué à l'état de limonade gazeuse prend très rapidement un goût de moisi prononcé. Pour obtenir un produit plus fin et de conservation facile il suffit d'employer l'alcoolat d'écorces fraiches de citron *distillé*. Le mélange de la partie essentielle du citron est beaucoup plus intime et parfait. L'alcoolat *distillé*, fait avec une essence fraiche et pure peut au besoin remplacer les écorces fraiches, mais le goût est moins fin et le mélange moins parfait, l'essence se sépare plus facilement du sirop.   A. B.

Farnkraut-Extract. In der « *Prager medicinischen Wochenschrift* » (1888 N° 41) warnt Dr Bayer in Reichenberg vor stärkeren Gaben von *Extractum filcis maris aethereum*, welches bekanntlich vielfach von Kranken auf eigene Faust und ohne ärztlichen Beirath zur Abtreibung des Bandwurmes benutzt wird, weil es — in Gallertkapseln eingehüllt — im Handverkauf in den Apotheken erhältlich ist. Denn es können erhebliche Nieren-, Magen-, Darm- und Gehirnreizungserscheinungen danach auftreten, und in einem Falle erfolgte sogar der Tod.   G.

THERAPIE UND MEDICINISCHE NOTIZEN
Rédacteur : Dr Med. WYSS.

Behandlung des Pruritus. Auf eine diesbezügliche Anfrage gingen dem *Lancet* (1 Dec. 1888) unter Anderem folgende Antworten ein :

Ein Arzt empfiehlt, neben der Behandlung der ursächlichen Krankheiten eine 50 %, Ichthyol enthaltende Lanolinsalbe.

Ein anderer empfiehlt innerliche Darreichung einer Mixtur, enthaltend Natr. bicarbon., magnes. sulfur. und infus. gentian., um die Gedärme offen zu halten. Abstinenz von alcoholischen Getränken sowie folgende äusserliche Waschung :

Liq. Plumbi 6 gr., pulv. borac. 12 gr., zinc. oxyd. 8 gr., glycerin. 60 gr., aq. ad 500 gr.

Dr H. Ryley in West Brompton hat folgendes Präparat als sehr wirksam befunden :

Liq. plumb., liq. op. sed., ung. cetac. mit frischem Milchrahm, âa 30 gr.

Von anderen werden Cocaïn, Morphin. chlorhydr., acid. hydrocyan., ammon. bromat., acid. carbol., tinct. op., innerlich und äusserlich empfohlen. Sitz- und andere Bäder finden ebenfalls ihre Vertheidiger. Zu guter Letzt kommen Infusionen von grünem Thee oder Tabak.

Aus alledem ist ersichtlich, dass die Vereinfachung des therapeutischen Handelns bei unseren englischen, den Lancet lesenden Collegen, noch nicht sehr weit gediehen ist.

Adonidin bei Herzkrankheiten

von Dr Th. *Oliver* in Newcastle-upon-Tyne (*The Lancet* 24 Nov. 1888).

Adonidin ist ein Glycosid aus Adonis vernalis; es wurde von Da Costa beschrieben. Dasselbe bewirkt eine Temperaturerhöhung, wenn dieselbe subnormal war, sowie eine Kräftigung der Herzaction. Oliver hat es bei Aorten- und Mitralläsionen angewandt. In allen Fällen wurde der Präcordialschmerz, das Herzklopfen sehr vermindert. Er gab es in Dosen von 1 centigr. viermal des Tages, zusammen mit Sal volatile oder Chloroformwasser. Adonidin ist ein energisches Medicament und soll, namentlich anfangs, nicht in grösseren Dosen gegeben werden. Es hat nur geringe diuretische Wirkung. Es ist nur ein Herztonicum und Sedativum. Am meisten ist es zu empfehlen in Fällen von Aortenläsionen, seien es Klappenfehler oder chronische Aortitis, sofern sie nicht rheumatischen Ursprunges sind.

VARIA

Le chloroforme dans les hôpitaux de Paris. Il paraît, d'après le *Progrès médical*, 1er Décembre 1888, que le chloroforme employé dans différents services hospitaliers de Paris est depuis longtemps de très mauvaise qualité. Pourquoi ne pas employer l'*éther sulfurique* d'après la méthode du Prof. Dr Julliard de Genève. L'anesthésie par l'éther d'après cette méthode présente des avantages tels que le chloroforme devrait être définitivement exclu de la thérapeutique chirurgicale.

Professor Augerer-Pastillen. In Folge einer Anregung der Herrn Professor's Dr Angerer ist es nach eingehend wissenschaftlichen Arbeiten dem Besitzer der Adlerapotheke in München. Herrn A. Schillinger gelungen, in den Sublimat-Pastillen zur Wundbehandlung ein antiseptisches Mittel ersten Ranges zu finden und den Aerzten zur Verfügung zu stellen.

Durch Verbesserung der Fabricationsmethode ist Herr Schillinger in der Lage, die bisherigen Preise um mehr als die Hälfte herabsetzen und zu dem ausserordentlich billigen Satze (1000 Stück Pastillen zu 20 M. *bei gleichem Gehalt von 1,0 Sublimat*) abgeben zu können.

Vergl. Inserat in der heutigen Nummer. Zur Herstellung der *Professor Dr Angerer-Pastillen* ist Herr Schillinger allein berechtigt. Die Pastillen werden nur unter der Schutzmarke der

Adlerapotheke des Herrn A. Schillinger in München abgegeben ; Missbrauch oder Nachahmung der Schutzmarke wird gerichtlich verfolgt.

Novitäten. Herr College Sauter hat uns Muster seiner von ihm componirten und comprimirten Tabletten von *Kali chloricum* und *Saccharin* mit *Vanillin* parfümirt zugestellt.

Diese Tabletten sind mit grösster Eleganz gearbeitet und von vorzüglichem Geschmack — soweit es Kali chloric. und Saccharin überhaupt zulassen — und werden auch von Kindern gerne genommen, denen bekanntlich bisher reines compr. chlorsaures Kali nicht leicht beizubringen war.

Sauter fertigt diese Pastillen auf automatischen Maschinen mit Motorbetrieb. Die Dosirung ist ebenfalls automatisch und sehr genau und die Production seiner Maschinen eine wirklich erstaunliche.

Auch die von Sauter erfundenen Suppositorienpressen werden in Kürze mit automatischem Betrieb marschiren.

Genève. — *Examens pharmaceutiques.* Viennent de passer leur examen professionnel avec succès :

MM. Kälberer, Emile, Genève.
   Guillaume-Gentil, Bernard, Sagne (Neuchâtel).
   Gandillon, César, Genève.
   Müller, Théodore, Werthenstein (Lucerne).
Ont passé l'examen propédeutique :
   Chavanne, Louis. Genève.
   Boltz, Eugène, Genève.

Concours de prix.

Un donateur anonyme a déposé chez M. Agnellet, notaire à Paris, 38, rue Saint-Georges, *une somme de 15,000 fr.* déstinée à récompenser le meilleur ouvrage ayant pour objet de faire sentir et reconnaître la nécessité d'établir de plus en plus *la liberté de conscience* dans les Institutions et dans les mœurs. Les manuscrits devront être déposés chez M. Agnellet, avant le 31 mars 1889. Le jugement sera rendu le 1er Juillet 1889 par un jury composé des sommités de la science française. Chaque concurrent sera libre de choisir la forme qu'il jugera la meilleure pour faire valoir ses idées et agir sur l'esprit public. Le roman même n'est pas exclu. Les manuscrits devront être anonymes et porter seulement une devise reproduite sur une enveloppe cachetée renfermant le nom de l'auteur.

Le sénat de Washington offre un prix de 500,000 fr. à celui qui trouvera un remède capable de diminuer la mortalité de la fièvre jaune.

Le Dr *Marcel* a offert à la *Société médicale de la Suisse Romande* une certaine somme qui serait affectée à un concours concernant de nouvelles recherches sur l'*utilisation de l'azote* dans l'alimentation. Rappelons que le président de cette Société est le Dr. Nicolas de Neuchâtel qui donnera sans doute volontiers de plus amples renseignements à tous ceux que ce concours pourrait intéresser.

BIBLIOGRAPHIE

Beck's therapeutischer Almanach , 16. Jahrgang, 1889. 1. Semester. Verlagshandlung Schmid, Franke und Cie in Bern.

Im Gegensatze zu den zahlreichen ärztlichen Taschenbüchern, welche die bereits bewährten Behandlungsweisen und Recepte dem Gedächtniss der practischen Aerzte aufzufrischen bemüht sind, hat dieser Almanach die Bestimmung, *zur Prüfung neu auftretender oder neuerdings empfohlener Heilmittel und Heilmethoden anzuregen.* Um dieselbe zweckentsprechend erfüllen zu können, erscheint der Almanach seit dem Vorjahre in *zwei Semestern* deren jedes die therapeutischen Neuigkeiten des unmittelbar vorher abgelaufenen Semesters enthält. Dem zweiten Semester ist ein ausführliches alphabetisches Sachregister beigegeben, während im Uebrigen die Anordnung des Stoffes auf pathologischer Grundlage beruht. Hiebei wird möglichst der local-pathologische Standpunkt berücksichtigt, da ein solcher eine natürlichere Gruppirung der Heilmittel gestattet, als der aetiologische. So ist z. B. die Tuberkulose bei den Lungenkrankheiten eingereiht, anstatt bei den constitutionellen Krankheiten. Jeder Krankheitsgruppe geht ein möglichst vollständiger Literaturnachweis über die medicinische und chirurgische Therapie derselben voraus, welchem als Text die neuesten Recepte und Heilmethoden, sofern die Natur der letztern ein knappes Excerpt gestattete, angereiht sind.

Fragekasten und Sprechsaal.

Tit. verehrliche Redaction des
Fortschrittes !

In Bezug auf N° 59 Ihres Fragekastens mache ich Ihnen folgende Mittheilung :

Das Gelatiniren wässeriger Pflanzenauszüge beruht auf einem Gehalt an Pectinstoffen. Solche Stoffe finden sich in den fol. Digitalis, nach Bernbeck, im ersten Vegetationsjahre in reichlicher Menge, im zweiten dagegen sehr wenig. Es wurden ferner bei folgenden Infusen Gelatiniren beobachtet, wenn sie mit Zucker in Mixturen zusammen kommen : Infus Herb. Adonis vernalis, Rad. Jpecacuanhae, Herb. Cardui benedicti, Rad. Graminis, fol. Trifolii fibr.

Pelz hält dieses Gelatiniren nicht für die Folge eines Gehaltes an Pectin, da solche Flüssigkeiten mit Alkohol keine Abscheidung gaben. Er hält vielmehr eine Spaltpilzgährung des Zuckers für die Ursache, wobei sich ein gummiähnlicher Schleim bilde. In vielen Fällen findet Gelatiniren statt, wenn die Infusion länger als 15 Minuten dauert.

Nach Angabe Anderer soll das Gelatiniren der Mixturen auf dem Gehalt des Zuckers an pectinsaurem Kalke beruhen. Zur Prüfung hierauf ist der Zucker in Wasser zu lösen, durch Einleiten von CO^2 der Zuckerkalk zu zersetzen und im Filtrat mittelst $(NH^4)^2C^2O^4$ auf den in Lösung befindlichen pectinsauren Kalk zu prüfen. (Real Encyclopaedie Bd. IV 550.)

Laut Flückiger's Pharmakognosie, p. 686, soll das Gelatiniren ohne ersichtliche Beziehung auf die Wirksamkeit der Blätter sein.

Schlaepfer, Apotheker in Brig.

60) Das englische Compendium der Pharmacie kann bei The Chemist and Druggist, 42 Cannon Street, London E. C. oder dann bei Angabe dieser Adresse durch jede Buchhandlung bezogen werden.

Lightning Source UK Ltd.
Milton Keynes UK
UKHW050324281218
334296UK00020B/626/P